临床肛肠科常见疾病诊断与治疗

Clinical Diagnosis and Treatment of Common Anorectal Diseases

◎ 主编　梁经明　韩苏杰　张广峰　董兴霞
　　　　王　庆　劳霖宗　樊庆文

U0190181

中国海洋大学出版社
·青岛·

图书在版编目（CIP）数据

临床肛肠科常见疾病诊断与治疗／梁经明等主编

. —青岛：中国海洋大学出版社，2023.8

ISBN 978-7-5670-3677-2

Ⅰ．①临… Ⅱ．①梁… Ⅲ．①肛门疾病－常见病－诊疗②肠疾病－常见病－诊疗 Ⅳ．①R574

中国国家版本馆CIP数据核字（2023）第203274号

出版发行	中国海洋大学出版社			
社　　址	青岛市香港东路23号		邮政编码	266071
出 版 人	刘文菁			
网　　址	http://pub.ouc.edu.cn			
电子信箱	369839221@qq.com			
订购电话	0532-82032573（传真）			
责任编辑	韩玉堂		电　　话	0532-85902349
印　　制	日照报业印刷有限公司			
版　　次	2023年8月第1版			
印　　次	2023年8月第1次印刷			
成品尺寸	185 mm×260 mm			
印　　张	31.75			
字　　数	806千			
印　　数	1～1000			
定　　价	218.00元			

发现印装质量问题，请致电0633-8221365，由印刷厂负责调换。

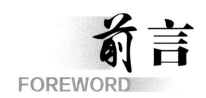

前言
FOREWORD

　　近年来,由于人们生活水平的提高、饮食结构的改变及工作节奏的加快等原因,肛肠疾病的发病率呈逐年增高、年轻化、多样化的趋势,引起了医学界的高度关注。科技改变命运,医术提高生活质量,现今衡量现代肛肠科医技水平高低的标准不再局限于传统的解决疾苦、促进康复的层面上,而是在保障患者康复的前提下,如何用"最少的时间、最小的创伤、最轻的疼痛"去解决病痛。同时,随着医学科学技术的飞速发展和社会对医疗工作要求的不断提高,肛肠科医师在实践工作中,不仅要根据患者病情及各种检查结果及时作出诊断,还要选择最适合患者的治疗方案,并指导患者的康复和保健工作,这些对临床医师的工作提出了更高的要求。本书即针对这些临床需要而编写。

　　本书着重于培养医师解决实际问题的能力,针对肛肠科常见病的认识、诊断及诊疗做了较为全面的阐述,既继承和发扬了中医治疗肛肠疾病的特色优势,也兼以西医的诊治标准作为参考,并配以最新的现代研究进展,集临床实用和理论研究于一体,内容详尽,概括全面。在技能方面展现肛肠科的最新技术和方法,以保持本书的科学性与前沿性;在编排上,按照临床疾病的体系和分类安排篇幅,各章节中穿插介绍最新临床进展、专家共识等内容及其在临床上的应用,使专业理论和技术在各部分达到较好融合;在版面设计上,采用了文、表、图并茂的形式,以使内容更加生动、鲜活、新颖,具有吸引力,有助于读者深入学习和研究。

　　本书内容全面、贴近临床、指导性强、突出专科特点,涵盖了肛肠科的临床常见病、多发病,包括痔、肛裂、肛瘘、肛周脓肿、肛窦炎与肛乳头炎、肛门失禁等,并全面系统地介绍了相关疾病的各方面知识,体现了以实用为主的原则。通过阅读本书,读者能够用较少的时间获取较大量的相关专业信息,为今后的科研、教学及临床工作提供帮助,适合各级医院肛肠科临床医师、实习医师及在校医学生参考阅读。

由于编者较多且文笔水平不一,加之篇幅有限,本书难免有疏漏、不当之处,敬请广大读者予以批评指正。

《临床肛肠科常见疾病诊断与治疗》编委会
2023 年 5 月

目录
CONTENTS

第一章

肛门、直肠与结肠的解剖

第一节 肛门、肛管与直肠

一、肛门

肛门是肛管的外口,在臀部正中线,会阴体与尾骨之间,两侧坐骨结节横线的交叉点上。肛缘与坐骨结节之间的范围称之为肛周。平时肛门收缩呈椭圆形状,排便时肛门口松弛成为一圆形,直径约有 3 cm。前方连于会阴正中线,再向前与阴囊正中线相接。由肛门向后至尾骨尖之间形成一沟为肛尾间沟,沟下有肛尾韧带,使肛管固定于尾骨尖的背面。肛门后脓肿切开引流时,如切断肛尾韧带,可造成肛门向前移位。

肛门周围皮肤因有色素沉着,其色较黑,真皮内乳头很多,排列成堆,常因外括约肌和肛门皱皮肌收缩,形成很多放射状皱褶。肛门周围皮下组织、毛囊、汗腺及皮脂腺较多,如腺管被分泌物阻塞可引起感染、化脓,生成皮下脓肿和瘘管。肛门皮肤比较松弛,因此,手术时切除适量肛门皮肤,不会引起肛门狭窄,如切除过多,则会造成肛门狭窄。肛门部无深筋膜。浅筋膜内的蜂窝组织分成许多小叶,这些脂肪组织直接与坐骨直肠窝内脂肪相连。肛门前方脂肪组织较少,向前至阴囊处则完全消失。浅筋膜内有化脓感染时,常蔓延甚广。因脂肪小叶之间有纤维间隔,肛瘘在此处形成时,瘘管行径常曲折,所以手术时应注意探查有无支管存在。

二、肛管

肛管是消化道的末端,下起自肛缘,上止于齿状线,长约 3 cm,而外科通常将肛管的上界扩展至齿状线上 1.5 cm 处,即肛管直肠环平面。肛管表层的上部为移行上皮,下部为鳞状上皮,肛管的上皮受脊神经支配,非常敏感,肛管皮内有汗腺、皮脂腺、毛囊和色素沉着等。

内面观:肛管内有 6～10 条纵向的黏膜皱襞,称肛柱。平肛柱上端的环形线,即肛直肠线。相邻肛柱下端之间呈半月形的黏膜皱襞,称肛瓣。肛瓣与相邻肛柱下端围成的小隐窝,称肛窦。肛窦开口向上,窦内常有粪屑,感染后易致肛窦炎,严重者可形成肛瘘或坐骨直肠窝脓肿等(图 1-1)。

(一)毗邻

肛管是直肠壶腹下端至肛门之间的狭窄部,长 3～4 cm,前壁较后壁稍短。在活体,由于括约肌经常处于收缩状态,故管腔呈前后位纵裂状,排便时则扩张成管状。肛管的上界平面:在男性,与前列腺尖齐高;在女性,与会阴体齐高。肛管周围包有内、外括约肌、联合纵肌和肛提肌。肛管的长轴指向脐,它与直肠壶腹之间形成向后开放的夹角,称肛直肠角,80°~90°。肛管的前方与会阴体接触:在男性,借会阴体与尿道膜部、尿道球和尿生殖膈后缘相邻;在女性,借会阴体与阴道前庭、阴道下1/3部相邻。后方借肛尾韧带连于尾骨,两侧为坐骨直肠窝(图1-2)。

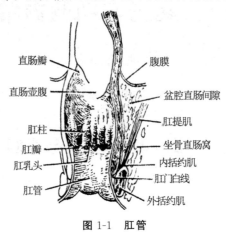

图1-1 肛管

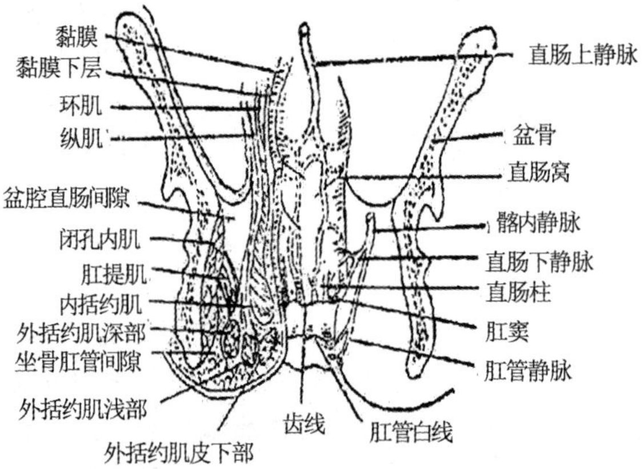

图1-2 肛管直肠纵切面图

(二)境界

肛管的境界有两种说法:一种指齿状线以下至肛缘的部分,另一种指肛管直肠肌环上缘平面以下至肛缘的部分,即从齿状线向上扩展约1.5 cm。前者称解剖学肛管,因管腔内覆以移行皮肤,故又称皮肤肛管;后者称外科肛管,因管壁由全部内、外括约肌包绕,故又称括约肌性肛管。外科肛管平均长(4.2±0.04)cm,男性(4.4±0.05)cm较女性(4.0±0.05)cm稍长;解剖学肛管平均长(2.1±0.03)cm,男性(2.2±0.5)cm也较女性(2.0±0.04)cm为长,但是解剖肛管长度与外科肛管长度并不相关,即长的解剖肛管并不意味着外科肛管将相应地延长,反之亦然。

从上述肛管的分界来看,解剖肛管与外科肛管二者的区别即是否把末端直肠包括在肛管之内,解剖肛管从发生上看,此部是胚胎期的原肛发育而成,来自外胚层,与人体的皮肤为同一来源,它不包括末端直肠。外科肛管里从临床的角度出发而提出来的,其范围较解剖肛管大,包括了末端直肠,理由:①肛管直肠肌环附着线以上肠腔呈壶腹状膨大,而线以下的肠腔(外科肛管)

呈管状狭小,两者的分界线在肛门指诊时易明确辨认,直肠癌的部位(下缘)与肛提肌之间距离也易于测量;②肛管直肠肌环附着线以下有耻骨直肠肌,肛门内、外括约肌呈圆筒状包绕,故外科肛管的括约肌功能容易理解,便于施行括约肌保存术(图1-3)。

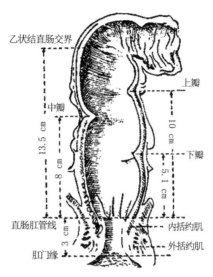

图 1-3 直肠肛管的冠状切面观

(三)齿状线

齿状线又称梳状线或肛皮线,是由肛瓣的游离缘连合而成,齿状线约距肛缘 2 cm,在内括约肌中部或中、下 1/3 交界处的平面上,线以上是直肠,以下是肛管,上方属于内胚层的肠管,下方属外胚层的皮肤。它是皮肤黏膜的分界线,又是原始肛膜的附着线,有 80％左右的肛门直肠疾病起源于此,具有重要的临床意义。齿状线上、下的上皮、神经、血管、淋巴均不相同(图1-4)。

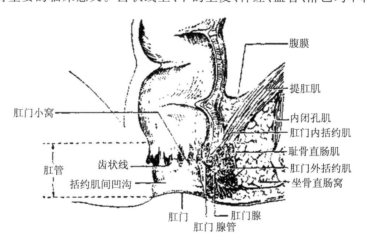

图 1-4 肛管及齿状线

齿状线的临床意义:齿状线是直肠和肛管的分界线,线的上、下表层组织、神经、血管,淋巴液回流等都截然不同,为局部的病理变化、症状、诊断、治疗提供了鉴别和处理的科学依据。①表层不同引起癌变不同,线上为直肠癌,多为腺癌;线下为肛管癌,多为鳞状细胞癌,手术时前者应探查肝有无转移,后者查腹股沟淋巴结转移否。②齿状线是黏膜皮肤的分界线,手术时应认真保护这一结构,若手术破坏,交界线下移,黏膜可翻出肛门外,分泌物污染衣裤,给患者造成痛苦。③神经分布不同,对疼痛反应不同,齿状线上内痔冷冻、结扎、注射治疗都不会疼痛;齿状线下肛裂、感染、血栓外痔等,均可剧烈疼痛。④排便中作用,当粪便下行达齿状线时,产生便意感。一旦遭到破坏,将影响排便感,容易使粪便积滞于直肠内。

1.上皮

齿状线以上为消化管黏膜上皮,即单层立方或柱状上皮(黏膜,属内胚层);齿状线以下为复层扁平上皮(皮肤,属外胚层),即移行扁平上皮。

2.神经

齿状线以上为自主性神经支配,内脏神经(痛觉不敏锐)。线以下则由脊神经(肛门神经)支配,疼痛反应很敏锐。

3.血管

齿状线以上有直肠上、下动脉分布,其静脉与肠系膜下静脉(属门静脉系)相连。齿状线以下有肛门动脉分布,其静脉属下腔静脉系。

4.淋巴

齿状线以上的淋巴注入髂内淋巴结、肠系膜下淋巴结(内脏淋巴结),齿状线以下的淋巴注入腹股沟淋巴结(躯体淋巴结)。齿状线上、下区的黏膜皮肤面形态如下。

(1)齿状线上区:齿状线上区即肛管黏膜部,是指齿状线与肛直线之间的地区,在齿状线上方宽 0.5~1.5 cm 的环形区内,黏膜上皮为立方上皮、移行上皮、扁平上皮或以上 3 种上皮的混合上皮,与直肠黏膜不完全相同。由此区向上才变为单层柱状上皮。齿状线上方约 1 cm 的黏膜为紫红色,近肛直线处则改变为粉红色。

肛直线(Herrmann 线):距齿状线上方约 1.5 cm。是直肠柱上端的连线。指诊时,手指渐次向上触及狭小管腔的上缘,即达该线的位置。此线与内括约肌上缘、联合纵肌上端以及肛管直肠肌环上缘的位置基本一致。

直肠柱(morgagni 柱):或称肛柱,为肠腔内壁垂直的黏膜皱襞,有 6~14 个,长 1~2 cm,宽 0.3~0.6 cm,在儿童比较显著。直肠柱是肛门括约肌收缩的结果,当直肠扩张时此柱可消失。直肠柱上皮对触觉和温觉刺激的感受甚至比齿状线下部肛管更敏锐,各柱的黏膜下均有独立的动脉、静脉和肌肉组织。直肠柱越向下越显著,向上渐趋平坦。

肛瓣:各直肠柱下端之间借半月形的黏膜皱襞相连,这些半月形的黏膜皱襞称肛瓣,有 6~12 个,肛瓣是比较厚的角化上皮,它没有"瓣"的功能。当大便干燥时,肛瓣可受硬便损伤而被撕裂。

肛隐窝(Morgagni 隐窝):或称肛窦,是位于直肠柱之间肛瓣之后的小憩室。它的数目、深度和形状变化较大,一般有 6~8 个,呈漏斗形,上口朝向肠腔的内上方,窝底伸向外下方,深度为 0.3~0.5 cm。在窝底或肛瓣上有肛腺的开口。

肛腺:共有 4~18 个。每一个肛腺开口于一个肛隐窝;2~4 个肛腺同时开口于一个肛隐窝内者也不少见。肛隐窝并不都与肛腺相连,约有半数以上(60%)的肛隐窝没有肛腺开口,有少数肛腺可直接开口于肛管和直肠壁。肛腺多集中于肛管后部,两侧较少,前部缺如。腺管长 2~8 mm,由肛隐窝底开口处向下延伸 1~2 mm,即沿各个方向呈葡萄状分支。据统计,肛腺导管与齿状线呈垂直状排列者占 65%;不与齿状线垂直者占 35%;其中导管走向在齿状线下方者占 68%,在齿状线上方者占 28%,部分在齿状线上、部分在齿状线下者占 4%,肛腺和肛隐窝在外科上的重要性在于它们是感染侵入肛周组织的门户,95％的肛瘘均起源于肛腺感染。

(2)齿状线下区:齿状线下区即肛管的皮肤部,是指齿状线以下至肛缘的部分。此区有两种皮肤:白线(括约肌间沟)以上为变异皮肤,覆以移行上皮;白线以下即普通皮肤。两者均为扁平上皮。前者角化少,无毛囊、皮脂腺和汗腺,故不会发生疖肿;后者毛囊、皮脂腺和汗腺较多,细菌易侵入引起感染并化脓,发生皮下脓肿和瘘管。肛管皮肤具有坚固、柔软的特性,在肛门手术中要避免对肛管皮肤做不必要的损伤,如处理不当将会带来难于治疗的后遗症。

肛乳头:呈三角形小隆起,在直肠柱下端,沿齿状线排列,2～6个,基底部发红,尖端灰白色,高0.1～0.3 cm,肥大时可达1～2 cm。肛乳头由纤维结缔组织组成,含有毛细淋巴管,表面覆以皮肤。肛乳头的出现率为13％～47％,多数人缺如。

括约肌间沟:即肛门白线(Hilton线)距肛缘上方约1 cm。此沟正对内括约肌下缘与外括约肌皮下部的交界处,但实践证明,此线并不存在。Ewing提议在教科书和文献中将其取消,而代之以"括约肌间沟"。括约肌间沟是一个重要临床标志,用手指抵在肛管内壁逐渐向下,可在后外侧摸到此沟,沟的上缘即内括约肌下缘,沟的下缘即外括约肌皮下部的上缘。外括约肌皮下部多呈前后椭圆形,故沟的前后都不易触知,沟的宽度为0.6～1.2 cm。外括约肌皮下部与内括约肌之间的间隙很小,有来自联合纵肌的纤维在此呈放射状附着于肌间沟附近的皮肤,使该处皮肤较固定,有支持肛管防止直肠黏膜脱垂的作用。

栉膜:是指齿状线与括约肌间沟之间的肛管上皮而言。宽0.5～1.5 cm,是皮肤与黏膜的过渡地区,皮薄而致密,色苍白而光滑。上皮是移行上皮,固有层内没有皮肤的附属结构如毛囊、皮脂腺和汗腺等。

在临床上栉膜的含义不仅包括此区的上皮,还包括上皮下的结缔组织,其中有来自联合纵肌纤维参与组成的黏膜下肌,有肛腺及其导管以及丰富的淋巴管、静脉丛和神经末梢。栉膜区还是肛管的最狭窄地带,先天或后天造成的肛管狭窄症、血管纤维样变、肛门梳硬结和肛裂等均好发于此。因此,栉膜区不论在解剖学上或临床上都具有重要意义。

三、直肠

直肠位于盆腔内,上端在第三骶椎平面与乙状结肠相接,向下沿骶骨前面下行,穿过盆膈移行于肛管。以盆膈为界,通常将直肠分为两部,即盆膈以上部分称直肠盆部或直肠壶腹;盆膈以下部分称直肠会阴部亦称肛管。此种区分法从个体发生上讲是合理的,因盆部的发生来自后肠,而会阴部是由泄殖腔发生而来。成人平均长12～15 cm,直肠在沿骶骨尾骨下行时与肛管形成一近90°的弧度,称为肛直角。直肠上下端较狭窄,中间膨大,称直肠壶腹,直肠的黏膜较厚,其表面较光滑,它虽不像乙状结肠黏膜具有无数皱襞,但直肠黏膜上有数个半月形的横向皱襞,是由环肌纤维构成,称直肠瓣。它是霍斯顿(Houston)在1830年首先叙述故又称霍斯顿瓣。此瓣的数目及位置变异极大,许多学者观察分析,认为霍氏阐述的直肠内有3个直肠瓣及其分布的位置并非如此。喻德洪统计75例成人资料认为直肠瓣少至缺如,多至5个,其中有两个瓣的最多,占54.7％,3个瓣的占32％。直肠瓣的功能是支持直肠内粪块,减慢粪块运行到肛门的时间;因直肠壶腹处若存在粪块,就会刺激肠黏膜而启动排便机制,直肠瓣在显微镜检查下,含有黏膜、黏膜下层和一些环形肌,一般无纵形纤维。正常时直肠瓣边缘薄而柔软。若瓣的边缘变厚、水肿,常是炎症的反映;若瓣萎缩,常表示过去有慢性感染历史。因此,从瓣的改变可以初步判断直肠炎症的程度。

直肠上 1/3 前面和两侧有腹膜，中 1/3 的腹膜向前返折成直肠膀胱或直肠子宫陷凹，腹膜返折距会阴部皮肤 7～8 cm，女性较低。下 1/3 无腹膜，直肠腔上段较窄，下面扩大成直肠壶腹。肌层是不随意肌，内环外纵，环肌层在直肠下段伸延并增厚，成为肛管内括约肌。纵肌层下端与肛提肌和内、外括约肌相连。在参与括约肌和排便活动中起一定作用。黏膜较厚，黏膜下层松弛，易与肌层分离。

（一）直肠形态特征

1.直肠乙状部

乙状结肠下端 2～3 cm 一段的解剖特点与直肠上端类似，两者无明确的分界线，故临床上称此过渡区为直肠乙状部，其位置通常是由骶骨岬至第三骶椎平面，距齿状线上方 13～18 cm，此下常有一明显的弯曲，乙状结肠下端先向后向上，再沿骶弯急转向下，移行于直肠。如因乙状结肠较短，此弯曲就不存在。

直肠乙状部的形态特征如下述。①乙状结肠系膜消失：此部肠管前面及两侧覆有腹膜、后面无腹膜，直接附着于骶骨前面。②无结肠袋、结肠带和肠脂垂：结肠纵肌聚集形成的 3 条结肠带在乙状结肠末端汇合而成两条较宽的肌束下行至此部即均匀分散于肠壁，结肠带消失而代之以直肠纵肌，失去了结肠的特征。③肠腔直径狭小。④血供改变：直肠上动脉在此部发出左右两主支。⑤黏膜皱襞明显地改变为平滑黏膜：直肠乙状部在临床上很重要，是癌肿的好发部位，在此处常可看到溃疡性结肠炎和息肉病的明显改变。患者呈仰卧式手术时，乙状结肠由盆腔上移，直肠乙状结肠曲消失，分不清两者界限，此时要确定肿瘤部位，常以骶岬作标志，将乙状结肠由盆腔牵出，拉紧直肠，如肿瘤在骶岬以下即直肠肿瘤，如在骶岬以上即乙状结肠肿瘤。

2.直肠曲

直肠的行程并非笔直，在矢状面和额状面上都有不同程度的弯曲。在矢状面上，直肠沿骶尾骨的前面下降，形成一个弓向后方的弯曲，称直肠骶曲。进一步直肠绕过尾骨尖，转向后下方，又形成一弓向前的弯曲，称直肠会阴曲，此二曲在乙状结肠镜检时是必须注意的解剖特点。直肠在额状面上还有三个侧曲：上方的侧曲凸向右；中间的凸向左，是三个侧曲中最显著的一个；而最后直肠又超过中线形成一个凸向右的弯曲。因而直肠侧曲呈右-左-右的形式。但直肠的始、末两端则均在正中平面上。

直肠会阴曲又名直肠角或肛直肠角。肛直肠角是由 U 形的耻骨直肠肌悬吊而成。排便时，耻骨直肠肌放松，肛直肠角增大，肛管开放以利粪便排出。耻骨直肠肌收缩时，肛直肠角减小，呈锐角，使局部造成一机械性高压，能有效地阻止粪便下行，起到控制排便的作用。因此，肛直肠角的变化反映了耻骨直肠肌的活动情况。

肛直肠角的维持与直肠尿道肌、直肠尾骨肌和肛尾韧带的联合作用是分不开的。

直肠尿道肌来自肛直肠角处直肠前壁的纵肌层，呈上、下两条肌束。水平向前，附着于尿道膜部、前列腺尖或阴道的后面，其位置恰夹在两个耻骨直肠肌内侧缘之间。经会阴作直肠切除术时，在分离耻骨直肠肌与前列腺之间的平面时，需分离切断此肌。直肠尾骨肌起自肛直肠角处直肠后壁的纵肌层向后连于尾骨前韧带，作用是当排便时使直肠下端固定不动。直肠尿道肌将肛直肠角固定于前方，而直肠尾骨肌和肛尾韧带将肛门拉向后，两者反方向的牵引和固定是肛直肠角维持正常形态的基础。

（二）毗邻

直肠的前面与全部盆腔脏果相邻,这些脏器大部包有腹膜。在男性,腹膜反折线以下的直肠前面相邻的器官,由下向上是前列腺、精囊腺、输精管壶腹、输尿管和膀胱壁。所以外科常通过指肛检查,隔着直肠前壁,触摸上述器官以诊断疾病。腹膜反折线以上的直肠前面,隔着直肠膀胱陷凹与膀胱底的上部及精囊腺相邻,有时回肠袢和乙状结肠沿着直肠壁伸入直肠膀胱陷凹内。在女性,腹膜反折线以下,直肠直接位于阴道后壁的后方;腹膜反折线以上,直肠隔着直肠子宫陷凹与阴道后穹隆及子宫颈相邻,陷凹内还带有回肠袢和乙状结肠伸入。

直肠的后面借疏松结缔组织与下 3 个骶椎、尾骨、肛提肌和肛尾韧带等相连。在疏松结缔组织内有骶丛、交感干、骶中血管、直肠上血管和骶淋巴结等。直肠后壁与骶骨间距离,X 线测量,正常为 0.2~1.6 cm。多数在 1.0 cm 以下,平均为 0.7 cm。

直肠两侧的上部为腹膜形成的直肠旁窝,窝内常有回肠袢或子宫附件伸入,左侧更容易有乙状结肠。直肠两侧的下部即直肠旁窝的下方,与交感神经丛、直肠主动脉的分支、直肠侧韧带、尾骨肌及肛提肌接触。

直肠的支持组织:固定直肠的组织计有腹膜遮盖、提肛肌、肛门外括约肌、肛尾韧带、会阴体和直肠侧韧带。

当这些支持组织松弛时即有发生直肠脱垂的倾向。

（梁经明）

第二节　肛门直肠肌肉

肛管处有两种肌肉包绕,一为随意肌,在肛管外侧,即肛门外括约肌与提肛肌,一为不随意肌,在肛管内侧即肛门内括约肌,中间为联合纵肌,既有随意肌,又有不随意肌,但以后者居多,该区有肛门外括约肌、肛门内括约肌、肛提肌和纵肌。肛门外括约肌是随意肌,有括约功能,它由三部分组成,即皮下部、浅部和深部。皮下部系狭小环形肌束,在肛周皮下,手术切断不会引起大便失禁;浅部在皮下部和深部之间,是椭圆形肌束,起自尾骨,向前围绕肛管两侧而止于会阴体;深部在浅部之上外侧,是环状肌束,围绕在内括约肌的周围。肛门内括约肌是不随意肌,长约3 cm,围绕肛管的上 2/3,系直肠环肌肥大增厚部分,有帮助排便,但无括约功能。肛提肌是随意肌,在直肠周围形成盘底的一层宽薄的肌肉,由耻骨直肠肌、耻骨尾骨肌和髂骨尾骨肌三部分组成。耻骨直肠肌部分与肛门外括约肌后部合并,共起肛管括约功能。直肠纵肌向下围绕肛管上部,组成肛管直肠环。有感染时,可沿间隔蔓延,发生脓肿或瘘管。肛门括约肌,见图 1-5;肛管直肠肌,见图 1-6。

一、肛门内括约肌

（一）内括约肌的形态

肛门内括约肌是直肠环肌层的延续,珠白色。上界平肛管直肠肌环平面,下达括约肌间沟。肌束为椭圆形,连续重叠呈覆瓦状排列。上部纤维斜向内下,中部逐渐呈水平,下部有些纤维斜向上,下端最肥厚,形成一条清楚的环状游离缘,居齿状线以下 1.0~1.5 cm 处。内括约肌的高度为 0.32～0.65 cm,其厚度全周并不一致,一般为 0.38～0.54 cm。指诊括约肌间沟可触及此线。内括约肌的作用主要是参与排便反射。当直肠内粪便达到一定量时,通过直肠内的压力感受器和齿状线区的排便感受器,可反射性引起内括约肌舒张,排出粪便。排便中止时,内括约肌收缩,可使肛管排空。排便结束后,内括约肌可长时间维持收缩状态而不疲劳,并保持一定张力、蓄存粪便。由于内括约肌是消化道环肌层,属不随意肌,保持平滑肌特性,所以在受到有害刺激时容易痉挛。肛裂、肛门狭窄等可致内括约肌持续痉挛,产生排便困难和剧痛,此时切断部分内括约肌可解除痉挛,内括约肌切断后不会引起排便失禁。

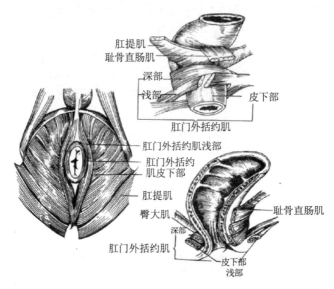

图 1-5　肛门括约肌

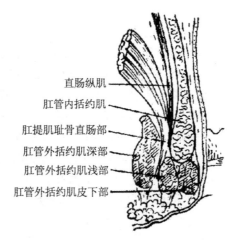

图 1-6　肛管直肠肌肉

(二)内括约肌的特性

(1)内括约肌是不随意肌,没有肌内神经节,只需以极少的能量消耗,即能维持长时间的收缩状态而不疲劳,即使部分切断也不影响它的肛门自制功能。

(2)直肠充胀时可迅速引起反射性松弛,此即直肠-内括约肌松弛反射。此反射是正常排便反射的重要组成部分,也是反映内括约肌功能的重要指标。

(3)在外来刺激的作用下(如胃肠胀气或稀便刺激直肠壶腹)或附近随意肌(外括约肌、耻骨直肠肌)的收缩,均能反射性地引起内括约肌的肌张力增强。

(4)扩肛作用:内括约肌借其平滑肌特有的延展性,充分松弛时能保证肛管有足够程度的扩张为排便做准备。中止排便时,内括约肌收缩使肛管排空。其强有力的游离下缘可产生逆蠕动波,将残留粪便向上推入直肠。肛管松弛时最大的扩张度可达直径 3.8 cm。

(5)内括约肌具有消化道环肌层的固有特性,即易痉挛。特别是肛管正处于消化道出口处,一般有害刺激,如药物灌肠、肛隐窝炎、痔核以及直肠炎等,易影响此暴露部分,引起内括约肌痉挛。如果持续性痉挛,将使肌肉组织的结构改变而导致永久性痉挛及肛裂、肛门狭窄等病理变化。

(6)内括约肌除有机械性关闭肛门的作用外,尚参与随意性抑制作用。排便时,外括约肌随意性收缩,阻止内括约肌放松,后者通过神经反射抑制胃肠收缩,使粪便潴留在直肠内,从而达到肛门自制的目的,此种过程称随意性抑制作用。如果破坏了内括约肌,则外括约肌收缩时就不能引起上述的反射活动,直肠就会持续收缩,而外括约肌将因不能持久收缩(因是横纹肌)而疲劳,导致肛门失禁。因此,内括约肌不仅有非随意性自制作用,而且在随意性自制作用中扮演不可忽视的重要角色。

二、肛门外括约肌

为环绕肛门内括约肌周围的横纹肌,按其纤维所在位置,又可分为皮下部、浅部及深部。在解剖上和临床上,三者都不易截然分开,而且此肌在肛门后正中形成三角形缺陷。外括约肌位于内括约肌的下外方,在肛管闭合时,内括约肌的下部被括约肌围绕,而麻醉时,外括约肌向外移位,而内括约肌则向下移位,使肛管变短,肛门外括约肌受体神经支配,有括约肛门的作用。

(一)皮下部

皮下部位于肛管下端皮下,肌束呈环形,前方附着于会阴中心腱,后方附着于肛门下端皮下肛尾韧带。手术损伤或需要切断此部时,不致引起大便失禁。

(二)浅部

浅部位于皮下部深面,肌束围成椭圆形,后方附着于尾骨下部及肛尾韧带,向前向下至肛门后正中分为左右二股,围绕肛管两侧至前方合而为一,再与皮下层会合向前止于会阴浅横肌、球海绵体或阴道括约肌、会阴体。

(三)深部

深部位于浅部上方,为环形肌束,环绕肛门内括约肌与直肠壁纵行肌层的外面。其深部的肌纤维与耻骨直肠肌相融合,形成较厚的环行肌束,前方有许多肌纤维互相交织,并与会阴浅横肌相接,在女性更为显著。后方的肌纤维多附着于肛尾韧带。

三、肛提肌

左右各一,联合做成盆膈。肛提肌是随意肌,上面盖以盆膈筋膜,使之与膀胱、直肠或子宫隔离;下面覆以肛门筋膜,并成为坐骨直肠窝的内侧壁。肛提肌分三部:耻骨直肠肌、耻骨尾骨肌、髂骨尾骨肌。耻骨直肠肌位于其他两部深处,起于耻骨和闭孔筋膜,向下向后,绕过阴道或前列腺,附着于直肠下部的两侧,在直肠后方与对侧合二为一,向后止于骶骨。有一部分纤维与外括约肌深部连合。耻骨直肠肌只围绕肛管直肠连接处的后方及两侧,其他两肌在深处形成一坚强悬带,对肛门括约肌有重要作用。耻骨尾骨肌起于耻骨支后面,向上向内向后围绕尿道及前列腺或阴道。有的纤维在内外括约肌之间交叉止于会阴。但大部纤维在内外括约肌之间止于肛管两侧。向后与对侧结合,最后止于骶骨下部和尾骨。髂骨尾骨肌起于坐骨棘内面和白线的后部,向下向后与对侧结合,止于尾骨(图1-7)。

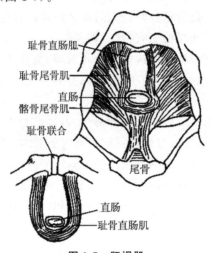

图1-7　肛提肌

肛提肌由第2、3、4骶神经及肛门神经或会阴神经的一支支配,其作用复杂,两侧肛提肌形成盆膈,载托盆内脏器。两侧同时收缩可提高盆底,并能保持肛管直肠角度,使直肠下端及肛管上端提高,随意闭合肛门。围绕直肠的肌纤维可压迫直肠,帮助排便。通过括约肌之间的肌纤维,可使肛门松弛,开始排便;排便时肛提肌收缩,压迫膀胱颈,闭合尿道,令粪便排出。同时肛提肌与直肠纵肌纤维联合,可使直肠固定,防止脱垂。

四、联合纵肌

直肠纵肌与肛提肌在肛管上端平面汇合时,肌束混合在一起,形成了集平滑肌纤维、少量横纹肌纤维、大量弹力纤维的肌束,被称为联合纵肌。联合纵肌的肌束下降后分为三束:一束向外,行于外括约肌皮下部与浅部之间,形成间隔将坐骨直肠窝分成了深浅两部;一束向内,行于外括约肌皮下部与内括约肌下缘之间,形成肛门肌间隔,止于括约肌间沟处的皮肤,在内括约肌的内侧皮下形成了肛门黏膜下肌;再一束向下,穿外括约肌皮下部,止于肛周皮肤,形成了肛门皱皮肌。

联合纵肌在临床上有重要意义。

(一)固定肛管

由于联合纵肌分布在内、外括约肌之间,把内、外括约肌、耻骨直肠肌和肛提肌联合箍紧在一起,并将其向上外方牵拉,所以就成了肛管固定的重要肌束,如联合纵肌松弛或断裂,就会引起肛管外翻和黏膜脱垂。所以有人将联合纵肌称为肛管的"骨架"。

(二)协调排便

联合纵肌把内、外括约肌和肛提肌联结在一起,形成排便的控制肌群。这里联合纵肌有着协调排便的重要作用。虽然它本身对排便自控作用较小,但内、外括约肌的排便反射动作都是依赖联合纵肌完成的。所以联合纵肌在排便过程中起着统一动作、协调各部的作用。可以说是肛门肌群的枢纽。

（三）疏导作用

联合纵肌分隔各肌间后,在肌间形成间隙和隔膜,这就有利于肌群的收缩和舒张运动,但也给肛周感染提供了蔓延的途径。联合纵肌之间共有四个括约肌间间隙,最内侧间隙借穿内括约肌的肌纤维与黏膜下间隙交通,最外侧间隙借外括约肌中间祥内经过的纤维与坐骨直肠间隙交通。内层与中间层之间的间隙向上与骨盆直肠间隙直接交通,外层与中间层之间的间隙向外上方与坐骨直肠间隙的上部交通。所有括约肌间间隙向下均汇总于中央间隙。括约肌间间隙是感染沿直肠和固有肛管蔓延的主要途径。

联合纵肌下端与外括约肌基地祥之间为中央间隙,内含中央腱。由此间隙向外通坐骨直肠间隙,向内通黏膜下间隙,向下通皮下间隙,向上通括约肌间间隙,由此进而可达骨盆直肠间隙。中央间隙与肛周感染关系极为密切。所有肛周脓肿和肛瘘,最初均起源于中央间隙的感染:先在间隙内形成中央脓肿,脓液沿中央腱各纤维隔蔓延各处,形成不同部位的脓肿和肛瘘。中央间隙感染多数由于硬便擦伤肛管黏膜所致。因此处黏膜与中央腱相连,较坚硬缺乏弹性,黏膜深面是内括约肌下缘与外括约肌基地祥之间的间隙,缺乏肌肉支持,故最易致外伤感染而累及中央间隙,感染可短期局限于该间隙内,如不及时处理,即会向四周扩散。

由肛门外括约肌的浅、深部,耻骨直肠肌,肛门内括约肌以及直肠壁纵行肌层的下部等,在肛管与直肠移行处的外围,共同构成强大肌环,称肛直肠环。此环对括约肛门有重要作用,手术时若不慎被切断,可引起大便失禁。

五、肛管直肠环

在肛管与直肠连接处,由外括约肌浅层、深层,部分内括约肌,耻骨直肠肌和一部分直肠纵肌组成的“U”形环,此环在后方尤为明显,两侧稍差,前方不易摸清,手术时切断此环,可引起肛门失禁(图 1-8)。

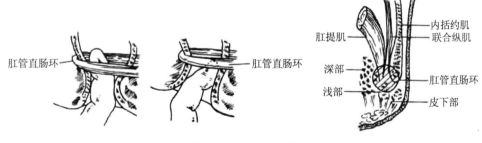

图 1-8 肛管直肠环

近年来,Shafik(1975 年)对肛管括约肌进行了认真研究,而且许多学者都支持他的理论。他认为,肛管括约肌像 3 个“U”形环,其顶环为耻骨直肠肌及外括约肌深部,两者联合在一起不易分开,此环与耻骨联合下缘相连包绕肛管上端,稍向下倾斜。中间环是外括约肌浅部,后部与尾骨末端相连,如同肌腱样呈一较强的肌束,在顶环之下,向前环绕。其底环是外括约肌皮下部,与前面正中的肛周皮肤附着,向后包统肛管下端,并稍向上倾斜。在随意收缩肛门括约肌时,三环各按自己的方向收缩,顶环及底环是由阴部神经的痔下神经支配,将肛管拉向前方,而中间环是由第4骶神经支配,将肛管拉向后方,因此,各个环的作用既是相互独立,又是互相代偿,从而维持着大便的自制。

(梁经明)

第三节 肛门直肠周围间隙

在肛管直肠周围,存在着所谓外科解剖间隙。在这些间隙中,充满着脂肪组织和结缔组织,还有血管、淋巴和神经以及肛腺管的分支,是脓肿的好发部位。它们不仅是肛门直肠周围先天不足的地方,而且是大部分肛肠疾病的发源地,因此,在临床上有着重要的意义。这些间隙可分为两大类,即提肛肌下间隙和提肛肌上间隙。肛提肌上有骨盆直肠间隙,在腹膜返折以下,直肠两侧,左右各1个;直肠后间隙,在直肠和骶骨之间,也在肛提肌上方,可与两侧骨盆直肠间隙相通;肛提肌下为坐骨直肠间隙,在肛管两侧,左右各一个(图1-9,图1-10)。

一、提肛肌下间隙

(一)肛管周围皮下间隙

位于肛管下段周围,其上为直肠纵肌向外延伸部分,下为皮肤,内为外括约肌皮下部。

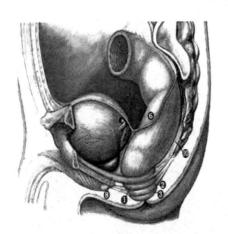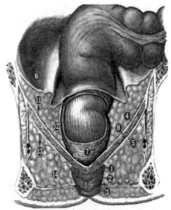

❶ 肛门外括约肌深部　❽ 肛提肌
❷ 肛门外括约肌浅部　❾ 耻骨直肠肌
❸ 肛门外括约肌皮下部　❿ 直肠后间隙
❹ 肛提肌上筋膜　⓫ 肛提肌上间隙
❺ 肛提肌下筋膜　⓬ 直肠旁间隙
❻ 腹膜　⓭ 肛提肌下间隙
❼ 直肠筋膜　⓮ 坐骨肛管窝

图 1-9　直肠肛管周围间隙

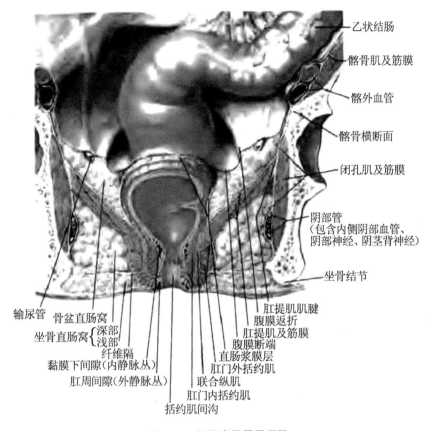

图 1-10　肛门直肠周围间隙

（二）坐骨直肠间隙

在坐骨结节和肛管之间呈椎体形,左右各一,下为皮肤,上为提肛肌,内为耻骨直肠肌及外括约肌深、浅部,外为坐骨结节及闭孔内肌,后为骶结节韧带及臀大肌下缘,前为会阴筋膜及会阴浅横肌。联合纵肌将坐骨直肠间隙与肛管周围皮下间隙分开,一般肛周皮下间隙感染不易穿入上层,但在坐骨直肠间隙化脓时,感染可向下延及肛管周围皮下间隙,两侧坐骨直肠间隙可以经过肛门后深间隙而交通。

（三）肛管后深间隙（Courtney 间隙）

在外括约肌深部之后,顶部为耻骨直肠肌及提肛肌,下为外括约肌浅部,后为尾骨,内充有脂肪组织。肛管后深间隙与两侧坐骨直肠间隙相交通,脓液可以从一侧的坐骨直肠间隙经过此交通道而侵入对侧,形成严重的后马蹄形瘘管。

（四）肛管后浅间隙

上为外括约肌浅部,前为外括约肌皮下部,下为皮肤,此间隙感染只限于皮下组织,不会影响到肛管,坐骨直肠间隙后深间隙,此间隙常是肛裂引起的皮下脓肿所在位置。

（五）肛管前深间隙

下为外括约肌浅部,附着在会阴体中央腱处,上界可伸展到直肠阴道隔,后为外括约肌深部,前为尿生殖膈。此间隙后侧与坐骨直肠间隙相连。前侧可向 Colles 筋膜即会阴浅筋膜深层延伸。

（六）肛管前浅间隙

与肛门后浅间隙相同，感染只限于邻近的皮下组织。

（七）括约肌间间隙

在内外括约肌之间联合纵肌层处，感染常来自肛腺，常向外、上、下方扩散形成各种不同的肛周围脓肿及肛瘘。

二、肛提肌上间隙

（一）骨盆直肠间隙

在直肠两侧，下为肛提肌，前方为前列腺、膀胱和阴道，后为直肠与侧韧带。该间隙位置深，且间隙的顶部及两侧为软组织，故一旦积脓，即使较多，也常不易发现。

（二）直肠后间隙

又称骶前间隙，下为肛提肌，后为骶骨及骶前筋膜，前为直肠，上为反折的腹膜。

（三）直肠膀胱间隙

在男性是在前列腺、膀胱与直肠之间，上界为腹膜。女性则有子宫相隔。

（四）黏膜下间隙

在直肠黏膜和内括约肌之间，即黏膜下层，内有痔内静脉丛和淋巴管，与内痔的发生有关。直肠周围间隙中富有脂肪组织，并由很多纤维肌肉隔将其分成许多小房，当发生化脓性坏死时，脂肪很快坏死，且再生作用较弱，因而影响组织的愈合。在间隙中神经分布很少，感觉迟钝，故发生感染时，患者一般无剧烈疼痛，因此就医较晚，而且由于解剖上的位置与结构的关系，容易发生肛周脓肿和肛门直肠瘘。

（梁经明）

第四节　肛门直肠的血管、淋巴及神经

一、肛管直肠血管

该区动脉有四支（图1-11），即直肠上动脉、直肠下动脉，肛管动脉和骶中动脉。直肠上动脉是直肠供血中最主要的一支，来自肠系膜下动脉，在直肠上端背面分为左右两支，沿直肠两侧下行，穿过肌层达黏膜下层，与另二支动脉相吻合，在齿状线上黏膜下层的主要分支是内痔的供应血管，位于左侧、右前和各后，构成痔的好发部位；直肠下动脉来自两侧髂内动脉，沿直肠侧韧带，向内向前至直肠下端，并与直肠上动脉在齿状线相吻合；肛管动脉来自阴部内动脉，供应肛管和括约肌，并与直肠上、下动脉相吻合；骶中动脉是主动脉的直接小分支，沿骶骨而下，供应直肠下端的后壁。该区有两个静脉丛：①直肠上静脉丛位于齿状线以上的直肠黏膜下层内，扩张形成内痔。该静脉丛汇成分支后穿过直肠壁，集成直肠上静脉，经肠系膜下静脉注入门静脉；②直肠下静脉丛位于齿状线以下的肛管皮肤下层，是外痔的发生部位，直接或经阴部内静脉流入髂内静脉。以上两静脉丛之间有丰富的吻合支成为门静系统和体静脉系统的一个重要侧支循环道路。

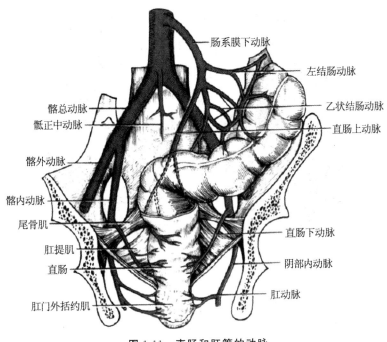

图 1-11　直肠和肛管的动脉

二、肛管直肠淋巴

肛门、直肠淋巴组织,以齿状线为界分为上、下两组,并通过吻合支紧密连接。

(一)上组

在齿状线以上,汇集直肠黏膜层、黏膜下层,肌层和肠壁外淋巴网,形成淋巴丛,其流向有三个方面。

(1)向上至直肠后部与乙状结肠系膜根部淋巴结。由此向上沿肠系膜下动脉,至左髂总动脉分叉处,入结肠系膜上部淋巴结,最后入腰淋巴结。

(2)向两侧在侧韧带内与直肠下血管伴行,入髂内淋巴结到腰淋巴结。

(3)向下经坐骨直肠窝,穿过肛提肌至髂内淋巴结。

(二)下组

在齿状线以下,汇集肛管下部、肛门及外括约肌淋巴结。起自皮下淋巴丛,互相交通,向上经齿状线与上组吻合,向前经会阴部流至腹股沟淋巴结,最后入髂外或髂总淋巴结。

淋巴回流是炎症蔓延、肿瘤转移的主要途径。直肠炎症和肿瘤多向髂内淋巴结蔓延和转移。肛门炎症和肿瘤多向腹股沟淋巴结蔓延和转移。因此,直肠癌手术不能忽视转移至腹股沟淋巴结的可能,肛管癌手术也要注意肠系膜上淋巴结的转移(图 1-12)。

三、肛管直肠神经

(一)直肠神经

直肠神经为自主神经,由交感神经与副交感神经支配,位于齿状线上方,称无痛区。

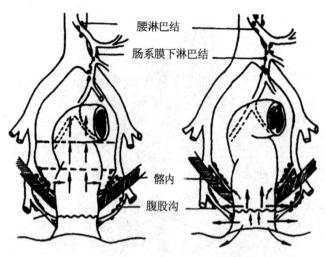

图 1-12 肛管、直肠淋巴回流

1.交感神经

交感神经来自上腹下丛(骶前神经)和下腹下丛(盆丛)。随着直肠上动脉和直肠下动脉分布到直肠肌层和黏膜层。上腹下丛在腹膜后第 4 腰椎至第 1 骶椎前面分出一对腹下神经,在直肠两侧,向下、向外至膀胱底后方的下腹下丛,并与副交感神经相连。由此发出的神经纤维分布到直肠、肛门括约肌、膀胱、外生殖器,有抑制肠蠕动,并使内括约肌收缩的作用。

2.副交感神经

副交感神经来自第 2、3、4 骶神经。随着骶神经前根,穿出骶前孔,组成盆神经,直接入腹下丛与交感神经相连。这些神经纤维在前列腺、膀胱底和直肠之间构成盆丛,随着直肠下动脉分布到直肠、膀胱和肛门括约肌,有增加肠蠕动,促进分泌,使内括约肌松弛的作用。

(二)肛门神经

肛门部位分布自主神经和脊神经,主要由阴部神经与肛门神经支配,位于齿状线以下,称有痛区。

1.自主神经(内脏神经)

肛管和肛门周围的交感神经,主要来自骶、尾神经节,分布在肛门周围皮肤内腺体和血管。支配肛管的副交感神经,由上方直肠壁内肠肌丛连续而来,形成联合丛肌神经丛,分布到肛门周围皮肤。黏膜下丛与肛门周围皮肤的神经丛相连,分布于皮内汗腺、皮脂腺和大汗腺。

2.脊神经(躯体神经)

主要有第 3、4、5 骶神经和尾神经的一小支,肛管和肛门周围皮肤由肛门神经支配,肛门神经是阴部内神经的一支,与肛门血管并行,通过坐骨直肠窝,分布于外括约肌。再由内、外括约肌之间进入肛管,在黏膜下层内分成上、下两支,上支分布于齿状线下方肛管,下支分布于肛门皮肤、会阴、阴囊。躯体神经和自主神经之间存在着内在的联系,直肠、肛管的生理反射需要两种神经的协同作用完成,任何一种神经遭到破坏均可引起肛门、直肠的功能紊乱(图 1-13)。

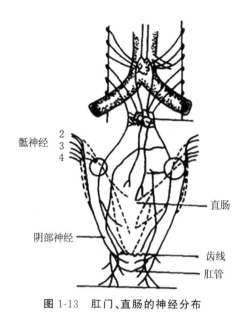

骶神经
2
3
4

阴部神经

直肠

齿线

肛管

图 1-13 肛门、直肠的神经分布

（梁经明）

第五节 结肠及结肠周围的血管

结肠由盲肠瓣起、止于直肠，共分盲肠、升结肠、结肠肝曲、横结肠、结肠脾曲、降结肠及乙状结肠，长 130～150 cm。横结肠及乙状结肠有肠系膜，活动范围较大，其他部分比较固定。结肠比小肠直径粗，其长度不超过小肠的，结肠在排空后收缩时，其直径只能通过拇指，如发生梗阻，可极度扩张。结肠由三条纵肌形成的结肠带，在结肠表面，距离相等，宽 6 cm。结肠带比结肠短，因此使结肠形成一列袋状突起，叫作结肠袋。并由三条结肠带将结肠分成三行，在结肠外面结肠带的两侧有脂肪垂，在乙状结肠较多并有蒂。

一、盲肠

位于右髂窝，腹股沟韧带外侧半的上方，长约 6 cm，宽 7 cm，是结肠壁最薄、位置最表浅的部分。在盲肠与升结肠连接处有回盲瓣，其顶端内侧有阑尾，有腹膜包绕，约 5％其后方无腹膜，系膜短小，活动受限，有的系膜较长，活动度强。后方有髂肌、腰肌、股神经及髂外血管。有时因发育不全，盲肠在肝下右肾前方，也有可能向下到盆腔。

二、升结肠

在盲肠与肝曲之间，由盲肠向上到肝右叶下面，下端与髂嵴相平，上端在右第 10 肋横过腋中线止。长 12.5～20.0 cm。前面及两侧有腹膜遮盖，使升结肠固定于腹后壁与腹侧壁，约 1/4 的人有升结肠系膜，成为活动的升结肠，可引起盲肠停滞。有的因向下牵引肠系膜上血管蒂可将十二指肠压迫在腰椎体上，造成十二指肠根部梗阻。前方有小肠及大网膜和腹前壁；后方由上向下有右肾、腰背筋膜;内侧有十二指肠降部、输尿管、精索或卵巢血管。

三、结肠肝曲

在右侧第 9 和第 10 肋软骨下面,起于升结肠,在肝右叶下面与右肾下极前面之间向下向前,然后向左与横结肠连接,有腹膜遮盖,内侧前方有胆囊底,内侧后方有十二指肠降部及右肾,内紧靠胆囊,胆石可穿破胆囊到结肠内。肝曲比脾曲位置较低也浅,也不如脾曲固定。

四、横结肠

由肝曲开始,在胃大弯下方,横过腹腔与脾曲相连。长 40～50 cm,两端固定,中间凸向下前,有腹膜完全包绕,并有较长的横结肠系膜。平卧时横结肠在脐上方,站立时其最低部可达脐下,有的可下降到盆腔。女性横结肠位置较低,容易受盆腔内炎症侵犯,与盆腔器官粘连。横结肠系膜由肝曲横过十二指肠降部前面,胰腺前面到脾曲附着于腹后壁。右半结肠切除时,横结肠右端粘连,分离时可能损伤十二指肠。

大网膜发生时起于胃大弯,在横结肠前方下降到腹腔,然后又向上反折,越过横结肠与膈下腹膜融合。在胚胎中期大网膜后层与横结肠浆膜及其系膜融合。连接胃大弯与横结肠的大网膜叫胃结肠韧带。胃切除时必须防止结扎横结肠系膜内的结肠中动脉,分离横结肠右半时应防止损伤十二指肠及胰腺。

五、结肠脾曲

横结肠末端向上、向后、向左、在脾下方又弯向下,与降结肠连接成为脾曲。脾曲位置高而深,是结肠最固定的部分,手术分离困难。除其后面与胰腺尾连接处以外,都有腹膜遮盖。前方有胃体及肝左叶的一部分,后与左肾及胰腺尾相连。脾结肠韧带为三角形,在脾曲外侧,向上向内与膈肌相连。韧带内有少数血管,如横结肠远段和降结肠近段有病变时,韧带内血管常增多。游离脾曲时,应先结扎切断胃结肠韧带,再分离降结肠;将左半横结肠牵紧,即可看清脾结肠韧带,结扎切断,以免损伤脾脏。

六、降结肠

降结肠是由脾曲到髂嵴的一段结肠,长 8～12 cm,由起点向下向内,横过左肾下极,然后垂直向下到髂嵴。前面及两侧有腹膜遮盖,有的有降结肠系膜。后方有股神经,精索或卵巢血管,腰方肌及髂外血管,内侧有左输尿管,前方有小肠。

七、乙状结肠

乙状结肠位于盆腔内,起于降结肠下端,向下在第 3 骶椎前方,正中线左侧,止于直肠上端。其上端叫髂结肠,在左髂窝内,常无系膜,比较固定,在髂肌前面向下,平髂前上棘转向内,与腹股沟韧带平行,到盆缘与下段盆结肠相连。盆结肠即乙状结肠的下段,在髂结肠与直肠之间。乙状结肠肠曲弯曲,长短和部位不同,短者 10 cm,长者 90 cm。一般 25～40 cm。平常在盆腔左半,如长而活动的可到右髂部。因长而活动容易外置,也容易扭转。肠脂肪垂多而明显。腹膜包绕全部乙状结肠,并形成乙状结肠系膜。系膜在肠中部较长,向两端逐渐变短并在两端消失,因此,乙状结肠两端在降结肠与直肠连接处固定,中部活动范围较大。乙状结肠系膜呈扇形,根部斜行附着于盆腔,有升降两部。升部由左腰大肌内缘横过左侧输尿管及左髂外动脉,向上向内至正中线,然后在骶骨前方垂直向下,成为降部,止于骶椎前面。乙状结肠前方与膀胱或子宫之间有小肠,后有骶骨,左侧输尿管由其后方经过,手术时应避免损伤。

八、直肠乙状结肠连接处

乙状结肠纵肌成三条肌带,直肠纵肌则均匀分布于肠壁。而由三条肌带变成平均分布,是经过一段肠曲逐渐改变的,无确切分界线。因乙状结肠远端2～3 cm,从解剖学看与直肠有密切关系,临床上叫作直肠乙状结肠连接处。此处有六种解剖学特点:①肠腔直径变小;②连接处下方的肠曲不完全有腹膜包绕;③肠系膜消失;④纵肌带成为连续的肌层;⑤无肠脂肪垂;⑥明显黏膜皱襞变成平滑黏膜。

此处在临床上很重要,容易生癌,在此处常可见到溃疡性结肠炎和息肉病的明显改变。患者仰卧手术时,乙状结肠由骨盆移向上方,不能分清直肠与乙状结肠的界线。确定肿瘤部位常以骶骨岬作为标志,即将乙状结肠由盆腔牵出,牵紧直肠;如肿瘤在骶骨岬下方,即是直肠肿瘤;如在骶骨岬之上即是乙状结肠肿瘤。

九、结肠血管神经

(一)动脉

右半结肠的动脉由肠系膜上动脉而来,有结肠中动脉、结肠右动脉和回结肠动脉。左半结肠的动脉由肠系膜下动脉而来,有结肠左动脉和乙状结肠动脉。另外,有边缘动脉和终末动脉。

1.结肠中动脉

在胰腺下缘起于肠系膜上动脉,在胃后进入横结肠系膜,向下向前向右,分成左右两支。右支在肝曲附近多与结肠右动脉的升支吻合,供给横结肠右1/3。左支多与结肠左动脉升支吻合,供给横结肠2/3。因其主干在中线右侧,其左侧横结肠系膜有一无血管区,因此常可在此区穿过横结肠系膜进行手术。有25％的人无结肠中动脉,由结肠右动脉的一支代替,也可能有两条结肠中动脉。

2.结肠右动脉

在结肠中动脉起点下方1～3 cm处,起于肠系膜上动脉,在腹膜后、右肾下方,向右行,横过下腔静脉、右精索或卵巢血管及右输尿管,分成升降两支。升支多与结肠中动脉的右支吻合,降支与回结肠动脉升支吻合。整个右动脉供给升结肠和脾曲。

3.回结肠动脉

在结肠右动脉起点下方,起于肠系膜上动脉,有时与结肠右动脉合成一条主干。在十二指肠横部下方腹膜后,向下向右,分成升降两支。升支与结肠右动脉降支吻合,降支到回盲部分成前后两支,与肠系膜上动脉的回肠支吻合。这一动脉供给回肠末段、回盲部和升结肠下段。

4.结肠左动脉

在十二指肠下方起于肠系膜下动脉的左侧,在腹膜后向上向外,横过精索或卵巢血管、左输尿管及肠系膜下静脉,走向脾曲。分成升降两支,升支向上横过左肾下极,多与结肠中动脉左支吻合,供给降结肠下段。

5.乙状结肠动脉

数目不同,2～6条,一般分第1、2、3乙状结肠动脉,其起点也不一致。有的是单一的动脉,起于肠系膜下动脉,分成数支;有的每支分别起于肠系膜下动脉;有的第一乙状结肠动脉起于结肠左动脉,在乙状结肠系膜内向下向左,互相吻合,形成动脉弓和边缘动脉。在上部与结肠左动脉降支吻合,在最下部与直肠上动脉之间无边缘动脉连接,但在此区内动脉吻合丰富。乙状结肠动脉主要供给乙状结肠。

6.肠系膜下动脉

距主动脉分叉上3～4 cm处,对十二指肠的第三段下缘,起于腹主动脉,向下向左,横过左髂总动脉,称直肠上动脉。

7.边缘动脉

边缘动脉是各结肠动脉之间互相吻合形成的边缘动脉弓,与结肠系膜边缘平行,由回盲部到直肠乙状结肠连接处。如边缘动脉完好,在肠系膜下动脉由主动脉起点结扎切断,仍能维持左半结肠血液供应。这种吻合可由单一动脉连接,或由一、二级动脉弓连接,对结肠切除有重要关系。但其保持侧支循环大小和距离不同,有的在结肠中动脉与结肠左动脉之间缺乏吻合,有的在结肠右动脉与回结肠动脉之间缺乏吻合。因此结肠切除时,应注意检查边缘动脉分布情况,结肠断端血液循环是否充足。

8.终末动脉

终末动脉是由边缘动脉分出长短不同的小动脉,与结肠垂直到肠壁。其短支由边缘动脉或由长支分出,分布于近系膜侧的肠壁。长支由边缘动脉而来,在浆膜与肌层之间,到结肠带下方,穿过肌层,分布于黏膜下层,与对侧长支吻合,脂肪垂根部常有终末动脉,切除时不可牵拉动脉,以免损伤。

(二)静脉

结肠壁内静脉丛汇集成小静脉,在肠系膜缘合成较长静脉,与结肠动脉并行,成为与结肠动脉相应的静脉。伴随右半结肠动脉的有结肠中静脉、结肠右静脉和回结肠静脉。这些静脉合成肠系膜上静脉,入门静脉;左半结肠静脉经过乙状结肠静脉和结肠左静脉,入肠系膜下静脉,在肠系膜下动脉外侧向上,到十二指肠空肠曲外侧转向右,经过胰腺右方,入脾静脉,最后入门静脉。

肛门直肠和结肠血管分布很不一致,并有许多差异,结扎血管前,应详细检查动、静脉分布形式并要结扎准确,以免血液循环供应不良。

(三)神经

结肠的神经支配有三个层次。

1.肠内在神经

以肠肌间神经丛和黏膜下神经丛的形式存在,含胆碱能和肾上腺素能神经纤维,还有肽能神经纤维,所释放的神经递质对结肠可能有重要的调节作用。

2.自主神经

自主神经包括胸、腰、骶神经,经内脏神经,腹下神经和盆腔神经至结肠的神经纤维,司职结肠各种反射。

3.运动神经

随意控制肛门收缩和排便,交感神经兴奋减少结肠收缩和黏液分泌,副交感神经兴奋则起到相反作用,神经冲动以后的后续作用主要靠肽能神经所释放的胃肠激素,结肠产生的 VIP、生长抑素、神经降压素、脑啡肽、肠高血糖素等对结肠有抑制作用,P 物质、甘丙素等则有刺激作用。情绪对结肠活动也有影响,刺激猫的视丘下部可使结肠活动增加。

(梁经明)

第六节　盆部的血管、淋巴及神经

一、左、右髂总动脉

腹主动脉平第 4 腰椎下缘的左前方,分为左、右髂总动脉,沿腰大肌内侧斜向外下,至骶髂关节前方又分成髂内、外动脉。髂总动脉的内后方分别有左、右髂总静脉伴行,左髂总静脉在第 5 腰椎下缘的右前方与右髂总静脉汇合成下腔静脉。因此,右髂总动脉起始部位则位于左髂总静脉末段的前方。

二、髂外动脉

髂外动脉沿腰大肌内侧缘下行,穿血管腔隙至股部。右髂外动脉起始部的前方有输尿管跨过,其外侧在男性有睾丸动、静脉及生殖股神经与之伴行,至其末段的前方有输精管越过。在女性,髂外动脉起始部的前方有卵巢动、静脉越过,其末段的前上方有子宫圆韧带斜向越过。髂外动脉近腹股沟韧带处发出腹壁下动脉和旋髂深动脉,后者向外上方贴髂窝走行,分布于髂肌和髂骨等。

髂总动脉及髂外动脉的投影:自脐左下方 2 cm 处至髂前上棘与耻骨联合连线的中点间的连线,此线的上 1/3 段为髂总动脉的投影;下 2/3 段为髂外动脉的投影。上、中 1/3 交界处即为髂骨动脉的起点。

三、髂内动脉

髂内动脉为一短干,长约 4 cm,于骶髂关节前方由髂总动脉分出后,斜向内下进入盆腔。其前外侧有输尿管越过,后方邻近腰骶干,髂内静脉和闭孔神经行于其内侧。主干行至坐骨大孔上缘处一般分为前、后两干,前干分支多至脏器,后干分支多至盆壁。髂内动脉按其分布,又可分为壁支与脏支。

四、盆部的动脉

(一)壁支

1.髂腰动脉

起自后干,向后外方斜行,分布于髂骨、髂腰肌、腰方肌和脊髓等。

2.骶外侧动脉

起自后干,沿骶前孔内侧下行,分布于梨状肌、尾骨肌、肛提肌和骶管内诸结构。

3.臀上动脉

起自后干,多在腰骶干与第 1 骶神经之间,向下穿梨状肌上孔至臀部,分布于臀肌及髋关节。

4.臀下动脉

起自前干,多在第 2、3 骶神经之间,向下穿梨状肌下孔至臀部,分布于邻近结构。

5.闭孔动脉

起自前干,与同名静脉和神经伴行,沿盆侧壁经闭膜管至股部,分布于邻近诸肌及髋关节。该动脉穿闭膜管前尚发出一耻骨支,与腹壁下动脉的耻骨支在耻骨上支后面吻合,有时吻合支粗大,形成异常的闭孔动脉,出现率占17.95%,行经股环或腔隙韧带的深面,向下进入闭膜管。在施行股疝手术需切开腔隙韧带时,应特别注意有无异常的闭孔动脉,避免伤及,以防出血。

(二)脏支

包括膀胱上动脉、膀胱下动脉、子宫动脉、直肠下动脉,以及阴部内动脉等。骶正中动脉亦分布于盆部。

五、髂内静脉

髂内静脉位于髂内动脉的后内侧,它的属支一般均与同名动脉伴行。盆部的静脉数目较多,壁薄且吻合丰富。盆内脏器的静脉多环绕各器官形成静脉丛,在男性有膀胱静脉丛、前列腺静脉丛及直肠静脉丛;在女性除没有前列腺静脉丛外,还有子宫静脉丛、阴道静脉丛及卵巢静脉丛等。绝大多数的静脉均汇入髂内静脉,而直肠下静脉和肛静脉在直肠下部与门静脉系的属支——直肠上静脉吻合,为门静脉高压症时的侧支循环途径之一。

六、盆部的淋巴

盆部的淋巴结一般沿血管排列,淋巴结的数目、大小和位置均不恒定,主要的淋巴结群如下述。

(一)髂外淋巴结

沿髂外动脉后方及两侧排列,收纳腹股沟浅、深淋巴结的输出管,以及部分盆内脏器和腹前壁下部的淋巴。

(二)髂内淋巴结

沿髂内动脉及其分支排列,主要收纳盆内脏器、会阴及臀部等处的淋巴。位于髂内、外动脉间的闭孔淋巴结,还收纳子宫体下部及宫颈的淋巴。患宫颈癌时,此处淋巴结累及较早。

(三)骶淋巴结

沿骶正中动脉排列,收纳盆后壁及直肠的部分淋巴。

上述淋巴结的输出管注入髂总淋巴结。

(四)髂总淋巴结

沿髂总动脉周围排列,通过接受髂外、髂内和骶淋巴结的输出管,收纳下肢、盆壁及盆内脏器的淋巴,然后注入左、右腰淋巴结。

七、盆部的神经

盆部的神经一部分来自腰、骶神经,另一部分来自内脏神经。腰丛的闭孔神经沿盆侧壁经闭膜管至股部。腰骶干及出骶前孔的骶神经前支组成粗大的骶丛,该丛位于盆侧壁后部的梨状肌前面,其分支经梨状肌、下孔出盆,分布于臀部、会阴及下肢。

盆部的内脏神经有以下几支。

(一)骶交感干

由腰交感干延续而来,沿骶前孔内侧下降,有3～4对骶交感节,至尾骨前方,两侧骶交感干互相联合,形成单一的奇神经节,又称尾神经节。

(二)盆内脏神经

盆内脏神经又名盆神经,较细小,共3支。分别来自第2～4对骶神经的前支,为骶部副交感神经的节前纤维合成,并加入盆丛。节后纤维分布于结肠脾曲以下的消化管、盆内脏器及外阴等。

(三)上腹下丛

上腹下丛又名骶前神经,位于第5腰椎体前面,左、右髂总动脉之间,为腹主动脉丛向下的延续部分,并接受两侧腰交感神经节而来的腰内脏神经,形成单一的上腹下丛。此丛发出的左、右腹下神经行至第3骶椎高度,与同侧的盆内脏神经和骶交感节的节后纤维共同组成左、右下腹下丛,又称盆丛。该丛位于直肠两侧,其纤维随髂内动脉的分支分别形成膀胱丛、前列腺丛、子宫阴道丛和直肠丛等,分布于盆内脏器。

盆腔内肿瘤及妊娠子宫的压迫或子宫颈癌的广泛清除手术时,均可能导致神经的损伤。

八、坐骨直肠窝

(一)位置与组成

坐骨直肠窝位于肛管两侧,略似尖朝上方、底向下的锥形腔隙。其内侧壁的下部为肛门外括约肌,上部为肛提肌、尾骨肌及覆盖它们的盆膈下筋膜;外侧壁的下部为坐骨结节内侧面,上部为闭孔内肌、闭孔筋膜及深会阴筋膜;前壁为会阴浅横肌及尿生殖膈;后壁为臀大肌下缘及其筋膜和深部的骶结节韧带。窝内由盆膈下筋膜与闭孔筋膜汇合而成,窝底为肛门两侧的浅筋膜及皮肤。坐骨直肠窝向前延伸至肛提肌与尿生殖膈之间,形成前隐窝;向后延伸至臀大肌、骶结节韧带与尾骨肌之间,形成后隐窝。坐骨直肠窝内除血管、淋巴管、淋巴结及神经外,尚有大量的脂肪组织,称坐骨直肠窝脂体。排便时利于肛管扩张,并具有弹性垫的作用。窝内脂肪的血供欠佳,又邻直肠和肛管,是污染较多的部位,感染时容易形成脓肿或瘘管。

(二)血管、淋巴及神经

阴部内动脉常与臀下动脉共干,起自髂内动脉前干,经梨状肌下孔出盆后,绕过坐骨棘后面,穿坐骨小孔至坐骨直肠窝。主干沿此窝的外侧壁前行,进入阴部管(为闭孔筋膜与浅会阴筋膜共同围成的管状裂隙,又称 Alcock 管)。阴部内动脉在管内分出2～3支肛动脉,穿筋膜向内横过坐骨直肠窝脂体,分布于肛门周围诸肌和皮肤。阴部内动脉行至阴部管前端时,即分为会阴动脉和阴茎动脉(女性为阴蒂动脉)两支进入尿生殖区。会阴动脉分布于会阴肌及阴囊或大阴唇;阴茎(蒂)背动脉和阴茎(蒂)深动脉,分布于阴茎或阴蒂。

阴部内静脉及其属支均与同名动脉伴行,肛静脉与直肠上、下静脉之间有广泛吻合,阴部内静脉汇入髂内静脉。

坐骨直肠窝的淋巴结收纳齿状线以上的部分淋巴,其输出管随肛动、静脉注入髂内淋巴结;部分淋巴管经会阴注入腹股沟浅淋巴结。

阴部神经由骶丛发出,与阴部内血管伴行,共同绕过坐骨棘经坐骨小孔至坐骨直肠窝,向前进入阴部管。在管内发出肛神经,分布于肛提肌、肛门外括约肌、肛管下部及肛周皮肤等。主干行至阴部管前端时,即分为会阴神经及阴茎背神经(女性为阴蒂背神经),向前进入尿生殖区,其分支、分布与动脉相同。由于阴部神经在行程中绕坐骨棘,故会阴手术时,常将麻药由坐骨结节与肛门连线的中点经皮刺向坐骨棘下方,以进行阴部神经阻滞。

(梁经明)

第二章

肛肠疾病的常见症状

第一节 腹 泻

腹泻是大肠疾病最常见的症状。正常成年人每天排便 1 次,成形、色呈褐黄、外附少量黏液。也有些正常人每天排便 2~3 次,只要无脓血,仍属正常生理范围。腹泻是指正常的排便习惯有了改变:①排便次数明显增加;②粪便变稀,形、色、气味改变,含脓血、黏液、消化残渣、脂肪或变为黄色稀水、绿色稀糊、气味酸臭;③排便时有腹痛、下坠、里急后重、肛门灼痛等症状。临床上,具有以上三个特点时才可称腹泻。

一、发病原因

(一)西医原因

现代医学认为腹泻的发病原因和机制是多方面的,主要归纳如下。

1.感染

这是引起腹泻的最常见原因,各种细菌、真菌、病毒、原虫及蠕虫类寄生虫等,经口腔进入消化道后在一定条件下均可引起腹泻。因致病部位和机制不同,其临床表现也不同。

(1)病原体吸附于肠黏膜表面,产生肠毒素致泻。特点是并未侵及肠黏膜,其肠道黏膜完整,粪便稀水样,镜检无白细胞。

(2)病原体侵入上皮细胞,并在其中繁殖和破坏肠黏膜,形成结肠黏膜损伤或溃疡。特点是粪便带脓血、黏液、镜检可见大量白细胞、伴有腹痛、里急后重、便次明显增多。

(3)病原体吸附、侵入上皮细胞并侵犯黏膜固有层,但不明显破坏黏膜。特点是粪便为水样,偶带黏液,镜检可见少量白细胞。

2.胃肠道肿瘤和炎症

晚期胃癌、结肠直肠癌、慢性萎缩性胃炎、溃疡性大肠炎、克罗恩病、出血性坏死性肠炎、放射性结肠直肠炎、结肠憩室并发憩室炎、结肠直肠息肉并发的结直肠炎等,均可引起慢性或急性渗出性腹泻。特点是粪便中附有渗出液、黏液及脓血,排便次数增多,但粪便培养无致病菌生长。

3.肠道运动异常

肠道蠕动亢进,粪便通过时间缩短,影响水分吸收,可造成腹泻。阑尾炎、憩室炎,有时部分肠梗阻可反射性使结肠蠕动亢进而腹泻。类癌综合征分泌的血清素、肥大细胞增多症分泌的组胺、胃泌素瘤分泌的胃泌素、甲状腺瘤分泌的前列腺素、血清素和降钙素等,均可使肠蠕动增加,引起腹泻。

工作或学习过度紧张、情绪激动或受到严重精神刺激,致大脑皮质和自主神经系统功能失调可引起胃肠功能紊乱,肠道运动异常,发生精神神经性腹泻、结肠过敏等。出现腹泻、腹痛或腹泻与便秘交替发生。

抑制交感神经、兴奋副交感神经的药物,可导致结肠运动亢进而引起腹泻,如新斯的明、乙酰胆碱等。

4.吸收不良

小肠对脂肪的吸收不良是引起腹泻的常见原因。特点是粪便呈淡黄或灰色,油腻糊样、气味恶臭。形成所谓的脂肪泻、乳糜泻等。其产生原因如下。

(1)肠内水解和消化功能障碍:慢性胰腺炎、胰腺癌等胰腺疾病,可导致胰腺的外分泌减少或缺乏,不能分解脂肪,引起严重脂肪泻。各种原因所致的胆汁淤积,可造成结合胆酸缺乏,中性脂肪的水解减少,乃影响脂肪的吸收,亦可引起脂肪泻。回肠是胆酸主要吸收场所,严重回肠疾病、回肠短路及远端回肠切除术后,大量胆酸从大便排泄,可影响胆酸的肠肝循环,使胆盐池减少,发生脂肪泻。

(2)小肠黏膜异常:局限性回肠炎等损害小肠黏膜后可诱发乳糖酶缺乏症,乳糖由于不能被分解吸收而在肠腔内起高渗透作用,使水分渗入肠腔,产生渗透性腹泻,进食麸质食物后,如缺乏某种多肽酶,使麸质中的麦胶蛋白不能分解,后者对小肠黏膜可造成损害,形成乳糜泻。此外,肠原性脂肪代谢障碍、肠道淀粉样变、小肠因血管硬化而缺血,均可使小肠黏膜受损而引起吸收不良和腹泻。

5.中毒

食物中毒,如葡萄球菌外毒素引起的食物中毒、毒草中毒、河豚中毒等。

化学物质中毒,如砷、汞、磷、乙醇等。还有四环素、金霉素、红霉素等药物的不良反应都可引起急性腹泻。对牛乳、鱼、虾、鸡蛋等变态反应者,也可发生变态反应性腹泻。

6.内分泌紊乱

内分泌紊乱性疾病,如甲状腺功能亢进、慢性肾上腺皮质功能减退等,亦能引起腹泻。

(二)中医原因

中医学认为腹泻的原因主要是脾不运化,升清降浊失常,致湿邪下注而成,其原因可由于饮食所伤、脾胃虚弱、肾阳虚衰而引起。

1.饮食所伤

过量饮食则停滞,过食肥甘则呆胃滞脾,或恣食生冷、误食不洁之物,损伤脾胃,运化失司而致腹泻。《时病论·食泻》说:"食泄者,即胃泻也。缘于脾为湿困,不能建运,阳明胃腑失其消化,是以食积太仓,遂成便泻。"

2.脾胃虚弱

脾主运化,胃主受纳,长期饮食失调,劳倦内伤,久病缠绵,均可致脾失运化,胃不能受纳水谷,水谷不化,清浊不分,遂致泻泄。

3.肾阳虚衰

久病之后,损伤肾阳,命门火衰,不能温脾阳,脾阳不振,运化失常,而成腹泻。《景岳全书》描述:"肾为胃关,开窍于二阴,所以二便之开闭,皆肾脏之所主,今肾中阳气不足,则命门火衰,而阴寒独盛,故于子丑五更之后,当阳气来复,阴气极盛之时,即令人洞泄不止。"

总之,产生腹泻的原因众多,但最终是致胃肠受伤,导致腹泻。

腹泻一般可分为急性腹泻和慢性腹泻两大类。

二、分类

(一)急性腹泻的分类

1.感染性腹泻

(1)细菌及肠毒素:痢疾杆菌、沙门菌属、嗜盐杆菌、致病性大肠埃希菌、金黄色葡萄球菌、产气荚膜梭状芽孢杆菌、铜绿假单胞菌、变形杆菌、粪链球菌、蜡样芽孢杆菌、霍乱弧菌和副霍乱弧菌等。

(2)病毒:腺病毒、Eeno病毒、轮状病毒、Coxsackle病毒、Norwalk样病毒等。

(3)蠕虫:血吸虫等。

(4)原虫:溶组织内阿米巴、梨形鞭毛虫等。

(5)真菌:白色念珠菌。

2.急性中毒

(1)生物毒物:发芽马铃薯、毒草、白果、河豚、桐油等。

(2)化学毒物:农药、重金属、砷、有机磷、四氨化碳等。

3.泻剂与药物

(1)泻剂:硫酸镁、巴豆。

(2)药物:胆碱能药物、洋地黄类、神经节阻滞剂、某些抗生素、抗酸剂、铁剂等。

4.肠道炎症

溃疡性大肠炎急性期、急性局限性肠炎、急性出血性坏死性肠炎、急性憩室炎、急性阑尾炎、放射性肠炎、部分肠梗阻等。

5.全身性疾病

胃肠道出血、过敏性紫癜、尿毒症、变态反应性肠炎、甲状腺危象、急性全身性感染如伤寒、副伤寒、肺炎、败血症、黑热病等。

(二)慢性腹泻的分类

1.肠道感染

慢性细菌性痢疾、血吸虫肠病、阿米巴肠病、肠结核、梨形鞭毛虫病、粪类圆线虫病、结肠小袋纤毛虫病、肠道放线菌病、肠滴虫病、性病性淋巴肉芽肿、其他肠道蠕虫病、肠道菌群失调症。

2.肠道炎症

溃疡性大肠炎、放射性肠炎、克罗恩病、结肠憩室炎、部分肠梗阻等。

3.肠道肿瘤

小肠淋巴瘤,恶性网状细胞增多症,结肠、直肠癌,结肠、直肠绒毛状腺瘤、多发性息肉等。

4.吸收不良

(1)结合胆酸缺乏、严重肝病、长期胆道梗阻、胆汁性肝硬化、远端回肠切除术后、回肠旁路等肝胆系统及回肠疾病。

(2)胰原性:慢性胰腺炎、胰腺癌、胰腺广泛切除术后。

（3）细菌过度生长：盲袢综合征、小肠多发性狭窄、空肠憩室、胃结肠瘘、小肠结肠瘘、系统性硬皮病、口服新霉素等抗生素。

（4）原发性黏膜细胞异常：β-脂蛋白缺乏症、双糖酶和单糖酶缺乏症。

（5）小肠黏膜病变：乳糜泻、热带性肠炎性腹泻、嗜酸性胃肠炎、肠道淀粉样变、小肠缺血、肠原性脂肪代谢障碍、放射性肠炎。

（6）小肠广泛切除、胃大部分切除后。

（7）淋巴梗阻、肠道淋巴瘤、肠系膜淋巴结核或肿瘤转移、肠道淋巴扩张症。

（8）内分泌紊乱及其他：糖尿病、甲状旁腺功能减退症、肾上腺皮质功能减退症、甲状腺功能亢进症、肥大细胞增多症。类癌、胃泌素瘤、甲状腺髓样癌、凡-莫氏综合征等。

5.全身性疾病

尿毒症、系统性红斑狼疮、系统性硬皮病、多发性动脉炎、糙皮病、恶性贫血。

6.泻剂滥用和药物

久服大黄、番泻叶、果导等，或服用洋地黄类、甲状腺素、铁剂、汞剂、考来烯胺等。

7.功能性腹泻

结肠过敏等。

三、病史与鉴别

（一）年龄与鉴别

（1）病毒性胃肠炎、大肠埃希菌性肠炎、双糖酶缺乏症引起的腹泻多见于儿童。

（2）溃疡性大肠炎、克罗恩病、肠道易激综合征、结肠直肠癌多见于青壮年。

（3）胰腺瘤、慢性胰腺炎、憩室炎、肠系膜血管供血不足常见于中、老年人。

（4）细菌性痢疾可见于各种年龄，但以儿童、青壮年居多；阿米巴痢疾则成年男性多见；功能性腹泻和滥用泻剂腹泻妇女较多。

（二）起病与病程

（1）急性腹泻，有不洁饮食史，多为急性菌痢、急性食物中毒性感染和急性阿米巴肠病。

（2）急性发作转为慢性或时轻时重，多为慢性菌痢、溃疡性大肠炎、克罗恩病、阿米巴肠病等。

（3）慢性起病、腹泻与便秘交替者，多为肠结核、肠道易激综合征、糖尿病性自主神经病变和结直肠瘤。

（4）胃肠手术后腹泻常见于倾倒综合征、迷走神经切断后腹泻、盲袢综合征和肠间瘘。

（5）夜间腹泻，使人觉醒而泻多为器质性病变，夜安昼泻者，多为功能性腹泻。

（6）禁食后腹泻持续，多为分泌性腹泻；禁食后腹泻停止，常是渗出性腹泻。

（7）服饮牛乳、麦乳精等营养品可诱发腹泻者，多见于双糖缺乏。

（8）血吸虫病区的腹泻应考虑血吸虫肠病，山区腹泻应考虑肠道寄生虫。

（三）粪便形态

（1）急性腹泻粪便先为水样后为脓血便，一天多次至数十次，伴里急后重，多为急性菌痢。

（2）粪便为暗红色、果酱色或血水样，多为阿米巴肠病。

（3）粪便稀薄或如水样，无里急后重，多为食物中毒性感染。

（4）急性出血性坏死性小肠炎的粪便呈紫红色血便，带有恶臭。

（5）脓血便常见于菌痢、阿米巴肠病、血吸虫肠病、溃疡性大肠炎、结直肠癌等，而克罗恩病、肠结核、肠道易激综合征、成人乳糜泻、结肠过敏等则少见脓血便。

(6)黏液便或便中黏液多常见于黏膜性结肠炎、结直肠绒毛膜腺瘤,若排出粘性乳白色牙膏样物,或带少量血液,则是溃疡性大肠炎的特征。

(7)大便量多,呈油腻泡沫样,味恶臭,提示为脂肪泻,见于乳糜泻、胰腺病变等。

(8)粪便中仅见黏液呈透明状,无脓血者常为结肠过敏症。

(9)小肠疾病引起的腹泻,粪便多呈水样、泡沫状、量多、含有脂肪,一般充血。结肠病变多带黏液、脓血。直肠病变伴里急后重,下坠感。肛门病变,多伴排便带鲜血、疼痛、脱出或肛周流脓。

(四)伴随症状

(1)腹痛:小肠疾病腹痛位于脐周,结肠疾病位于中下腹,直肠疾病位于小腹,肛门疾病位于肛管及肛门周围。

急性腹痛应考虑阑尾炎、部分肠梗阻、溃疡性大肠炎等;慢性腹痛、便后腹痛常可缓解或减轻,应考虑肠道易激综合征、溃疡性大肠炎、阿米巴肠病等。

(2)发热:急性腹泻伴高热,以细菌性痢疾、沙门菌属食物中毒性感染等常见。腹泻伴发热、贫血、体质量减轻者,多属器质性病变,如溃疡性结肠炎、克罗恩病、阿米巴肠病、肠结核及淋巴瘤等。

(3)体质量减轻和贫血:常见于吸收不良、甲状腺功能亢进、溃疡性大肠炎、克罗恩病及结直肠肿瘤。

(4)皮肤结节红斑或坏死性脓皮病:提示溃疡性大肠炎。皮肤有色素沉着,见于成人乳糜泻、Wipple病或Addison病。疱疹性皮炎、牛皮癣或指端皮炎可伴有相应特异的小肠病变。

(5)关节炎:关节痛和关节炎,提示克罗恩病等炎症性肠病。

(6)肛门直肠周围脓肿或瘘管:提示克罗恩病、溃疡性大肠炎、晚期肠癌。

(7)喘息、潮红综合征:腹泻伴肺部有哮鸣音、面颈部潮红,是典型类癌综合征。

(8)排便时间改变:肠道易激综合征常在清晨发生腹泻,也易在餐后腹泻。胃切除术后倾倒综合征总是在餐后腹泻。糖尿病腹泻主要在夜间。

(五)食物和药物

诸如对牛乳、鱼虾、鸡蛋等食物,或对红霉素等药物有变态反应等。

(六)过去史及家族史

如在血吸虫病区生活过的人腹泻,则应考虑血吸虫肠病。成人乳糜泻、克罗恩病、先天性腹泻、糖吸收不良等症,均可见家族史。

(七)中医辨证

大便色黄褐而臭,泻下急迫,肛门灼热,多属实证;泻下腹痛,泻后痛减属实证;病程长,腹痛不甚,喜温喜按,属虚证;外感泻泄伴有表证;食滞脾胃伴腹痛肠鸣,粪便臭如败卵;肝气乘脾腹泻伴有腹痛则泄,泻后痛减;脾胃虚弱腹泻伴有神疲、乏力、完谷不化;肾阳虚衰腹泻多在黎明,伴有腰部酸胀,腹部冷痛。

四、检查

(一)腹部检查

腹痛和腹块常提示为结肠、胰腺、胃等恶性肿瘤。腹腔内结核、克罗恩病、阑尾炎、憩室炎、肠套叠、蛔虫性肠梗阻、肠扭转、血吸虫肠病等也常见腹痛和腹内包块。压痛位于左下腹降结肠和乙状结肠部位,常是溃疡性大肠炎、肠道易激综合征和结肠过敏等。腹壁见手术后瘢痕,应考虑腹泻是否与手术有关。

(二)肛门直肠指诊

肛门直肠指诊相当重要。如触及直肠内有坚硬不移动肿物,脓血染指套,常是晚期直肠癌。有广泛的小结节,常是多发性息肉病。有瘘管时应考虑克罗恩病、溃疡性大肠炎等。环状狭窄应考虑第四性病直肠炎。

(三)全身检查

如皮肤病变、结节性红斑、关节痛等提示克罗恩病。明显消瘦、体质量减轻、贫血提示胃肠道恶性肿瘤、肠结核、吸收不良、甲亢、肾上腺皮质功能减退症等。

(四)粪便检查

1.肉眼观察

包括粪便形态、颜色、性质。注意有无脓血、血液、黏液、食物残渣等。

2.镜检

包括常规粪便镜检和碘液染色检查原虫包囊、染色检查脂肪、伊红亚甲蓝染色观察白细胞形态等。粪便中白细胞较多,提示肠道黏膜被病原体侵犯,如细菌性痢疾、沙门菌属等所致的肠炎。而不侵犯肠黏膜的肠道中毒性感染则粪便中无白细胞,如霍乱菌、大肠埃希菌、金黄色葡萄球菌等肠道毒素所致的腹泻。发现嗜酸性粒细胞提示为过敏性肠炎。镜检对阿米巴原虫、滴虫、结肠小袋纤毛虫、梨形鞭毛虫、钩虫、血吸虫等的诊断也有重要价值。

3.粪便致病菌培养

对明确诊断很有意义。如细菌性腹泻粪便培养后可发现痢疾杆菌、结核杆菌、金黄色葡萄球菌等。而炎症性腹泻则培养不出致病菌,如溃疡性大肠炎等。

(五)内镜检查

对慢性腹泻,一般应将乙状结肠镜作为常规检查,必要时还应作纤维结肠镜检。内镜检查是诊断与鉴别诊断的重要手段,经内镜还可以进行活检和某些治疗。

(六)X线检查

包括腹部平片、上消化道和下消化道对比性观察,全消化道钡餐和钡剂灌肠造影摄片等。对显示消化道功能状态和发现器质性病变十分有益。

(七)空肠活组织检查

采用空肠活组织进行组织学检查,对乳糜泻、热带口炎性腹泻、放射性肠炎、丙种球蛋白减少或缺乏症等的诊断有一定价值。检查前需注意凝血酶原时间是否正常,异常者易引起出血。

(八)吸收不良检查

常用的有粪便脂肪定量测定,主要测定72 h粪便的脂肪含量。方法有右旋木糖吸收试验、葡萄糖负荷试验、B族维生素吸收试验、脂肪平衡试验等。用以观察小肠对碳水化合物的吸收和粪中脂肪排出量,对小肠,尤其是空肠疾病的诊断有一定意义。

(九)其他检查

包括B型超声波、CT扫描、血清内分泌浓度测定等,对大肠肿物的定位及胃泌素瘤、类癌、甲状腺髓样癌的诊断颇有价值。甲状腺髓样癌、类癌、胃泌素瘤等,常有血清内胃泌素、降钙素、血管活性肠肽(VIP)浓度的增高。

五、鉴别诊断

急性腹泻伴有发热、腹痛、恶心、呕吐等症状时,应先考虑急性食物中毒性感染。慢性腹泻见脓血便,应考虑细菌性痢疾、阿米巴肠病、溃疡性大肠炎、克罗恩病、肠结核、大肠癌、大肠息肉病、血吸虫病等;若脓血便伴里急后重则细菌性痢疾、溃疡性大肠炎、放射性直肠炎、直肠癌的可能性大;若脓血便伴有剧烈腹痛则应考虑缺血性大肠炎,肠套叠等。脓血便伴有贫血则可能为右侧结肠恶性肿瘤、结肠息肉病、吸收不良等。腹泻与便秘交替发生时,应考虑过敏性结肠炎、肠结核、乙状结肠过长、大肠癌、大肠憩室炎等。

（劳霖宗）

第二节 腹 胀

一、概述

腹胀是指腹部胀满不适、肠鸣音亢进、嗳气、排气或腹痛等症状。

常人每天从肛门排气量 $400\sim1\,200$ mL,常宿于胃肠道内的气体 $100\sim150$ mL,主要分布在胃和结肠。胃肠之气约 70% 来源于吞咽的空气,20% 来源于血液弥散,10% 由食物残渣经细菌发酵产生。当患者胃肠道产生的气体总量超过吸收和排出总量,产生腹胀不适、肠鸣、排气、嗳气、腹痛等痛苦症状时才能称为腹胀。中医称为腹满、脘腹胀满。《诸病源候论》说:“腹胀者有阳气内虚,阴气内积故也。”“久腹胀者,此由风冷邪气在腹内不散,与脏腹相搏,脾虚故胀。”

引起腹胀的主要原因有消化管腔扩张、腹腔膨隆、腹壁肥厚和自觉胀满等(表 2-1)。

表 2-1 腹胀的常见原因

原因	症状
消化管腔扩张	鼓肠、消化管内容物停滞
腹腔内积液	腹水、腹部肿瘤
	气腹、肝脾肿大
腹壁肥厚	皮下脂肪增多、腹壁浮肿
自觉腹满感	消化管的功能异常
	饱食、妊娠

(一)鼓肠(消化管腔扩张)

胃肠腔内气体贮留过量,引起肠腔扩张的症状谓之鼓肠。它和气腹不同,气腹是由于消化管穿孔或人工气腹而引起的腹腔内气体膨隆。

消化管腔内生理性的常宿有少量气体,这些气体主要来源吞咽的空气和血液的弥散,少量产生于细菌对肠内食物残渣的分解。气体的成分为氮、氧、二氧化碳、氢及甲烷等,氮、氧来自空气,其他来自细菌酵解。引起胃肠道积气,形成鼓肠的原因主要有以下几种。

1.吞气过多

食管上括约肌平时处于关闭状态,能防止空气进入食管。吞咽时括约肌开放,空气才可随饮食进入胃肠。一次吞咽时可摄入空气2～3 mL,喝液体饮料比吃固体食物吞咽的空气要多2～3倍。因此,大量进食汽水、啤酒等产气饮料、大口饮用流食、囫囵吞咽、饮食过快等,可使吞咽或在胃内产生的空气增多。咀嚼口香糖、胃十二指肠炎、肝胆病变、精神不安等引起恶心而反射性导致流涎或过量唾液分泌,吞咽频繁也常可使吞食空气增多。

2.产气过多

某些蔬菜(卷心菜、大白菜、韭菜、芹菜等)和豆类,以及不易被消化的碳水化合物和纤维素,食量过多时可使肠道细菌的酵解亢进,产生多量的二氧化碳和氢,使食者腹胀、排气。消化不良或吸收不良,可因未消化食物能给肠道细菌提供产生气体的更多基质而使肠腔积气,如有小肠疾病的人,可因碳水化物吸收不良而产生大量气体。长期应用广谱抗生素,导致肠菌群失调,使厌氧菌过度生长,也可产生大量气体而致腹胀。

3.肠道运动麻痹

各种腹膜炎、溃疡性结肠炎并发中毒性巨结肠等,导致肠道运动麻痹、气体郁结肠腔而致腹胀。

4.肠道气体排出障碍和吸收障碍

肿瘤、炎症、手术后肠粘连、先天性巨结肠症及粪贮留等导致肠腔狭窄、闭塞,气体排出障碍,肠炎、结肠过敏、自主神经紊乱;门脉淤血导致对二氧化碳的吸收障碍,均可引起腹胀。

(二)腹腔内积液

腹部肿瘤、肝脾肿大、炎症(结核性腹膜炎、腹腔急性化脓性炎症)、低钾血症、肠系膜血管栓塞等导致腹水,形成腹腔内积液,腹腔可因膨隆而腹胀。充血性心力衰竭、肾功能障碍等,也引起此类腹胀。

(三)腹壁肥厚

肥胖者可因皮下脂肪增多而致腹壁增厚,腹胀满不适,甚至胀满气喘。

(四)自觉性腹胀

消化管功能异常,如过敏性结肠炎可因肠痉挛而使肠腔内压增加、自觉腹胀;饱食、妊娠、习惯性便秘等引起的腹胀也多为自觉性腹胀。

二、病史与鉴别

(一)病史与腹胀的成因

1.年龄

成人腹胀应考虑腹部结核、内脏下垂、慢性胃肠病、慢性肝脏疾病、慢性胆胰疾病、肥胖及功能性腹胀等。妇女应询问月经情况、是否妊娠。儿童腹胀多见于肠寄生虫病、营养不良症、肠梗阻等。

2.饮食与药物

摄食过多高纤维素的蔬菜和不易被吸收的低聚糖食物,豆类、薯类、花生等,或进食过饱,消化不良易产生腹胀。乳糖酶不足或缺乏,会在摄取乳制品后产生腹胀。某些药物可引起腹胀,如碳酸氢钠、碳酸钙等,习惯性便秘滥用泻剂也易引起腹胀。

（二）症状与体征

1.嗳气

嗳气是胃肠胀气的最常伴有症状。慢性胃炎、胃下垂、幽门梗阻、迷走神经切除术后、溃疡病等均可见嗳气。具频繁香气与嗳气的香气症,是胃肠神经官能症的特殊表现。

2.腹痛

（1）胃肠胀气伴全腹剧痛,多见于机械性肠梗阻、肠系膜血管病和急性腹膜炎。

（2）胀气伴右上腹疼痛者,常见于胆道疾病、原发性肝癌、结肠肝曲积气、肠系膜上动脉综合征等。

（3）胀气伴左上腹疼痛者,常见于急性胃扩张,胃泡综合征等。

（4）腹胀经排气可解除或减轻者,常见于便秘、消化不良、结肠脾曲积气等。

3.排气

排气增多,见于摄入蔬菜、豆类过量,胃肠消化、吸收不良等。腹胀经排气后缓解,见于便秘、肠道功能紊乱、结肠胀气等。

4.腹泻、便秘与肠鸣音亢进

（1）腹胀伴腹泻多见于结肠过敏、肠道感染、肠道菌群失调、吸收不良综合征、胃酸缺乏、慢性肝脏疾病、慢性胆胰病等。

（2）腹胀伴便秘,常见先天性巨结肠症、肠梗阻及习惯性便秘等。

（3）腹胀伴肠鸣音亢进,多见于肠道感染与下消化道梗阻。

（4）腹胀伴呕吐,多见于幽门梗阻、腹膜炎、上消化道梗阻、输入祥综合征及肝、胆、胰疾病。

5.体征

（1）腹胀涉及全腹者,常见于小肠、结肠胀气,多由肠梗阻与肠麻痹引起。

（2）腹胀于上腹者,以胃扩张、幽门梗阻、输入祥综合征与急性胰腺炎为主。

（3）腹胀伴腹肌紧张或板样强直者,应考虑弥漫性腹膜炎、急性胃肠穿孔等。

（三）中医辨证

腹胀时轻时重,喜按,神疲乏力,为脾胃虚弱;腹部胀满,拒按,嗳腐吞酸,大便泻泄如败卵,为宿食停滞;腹胀而伴有两肋胀满,伴有少腹玄急,频频矢气,易怒,为肝郁乘脾。

三、鉴别诊断

（一）吞气症

主要见于妇女,以上腹胀满、持续性嗳气、餐后吞气更多为主。伴有心悸、胸闷、胃痛和呼吸困难。吞气和嗳气可连续不断发作,也可自主地终止和控制是其特点。

（二）胃泡综合征

由胃泡积气引起,以左下胸或左季肋部胀痛,严重时伴有憋气、窒息感和心悸。特征是嗳气后症状可缓解,与饮食无关,腹部透视可见胃泡明显积气。

（三）脾曲综合征

由气体积聚于结肠脾曲及波及肝曲引起。以上腹饱胀不适、疼痛、可放射至左(右)胸或左臂内侧为主。腹透可见脾、肝曲积气,心电图正常,应与心绞痛鉴别。乙状结肠镜检查充气过多会引起本症。

（四）肠梗阻和肠麻痹

肠梗阻和肠麻痹时均有肠腔扩张、上段积气和积液,梗阻时有明显腹痛、腹胀;而肠麻痹则无腹痛和肠蠕动音,X线检查可见肠腔扩张与气液平面,详见有关章节。

（五）吸收不良综合征

由对脂肪、蛋白、碳水化合物等营养物吸收障碍所致。以胃肠胀气伴恶心、呕吐、腹泻为主。常有脂肪泻、粪便量多、色淡、有油脂状或泡沫样物,味恶臭。粪便脂肪滴用苏丹Ⅲ染色呈阳性。

（劳霖宗）

第三节　便　血

凡血液从肛门排出都称为便血。便血是消化道疾病的主要症状之一。便血颜色可呈鲜红、暗红、黑色,少量出血不造成粪便的颜色改变,须经隐血试验才能确定,称为隐血。多种肛门直肠疾病会出现便血,应根据发病年龄、便血的方式、多少、颜色及伴否疼痛等症状综合分析确定属于哪种疾病。便血按出血部位可分为上消化道出血和下消化道出血。如果大便呈柏油状或呈黑色,出血部位多在上消化道,也就是说,胃和十二指肠出血的可能性居多。如果血色紫红,混有黏液,或呈咖啡色黏稠的浆糊状,并伴有恶臭,应考虑肠道肿瘤,特别是直肠癌的可能。如便血呈鲜红色,且呈滴状附于大便表面,出血部位大多在肛门或距肛门不远的部位,故一般肛肠病的便血属下消化道出血,多呈鲜血便。但这些特征和结论并非绝对,例如,上消化道出血量大时,由于血液在消化道停留时间短,血色也可以呈鲜红色,所以具体情况要认真鉴别。

成年人出现黏液状血便,并伴下腹部疼痛、便频等症状,一般是溃疡性结肠炎的表现。

儿童出现便血,多由直肠息肉引起。一般息肉引起的便血,血色鲜红、无痛,血与大便不混合。如果儿童出现阵发性腹疼,右下腹部可摸到肿块,血便呈果酱状,应高度警惕小儿肠套叠,应及时就诊,以免贻误病情。

值得一提的是,有时便血发生的量非常小,以至用肉眼根本无法察觉,但它却经常是恶性病的早期表现。如微量或少量的便血,经常是早期结肠癌的重要表现,如能尽早发现,便可抓住根治的时机。临床上一般以大便隐血试验来检查粪便中混的少量血液。一旦患者发现自己有便血症状时,当务之急是尽早去医院查明原因,进行必要的处理和治疗。

引起便血的肛肠病中,一般按病变部位区分为两大类。

一、肛门疾病

肛门疾病是引起便血最常见的原因。如痔疮、肛裂,便血呈鲜红色,常挂于干硬大便的一侧。痔疮出血,常常是在排便用力努挣时,有小肿块由肛门内向外凸出,并有滴状或喷射状鲜血排出,出血量可大可小,内痔出血一般无痛。肛裂引起的便血多伴有肛门疼痛,引起的便血一般为便后滴血,严重者亦可喷血,血色鲜红,血与粪便不混合。

若滴血且血色深红者,可有肛管乳头瘤并发感染、肛管息肉、肛管溃疡等。

二、直肠疾病

(一)直肠息肉

息肉是直肠的良性肿瘤,一般无症状,但有时也会有大便带血,出血较多时呈喷射状。息肉距肛门很近者有时会脱出肛门之外。

(二)肛管直肠癌

持续便血,伴下坠感,大便次数增加,便秘与腹泻交替出现,同时短期内体质量有明显下降,要高度警惕直肠癌的可能,老年人尤其要注意。

(三)结肠疾病

结肠同直肠一样,也可有结肠息肉与癌症的发生,若便和血混杂而血色晦暗,病变多在乙状结肠以上的结肠部位,如结肠类癌、结肠癌、结肠黑色素瘤等。溃疡性结肠炎、痢疾等也可引起便血,此类结肠炎性疾病引起的便血多半混有黏液或呈脓血便,并伴有腹痛、发热、里急后重等症状。若为黏液血便多为放射性肠病。此外,一些比较少见的疾病,如肠伤寒、肠结核、肠套叠等,也会有便血的症状发生。

(四)全身性疾病

白血病、再生障碍性贫血、原发性血小板减少性紫癜、血友病、凝血机制紊乱、胶原病、尿毒症以及某些少见的传染病如鼠疫、斑疹伤寒等,都会出现便血。但在这些疾病中,便血仅仅是全身出血的一部分,便血的同时,会有全身其他部位的出血现象,需结合临床进行鉴别诊断。

总之,便血是一种非正常现象。出现便血时有多种患病可能,特别是 40 岁以上的人新出现便血,更要高度怀疑肠道肿瘤,需要借助肠镜病理检查确定诊断。

(劳霖宗)

第四节 肛门疼痛

肛门疼痛是肛肠疾病的常见症状,常给患者带来巨大折磨和痛苦。

疼痛产生的主要原因是肛管齿状线以下是由对痛觉非常敏感的体神经支配,易感受各种不良因素刺激。

肛门疼痛大多发生在痔水肿、血栓痔、肛裂或溃疡、肛周脓肿、肛管炎、感染、肛门直肠内异物、外伤、括约肌痉挛、直肠肿瘤晚期等疾病。各种疾病疼痛特点有所差别。

一、病因

(一)中医学观点

中医认为,湿、热、风、燥等邪之侵袭,七情郁结、劳倦内伤等可致肛门局部气血淤滞、经络阻塞,不通则痛。

(二)现代医学观点

现代医学认为,引起肛门直肠疼痛的原因如下。

1.肛门直肠及其周围炎症

如肛窦炎、肛乳头炎、肛周脓肿、肛瘘、外痔发炎等；细菌性痢疾、阿米巴痢疾、溃疡性结肠炎等，当其直肠病变较重时或其炎性渗出物经常刺激肛门局部，均可引起肛门直肠疼痛。腹泻或便秘可使粪便通过肛门时机械性刺激肛门，从而导致肛门疼痛。

2.肛门直肠损伤

如肛裂、肛周皮肤皲裂、肛门异物损伤；过量食入辣椒、烈酒等辛辣之品后，粪便中含有刺激性成分，亦可使肛门疼痛不适。

3.括约肌痉挛

如肛裂、内痔嵌顿等可引起括约肌痉挛使肛门产生剧烈疼痛。

4.血栓形成

如血栓性外痔、内痔血栓形成均可引起疼痛。

5.肛门及周围组织受压迫

如晚期肛管直肠癌、子宫颈癌、前列腺癌等。肿瘤浸润或肿块直接压迫肛门部，都可引起肛门疼痛。

6.肛门直肠手术后

如痔、肛瘘手术后可引起不同程度的疼痛。

7.精神、神经、血流因素

多由精神紧张、自主神经功能紊乱引起，如肛门直肠的神经症、阴部神经的综合征、坐骨神经痛以及尾骨神经痛反射至肛门而引起肛门疼痛。

8.肛门直肠肌肉痉挛

常见的有耻骨直肠肌痉挛，如耻骨直肠肌综合征，肛提肌痉挛如肛提肌痉挛综合征，尾骨肌、梨状肌痉挛，骨盆肌群痉挛，均可引起肛门直肠疼痛。

9.骶尾骨疾病

骶尾骨外伤、骨折、脱臼、骶尾关节炎、骶尾关节韧带劳损、风湿、骨质增生等均可反射性引起肛门直肠痛。

10.一过性肛门直肠疼痛

多因直肠脱垂、粪便或气体在直肠内贮积膨满，直肠血管痉挛等可引起肛门直肠一过性疼痛。

二、发病机制

(1)肛门直肠及其周围炎症，炎性渗出物经常刺激肛门局部。

(2)肛门直肠损伤或食物中有刺激成分刺激肛门神经。

(3)括约肌痉挛、肛门直肠肌肉痉挛。

(4)自主神经功能失调。

(5)骶尾骨疾病放射性肛门疼痛。

三、诊断措施

(一)病史

应询问肛门疼痛的性质，严重程度和持续时间；发病缓、急，有无牵涉痛，与排便的关系，是否伴有黏液便或血便,是否伴有排便困难和粪便变形。还需了解是否伴有发热、淋巴结肿大、肿块、皮疹、进行性消瘦等表现。

1.疼痛部位

肛裂疼痛多在肛管前后位,外痔血栓所致疼痛多在肛门一侧或两侧;阴部综合征疼痛在肛门直肠部、外阴和骶尾部;肛管直肠癌早期多无疼痛,随着病情发展,肿瘤体积增大向周围侵犯,可有肛门直肠、外阴和骶尾部疼痛,严重者放射到腰背部或大腿内侧;神经症疼痛无固定位置。总之疼痛部位多与病灶位置及疾病性质相关联。

2.疼痛时间

肛裂、肛窦炎、肛乳头炎、肛周皮肤皲裂等多在排便时和排便后疼痛。肛周脓肿、内痔嵌顿、血栓外痔、炎性外痔、晚期肛管直肠癌、异物损伤和肛门直肠术后疼痛,呈持续性疼痛。瘢痕痛在天气剧变时明显。

3.疼痛性质

肛裂排便时可有刺痛,排便后为灼痛或刀割样痛;肛周脓肿初期为灼痛,脓肿成熟时有跳痛如鸡啄;肛管直肠癌晚期为坠痛或抽掣样痛,结肠炎症多为坠痛。

4.疼痛程度

括约肌痉挛、肛门直肠内异物损伤多为剧烈疼痛,排便时加重;严重血栓性外痔疼痛剧烈时如锥刺,行走、坐蹲时更甚。

5.伴随症状

肛裂疼痛伴有便血;内痔嵌顿所致肛门疼痛伴局部分泌物增多。

(二)体格检查

医师用手分开患者臀部,观察肛门及其周围皮肤、颜色、皱褶。肛裂是肛管下段齿状线以下部位,深达皮肤全层的纵行及梭形裂口或感染性溃疡,检查时多在肛门后正中处见到裂口,触诊时有明显触压痛。痔是直肠下端黏膜下或肛管边缘皮下的内痔静脉丛或外痔静脉丛扩大、曲张所致的静脉团,主要见于直肠下端的右前、右后和正左方相当于截石位的3点、7点、11点部位。内痔位于齿状线以上,在肛门内口可查到柔软的紫红色包块,排便时可突出肛门口外;外痔位于齿状线以下,在肛门外口可见紫红色柔软包块;混合痔具有外痔与内痔的特点。肛瘘检查时可见肛门周围皮肤有瘘管开口,有时有脓性分泌物流出,在直肠或肛管内可见瘘管内口或触之伴有硬结。肛门周围有红肿及压痛,常为肛门周围炎症或脓肿。直肠脱垂,检查时患者取蹲位,让患者屏气做排便动作时肛门外可见紫红色球状突出物,停止屏气时突出物常可回复至肛门内。

直肠指诊时应注意有无以下异常改变:①直肠剧烈触痛,常因肛裂及感染引起;②触痛伴波动感见于肛门、直肠周围脓肿;③直肠内触及柔软、光滑而有弹性的包块,多为直肠息肉;④触及坚硬凹凸不平的包块,应考虑直肠癌。

(三)辅助检查

1.实验室检查

粪便常规检查以了解粪便外观、是否伴有黏脓、血液,潜血试验情况;直肠指诊后指套表面带有黏液、脓液或血液,应取其涂片镜检或做细菌学检查。必要时行血清学肿瘤标志物检查。

2.内镜

肛镜是检查肛管疾病简便有效的方法,可以发现肛管局部糜烂、溃疡、肛裂;观察肛门肿块、肛瘘内管的开口;区分内、外痔及混合痔;了解痔核的部位、大小、周围组织等情况。直肠乙状结肠镜可以观察远端结肠和直肠,明确病变部位、形状,并可取活组织做病理检查或钳取异物。

(劳霖宗)

第五节 肛门肿物脱出

肛门肿物脱出俗称脱肛,是指肛门内组织或器官由肛门脱出。脱出物有的在便后脱出,有的在咳嗽、行走、运动、用力、下蹲后脱出,有的可自行还纳,有的需借助外力帮助还纳;若借助外力也不能还纳,则可形成嵌顿。常见的肛门肿物脱出包括:内痔脱出、直肠脱垂、直肠息肉、肛乳头瘤、肛乳头肥大、结肠恶性黑色素瘤等的脱出。

一、病因

(1)痔,除初期内痔外,中期、晚期内痔,结缔组织型外痔,炎性外痔和血栓外痔均可脱出肛门外。

(2)肛乳头肥大,除小的三角状、米粒状肥大肛乳头不易脱出肛门外,大的或较大的肛乳头均有随排便或活动脱出肛门外。

(3)直肠脱垂,除直肠内脱垂,即乙状结肠套叠入直肠不脱出肛门外,直肠黏膜脱出、直肠全层脱出和直肠、乙状结肠全层脱垂均可脱出肛门外。

(4)肿瘤,如直肠下端的息肉、直肠腺瘤、绒毛状乳头瘤以及晚期肛管直肠癌均可脱出肛门外。

(5)肛周皮肤病,如肛管疣、肛门皮肤增厚、肛周尖锐湿疣亦可见肿物隆起。

(6)低位直肠息肉亦可脱出肛门外。

二、鉴别诊断

主要依靠病史和脱出物特征作出鉴别诊断,临床病理还可判断肿物性质,常见鉴别如下。

(一)内痔脱出

中期内痔排便时脱出,便后可还纳;晚期内痔脱出后不能自行还纳,须用手推回肛内。排便时可出血,痔块多呈紫红色,痔核之间可见凹陷的正常黏膜。指诊时,括约肌收缩力正常。内痔脱出呈颗粒状,表面紫红;直肠黏膜脱出和全层脱出,一般无出血,呈环状皱襞,为充血的直肠黏膜,指诊可见括约肌松弛。

(二)血栓性外痔

多急性发作,疼痛明显,发于肛门两侧皮下,呈圆形,可扪及血栓形成。结缔组织性外痔多位于肛管和肛缘,如鸡冠样隆起,平时不痛不出血,发炎时可有肿胀、疼痛。肛管疣也位于肛管和肛缘,但形如米粒、黄豆,突起于皮肤之上,基底小,色粉红兼紫或紫暗。

(三)直肠息肉和肛乳头肥大

息肉位于齿状线上直肠黏膜,有蒂、质软、不痛、易出血,覆盖着直肠黏膜,呈球形,鲜红或红紫,如樱桃状。肛门肥大乳头则位于齿状线,质硬,有压痛,不出血,覆盖着肛管上皮,色白。

（四）肛管直肠癌

脱出物多为菜花样肿块，质硬，中间有溃疡、疼痛、有脓血和特殊恶臭。

（五）内痔、直肠脱垂

触之柔软，直肠黏膜全层脱出有弹性。直肠息肉稍硬而脆，触之易出血。肛乳头瘤质硬而不出血。

（劳霖宗）

第六节 肛门直肠异物感和肛门周围包块

一、肛门直肠异物感

肛门直肠异物感是发生于肛门直肠的一种异常感觉，并没有实际的异物存在。此种症状主要发生于痔、肛乳头肥大、肛窦炎、肛管炎、肛门手术后、肛门神经症等情况。其中肛窦炎及肛管炎是长期的粪便刺激和不良的排便习惯引起的，如反复便秘或反复腹泻均会引起肛管部位的炎症。因炎症的存在，许多患者有忍便的现象，所以易出现肛门异物感。

如患者在排便过程中突然出现剧烈疼痛，应怀疑有穿透性异物刺伤直肠或肛管。其症状取决于异物的大小、形态、在原位的停留时间及有无感染或穿孔。

二、肛门周围包块

肛门周围包块（简称肛周包块）多种多样。有的位于肛缘，有的与肛门有一定距离；有的位置表浅，有的位置较深；有的伴有疼痛，有的不伴疼痛。

（一）位于肛缘的包块并伴有疼痛者

多为痔水肿或血栓外痔。需到医院就诊，需药物治疗，必要时需行手术剥离。

（二）位于距肛门一定距离者

如位置表浅可能为疝或表浅的肛周脓肿；如位置较深，肛周脓肿可能性极大，需到医院就诊，有可能需要手术。

（三）伴有疼痛者

伴有疼痛者，可能是肛周脓肿、疝或肛周囊肿感染，严重者可有全身症状，乏力、低热等。

（四）不伴疼痛者

可能是肛周囊肿、皮脂腺囊肿、脂肪瘤等。

如果出现肛周包块，需根据病史、临床表现、化验、超声检查等进行诊断，确定属于哪种疾病，是否需要手术。

（劳霖宗）

第七节 肛门周围溢液与肛门溢液

肛门周围溢液(简称肛周溢液)与肛门溢液指肛肠病病变组织分泌的除血性液以外的液体,其可发生在肛内而流出肛外,也可是肛周病变的渗出物。

肛周溢液多发生于肛周脓肿破溃后及肛瘘患者。可见脓性、血性、脓血性分泌物由瘘口流出。

肛门周围皮肤渗液,甚或糜烂多见于肛周湿疹、接触性皮炎等。

溢液多为肠液,为色清液体,可能发生于肛门松弛、肛门失禁时,也可发生于肠内有炎性疾病,肠液分泌过多时,如直肠炎、肛管炎、内痔糜烂等。

一、常见原因与发生机制

(一)感染

感染是肛周流脓与分泌物的主要原因。如肛窦炎引起的肛门周围脓肿、肛裂感染、痔感染、化脓性汗腺炎、毛囊炎、肛门腺炎、蜂窝织炎;骶尾骨骨髓炎或骨结核等。

(二)外伤与会阴部手术感染

枪刀伤、直肠内异物损伤后感染。痔注射或痔瘘术后感染、产后会阴缝合后感染,前列腺、尿道手术后感染等。

(三)全身性疾病

结核病、溃疡性结肠炎、克罗恩病、糖尿病、白血病、再生障碍性贫血等并发肛周脓肿。

(四)肿瘤

肛管直肠癌破溃或波及深部、平滑肌瘤、血管瘤、脂肪瘤等感染,骶骨前畸胎瘤等。

(五)其他

性病性淋巴肉芽肿、尖锐湿疣、粉瘤、放线菌病、直肠憩室炎等感染。

二、临床表现

(一)部位

据病变位置深浅分为以下 4 个部位:①肛门周围皮肤及皮下脓肿;②肛管及坐骨直肠窝脓肿;③直肠内脓肿;④骨盆直肠窝脓肿。

分泌物由肛内排出,为直肠和肛管病变,如痔、肛窦炎等。局部渗液或糜烂,见于肛周皮肤病变,如肛门湿疹、接触性皮炎等。肛瘘、窦道排出的脓水多浸及瘘口周围皮肤。肛门潮湿者,内裤经常不洁,日久可有痒感,以夏秋季为甚,平日便后手纸擦拭不净,有时甚至以卫生纸等垫于局部。皮肤红、肿、热、痛是急性炎症的表现;皮肤不变色或色暗,无明显热、痛,多是慢性炎症,如结核等。

(二)脓液与分泌物的量、色、质、味

脓汁稠厚、色黄、量多,多是金黄色葡萄球菌等所致的急性炎症;混合绿色脓汁,应考虑铜绿假单胞菌感染;脓液色黄而臭,多属大肠埃希菌感染;脓液清稀呈米泔样,多属结核分枝杆菌感

染;脓血相混,夹有胶冻样物,应考虑癌变。肛周皮肤病、术后创面渗液分泌物稀薄色淡。

三、伴随症状与临床思维

(一)毛囊炎

好发于尾骨及肛门周围,有排脓的外口和短浅窦道,特征是在外口内有毛发和小毛囊。

(二)化脓性汗腺炎

好发于肛周皮下,有广泛的病区和多个流脓的溃口,溃口间可彼此相通,形成皮下瘘管,但瘘管不与肛门齿状线及直肠相通,可有广泛慢性炎症和瘢痕形成。

(三)骶尾骨结核

病程较长,有全身性结核病史及结核症状,X线摄片后可见骨质损害。

(四)骶骨前畸胎瘤

直肠后肿块光滑,无明显压痛,有囊性感及分叶。X线检查可见骶骨前有肿物,将直肠推向前方或一侧,可见散在的牙齿等钙化阴影。

(五)肛门直肠瘘

肛门直肠瘘是肛管皮肤外口与齿状线附近或直肠壁内口相通的瘘性管道。瘘口有脓液或分泌物流出,瘘口周围皮肤多受侵及。

(劳霖宗)

第八节 排便障碍

所谓排便正常,一是指排出的是成形的、黄褐色的软便;二是指每天排便 1~2 次,或 1~2 d 排便一次;三是指大便排出畅快,可排空粪便。排便障碍是指排便不畅之意,包括便秘、排便习惯改变、排便不尽、排便不畅、排便次数增多、大便变细等。

便秘的病因复杂,机制不明确,且影响因素众多,可由多种原因引起。

(1)一般小儿便秘常由喝水少引起,青年多由活动少且摄入食物纤维素过少引起,中老年多由于活动量减少、肠蠕动减慢、精神因素等引起。

(2)生理学因素:严重的顽固性便秘是因为结肠无力或肛门直肠协调障碍,这两种情况可以同时存在。但是,多数诉有便秘的患者结肠运输时间与肛门直肠功能都正常。

(3)精神因素:没有一致的精神症状适合于所有便秘患者,但是,肠道运输正常的严重便秘通常会增加患者的精神痛苦,而精神抑郁的患者也会发生便秘。

一、便秘

随着人们饮食结构的改变、精神心理、社会因素等方面的影响,便秘的患病率呈逐渐上升趋势,且功能性便秘多见。

(一)功能性便秘

功能性便秘是以持续排便困难、排便次数减少或排便不尽感为表现的肠道功能性疾病。与肠易激综合征(IBS)的诊断标准不符。

人口统计学显示,便秘症状在人群中的发生率超过 27％。由于对疾病认识的进一步提高,以及社会生活方式和饮食结构的改变,发生率在逐年增高,所有年龄均可发病,以女性和白种人最常见,且向年轻化发展。国内便秘调查显示,便秘的发生有明显的地域性,我国北方地区便秘患病率高于南方地区。

(二)便秘罗马Ⅲ诊断标准

功能性便秘的诊断标准如下述。

1.应包括以下两个或以上症状

(1)至少 25％的排便有努挣。

(2)至少 25％的排便为硬粪块。

(3)至少 25％的排便有不完全排空感。

(4)至少 25％的排便有肛门直肠阻塞感。

(5)至少 25％的排便需手助排便(如手指排便、支托盆底)。

(6)每周排便少于 3 次。

2.不符合 IBS 的诊断标准。

诊断前至少 6 个月中最近 3 个月有症状发作。

3.其他

不用泻药软粪便少见。

二、排便习惯改变

排便习惯改变是指排便的规律性和粪便的性状发生改变的现象。包括排便时间的早晚不一或饭前饭后不一等无规律性改变;或出现便秘、腹泻或便秘、腹泻交替出现等粪便性状改变。此症状常见于慢性结肠炎、肠结核、大肠息肉、大肠肿瘤等病。

三、排便不尽

排便不尽是指大便已排完,但仍有没排完之意。可伴有肛门下坠、烧灼感;大便可以成形或不成形,病情及症状轻重视患病时间长短表现不一。常见于内痔、外痔、混合痔、肛裂、肛窦炎、直肠炎者,还可见于因饮酒吃辣引起上述肛肠疾病复发者。

四、排便不畅

排便不畅指虽能排出大便,但自觉排出不畅或有排便阻塞感。此症状多见于功能性肛肠疾病,如肛门直肠神经症;也可见于器质性肛肠病变,如直肠狭窄等。

五、排便次数增多

正常排便多数人每天 1 次,少数人每天 2 次,如每天排便超过 3 次以上,即可视为排便次数增多。此症状可见于炎症性肠病,如溃疡性结肠炎,细菌、病毒、真菌、寄生虫等引起的胃肠炎,放射性肠病,大肠平滑肌瘤,肛门神经症,还可见于结直肠癌早、中期。

六、大便变细

大便变细可由肛门狭窄和直肠狭窄引起。

(一)肛门狭窄

常见于肛管直肠手术(如痔、肛瘘手术)。手术造成创伤,可使肛管直肠狭窄,大便变细。有些患者在痔手术后因疼痛不敢排便,导致肛门瘢痕性狭窄,有的甚至不能通过筷子粗细的探针,最终只能靠手术扩肛解决。

(二)婴幼儿肛门狭窄

多为先天性肛门闭锁或狭窄,无法排便或排便不畅,需手术治疗。

(三)直肠狭窄

多见于直肠肛管恶性肿瘤向肠腔生长,使肠腔变窄,大便变细,大便表面多有凹槽。

(劳霖宗)

第九节 排 便 失 禁

排便失禁也叫肛门失禁。对于干大便能随意控制,对于稀的大便,机体失去控制能力的称为不完全性失禁或半失禁。干便和稀便都不能控制,肛门闭合不严,呈圆形张开,咳嗽、走路、下蹲、睡眠时常有粪便黏液外流,污染内裤,使肛门部潮湿和瘙痒的为完全失禁或全失禁。

一、原因

(一)神经障碍和损伤

排便是在内脏自主神经和大脑中枢神经双重支配下的反射活动。这些神经发生了功能障碍或损伤就会引起排便失禁。如休克、中风、突然受惊之后出现的暂时性大便失禁;胸、腰、骶椎压缩性损伤造成截瘫后的大便失禁;以及直肠靠近肛门处黏膜切除后,直肠壁内感受神经缺损引起感觉失常性大便失禁等。

(二)肌肉功能障碍和受损

肛门的放松、收缩和控制排便的能力,是由神经支配下的肛门内、外括约肌和肛提肌来维持的,这些肌肉萎缩、松弛、张力降低,或被切断、切除,或形成了大面积瘢痕,就会引起肛门失禁,如直肠脱垂、痔疮、息肉脱出引起的肌肉松弛,张力降低引起的肛门失禁。老年人、某些疾病引起的肌肉萎缩性肛门失禁。肛门直肠脓肿、肛瘘、直肠癌等手术切断、切除括约肌引起的肛门失禁。烧伤、烫伤、化学药品腐蚀引起大面积瘢痕的肛门失禁,久泻和肛管、直肠癌也可引起失禁。

(三)先天性疾病

高位锁肛、发育不全的婴儿,因先天性肛门括约肌不全引起的肛门失禁。

(四)久痢滑泄

痢疾日久,伤脾损肠,致中气下陷,脱肛不收则肛门失禁。

二、分类

(1)完全性排便失禁:干便、稀便及排气不能控制。

(2)不完全性排便失禁:干便可以控制,稀便及排气不能控制。

三、诊断与鉴别诊断

病史多能反映起病原因,新生儿排便失禁或锁肛手术后排便失禁,是先天性发育不良或损伤括约肌所致。高位肛瘘、肛门直肠周围脓肿、直肠癌等术后排便失禁多是手术不当,切断了肛门括约肌和肛提肌。直肠脱垂常伴有不完全性失禁,是括约肌收缩无力所致。老年人和病后失禁,多系肛门括约肌萎缩或收缩无力。中风、休克、截瘫后失禁,应考虑神经障碍和损伤。

四、体格检查和其他检查

(一)指诊

伸入示指后触摸括约肌,若肛门松弛,让患者自己收缩肛门,仍松弛无力或紧闭不严,则可判定为肛门括约肌收缩无力或失禁。若有大面积瘢痕形成,手术后瘢痕及肛门畸形,则应考虑肛门功能损伤。

(二)肛门直肠内压测定

可判定括约肌的收缩能力和功能状态。

（劳霖宗）

第三章

肛肠疾病的检查方法

第一节　局部检查

一、检查体位

肛肠专科的检查,为了能充分暴露病变位置,便于观察病情,临床上常采用特殊的体位,同时应根据患者的病情具体情况,患者身体状况再选择最合适的体位。常用的体位如下。

(一)侧卧位

患者侧卧,两腿屈起靠近腹部,小腿稍伸直(图 3-1)。左侧、右侧均可,一般取右侧卧位。这是检查肛门直肠疾病及治疗时最常采用的体位。侧卧位较舒适,体弱者或者需要较长时间操作情况下都可以采用。适用于内痔注射,切开浅部脓肿,以及不能起床、有疼痛、关节活动障碍和心脏病患者。

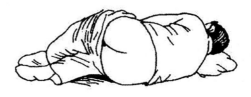

图 3-1　侧卧位

(二)膝胸位

患者俯卧,双膝屈起 90°跪伏床上,胸部着床、臀部抬高,头偏向一侧,两上肢沿床面前伸,使双膝、胸部与臀部形成一个三角形,而以前两者为支撑点(图 3-2)。这时脊柱与床呈 45°角。是乙状结肠镜检查的常用体位,对身体短小、肥胖患者,此种检查体位最为适合。但此种体位舒适度差,患者难以耐受长时间检查,对病重或年老体弱者不很适用。

(三)截石位

截石位又称膀胱截石位,患者仰卧,两腿放在腿架上,将臀部移至手术台边缘(图 3-3)。加强截石位,患者仰卧在床上,两大腿分开向腹部侧屈,使双膝尽量靠腹壁。两侧小腿下段近于踝关节的稍上方放在腿架上,臀部靠近床边。对于肥胖患者,因侧位不易暴露其肛门,因此常采用此种体位。但此体位上下台费时,如做示教手术,观察空间亦较小。又因患者两腿抬高,助手活动不便。

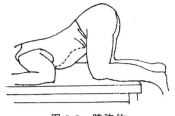

图 3-2　膝胸位

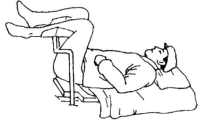

图 3-3　截石位

(四)倒置位

倒置位又称颠倒位或折刀式,患者俯卧,两臂舒适地放于头前,两膝跪于床端,臀部高起,头部稍低(图 3-4)。这种体位在施行肛门直肠手术时,可以减少因静脉充血引起的出血或其他病理改变。利于暴露直肠下部,手术方便,可以避免肛门直肠内容物流出污染手术区,术者操作方便,生殖器暴露少。也适用于直肠窥器和乙状结肠镜检查。

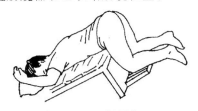

图 3-4　倒置位

(五)蹲位

患者下蹲用力努挣,增加腹压(图 3-5)。此种姿势可以用来检查低位息肉、肛门乳头瘤、晚期内痔和静脉曲张型混合痔并有肛管外翻者,以及直肠脱垂等。

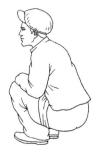

图 3-5　蹲位

(六)弯腰扶椅位

弯腰扶椅位又称为站立躬身位,患者上身向前弯腰,双手扶椅子,髋关节呈 90°屈曲,头稍抬高,裤下脱至肛门部暴露良好为度(图 3-6)。此体位不需特殊设备,简便易行,适用于人数多的检查,但暴露不够充分。

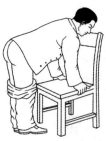

图 3-6　弯腰扶椅位

(七)屈膝仰卧位

患者仰卧在床上,两腿屈膝向腹侧弯曲,患者两手搬扶两腿关节,此体位可增加腹压,使乙状结肠、直肠下降(图 3-7)。一般只适用于肛门的检查。

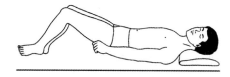

图 3-7　屈膝仰卧位

二、检查方法

肛门直肠疾病具有特殊性,病变往往只发生在局部,只在严重情况下才影响全身。因此,对局部的视诊、指诊、肛门镜检查等,是诊断和鉴别肛肠疾病的重要手段,是肛肠科医师必须掌握的技巧。

(一)视诊

检查时,嘱患者脱去外衣,解去腰带,侧卧位于检查床上,对好灯光。在肠腔内病变检查之前,最好不灌肠或冲洗肛门,以免改变肛门直肠内的分泌物性状和数量以及分泌物的气味。

1.肛门的形态和位置

正常情况下,肛门应该在两个坐骨结节连线的中点。观察肛门有无位移或者变形。如肛肠术后,更应注意有无肛门的变形,肛门前移。小儿患者应注意观察有无先天肛门闭锁或者肛门畸形。

2.肛周皮肤及肛毛

观察肛周皮肤的颜色、润燥、瘢痕、溃疡、脱屑、分泌物、肛毛的分布。肛门瘙痒症多可见肛周皮肤色白,有抓痕,分泌物增多。肛门术后者,可见手术瘢痕。有红肿及破溃者,应考虑肛周脓肿及肛瘘。肛管皮肤有裂痕、血迹,应考虑肛裂。

3.肛周肿物

应注意观察肿物的大小、形态、颜色、位置、有蒂无蒂等情况。与皮肤色同,形状不规则者,多为外痔;色红,椭圆形隆起者,可能是脱出的内痔;颜色暗红,伴坏死者,多为嵌顿痔;有蒂,色粉红或白,多是肛乳头瘤;小乳头状,集群分布,色灰白,多为肛门尖锐湿疣。

4.肛周污物

查看肛门部有无血、脓、粪便和黏液,可判断疾病的性质。如内痔、肛裂常有血迹,肛瘘和肛周脓肿常有脓汁和波动的肿块,肛门失禁则见肛周内裤有粪便;直肠脱垂、内痔嵌顿、脱肛常有黏液。肛门湿疹、肛管上皮缺损或肛门松弛多见肛门潮湿、渗液较多。

(二)指诊

1.步骤及注意事项

检查前嘱患者排空大便,选择适当体位后,医师右手戴消毒手套或示指戴指套,先触诊肛周病变,再行肛内指诊。肛内指诊前先在示指端涂少许润滑剂,示指与肛门平面呈 45°,轻轻按摩肛缘,使肛门括约肌松弛,然后沿脐部方向将手指缓缓插入肛管。检查时,动作轻柔、仔细、避免暴力操作,造成肛门括约肌受刺激而产生痉挛疼痛,既影响检查效果,又给患者带来痛苦。从下至上,左右前后各壁凡手指可及范围,均应触摸,以防遗漏。指诊完毕,应注意,指套有无脓性分泌物或血迹,必要时取样做化验检查。

肛裂患者检查时,示指进入肛门内,则可感到肛门紧缩,若进一步将手指探入肛管,则可引起疼痛。一般不再深入肛管直肠指诊,如确切需要再进一步检查,应在麻醉下进行。

手指进入肛管后,在皮下部可扪得肛门外括约肌皮下部,在此部位的上缘可扪得一沟,即括约肌间沟。此沟是内、外括约肌交界的临床标志。

指诊时可以了解到肛管皮肤有无硬结、齿状线处有无凹陷、括约肌的紧张度,正常时肛管仅能伸入一成人示指,若括约肌松弛,说明有肛门失禁,应查明原因。

再向上检查肛管直肠环,此环由肛管内括约肌及外括约肌深浅两部和耻骨直肠肌共同构成,呈环状,由于耻骨直肠肌在后方发达,故指诊时,在肛管后方易于触及。

到达直肠壶腹时,应呈环状扪诊。直肠黏膜下是否有颗粒状改变,黏膜的质度,直肠腔内是否狭窄及有无占位性病变,但注意占位与粪嵌塞的区别。

在男性可扪及前列腺及膀胱,检查前列腺时,应注意其大小、硬度、有无压痛及硬结,中央沟是否存在。正常前列腺外形如栗子,底向上而尖向下,底部横径约 4 cm,纵径 3 cm,前后径2 cm,包绕于膀胱颈下方。触诊时,应边界清楚、光滑无结节,无压痛。在女性可扪得子宫颈,有时可在直肠前壁触及质硬的子宫颈,要与病理性肿块区别。两侧可触及坐骨肛门窝,骨盆侧壁,其后方可扪到骶骨和尾骨,指诊可以触到瘘管走行方向和内口部位及肿块大小等。也可用双合诊法,即一指在直肠内,一指在肛门周围或阴道内,检查有无肿块、异物、阴道直肠瘘。

指诊的高度,一般可达 8 cm 左右。也可因检查者手指的长短而异,麻醉下可达 10 cm。手指的感觉敏锐,活动灵活,可以在直肠黏膜、肛管皮肤区发现很小的结节,指套上带血迹、脓液,可以帮助早期发现直肠癌、肛裂、肛瘘、痔核等,是器械不可代替的检查方法。

2.可鉴别的疾病

通过指诊,可以初步鉴别以下肛肠疾病。

(1)直肠癌:在肠壁上可扪及高低不平的硬块,其表面可有溃疡,肠腔常伴有环状或半环状狭窄,指套有黏液,质稠味腥是其特点。

(2)内痔:位于直肠末端,有柔软的小隆起,于 3、7、11 点位明显,若行硬化剂注射后,可触及光滑的硬结。

（3）直肠息肉：可扪及质软而可推动的圆形肿块，常有蒂，指套上常染血迹。低位息肉可被手指拉出肛外。

（4）直肠脱垂：在肛门内可触及柔软而松弛的直肠黏膜堆积在肠腔内，伴有肛门括约肌松弛。

（5）直肠间质瘤：在直肠内可触及光滑的肿物，表面无溃疡及出血，不活动，偶有压痛。间质瘤生长速度较快，大便形状变细是突出症状。

（6）肛瘘：可扪及瘘管自肛缘向肛内潜行呈索条状，肛门内齿状线处可触及瘢痕、凹陷，有压痛。

（7）肛门直肠周围脓肿：骨盆直肠脓肿及直肠后间隙脓肿在直肠内可扪到压痛性肿块。其他间隙脓肿可用拇、示指作双指触诊检查，即示指在直肠内，拇指放在肛周皮肤上。拇、示两指触诊，可以发现坐骨直肠间隙脓肿或肛周脓肿。

（徐天一）

第二节　全身检查

一、望诊

肛门直肠疾病虽然表现为局部病变，但与人体各个脏器密切相关。其中不少疾病有明显的全身变化，如痔核长期便血可以引起贫血症状；肺部活动性结核可同时并有结核性肛瘘；糖尿病合并肛周感染等。所以对肛门直肠疾病的诊查，必须要重视局部和全身症状，综合分析而下结论。

医师用望诊方法初步获得患者全身情况的感性认识，往往可以帮助诊断，为决定治疗方案，判断预后提供依据。如内痔便血的患者，并有面无血色，这就提示医师不仅要进行局部治疗，而且要采取全身治疗法来改善贫血症状。肛门直肠肿瘤患者出现恶病质时，对判断肿瘤的病期、预后、决定治疗方法有很大帮助。如肛门局部外伤、肛周脓肿、内痔嵌顿等疾病，伴有走路困难，痛苦面容，步态异常的改变。这就反映出疾病一般比较严重。婴儿哭闹不安、大便排泄异常或困难，要想到肛门闭锁、肛门狭窄、异位肛门或炎症。一般来说，肛肠科除望诊全身的神色形态外，应重点观望以下内容。

（一）望排出物

望排出物主要是望二便及脓液的色、质、量及其变化情况，以帮助诊断。

1.大便

大便稀溏如糜，色深黄而黏，多属肠中湿热；大便稀薄如水，挟不消化食物，多属寒湿；便如黏胨，挟有脓血，多为痢疾；色白为气分，色赤为血分，赤白相加为气血俱病；先血后便，其色鲜红为近血，先便后血，其色暗红为远血；中年以上便带暗血并有肛门下坠者应考虑为直肠癌。

2.小便

小便清澈而量多者，属虚寒；量少而色黄，属热症；尿血者属热伤血络。

3.脓液

脓液稠厚，味臭者，表示身体较好；淡薄者，身体虚弱。薄脓转为厚脓，为体质恢复，若厚脓转为薄脓,为体质渐弱;若溃后脓水直流,其色不晦,味不臭者,不属败象;若脓稀似粉浆污水,或挟有败絮,色晦腥臭者,为气血衰竭。脓液色绿多为铜绿假单胞菌感染;脓液色黄白而臭,多为大肠埃希菌感染;脓液稀薄,呈米泔样或挟有败絮状物,多为结核菌感染。脓中带血表示溃破不久。

(二)望肛门

首先望肛外有无肿物、赘生物,并判断其属性。如便时有柔软肿物脱出,色紫暗,便后能还纳者为内痔;如脱出物为樱桃状带蒂的鲜红肿物为直肠息肉;若脱出为环状,外观呈球形、圆锥形、牛角形并伴有表面黏液或溃疡糜烂者,多为直肠脱垂;如脱出物质硬、色白、带蒂、不易出血者为肛乳头瘤;如肛门出现单个或多个皮肤色柔软肿物为结缔组织外痔;如突然出现光滑色紫暗的肿物考虑为血栓外痔,若环状伴有水肿甚或糜烂者应注意嵌顿痔的可能。如肛门外有不规则的毛刺样肿物,形如菜花者考虑为尖锐湿疣。

其次,望肛门有无裂口及溃破口,并注意位置、数目、与肛门距离。如肛门前后有梭形溃疡,或出现溃疡口皮赘时多为肛裂;肛门外有溃口伴有脓性分泌物者为肛瘘。

最后,观察肛门皮肤情况。若肛周出现皮肤糜烂或有密集的小丘疹,潮湿发痒多为肛门湿疹;如肛周出现大块的皮肤颜色蜕变并苍白者为肛门白斑。

二、闻诊

闻诊包括嗅气味、闻声音两方面。医师通过鼻的嗅觉分辨分泌物和脓液的气味帮助诊断。恶臭的脓汁多为大肠埃希菌感染;分泌物量多有臭味,往往是急性炎症,量少而无味为慢性炎症。脓液略带腥味质稠。无异常臭味者,病轻邪浅为顺症;脓液腥秽,恶臭质薄的,病重邪深为逆症;分泌物恶臭伴有脓血便,应考虑肠道内癌变。听声音,如肛门脓肿患者毒素吸收、高热,可有谵语、狂言。肛门癌患者剧烈疼痛,可有呻吟呼号。实证多声高气粗,虚证多声低气微。直肠癌晚期肠腔出现不完全梗阻时,则听诊可闻及气过水声。

三、问诊

问诊在肛肠疾病中占有很重要的位置。通过问诊了解病史,可以帮助分析诊断。

(一)问病因

主要询问本次发病的原因或诱因。如是否酗酒、过食辛辣,或工作劳累、休息不佳,或排便干燥、腹泻等。如患者连日便干,后出现便血伴有肛门撕裂样疼痛,考虑为肛裂发作;如腹泻后出现便血、肛门内肿物脱出,往往提示痔核或直肠脱出;如连日酗酒再加身体疲劳,出现肛门骤痛,伴有发热者,考虑为肛门脓肿。

(二)问发病时间

一般来说,患病时间短,病轻易治;发病时间长,甚至多次手术未愈者,病重难治。如肛瘘在肛门周围有多个外口,要问哪一个外口先破溃化脓的。通过原发外口可查到主管与内口。问脓肿初起至破溃或前次手术的时间,可以根据时间的长短来判断脓肿部位的深浅。时间长表明部位深,反之脓肿表浅。

(三)问既往史

问患者以往有无结核、肝硬化、酒精性肝病等疾病,出血体质及过敏史等,对决定治疗方案有帮助。此外,了解患者有无高血压和血液系统的疾病,尤其是凝血机制的障碍,以便防止术中术后发生意外和出血。糖尿病可影响创面的愈合。对严重的心肺疾病患者和老年患者,通过问诊

选择麻醉方法。如心电图提示室性心动过速，麻醉最好选用利多卡因。对胃肠疾病，如腹泻 1 d 2 次以上，或习惯性便秘等要注意通过问诊了解后，选择适当的手术时期和治疗方法。对高热、肛门灼痛，但肛门红肿热痛局部症状不够明显的患者，要考虑到直肠周围有无深部脓肿。反复低烧，肛门局部流稀薄脓液，如米泔水样，要考虑到结核性肛瘘。对长期原因不明的黏液便，不仅要考虑溃疡性结肠炎，还要考虑到阿米巴痢疾。对老年男性患者伴有慢性前列腺炎和前列腺肥大的患者，要注意术后防止尿潴留。

(四)问局部症状

如便血，应分前后。先便后血为远血，色紫暗，见于上消化道出血。先血后便，为近血，色鲜红，多为肛门直肠疾病。疼痛与大便有密切关系，每于便后出现灼热样疼痛为肛裂；肛门骤然疼痛，体温增高，伴有搏动性跳痛多为肛周脓肿；疼痛呈持续性，发病急剧与大便无明显关系，伴有肛周肿块者为血栓外痔；晚期直肠癌疼痛，则多呈慢性进行性钝痛，且多放射到腰骶部。

(五)问全身情况

局部病变严重者可影响全身。如长期便血，可致头晕、心悸、面色苍白、乏力、舌质淡、脉细数等贫血症状。局部感染重者可出现发热、面色潮红、口渴、舌质红、脉弦数等实热症状；结核性肛瘘有全身乏力、盗汗、低热、脉细数等全身症状。

四、切(叩、触)诊

通过切脉和检查，来了解患者全身各部情况。

(一)切脉

主要通过切脉了解患者全身虚实情况。脉沉细无力多为虚证；脉弦有力多为实证。脉紧多为寒证和痛症；脉数有力多为热证，脉数无力常见于贫血、体弱和阴虚内热、低烧者。

(二)触诊检查

除常规一般触诊外，主要对肛门局部进行触诊。

1.温度

肛管皮肤灼热，局部肿痛者，属阳证，见于肛旁脓肿、坐骨肛门窝及直肠后脓肿；若局部漫肿隐痛，皮肤不发热者，多为阴证，见于肛门或直肠疽症。

2.肿块

注意肿块部位、范围、大小、硬度、活动度等，如肛缘外有圆形或椭圆形紫色肿块，压之疼痛，多为血栓外痔；肿块红肿疼痛，压之有波动感，表示有脓肿形成；肛内如触及带蒂肿块，且活动范围较大，多为直肠息肉；齿状线处有米粒大小的硬结，多为肛乳头肥大；如直肠内触及有肿块，不活动，质硬而脆，易出血，表示为直肠癌。

3.瘘管及肛门括约肌

触及患者是否有瘘管及肛门括约肌的功能障碍。如有瘘管应查明其走向、深浅、内口的位置等。

(徐天一)

第三节　内镜检查

一、肛门镜检查

(一)定义

肛门镜检查是肛门直肠疾病的常规检查方法之一,适用于肛管、齿状线附近及直肠末端的病变。常用的肛门镜的长度约 7 cm,内径有大(2.20 cm)、中(1.75 cm)及小(1.43 cm)3 型,是观察直肠黏膜下段的很好仪器。

(二)分类

根据形状,临床又分为喇叭状圆形肛门镜和分叶肛门镜两种。喇叭状圆形肛门镜包括圆口镜、斜口镜、缺边镜、螺旋口镜、喇叭口镜、直筒镜,可用于检查肛管、直肠、内痔、息肉、肛乳头肥大,也可用于内痔注射和直肠内用药等。分叶肛门镜包括四叶镜、三叶镜、二叶镜,可用于检查直肠及肛瘘内口和手术较大、深区域的操作。

(三)操作方法

操作时,一般采用左侧或右侧卧位。检查前选好合适的肛门镜,检查肛门镜筒、栓是否配套,并在肛门镜头及前部涂抹一层水溶性油剂或用润滑性药膏涂抹。首先在肛门口轻揉数下,同时令患者呼气放松。医师右手握住肛门镜的柄,左手紧压筒芯徐徐向肚脐方向插入,顶端越过肛管直肠环再向骶骨方向前进,直至肛门镜全部插到壶腹部,取出镜芯,借助专用灯观察有无充血、糜烂、水肿、溃疡、出血点、黏膜松弛的程度、肿物等情况。然后将肛门镜慢慢退至齿状线处,观察肛窦有无发炎、充血、凹陷、分泌物等。如需要可反复进退肛门镜以利于更好地检查。若筒状肛门镜观察不理想,可选择分叶镜、斜口镜帮助检查。

(四)适用范围

肛门镜主要用于常规肛肠科检查,肛管直肠手术时暴露手术视野、术后复查及局部取活组织检查(简称活检)。但是,肛门狭窄、肛裂及女性月经期,不宜行肛门镜检。

二、直肠乙状结肠镜

(一)定义

直肠乙状结肠镜在肛门直肠疾病中的诊断地位有很重要的意义。它可以早期发现直肠和乙状结肠的疾病。在常规的乙状结肠镜检查中可发现腺瘤、息肉、肿瘤,在溃疡性结肠炎疾病方面可以发现溃疡、假性息肉、出血点、肠腔黏膜水肿或萎缩缺乏弹性等。通过乙状结肠镜可以直接观察直肠及乙状结肠的肠壁黏膜等的形态,并可实施活体组织采取术。所以此种检查方法较指诊、X 线检查更具优越性。

(二)分类

常用的乙状结肠镜有两种:普通型和带照相机型。普通型乙状结肠镜较为普遍,基层医疗单位易掌握。普通型乙状结肠镜长 25～35 cm,直径 1.5～2.0 cm。光源灯泡装于前后端均可。接目镜为一低倍放大镜,装于镜管后端,上有通气管连接橡皮球。有的附带吸管,可吸出血和黏液,镜筒内有闭孔器(即芯子),当镜管放入肛门内 5～7 cm 后即可取出。另外还有棉球夹、活组织钳、导线和电源等。

(三)操作方法

患者大多采用膝胸位或倒置位,术者先用食指检查肛门直肠后,再将涂有滑润剂的镜筒插入肛内。开始时指向脐部,进入肛门后,放入直肠内 5～6 cm 的深度时,拿掉闭孔器,开亮电源,装上接目镜和橡皮球,打气。一边看一边把镜体缓缓放入,切勿用力过大。再将镜端指向骶骨,进入直肠壶腹部。在距离肛缘 6～8 cm 处可见到直肠瓣。当镜体进入 14～16 cm 处,可见肠腔变窄和黏膜皱襞,为直肠与乙状结肠交界处。此处弯曲,多偏向右下,循此方向前进,常需充气,使肠腔充盈,此处是穿孔的好发部位,要十分小心。当进入乙状结肠下段时,患者常感下腹不适或微痛。进入乙状结肠的标志为黏膜皱襞较小而数目多,呈环形走向;可见左髂动脉的搏动(传导至乙状结肠壁)。

当镜体进入到需查看的部位后,要以螺旋式慢慢退出,同时观察肠腔四周。①脓血、黏液是否由上向下流,若由上方向下流,表示病变位置大多在上方;②黏膜的颜色、瘢痕,是否发炎、充血,有无出血点、脓性分泌物和黏膜下结节;③溃疡的位置、形状、大小是否分散或簇集以及周围黏膜的情况;④肠壁周围如有瘘口,大多表示有憩室或脓腔;⑤肿瘤、息肉或肠外肿瘤是否压迫直肠壁;⑥直肠黏膜是否光滑、肥厚,血管纹理是否清晰。

(四)适用范围

1.适应证

(1)大便次数频繁增加或形状的改变。

(2)肛门排出明显的异常黑便或流出新鲜和陈旧的混合血迹。

(3)距肛门 8 cm 以上直肠内的肿块。

(4)慢性腹泻和习惯性便秘。

(5)自肛门内流出脓液和黏性分泌物。

(6)会阴部、下腹部或腰骶部原因不明的长期胀痛。

(7)直肠和乙状结肠疾病作细菌或活组织检查。

(8)原因不明的慢性贫血或长期发热。

(9)用于肛门直肠术前和体检。

2.禁忌证

(1)感染如腹膜炎患者,肠穿孔伴有腹膜刺激征;肛管直肠周围急性感染或疼痛剧烈,如肛裂和肛周脓肿。

(2)肛管、直肠狭窄,乙状结肠梗阻或扭转。

(3)肠内异物未取出。

(4)精神病患者和不合作者。

(5)妊娠妇女和妇女月经期。

(6)严重的心、肺、肾疾病、高血压患者、高龄患者均应严格掌握。

(五)注意事项

1.检查前的准备

(1)做好术前解释工作,消除患者的紧张情绪,讲明检查目的。

(2)细致了解病情和病史及以往检查情况。

（3）病变部位不详,胃肠道有手术史者,最好参照钡剂灌肠拍摄的 X 线片,以利于掌握镜体的操作。

（4）患者检查前 2 h 或检查前当日早上作清洁灌肠。亦可于检查前一晚用番泻叶 10 g,泡水 200 mL 内服,以加快排便,清洁肠道。

（5）使用器械物品是否准备齐全,取用方便;电源是否安全,有无漏电现象。

（6）仔细询问患者平时服用过何种药物,如阿司匹林长期服用者,活检时要注意出血问题。

（7）必要时可使用解痉和镇静药物。

2.操作轻柔

操作应轻柔,一定要在直视下看清肠腔后才可以将肠镜向前推进。切忌盲目和暴力操作,以免造成肠壁损伤甚至穿孔。

3.影响因素

影响检查结果和对病变观察的原因有肠镜插入深度不够、粪块堵塞视野、肠内分泌物过多等。一旦发现可疑病灶应作活检,取活体时应注意避开血管,不要切割过深至黏膜下层,严禁撕拉,以防出血或穿孔。

4.卧床休息

检查完毕,嘱患者卧床休息片刻。如取活检后应平卧 24 h,并注意当日大便有无便血或持续性下腹部疼痛。

5.常见并发症及处理

（1）腹膜反应:由于检查刺激腹膜,患者感觉下腹部胀痛。应注意操作时轻柔,尽量避免不必要的刺激。

（2）穿孔:这是一种严重的并发症。原因有暴力操作,未在直视下将镜体推入直肠;肠腔狭窄,如有肿瘤炎症;充气过度,张力太大;肠壁较薄,取活检时钳夹过深或撕拉;肠吻合口瘢痕挛缩,强行将镜体通过所致。一旦发现穿孔,应立即开腹做手术修补。必要时做肠造瘘,更要注意采用抗感染治疗。

（3）出血:经常发生在取活检后,由于钳夹时损伤黏膜下血管或有高血压、出血性疾病、血小板计数减少、凝血机制障碍的患者,再有操作不当、镜筒内壁口擦伤黏膜所致。一旦发现出血,应立即采取止血措施,运用止血药物或进行局部止血。

三、纤维结肠镜检查

（一）定义

纤维结肠镜可以在直视下观察全部大肠,为采取活检标本进行病理分析和疾病的早期诊断提供重要的手段。近年来介入疗法的发展在纤维镜的应用上也十分突出。如对有蒂息肉的切除、结肠内的给药治疗、在手术中帮助术者探查肠腔内的病变、避免误诊和遗漏等起到了不可或缺的作用。

（二）操作方法

1.正确持镜

应将操作部、镜身前端部以及连接装置 3 个部位同时握在手中。左手握住操作部,拇指控制上下角度钮,示指负责吸引钮,中指负责送气/送水钮;右手拇指、示指控制左右角度钮。检查一般由术者和助手共同来完成。术者主施肠镜操作,指挥助手缓慢进镜身及实施操作方法。

2.操作步骤

患者取左侧卧位,直肠指诊后,于肛门口及肠镜前端涂些润滑剂,助手用左手分开肛周皮肤,暴露肛门,右手握住肠镜弯曲部用示指将镜头压入肛门,缓慢插入直肠。术者左手握住肠镜操作部,左手拇指控制上、下角度钮,示指负责按压送气、送水和吸引按钮,右手负责左、右角度钮。结肠镜通过肛门插入直肠过程中,必定出现视野一片红色现象,并且看不到肠腔,此时可少量注气使肠腔张开,即可窥视肠腔。当肠镜插入直肠后,术者指挥助手进镜或退镜,直视下可见三处交错的直肠瓣,使之抵达直肠乙状结肠移行部,然后循腔进镜通过直肠乙状结肠交界处,见不规则肠腔,即已达乙状结肠。镜头通过乙状结肠时,利用角度钮的配合,采用循腔进镜或勾拉取直法,使肠腔保持在视野内,循腔进入,到达降结肠。降结肠位于腹膜后,三面包以腹膜,比较固定,移动范围小,多呈较直的肠腔如隧道样,除少数异常走向者外,肠镜一旦通过乙降结肠移行部就比较容易地通过降结肠送达脾曲。通过脾曲是一个操作难点。通常是 N 型通过者循腔进镜通过脾曲;P 型、α 型通过者先顺时针方向旋镜,同时后退镜身以拉直乙状结肠,如不能解圈或解圈中镜头退回乙状结肠者,则应带圈进镜通过脾曲,操作时应注意先旋后拉,然后边旋边拉,到达横结肠。横结肠系膜较长,始段及末段于肝、脾曲部固定,多呈 M 型走向,从而肝、脾曲均形成锐角。一般在横结肠过长并有下垂时采用取直手法,缓慢退镜并抽气,有时需助手顶推下垂的横结肠,使镜身拉平、取直,再缓慢地循腔进镜,达肝曲,进入升结肠。肝曲是最难通过的部位,通过横结肠,多取循腔进镜,结合拉镜法、旋镜法,可通过肝曲,必要时变换体位,进入升结肠。通过升结肠,应反复抽气,退镜找腔,变换体位大都能通过而抵达盲肠,于升结肠、盲肠交界处的环形皱襞上可见到回盲瓣及阑尾窝。只要能通过肝曲,除个别病例外几乎都能通过升结肠抵达回盲部,最后进入回肠末端。如遇到阻力时,绝对不能勉强进镜。

3.操作原则

少充气,细找腔,钩拉取直,解圈防袢,变换体位,循腔进镜,退镜观察。

(三)适用范围

1.适应证

(1)原因不明的急慢性腹泻。

(2)原因不明的便血(主要指下消化道出血),颜色鲜红和柏油样便或鲜血和咖啡色血迹相混。

(3)黏液脓血便,潜血试验阳性者。

(4)原因不明的体质量下降并伴有大便次数增加和大便形状异常者。

(5)原因不明的下腹痛及触摸到左右下腹包块者。

(6)钡剂灌肠拍片后怀疑结肠有占位性病变者,如肿瘤、息肉、狭窄等。

(7)对于各类炎性结肠疾病的诊断与鉴别。

(8)对已明确的结肠病变进行随访观察,如结肠肿瘤术后的复查等。

2.禁忌证

(1)严重的心肺功能不全,如严重的高血压、心律失常、冠心病、脑供血不足,包括冠心病的发作期和高血压的不稳定期。若必须检查,应做好术前准备并有内科医师监护下进行。

(2)精神疾病患者和幼儿不宜。

(3)急性腹膜炎穿孔者,肠道手术吻合口愈合不佳者。

(4)直肠结肠的急性炎症期,由于肠壁黏膜水肿质脆容易造成损伤和穿孔。

(5)术前准备不充分,肠道不够清洁影响视野和镜体插入者。

(6)妇女月经期和孕期,肛门狭窄、肛裂、肛周急性炎症等情况均应注意。

(四)注意事项

1.检查前的准备

医师应向患者交代肠镜事宜,为患者解释操作的必要性,解答患者疑问,为患者消除顾虑和紧张情绪。

肠道准备:目前常用聚乙二醇电解质散,用 2 000～2 500 mL 温水冲服,应在 3 h 内全部饮用完,提前 4 h 开始肠道准备。嘱患者小口慢吞咽,至多次排出纯水样便。

2.结肠腔内的正常表现

镜下见到整个结肠黏膜均湿润光滑,有稀疏的血管分支。回肠黏膜则如天鹅绒状,有环形皱襞,回肠末段可见到分散的淋巴滤泡突起。特征性结构如下。

(1)盲肠:由升结肠到盲肠可见鱼骨状皱襞,末端分叉呈 Y 形或三叉状。阑尾开口在其中,可呈裂隙状、圆孔状或突起内翻。在分叉的近侧可见回盲瓣开口,呈唇状、裂隙状、宫颈或乳突状,并不时有肠内容物溢出。

(2)升结肠:如隧道状,结肠皱襞排列呈正三角形。

(3)肝曲:较膨大,外侧透过肠襞可见到紫色的胆囊或肝脏。

(4)横结肠:如筒状,皱襞排列呈倒三角形,中段可见到由腹主动脉传来的搏动。在下垂角附近可见到一纵形的嵴状皱襞(尤其在插镜时)。

(5)脾曲:较膨大,肠腔可随呼吸活动,内侧为横结肠进口,下缘往往有一半月形的皱襞,上方常可透见紫蓝色的脾脏。

(6)降结肠:如筒状,皱襞少。

(7)乙状结肠:从降结肠乙状结肠交界开始,皱襞变得宽大,并相互掩盖,盲区较多,要仔细反复地检查。

(8)直肠:黏膜下血管增多成网状,并可透见黏膜下的紫蓝色静脉。直肠内有三个宽大的直肠瓣,瓣膜反面是盲区应仔细检查,痔的静脉是否充血往往要将肠镜倒转 180°才能作仔细观察。退到肛门可见黏膜皱襞入肛管,并可见隆起的肛垫、齿状线和皱缩的皮肤。

3.操作过程

(1)有腹水及出血性疾病检查时,应谨慎操作。

(2)需做息肉切除者应查出凝血时间及血小板。

(3)曾做过盆腔手术或患过盆腔炎又确需检查应十分小心。

(4)月经期间最好不检查以免产生疼痛。

(5)溃疡性结肠炎及痢疾急性期,不要勉强向纵深插入。

(6)进镜一定要在直视下进行。

(7)少注气,因注气过多会引起腹胀、腹痛。

(8)进镜时要慢,边退镜边仔细地观看上、下、左、右壁,发现问题应该记清楚病变性质、范围及部位。

4.并发症及预防

由于结肠的生理特点长而且弯曲很多,活动范围大,在检查中有一定的危险性。可能发生的并发症有如下 5 个方面。

(1)穿孔:为最严重的并发症。穿孔可引起剧烈疼痛。若肠镜穿入腹腔可见到大网膜、肠系膜和脂肪垂等。若为电切或压力升高所致穿孔,由于发现较晚,则有典型腹膜炎的表现。X线腹部透视可发现膈下游离气体。前者多在检查中即可诊断,后者往往术后 10~24 h 才发现,临床症状较严重。治疗处理原则是尽早手术修补。由于术前已作了肠道准备,可作一期肠切除或修补。若诊断已晚并已形成了全腹膜炎,则应作外伤肠道外置造瘘,3 个月以后再二期处理造瘘。

(2)出血:出血多在活检和电凝电切后发生。一般情况下肠壁息肉和癌组织活检后有少量出血,不必处理。但息肉电切后和息肉活检损伤蒂部(蒂部血管破裂一半而出血不止),则可能引起严重的出血。对低位者可以用直肠局部灌注去甲肾上腺素液,也可通过肠镜做电凝止血。

(3)肠内可燃气体爆炸:由于碳水化合物在无氧代谢以后可产生烷类气体,可自燃。电凝电切的火花可使之燃烧而爆炸,以致引起肠穿孔。预防方法是准备做电切时则不能以甘露醇做准备。电切前尽可能地吸出肠内的气体,而换入氮气或二氧化碳气体,防止电切时爆炸。

(4)恶心、呕吐:由于插镜中结肠结圈不断扩大,牵拉系膜可引起呕吐反射,也可能是因注气过多肠道膨胀的反应。应尽量在插镜过程中将结圈解除和少注气体入肠腔。术前适当用镇静剂。

(5)手足搐搦:由于在检查过程中患者怕痛而紧张或呼喊,引起过度换气,并进而造成患者呼吸性碱中毒所致。主要表现为手脚麻木、四肢抽搐及头昏等症状。令患者抑制呼吸即可控制症状。

(五)纤维结肠镜所见疾病

1.溃疡性结肠炎

镜下病变呈弥漫性与连续性分布,开始于直肠。活动期可见黏膜充血、水肿,血管纹理消失,脆性增加和颗粒样改变。有时见脓血渗出物及小溃疡。慢性期肠黏膜呈恢复性和增生性病变,肠壁僵硬,皱襞变形,有假性息肉形成。

2.克罗恩病

肠黏膜有纵行溃疡,鹅卵石征及肠狭窄。纵行溃疡多呈沟状或线状,溃疡周围黏膜呈铺路石样。克罗恩病的病变呈跳跃式分布,病变之间肠黏膜多无异常改变。早期病变多累及肠管的一侧,晚期肠壁可出现广泛纤维化而引起环行狭窄。

3.结肠息肉

镜下可见息肉的形态大多为圆形或椭圆形,分无蒂和有蒂两种。无蒂息肉基底部宽广,呈半球形隆起。有蒂息肉有细长的蒂,基底小、末端大。息肉外表色泽与肠黏膜色泽一致。由于粪便的污染,表面可发生充血、水肿、糜烂及出血。结肠息肉可单发及多发,多发数目不一,少则数个,多则成百上千,又称为家族性息肉病。

4.结肠憩室

纤维镜检查憩室检出率为 0.2%~4.0%。以回肠末端、盲肠及升结肠多见。一般直径为 0.5~1.0 cm,边缘清楚,呈圆形或椭圆形洞口。周围黏膜正常,有的憩室内有粪渣。

5.肠结核

肠结核以回盲部多见。病段有多个大小不等的溃疡,溃疡呈环行潜行性,深浅不一,深的可达肌层。溃疡不规则,边缘隆起,周围黏膜有充血、糜烂,常伴有假性息肉形成,使肠壁僵硬,肠腔狭窄。

6.缺血性结肠病

病变随肠系膜缺血程度而异,通常呈区域性分布,境界清楚。黏膜出现水肿、出血、脆性增加及黏膜溃疡。少见的为节段性蓝黑色坏疽。随着侧支循环的建立,短时间内可以好转或完全恢复。故定期肠镜复查,病变迅速愈合为本病特点。

7.慢性结肠炎

病变可呈连续性或区域性。黏膜有充血、水肿或有散在细小出血点,血管纹理增粗、紊乱、网状结构消失,黏膜皱襞变浅或消失,有的有乳白色黏膜,肠管易痉挛。

8.结肠癌

结肠癌大多数为腺癌,少数直肠及肛门癌为鳞癌。常发生在直肠及乙状结肠,其次为盲肠、升结肠。大体分为肿块型、溃疡型、浸润型 3 种。

(1)肿块型:肿瘤呈菜花状突向肠腔,表面有糜烂、出血坏死,组织脆、易出血。如肿瘤较大,可导致肠腔狭窄。该型肿瘤在早期表面较光滑,易误诊。

(2)溃疡型:溃疡较大,不规则,溃疡边缘呈结节状的围堤样翻起,似火山口状,溃疡底常有黄白色苔,组织脆,易出血。

(3)浸润型:该型肿瘤因结缔组织明显增生,使病变区变硬,肿瘤呈环行浸润型生长,肠腔狭窄,表面糜烂,有散在的小溃疡。

(六)纤维结肠镜在治疗上的应用

1.肠内腺瘤和息肉的切除

用电圈套器通过肠镜套住肿瘤或息肉的蒂部,用电凝、电切切除息肉。用光导纤维引入激光将肿瘤组织气化而清除。

2.止血

对出血灶和活动性的出血点,将电凝电极通过肠镜对出血病灶处作电凝止血,也可用导管通过肠镜对出血灶注入止血剂。

3.取出异物

可以利用肠镜用圈套器套住异物而取出,取出异物的容易与复杂取决于异物的形状性质和术者的经验。

4.术中寻找病灶和出血点

手术中,外科医师可通过肠镜从肠道内部直接寻找病灶和出血点,尤其是对散在的孤立病变,通过肠镜明确位置,便于手术顺利进行。

(韩苏杰)

第四节　实验室检查

一、血常规

血常规检查可用于协助诊断肛肠疾病病情,了解患者身体状况,有无手术禁忌。

血红蛋白和红细胞计数不仅能反映患者的贫血程度、贫血种类,还能指示有无继续出血及是否需要及时输血。如下消化道大出血时,血红蛋白常下降至 5 g 以下,提示有失血性休克的可能,需补充血容量。白细胞的计数与分类对感染性肛肠疾病、肠寄生虫病、指导放化疗等均有重要意义。肛肠感染性疾病,如肛周脓肿等均会出现白细胞计数增高,提示需配合抗生素治疗。肠道癌术后放化疗的患者都能使骨髓受到抑制,使白细胞计数降低,如白细胞计数降至 $4.0 \times 10^9/L$ 以下时,需配合升白细胞药物治疗。

二、尿常规

尿常规包括尿量、比重、颜色、酸碱反应、尿蛋白、尿糖的检测及显微镜检查等。患者小便赤红,伴有排尿时疼痛,红细胞增加,提示有尿道感染;如尿液中带血,应注意是否有肾结石、膀胱或肾肿瘤的存在,需进一步检查。尿糖出现阳性提示糖尿病;尿中出现蛋白或管型,需进一步查肾功能;大出血后,观察尿量有很重要的价值,如尿比重在 1.020 以上,每小时尿量又少于 20 mL,提示血容量不足,应迅速补液。

三、粪便常规

粪便检查在肛肠科尤为重要,有时通过大便的外观即能做出诊断。粪便检查包括观察外形、硬度、颜色、气味以及有无黏液、脓血及肉眼所见的寄生虫等。此外,需做显微镜检查。习惯性便秘者,大便为球形;慢性肠炎患者大便不成形,溃疡性结肠炎者伴有黏液、脓血;上消化道出血,大便为柏油色;下消化道出血,大便鲜红;直肠癌大便变细,常伴有黏液暗血;患细菌性痢疾的患者,粪便次数多量少而含脓血;阿米巴痢疾大便为果酱样。粪便的颜色还有助于疾病的鉴别,如阻塞性黄疸,粪便为灰白色;结核性腹膜炎患者大便为油灰色。显微镜检查有助于潜血检查和对寄生虫的了解。

四、生化及免疫学检查

生化检查主要包括肝、肾、心脏、胰腺等器官检查,如肝功、血糖、尿糖、肌酐等检查对辅助治疗有很大意义。此外,近年由于艾滋病、梅毒的出现,有条件的医院,应在术前检查人类免疫缺陷病毒、梅毒血清检测检查。免疫检查主要是自身抗体的检测,如类风湿因子检测等。

(韩苏杰)

第五节　影像学检查

一、X 线检查

X 线检查是临床常用的检查手段,具有费用低廉、操作方便等优点,肛肠科 X 线检查有以下几种应用。

(一)胸腹透视

腹部透视对胃肠道穿孔、肠梗阻、肠扭转等急腹症很有诊断价值。胸部透视可以观察有无与疾病有关的表现,如肺炎、肺结核等。

（二）腹部平片

腹部平片对观察有无肠梗阻、巨结肠、间位结肠、胃肠道穿孔、肾结石、胆结石以及其他腹部疾病的钙化等很有帮助,也可显示慢性血吸虫病有无结肠壁钙化。

（三）钡餐

钡餐可用于观察功能性和伴有功能性改变的疾病,如变应性结肠炎、回盲部病变、阑尾炎等。肠坏死、肠穿孔、巨结肠禁用。慢性肠梗阻、老年顽固便秘者慎用,检查后应设法帮助将钡排出。

（四）结肠钡灌肠造影

结肠钡灌肠造影对于了解大肠器质性病变,特别是阻塞性病变,如大的肿瘤、盲肠、乙状结肠扭转等效果较好,小的肿瘤则容易漏诊。肠坏死、穿孔禁用。

（五）气钡双重对比造影

气钡双重对比造影对显示大肠细小病变(小息肉、早期癌变、小溃疡等)、溃疡性结肠炎、克罗恩病、结肠壁浸润性病变等效果很好,为普通结肠钡灌肠造影所不及。

（六）结肠壁造影

结肠壁造影为腹腔和结肠同时充气(或结肠气钡双重)以显示结肠壁的造影方法。用于结肠壁内外病变的诊断和鉴别。对肿瘤有否侵及肠壁外等有帮助。

（七）碘油造影

碘油造影主要用于复杂性肛门直肠瘘的检查诊断。瘘管注入碘化油后,根据管道外口分布选择拍片位置,充分显示瘘管的走行、分支情况与骶尾骨和邻近脏器的关系,为诊断、治疗提供客观依据。

（八）大肠造口的检查

大肠造口的检查为经造口钡灌肠或气钡双重造影或加钡餐同时检查的方法。用以了解大肠造口近、远段肠管的情况和有否造口旁疝及其他情况等。

（九）瘘管造影

瘘管造影为用碘剂注入瘘管的造影方法。用于对肛瘘及其他有关瘘管的诊断。可以了解瘘管的位置、数目、大小、形态、深度及走向。

（十）骶前 X 线检查

骶前 X 线检查一般用于不明原因的骶前窦道检查,用以鉴别是否为骶前囊肿或先天性畸胎瘤,根据各自特征进行鉴别诊断。

二、CT 检查

钡剂造影检查和内镜检查对评价肛肠病变应是首选的主要方法,但 CT 在某些方面仍有其独特价值。钡剂和内镜两者都主要限于检查肠腔的内表面、管径和形态,对壁内或腔外的病变仅能提供间接征象。CT 则不仅能显示管腔内病变,更重要的是可直接看到肠壁及其附近的组织和器官。由于 CT 显示的是横断面解剖平面,故可避免体内各种组织的相互重叠。因此,对评价腔外病变显然 CT 较钡剂的"腔内造影"优越。目前肛肠外科中的 CT 检查主要用于以下几点。

（1）确定大肠肿瘤的性质,明确恶性肿瘤的分期,以便做出治疗计划。

（2）发现复发的大肠肿瘤,并明确其病理分期,便于临床上及早处理。

（3）明确大肠肿瘤对各种治疗后的反应。

（4）评价引起大肠移位的原因。

（5）阐明钡剂检查或内镜所发现的肠壁内和外压性病变的内部结构，便于进一步明确其性质。

（6）对钡剂检查发现的腹部肿块作出评价。明确肿块的起源及与周围组织的关系。通过增强检查还能显示出肿块内部的细微结构。

（7）测定 CT 值可鉴别囊性或实质性病变、脂肪瘤、血管瘤等。还可判断病变有无出血、坏死、钙化和气体存留，这是一般放射学检查所不及的。

三、MRI 检查

MRI 检查除了能够进行肠道显像，协助诊断大肠肿瘤外，在肛肠疾病中，还可以配合造影剂，用于肛门疾病如肛门直肠狭窄、直肠憩室等检查。可使用带水或空气的气球，将水或空气充入直肠，使直肠以低信号显示。

四、超声检查

（一）意义

近年来超声技术的发展，使直肠内超声检查得以推广，直肠内超声检查对肛门及周围的炎性病变诊断有一定帮助，肛门直肠脓肿在直肠周围组织中见相对低回声区，有瘘管形成时可能显示不规则的强回声，对肛周肌肉组织有较好的显影。

（二）检查前准备

排便，必要时清洁灌肠，适当充盈膀胱。常规肛诊检查，了解有无肿块、出血、狭窄或肛门周围异常。腔内探头套避孕套，排出套内气体，在套外涂用超声耦合剂。

（三）操作方法

患者左侧卧位，双腿紧贴胸前，在肛门松弛状态下，探头缓缓插入，其晶体面对耻骨联合。插入深度一般为探头的顶端达到充盈膀胱的中部，这样，前列腺、精囊或子宫均可显示。探头的晶体与直肠壁可直接接触，随着探头手柄的转动，各方位直肠均可探查。

（韩苏杰）

第六节　其他特殊检查

一、肛管直肠压力测定

（一）机制

肛管内外括约肌是构成肛管压力的基础。在静息状态下，80％的肛管压力是由内括约肌张力形成的，20％是由外括约肌张力形成的。在主动收缩肛门括约肌的情况下，肛管压力显著提高，其压力主要由外括约肌收缩所形成的。因此，在静息及收缩状态下测定肛管压力，可了解内外括约肌的功能。

肛管直肠压力测定仪器很多，但原理相同，均由测压导管、压力换能器、前置放大器及记录仪4 部分组成。测压导管分充液式和充气式，以小直径、充液式、多导、单气囊导管为常用。压力换能器是把测得的压力信号转换为电信号。因换能器输出的电信号较小,要通过前置放大器进行放大,并通过计算机显示数字及分析处理。

(二)检查前准备

检查前应排净大小便,以免肠中有便影响检查。不要进行指诊、镜检及灌肠,以免干扰括约肌功能及直肠黏膜影响检查结果。事先调试好仪器、准备消毒手套、注射器、液体石蜡、卫生纸等。

(三)操作方法

1.肛管静息压、肛管收缩压及肛管高压区长度测定

患者左侧卧位,将带气体的测压导管用石蜡油滑润后,从肛管测压孔进入达 6 cm,采用控制法测定,每隔 1 cm 分别测定距肛缘 1～6 cm 各点压力。肛管静息压为受检者在安静状态下测得的肛管内各点压力的最大值。肛管收缩压为尽力收缩肛门时所测得的肛管内各点压力。静息下的各点压力中,与邻近数值相比、压力增加达 50% 以上的区域为肛管高压区,其长度即为肛管高压区长度。

2.直肠肛管抑制反射

直肠肛管抑制反射是指扩张直肠时,内括约肌反射性松弛,导致内压力迅速下降。正常情况下,向连接气体的导管快速注入空气 50～60 mL,出现短暂的压力升高后,肛管压力明显下降,呈陡峭状,然后缓慢回升至原水平。出现上述变化,则称为直肠肛管抑制反射存在。

3.直肠感觉容量、最大容量及顺应性测定

向气囊内缓慢注入生理盐水,当患者出现直肠内有异样感觉时,注入的液体量即为直肠感觉容量,同时记录下此时直肠内压。继续向气囊内缓慢注入液体,当患者出现便意急迫,不能耐受时,注入的液体量即为直肠最大容量,同样记录下此时的直肠内压。直肠顺应性是指在单位压力作用下直肠顺应扩张的能力。

(四)肛管直肠压力测定的正常参考值

由于目前国际上尚缺乏统一肛管直肠测压仪器设备及方法,故各单位参考值有所不同,同时还应根据患者具体情况综合分析,不能孤立地根据数值去判断,肛管直肠压力测定各正常参考值见表3-1。

表 3-1　肛管直肠测压正常参考值

检查指标	正常参考值
肛管静息压	6.7～9.3 kPa
肛管收缩压	13.3～24.0 kPa
直肠肛管抑制反射	存在
直肠顺应性	2～6 mL/cmH$_2$O
直肠感觉容量	10～30 mL
直肠最大容量	100～300 mL
肛管高压区长度	女性 2.0～3.0 cm,男性 2.5～3.5 cm

(五)肛管直肠测压的临床意义

(1)先天性巨结肠患者直肠肛管抑制反射消失,巨直肠患者直肠感觉容量、最大容量及顺应性显著增加。

（2）肛门失禁患者肛管静息压及收缩压显著下降，肛管高压区长度变短或消失。

（3）直肠肛管周围有刺激性病变，如肛裂、括约肌间脓肿等，可引起肛管静息压升高。

（4）直肠脱垂者该反射可缺乏或迟钝，直肠炎症性疾病、放疗后的组织纤维化均可引起直肠顺应性下降。

（5）肛管直肠测压还可以对术前病情及手术前、后肛管直肠括约肌功能评价提供客观指标。为临床上疗效判断提供客观依据。

二、盆底肌电图检查

（一）定义

肌电图是通过检测肌肉自发或诱发的生物电活动，借以了解神经肌肉系统功能的一种方法，对于研究和诊断盆底的神经肌肉病变十分重要，可精确地反映盆底肌的功能活动，尤其是运动中的功能活动情况。肌电图能清楚地显示有些在形态学检查中无法发现的异常表现，如耻骨直肠肌失弛缓症的反常电活动。对先天性或创伤性盆底肌肉缺损有着重要的诊断价值。其另一重要用途是检查盆底支配神经受损情况，如通过诱发肌电图检查运动潜伏期的长短，来判断是否有神经损害，是肛肠动力学研究必要的手段。目前，临床上采用不同电极进行肛肠肌电图检查。

（二）分类

1.针电极检查法

针电极检查法能较详细地记录到每一个刺激点的肌肉电活动情况，可分别记录肛门外括约肌、内括约肌及耻骨直肠肌的肌电图变化。但针电极较痛苦，患者不易接受。

2.表面电极描记法

表面电极有两种，一是肛周皮肤电极，一是哑铃形肛塞电极，塞形电极环与肛管接触处直径为 0.8 cm，此法主要引导电极下肌肉的整合电位，可较大面积地观察肛周肌肉的动作电位变化，尤其对肛门失禁能较全面地反映出肛周肌肉的功能状态。此法操作方便，无痛苦、易掌握，属无创性检查，患者易接受，尤其适于儿童。

此外，还有单纤维肌电图描记法、会阴肛管反射检查法、阴部神经终末电位潜伏期测定法，前三种主要判断肌肉失神经支配的客观指标，后两种主要判定阴部神经的传导功能状况，临床检查时最好用两种方法来全面判断括约肌的神经肌肉功能情况。

（三）适用范围

凡造成括约肌功能障碍的各种原因，均可进行检查。

（1）肛管、直肠先天性异常。

（2）创伤性：肛管直肠撕裂伤、肛裂、肛瘘、痔及直肠切除保留括约肌等手术损伤。

（3）功能性：大便嵌塞、老年人和身体衰弱者多见。

（4）神经性：脊髓瘤、马尾部病变、智力发育不全。

（5）直肠肛管疾病：直肠脱垂、内痔脱垂、肛管直肠癌等。

（樊庆文）

第四章

肛肠疾病的中医治疗基础及特色疗法

第一节　中医辨证方法

中医治疗讲究辨证论治,肛肠疾病虽然只是局部病症,但是总体与局部是密不可分的,结合中医总体观,对肛肠疾病进行辨证论治,才能更好地服务临床,更好地治疗疾病。临床中应用于肛肠科最多的辨证方法为阴阳辨证及气血津液辨证两种,现分述如下。

一、辨阴证阳证

阴阳是八纲辨证中的纲领,欲使外科疾病的辨证正确,首先必须辨清其阴阳属性,是阳证,还是阴证。兹将辨别阴证、阳证的要点分述如下。

(一)发病缓急

急性发作的病属阳;慢性发作的病属阴。

(二)病情深浅

病发于皮肉的属阳;发于筋骨的属阴。

(三)皮肤颜色

红活嫩赤的属阳;紫暗或皮色不变的属阴。

(四)皮肤温度

灼热的属阳;不热或微热的属阴。

(五)肿形高度

肿胀形式高起的属阳;平坦下陷的属阴。

(六)肿胀范围

肿胀局限,根脚收束的属阳;肿胀范围不局限,根脚散漫的属阴。

(七)肿块硬度

肿块软硬适度,溃后渐消的属阳;坚硬如石,或柔软如棉的属阴。

(八)疼痛感觉

疼痛比较剧烈的属阳;不痛、隐痛、酸痛或抽痛的属阴。

(九)脓液稀稠

溃后脓液稠厚的属阳;稀薄或纯血水的属阴。

（十）病程长短

阳证的病程比较短；阴证的病程比较长。

（十一）全身症状

阳证初起常伴有形寒发热，口渴，纳呆，大便秘结，小便短赤，溃后症状逐渐消失；阴证初起一般无明显症状，酿脓期常有骨蒸潮热，颧红，神疲，自汗，盗汗等症状，溃脓后更甚。

二、辨气血津液

气血津液是人体生命活动的物质基础，宜充足协调，运行畅通。若气血津液的质与量或运动状态出现异常，则可导致人体相关脏腑发生病变。正如《素问·调经论》说："气血不和，百病乃变化而生。"气血津液异常是肛肠疾病的常见病理变化，因此，对气血津液的辨证在肛肠病诊断中具有重要意义。

（一）辨肛肠病的气血异常

肛肠病临床常见的气血异常有气虚、气陷、气滞、血虚、血瘀、血热等。

1.气虚

肛肠疾病属气虚证者，常以少气懒言、神倦乏力或头晕目眩、自汗、动则尤甚，排便乏力，舌淡脉弱为特征。气虚证常见于久病、重病之人，或先天不足，后天失养，或老年体弱，元气自衰者。若以脾胃气虚为主，可见腹胀纳少，食后胀甚，大便溏薄，面色萎黄，四肢乏力；若脾虚摄血无权则可见便血量多色淡；若肾气虚下元不固，则可见肛门失禁，滑泄不止，伴有神疲、耳鸣、腰酸膝软。

2.气陷

肛肠疾病属气陷证者，以大便溏泄、腹部及肛门坠胀，甚或脱肛，肛内肿物易脱出肛外而难收为特点。伴头晕眼花、少气倦怠等症。本证是气虚无力升举，应升不升反而下陷所致，为中气虚损的进一步发展。常见于先天不足，后天饮食失调，或久病失养、年老体衰之人。

3.气滞

由于情志不调或术后排气不畅，导致气机阻滞，升降失司，表现为腹胀肠鸣，大便秘结，或腹痛即泻，泻后痛减，肛门胀痛，或有内痔嵌顿。

4.血虚

肛肠疾病出现血虚证者，表现为面色淡白或萎黄无华，唇、甲色淡，头晕眼花，心悸多梦，手足发麻，大便干燥难解，舌质淡，脉细无力。此证多见于长期便血或手术失血较多者。

5.血瘀

肛肠疾病有血瘀证者，常表现为疼痛和局部肿块。其疼痛的特征为痛如针刺、刀割，痛处固定不移而拒按。其肿块的特征为范围局限，质地较硬，瘀结于肛周皮下者，肿块呈青紫色，或表面有青紫斑点，按之内有硬结；瘀结腹内肠腔者，触之坚硬，推之不移，病位固定。

6.血热

肛肠疾病属血热证者，常表现为便血和肿痛。其便血由热邪内炽，迫血妄行所致，具有下血暴急、量多、色深红的特点。其局部具有红、肿、热、痛俱重的特点。常伴有心烦、口渴、身热、舌红绛、脉滑数等。

（二）辨肛肠病的津液异常

大肠在人体津液代谢中具有一定的作用。因此，肛肠功能异常可导致津液异常，而津液异常也可引起肛肠病变。肛肠病常见的津液异常有大肠津亏、津液耗伤等。

1.大肠津亏

大便干结,甚者结块如羊粪,数天一行,解时困难,伴有口干咽燥、口臭、头晕、肛痛、便血、舌红少津、苔黄燥,脉细涩。常见于素体阴亏或素食辛辣醇酒之人。

2.津液耗伤

津液耗伤又称脱液、液耗,属津液损伤较重者。主要表现为咽干,唇舌焦裂,眼眶凹陷,皮肤干燥甚或枯瘪,渴欲饮水,小便短少,大便干结,气短困倦,表情淡漠,头晕目眩,下肢痿软,或痉挛抽痛,形容憔悴,性情狂躁,甚者昏迷,舌红而干,脉细数无力。此证多由壮热、大汗、大泻、大吐以及燥热耗津过度所致。

(刘海涛)

第二节　中医治法

一、内治法

临床大多应用于初期的肛门疾病。如内痔、外痔发炎及年老体弱兼有其他严重疾病的患者(如肝病、肾病、心脏病、肿瘤等),或者是肛裂、肛门周围脓肿、瘘管发炎期,包括所有的肛门急性感染的初期。其治疗归纳为消、托、补三大法则,临床上根据病势的不同情况而灵活掌握。如治疗肛门直肠脓肿时,可以根据病程的初起、成脓、溃后三个阶段,分别施以消、托、补三法治疗。

(一)治疗法则

1.消法

消法就是用消散的药物,使初期肛门直肠部位的炎性疾病得以消散,避免溃脓和手术切开之痛苦。此法仅适用于没有成脓的肛周痈疽、炎性外痔、血栓外痔和肛裂等病。在治疗方法上必须是因病而异,有表邪者宜解表,里实者宜通里,热毒蕴结者应清热解毒,寒邪凝结者宜温通,兼气滞者应行气,血瘀者宜活血化瘀等。同时,还要视患者体质的强弱、痈疽发生部位所循行的经络路线,综合分析归纳出治疗法则。凡是未成脓之患,首先采用内消,如果不能内消,也要移深出浅,化大为小,转重为轻。如脓汁已成,则内消之法不可应用,以免养脓为患,毒散不收,甚则血气受损,脓毒内蕴,由轻转重为难治之症。

2.托法

托法是以补养气血的药物,扶助正气,托毒外泄,以免毒邪内陷。此法应用于肛门周围化脓性疾病破溃后,正气虚弱,毒邪偏盛,以及脓汁不净,痈疽外形平塌,根脚散漫,疮色晦暗,难溃难腐,腐肉不脱,新肉不生的虚症。如毒气盛而正气未衰者,可用透脓的药物,促其脓汁排泄,消肿减痛,免留后患。

3.补法

补法就是用补益的药物,使正气得复,患处新生,使疮口、瘘口早日愈合。此法适用于老年体弱者,气血虚弱,疮疡后期。如肛肠疾病手术后热毒已去,病灶已除,而且精神衰瘦、面色苍白、语气低微兼有脓水清稀、疮口难敛者,以及长期便血和直肠脱垂等患者。凡属气血虚弱者,宜补养气血;脾胃虚弱者,宜理脾和胃;肝肾不足者,宜补养肝肾。但在毒邪未尽时,切勿早用补法,以免助邪为患,使病邪内蕴,久而不愈。

(二)内治法的具体应用

上述消、托、补三种方法,是治疗大肠肛门外科疾病总的治疗原则。由于致病因素、发病原因不同、病势轻重不一,所以在具体运用上述三个总的治疗原则时,治法又多种多样。大致归纳有清热凉血、清热解毒、补益气血、泻热通腑、养阴润燥、活血祛瘀、温阳健脾、滋阴清热、补中益气等方法。下面分述主要证候及治疗药物。

1.清热凉血法

适用于燥热之邪引起的肛门实热症。主证为口渴喜饮,唇燥咽干,大便秘结,小便短赤,便时疼痛出血,肛门灼热,痔核红肿,疼痛剧烈,坐卧不宁,脉洪大或弦数,舌质红、苔黄燥。血热肠燥的内痔出血和血栓外痔初起、肛裂、肛乳头炎属于此证。常用药物为生地、玄参、麦冬、赤芍、知母、生地榆、槐角等。常用方剂:凉血地黄汤,槐角丸化裁治疗。

2.清热利湿法

适应于大肠湿热证及肛门湿热证。大肠湿热表现为腹泻、下痢脓血黏液或黄绿粪水、里急后重、腹痛纳呆,伴有发热、口渴、呕恶、身重肢倦、小便短赤、舌苔黄腻、脉滑数。肛门湿热证表现为纳少腹胀,肛门坠胀,便秘,小便短赤,肛门红肿,疼痛不安,或肛旁生疖,或溃破流水,苔黄腻,脉弦滑。常用药物为黄连、黄芩、黄柏、苦参、秦皮、红藤、败酱草、穿心莲、土茯苓、薏苡仁、猪苓、泽泻等药物。热重于湿常用白头翁汤、黄连解毒汤等;湿重于热可用三仁汤、甘露消毒丹、连朴饮、中满分消丸等;湿热并重可用黄连除湿汤。大肠湿热病常见于痢疾、伤寒、阑尾炎、溃疡性结肠炎、阿米巴肠病等。肛门湿热证多见于炎性外痔、肛周脓肿、肛窦炎等症。常用方剂:萆泻渗湿汤、龙胆泻肝汤化裁治疗。

3.清热解毒法

适用于肛门直肠周围痈疖肿毒的实症及内外痔感染,红肿热痛伴有高热、大汗、气粗、烦躁、口苦、舌苔黄厚、脉象洪大。常用方剂:黄连解毒汤、仙方活命饮化裁治疗。

4.泻热通腑法

适用于因热结肠燥而引起便秘者。表现为便结便闭、腹痛拒按、痞满不通、身热、肛门灼热、小便短赤、热结旁流、烦躁、谵语,甚则神志不清、循衣摸床、舌苔厚燥或苔焦黄起芒刺、脉沉实有力。即《伤寒论》中的阳明腑实证。常用中药为大黄、芒硝、厚朴、枳实、番泻叶、莱菔子等。常用方剂:大承气汤。近年来用于急性阑尾炎、肠梗阻、暴发性菌痢等危重疾病,收到良好效果。

5.养阴润燥

适用于血虚津乏,老人或妇女产后便秘者。表现为大便干结、数天一行、形如羊粪、难于解出、口臭咽干、头昏腹胀、食少乏味、舌红少津、舌苔黄燥、脉细等症。常用药有生地、当归、肉苁蓉、怀牛膝、麦冬、玄参、柏子仁、郁李仁、火麻仁、酸枣仁、杏仁、何首乌等。常用方剂:滋阴增液可用增液汤、六味地黄汤、济川煎等;润肠通便可用五仁汤,或润肠丸化裁;肺燥以致大肠津液不足便秘者,用养阴清肺汤治疗;血虚以致津液匮乏者,四物汤加肉苁蓉、何首乌。

6.补益气血

适用于气血不足或久病虚弱,大手术失血过多的恢复期患者。表现为面色萎黄甚或苍白、乏力气短、动则汗出、心悸多梦、睡而不实、舌淡苔白、脉细无力。常用中药为党参、黄芪、茯苓、陈皮、何首乌、酸枣仁、鸡血藤、山药、黄精等。常用方剂:十全大补汤、八珍汤化裁治疗。

7.补中益气

适用于因气虚下陷所致直肠脱垂或年老体衰经产妇、内痔反复脱出的患者。表现为身体虚弱、气短乏力、动则汗出、少言懒语、肛门下坠、便后肿物脱出甚则行走即脱出不能自行还纳,舌淡苔白,脉细无力。常用中药有黄芪、党参、升麻、柴胡、当归、陈皮等。常用方剂:补中益气汤化裁治疗。

8.滋阴清热

适用于肛瘘(如结核性肛瘘)、痔疮等阴虚有热之症,表现为盗汗、心烦、失眠、乏力、口渴少饮、舌红瘦少苔或无苔。常用中药为生地黄、地骨皮、青蒿、鳖甲、丹皮、赤芍、玄参、麦冬等。常用方剂:青蒿鳖甲汤化裁治疗。

9.活血祛瘀

适用于气滞血瘀、经络受阻以及外伤所致血肿之症。如肛门血肿、血栓外痔、术后水肿、术后瘢痕吸收不良等可用本方法。气滞血瘀表现为局部肿痛甚或刺痛,有明显的局部体征,舌质淡暗、脉涩。常用药有三七、红花、三棱、莪术、穿山甲、桃仁、丹参、鸡血藤、赤芍、元胡、川芎、皂角刺等。常用方剂:桃红四物汤化裁治疗。

10.温阳健脾

适用于阳虚脾弱或肾阳虚引起的便血或久泻不止。脾阳虚表现为溏泻或久泻不止、便下清冷、腹满时痛、喜温喜按、口不渴、肛门坠胀、直肠脱出、气短声低、舌淡苔薄白、脉沉细;肾阳虚表现为鸡鸣腹泻、形寒肢冷、腰酸腿软、小便清长。常用药有附子、干姜、肉桂、鹿茸、鹿角、紫河车、巴戟天、肉豆蔻、五味子、补骨脂、灶心土、罂粟壳、五倍子等。常用方剂:中气下陷、久痢脱肛者可用补中益气汤、真人养脏汤;便下脓血、迁延日久者用桃花汤;大便下血、日久不愈者可用黄土汤、脏连丸加减;五更泻可用四神汤加减。

11.行气法

用理气的药物使气机畅达,气血调和,从而达到消肿散坚止痛的目的。

(1)舒肝解郁:用于大便滞涩,欲便不解,嗳气频作,胸胁痞满,甚则腹胀痛。纳食减少,舌苔薄腻,脉弦。方选六磨汤、逍遥散等,常用药如柴胡、木香、白芍、乌药、枳壳、玄胡、郁金等。

(2)理气宽肠:适用于消化不良引起的肠胀气,气机不畅之肠鸣腹痛、痛无定处,手术后腹胀、肠粘连、肠麻痹等。泻热宽肠用木香槟榔丸,散寒理气选厚朴温中汤,挟积滞用枳实导滞丸,痛甚者用行气止痛汤。彭显光以通气汤用于直肠癌、结肠癌术后,有促进肠蠕动,使肠中积气下行,恢复正常排气之功能,认为是防止肠麻痹的有效方剂。常用药物有厚朴、木香、枳实、香附、川楝、乌药等。

二、外治法

大肠肛门疾病的外治法,是运用手术和一定的器械配合使用药物等,直接作用于体表的病变部位,以达到治疗疾病的目的。中医学的外治法有详细的图文记载,《医学源流》中说:"外科之外,最重外治。"所以,与内治法相比,外治法在大肠肛门疾病中是主要的治疗手段。此法不但可以配合内治法以提高治疗效果,缩短疗程,而且许多大肠肛门疾病专用外治法方能收效。如严重的肛周痈疽及复杂性肛瘘等。

外治法的运用,必须同内治法一样,进行辨证施治,以疾病的不同发展过程和性质,使用不同的治疗方法。大致归纳为药物疗法、手术方法、其他疗法等

(一)药物疗法

就是用药物制成一种剂型,或经过合理配伍,直接或间接地施用于患者患处,通过药物的作用,使药达病所,从而达到治疗目的。中医学应用中药外治肛肠病,历史悠久,效果可靠。

1.油膏

油膏是将一定比例的药物同油类煎熬为膏,或将药物研为细末,与油类搅匀成膏的制剂,统称为软膏。常用麻油、黄蜡、白蜡和凡士林等调剂。优点是柔软、滑润、简便易行。此类药物在肛门疾病中普遍应用。适用于内痔、外痔、肛裂、肛门周围痈疽等,对肛门皮肤病和大的疮口腐烂更为适宜。

在使用时,鉴于肛门各种疾病的病势和性质的区别,膏剂的药物组成也不相同。因此,在具体使用时,也要采用中医辨证施治的方法。如对炎性外痔、肛门周围脓肿初起者,常用四黄膏、金黄膏、黄连膏、玉露膏、九华膏等。这些药物适应于阳症,即红肿热痛反应较重者。又如创面溃疡久不愈合,常用生肌玉红膏、珍珠散等。功能是活血祛腐、解毒止痛、润肤生肌收口,适用于一切溃疡或肛肠病术后腐肉未脱、新肉未生之时或久不能收口者。肛门皮肤病如湿疹多见,可用祛湿散。功能:祛湿、消炎、止痒。也可用风油膏:润燥、杀虫、止痒。对急性肛门湿疹和肛门周围皮肤红肿痒痛出水者,可用青黛散以祛湿止痒,清热解毒。对于痈疽已溃或未溃者,可用化腐生肌丹散瘀、止痛、生肌。

在使用上述油膏类治疗疾病时应注意:创面愈合过程正常、肉芽组织新鲜不可勉强应用。再如肛门周围皮肤潮湿、糜烂、疮口腐肉不尽,贴用油膏时应涂薄些,并勤换药贴,防止脓水浸湿皮肤,不易收口。对于术后创面渗血或溃疡后流血不止者,可用赛霉安粉、三七粉、止血粉、云南白药涂敷局部,均有止血作用。如属活动性大出血,则必须手术治疗,以免因出血过多引起气随血脱,发生休克。

2.箍围药

它是借助药粉具有箍拢围聚、以缩疮毒之作用,从而使肿疡消散或邪毒局限。箍围药必须根据病情的需要,同相应的液体调成糊状,方可应用。阳症多用菊花汁、冷茶汁调制;阴症多用酒、醋调制,取其温通散瘀之功。

3.洗涤法

洗涤法是用中药煎汤趁热熏洗和浸泡患部。古称溻渍法和熏洗法。在古代文献中,又分为浸渍、坐浴、淋浴和湿罨等法。在大肠肛门疾病的治疗中应用极为广泛。内外痔、脓肿、肛瘘、皮肤病患者,采用药物坐浴可以减轻症状。对一些初期病患,坚持使用中药坐浴可以治愈病患。脓肿溃后,内外痔发炎水肿、肛周软组织蜂窝织炎以及肛门湿疹,均可用洗涤法清洁创口,使以去除毒邪、利于肉芽生长,根据病情不同选用不同方剂。如祛毒汤有消肿止痛、收敛止血作用,适用于痔疮发炎、脱肛嵌顿水肿以及肛门癌。苦参汤有祛风除湿、杀虫止痒的功能,用于肛门湿疹、肛门瘙痒症。食盐、朴硝、花椒煎水熏洗坐浴,可以达到消肿、止痛、止痒、收敛的目的。将药物煎汤后盛入坐浴盆内先熏后洗,每次15分钟左右,每天便后坐浴或酌情浴洗2~3次。有学者配方的肛肠洗剂(鱼腥草、苦楝皮、苦参、侧柏叶、生甘草等)临床具有很好效果,具有消肿止痛、杀虫止痒之功效,本品为袋泡茶式包装,只需热水冲开即可,使用非常方便,很受患者欢迎。

4.灌肠法

将药物煎水后装入灌肠器或注射器内,接上肛管或导尿管,涂上液体石蜡或甘油滑润剂后,再纳入肛门内,缓慢将药液注入直肠内。常用药液如三黄汤、承气汤、甘油、肥皂水和生理盐水等。此法大多数用于治疗非特异性溃疡性结肠炎、放射性直肠炎、慢性直肠炎以及术前肠道准备和术后便秘等。灌注药物的种类很多,数量和次数也视病情而定。对痔疮、肛瘘、肠息肉,术后换药每天 1～2 次,常用九华膏、京万红和三黄液。对便秘患者,常用甘油、承气汤煎剂 200 mL,注入直肠 10～15 分钟后,即可排便。对于直肠炎可根据病情,选用药物煎水灌肠 50～200 mL,每天 1～2 次,保留灌肠。用于术前肠道准备,大多在手术当天早晨,用肥皂水或生理盐水灌肠,每次 600～1 000 mL。一般清洁灌肠多用生理盐水,2～3 次,直至排出清水为止,以达到手术要求。

5.栓塞法

栓塞法是将药物制成栓剂,放入患者肛内,然后自行溶化、吸收,直接作用于肠壁创面。一般用于内痔、肛肠疾病术后、肛裂、肛瘘、脓肿等病。现常用栓剂有氯己定痔疮栓、九华栓、化痔栓、吲哚美辛栓、红霉素栓等。

患者大便后,洁净肛门,坐浴后将药物栓圆头向着肛门轻轻塞入肛内,勿使滑出。每次 1 粒,每天 1～2 次。术后疼痛并有低烧者,可放吲哚美辛栓帮助止痛。内痔术后可放九华栓。红霉素栓用于内痔发炎充血、便血者,如术后放入肛内,对创面刺激大,疼痛加剧。要视情况而定,不可千篇一律。使用栓剂目的是为进一步消炎生肌,加速创面愈合。

6.枯痔法

为传统治痔的主要疗法,因剂型和用药方式不同,又分为枯痔散疗法、枯痔钉疗法、枯痔液疗法。但这些药物中多含汞和砷,因汞和砷腐蚀力强,痛苦巨大,毒副作用明显因而已经被淘汰。如枯痔散,一般用于痔疮,将此药涂敷痔核表面,使之焦枯脱落。由于古方枯痔散中含有砒霜,容易引起砒霜中毒而死亡,后世虽有无砒枯痔钉、枯痔散,但刺激性强、不良反应大、治疗痛苦大,目前已逐渐被新型制剂所代替。但据近年观察,一些医师仍在应用含有腐蚀剂的药物涂抹痔疮,并声称所谓的非手术疗法,据临床所见,一些患者应用此方法后常常出现大出血、肛门狭窄等后遗症。临床曾有一患者,涂药后 7 d,肛门出血不止,检查时见肛门一周糜烂坏死,颜色紫黑,伴有血性分泌物,肛门内痔核出现溃疡,出血,体温升高,后经过抗炎及手术整形后患者逐渐恢复正常。因此,根据临床实际和应用的目的,对传统的中医药应取其精华、去其糟粕的继承和施用。

(二)手术疗法

对于痈肿疮疖,虽然均欲内消,但在内服中药、外敷药物治疗效果不明显或病情继续发展,如脓肿已形成时,则宜采用手术疗法,以排出脓毒、除去病灶,促使疮疡早日愈合。特别是肛周瘘性疾病、脓肿,应在脓肿形成时施行手术,再配合内、外治法治疗。

由于证候各异,病情轻重不同,手术方法多种多样。大致归纳有刀法、烙法、注射法、挂线法、结扎法等。分别应用于痔、肛门直肠周围脓肿、肛瘘、息肉、肛裂、乳头瘤等疾病。各种方法互相配合使用,严格消毒,防止事故发生。

1.刀法

它适用肛门直肠周围的大多数疾病。例如,脓肿的切开引流,根据病灶使毒随脓泄,肿消痛止,逐渐愈合。《证治准绳》中说:"若当用针烙而不用,则毒无从而泄,脓瘀蚀其膏膜,烂筋坏骨,难乎免矣。"不难看出古人指出了开刀法是外科疾病中的主要措施。所以对于脓肿和引起功能障碍的疾病,如不及时手术,脓毒内蕴,侵蚀正常肌肉,腐烂筋骨,循隙外窜,病灶扩散,延长病程,危及生命。

临床上根据病种和病情的不同,在使用开刀法之前,应正确掌握切开排脓的时机,如脓未成,可以先用内消法,免受开刀之苦。如脓已成,则需尽快开刀。至于开刀的方法,《千金方》中说:

"破痈口,当令上留三分,近下一分。"说明了刀法必须低位引流的原则。为后世提示了切口位置,应选择在脓肿稍低的位置,可使脓液畅流。

脓肿切开方向,在肛门直肠部宜行放射状切开;离肛门较远宜弧形切开;瘘管则应根据管道方向切开,切忌盲目动刀。总之开刀法应以不损伤肛门括约肌收缩功能和不造成肛门畸形为原则。切口的大小与脓腔深度成正比。不然如脓深而切开浅,则内脓不得外出,反伤气血。如脓浅而切开深,则脓毒虽除却损伤了正常肌肉,均为不当。

切口的大小,取决于其脓肿范围的大小和病变部位所涉及的肛门括约肌和直肠环。凡是脓腔大而深,涉及肌肉丰厚的,切口宜大,反之切口宜小。一般手术切口不宜过大和过深,以防损伤肛管直肠环。也不宜过宽地切除皮肤和损伤过多的肛管皮肤,以免愈合后瘢痕过大影响肛门收缩功能。然而也不能过小,以免引流不畅,拖延治愈时间。主灶切开对口引流术可以很好地使复杂的脓肿或肛瘘创口变小。

切开法在操作时,宜在良好的局部麻醉或骶管麻醉下进行。常规消毒,充分麻醉后,用指诊来确定脓肿的大小和部位。考虑引流通畅的部位,确定切口方向、深浅和大小,采用不同形状的切口,切开皮肤和皮下组织,钝性分离脓腔,排尽脓液。并在左手示指的引导下,右手持探针轻柔地从切口外探查,看有无内口。如有内口,在不损伤肛管直肠环和肛门收缩功能的前提下,沿探针做放射状切口。切开脓腔与内口之间的表面组织。如遇搏动性出血,可用丝线结扎或缝扎止血。最后用凡士林油条填充引流。

正确应用刀法,能够去除疾病,防患于未然。根据临床经验总结刀法如下。

(1)先仔细了解病情情况(如是否已经做过手术等),仔细检查病灶的深浅及与周围括约肌的关系,将病灶定位清楚后再行刀法,防止形成人为的假灶,增加患者痛苦。

(2)定位清楚后,根据病灶的大小确定手术方式,如低位单纯瘘可直接切开;低位复杂瘘采取主灶切开对口引流法;单纯高位肛瘘采用切开加乳胶管引流法;高位复杂瘘则采取前两者结合的办法。

(3)根据外科原则,切口需引流通畅,不留无效腔。

(4)切口宜放射状梭形切开,可以防止瘢痕较大或出现沟状缺损。

2.烙法

中医学中的烙法是应用针和烙器在火上烧灼后进行手术的一种方法。与现代医学的电灼法相同,烙法适用于高位带蒂息肉和无恶性病变的广基息肉,也可用于止血。受检者在被查前宜清洁灌肠,医者使用乙状结肠镜伸入直肠肿瘤或出血处,使瘤体和出血灶在直视内,再取下目镜,在直视下将电灼器尖端接触病灶烧灼。电灼时必须用吸引器随时吸出血液黏液或烟雾。大的有蒂息肉,可用胶圈套扎器扎于蒂上,切除之后,再用电灼。注意不要烧灼过深,以免组织坏死,引起出血或穿孔。

3.挂线法

有以线带刀的说法,为我国传统中医的特有疗法。是采用药线、丝线或橡皮筋等来挂断瘘管或窦道。利用药线或橡皮筋的紧力,促使气血阻绝、肌肉坏死,达到切开目的。这种方法操作简便,使组织呈渐进坏死,容易修复,但必须注意引流通畅。

此法适用于高位复杂性肛瘘、肛管直肠狭窄、肛裂、高位脓肿等。操作时在局麻或骶麻下进行。取截石位或侧卧位,常规消毒,先在探针尾端缚扎一橡皮筋,再将探针另一端从瘘管外口徐徐向内口探入(切忌暴力造成假道),再将探针从瘘管内口完全拉出,使橡皮筋经过瘘管外口,紧贴皮下切口用止血钳夹住,在止血钳下方,用粗丝线双重结扎橡皮筋。然后在结扎线以外 2 cm 处,剪去多余的橡皮筋,松开取下止血钳。用凡士林油条压入伤口,压迫止血,外敷纱布包扎,胶布固定,整个操作过程完毕。

4.结扎法

结扎法又称缠扎法。很早就被外科领域广泛应用。如《外科正宗》中就有用头发结扎脱疽的记载;《景岳全书》中有用蜘蛛丝缠扎赘瘤的记载。现代医学一般多采用丝线结扎。经过结扎,促使患处经络阻塞,使病变组织逐渐坏死脱落,从而达到治愈之目的。一般多用于内痔、息肉、肛门皮肤疣等。

凡顶大基小的直肠息肉、肛门皮肤赘疣、内外痔等,以双套结扣住扎紧。对大的内痔核和直肠息肉,可用缝线贯穿其根部,行 8 字贯穿结扎,两线交叉扎紧。如混合痔外痔剥离、内痔结扎法。环状混合痔可采用分段结扎法,先将环状内痔分为几个痔块,然后用止血钳夹住痔核的基底部,贯穿 8 字形结扎。也可采用胶圈套扎法,使小乳胶圈套入痔核根部。利用胶圈较强的弹力,阻断内痔的血液供应,使痔核缺血、坏死脱落而达到治愈目的。

(三)其他疗法

1.针灸法

利用针刺或艾灸以疏通经络,调理气血,平衡阴阳。适用于脱肛、肛裂疼痛、术后尿潴留和术后疼痛等症。脱肛,可针刺足三里、长强穴;肛周炎、肛裂,可针刺长强、白环俞穴;对于肛门疾病术后疼痛,可根据情况,选用长强和白环俞等穴;术后尿潴留,小便困难者可针刺关元、气海、三阴交。此外,耳针对肛门肿痛、便血、便秘等亦有很好疗效,常用穴位如大肠、直肠、肛门、皮质下、神门等。同时也可在耳轮找出反应点,用毫针刺激后再埋皮内针固定,可随时按压埋针处,以加强治疗作用。

2.挑治法

主要适于肛门肿痛、便血等。如上唇系带处有痔征即白色滤泡时,消毒后可用三棱针将其挑破或令适当放血,后按压止血即可。亦可在背部找出痔点,局部消毒后,以三棱针挑破痔点皮肤,再向深层挑刺,挑断部分白色纤维,局部粘贴敷料。

(刘海涛)

第三节　常用方剂

一、清热解毒类

(一)仙方活命饮

《外科发挥》处方:金显著、防风、白芷、归尾、赤芍、乳香、没药、贝母、天花粉、陈皮、炙穿山甲、皂角刺、甘草。

方解:方中金显著清热解毒,为治疮疡要药;乳香、没药、归尾、赤芍活血化瘀;贝母、天花粉化痰散结;防风、白芷除湿排脓消肿;陈皮理气消胀;穿山甲、皂角刺穿透经络,直达病所以排脓消肿;甘草清热解毒。

功能:清热解毒,消肿排脓,活血止痛。

主治:肛门脓肿、痔、瘘及全身痈疽疗肿初起或成脓期,局部红肿疼痛,伴发热、口渴,舌红,苔黄腻,脉数。

用法:水煎服。

(二)五味消毒饮

《医宗金鉴》处方:金银花、蒲公英、紫花地丁、野菊花、紫背天葵。

方解:方中金银花清热解毒,消痈散肿;蒲公英、野菊花清热解毒;紫花地丁、天葵消散肿毒。诸药合用,清热解毒之力更强。

功能:清热解毒。

主治:内、外痔发炎及疗疮疖肿。

用法:水煎服。

(三)黄连解毒汤

《外科正宗》处方:黄连、黄柏、黄芩、山栀。

方解:方中黄连为主药,泻心火兼泻中焦之火;黄芩为辅药,泻上焦之火;黄柏为佐药,泻下焦之火;栀子为使药,泻三焦之火。

功能:清热解毒。

主治:疮疡阳证,虫咬皮炎,药疹及急腹症里热患者。

用法:水煎服。

(四)三黄汤

(经验方)处方:黄连、黄芩、大黄。

方解:方中黄连泻心、胃、肝、胆的实火;黄芩清热燥湿;大黄直达下焦,清泻血分实热,荡涤胃肠积滞。

功能:清热解毒。

主治:阳证疮疡热毒盛者。

用法:水煎服或调成糊剂涂患处。

(五)八正散

《太平惠民和剂局方》处方:木通、车前子、滑石、萹蓄、瞿麦、大黄、栀子、炙甘草。

方解:方中瞿麦利水通淋,清热凉血;木通清热利尿,为主药。辅以车前子、萹蓄、滑石、灯心草清热利尿通淋。佐以大黄、栀子清热泻火,导热下行。使以甘草调和诸药。

功能:清热利尿。

主治:肛门直肠手术后引起的尿潴留。

用法:水煎服。

(六)内疏黄连汤

《外科正宗》处方:黄连、黄芩、大黄、槟榔、木香、栀子、连翘、薄荷、当归、白芍、甘草、桔梗。

方解:大黄、槟榔泄热下行;黄连、黄芩、栀子加强清热泻火之力;当归、白芍、木香活血行气。

功能:清火解毒。

主治:痈疽实热证。

用法:水煎服。

（七）祛毒汤

《医宗金鉴》处方：瓦松、马齿苋、川文蛤、川椒、苍术、防风、葱白、枳壳、侧柏叶、火硝、甘草。

方解：方中瓦松止血敛疮；侧柏叶凉血止血；马齿苋、生甘草清热解毒；文蛤清热利湿，化痰散结；川椒解毒止痒；火硝散毒消肿；苍术、防风、葱白祛风胜湿；枳壳苦降下行。

功能：清热解毒，凉血止血，祛风止痒。

主治：各种痔疮，肛瘘、肛门脓肿及其术后。

用法：水煎外洗。

（八）白头翁汤

《伤寒论》处方：白头翁、秦皮、黄连、黄柏。

方解：方中白头翁清热解毒，善治热毒赤痢。黄连、黄柏、秦皮协助白头翁清热解毒，燥湿止痢。

功能：清热解毒。

主治：湿热痢之热盛者。

用法：水煎服。

（九）芍药汤

《河间六书》处方：芍药、黄芩、黄连、肉桂、当归、木香、槟榔、大黄、甘草。

方解：方中黄芩清胃肠湿热，芍药调血和肝，甘草协助芍药以缓急止痛，当归、木香行气活血，大黄、槟榔、黄连清泄肠中湿热。此即所谓行血则便脓自愈，调气则后重自除。

功能：清热解毒，行血调气。

主治：湿热痢。

用法：水煎服。

（十）安氏熏洗剂

（自治经验方）处方：益母草、五倍子、芒硝、马齿苋、苦参、侧柏叶、花椒等。

方解：方中益母草味辛苦、凉，活血消肿，五倍子抗炎收敛，芒硝清热消肿，马齿苋清热解毒，散血消肿，苦参清热燥湿，侧柏叶凉血止血，花椒温中止痛，杀虫止痒。合而为清热解毒，收敛止血消肿之剂。

功能：清热解毒，收敛，止血，消肿。

主治：内外痔发炎、痔术后及肛门脓肿，血栓外痔等。

用法：用开水浸泡 15～20 min，待水温后坐浴。

（十一）如意金黄膏

《外科正宗》处方：大黄、黄柏、白芷、天花粉、苍术、厚朴、陈皮、南星、姜黄、甘草。

方解：方中大黄泻火解毒，活血化瘀；黄柏清热燥湿；姜黄活血通络；天花粉排脓消肿；白芷用于疮疡，初起能消散，溃后能排脓；南星化痰散结；平胃散燥湿行气导滞。

功能：清热除湿，散瘀活血，消肿止痛。

主治：疮疡阳证。痈疽疔疖、肛瘘、肛周脓肿。

用法：研为细粉，与蜂蜜或香油或金显著露以及丝瓜叶捣汁调和，外涂患处。

（十二）黄连膏

（经验方）处方：黄连、姜黄、当归、生地。

方解：方中黄连清热泻火；生地、当归凉血清热；姜黄活血止痛。

功能:清热、凉血、解毒。

主治:疮疡属于阳证者。

用法:诸药浸入麻油内,放置1 d,用文火熬至枯黄,加入黄蜡,文火制成膏剂,外涂患处。

(十三)葛根芩连汤

《伤寒论》处方:葛根、黄芩、黄连、甘草。

方解:方中葛根解表;黄芩、黄连清解里热;甘草和中。合而为表里双解之剂。

功能:清热止痢。

主治:实热泄泻。

用法:水煎服。

(十四)大连翘饮

《外科正宗》处方:连翘、瞿麦、滑石、赤芍、车前子、山栀、木通、当归、牛蒡子、防风、荆芥、蝉蜕、石膏、黄芩、柴胡、甘草。

方解:连翘、石膏、黄芩、山栀、牛蒡子清热解毒;瞿麦、滑石、赤芍、车前子、木通清热利湿;当归、防风、荆芥、蝉蜕活血祛风;柴胡疏理气机;甘草调和诸药。

功能:清热解毒,除风止痒。

主治:湿热性肛门脓肿初期,肛门湿疹。

用法:水煎服。

(十五)内消散

《外科正宗》处方:金银花、天花粉、知母、白及、半夏、穿山甲、皂角刺、乳香。

方解:金银花、天花粉、知母清热解毒;白及、半夏、穿山甲、皂角刺、乳香软坚散结,止痛。

功能:清热解毒,软坚散结。

主治:肛门脓肿初期。

用法:上药各3 g,水酒各1碗,煎8分,分服。

(十六)玉露膏

《经验方》处方:芙蓉花叶晒干研成细面,加凡士林制成20%软膏,外用。

功能:清热、凉血、消肿。

主治:肛门炎症,痔疮肿痛,脓肿初期。

(十七)止痛如神汤

《医宗金鉴》处方:秦艽、桃仁、苍术、防风、黄柏、泽泻、槟榔、当归尾、熟大黄、皂角子(烧灰存性研)。

方解:苍术、防风祛风解表,黄柏、泽泻利湿热,秦艽、桃仁、皂角子行气活血止痛,槟榔、当归尾、熟大黄清热润肠通便使火自粪便而消。

功能:清热祛风利湿。

主治:诸痔发作时,肿胀痒痛。

(十八)普济消毒饮

《外科正宗》处方:黄芩、黄连、人参、陈皮、玄参、甘草、柴胡、桔梗、连翘、牛蒡子、马勃、板蓝根、升麻、僵蚕。

方解:黄芩、黄连、连翘、牛蒡子、马勃、板蓝根、升麻、玄参清热解毒为主,僵蚕、柴胡、桔梗疏散风邪,人参、陈皮、甘草健脾益气使寒药不致伤胃。

功能:清热解毒,疏散风邪。

主治:风热疫毒所致的头痛、痈肿、疮疡。

二、活血化瘀类

(一)桃红四物汤

《医宗金鉴》处方:桃仁、红花、当归、白芍、熟地、川芎。

方解:方中四物汤活血养血,配伍桃仁、红花更加强活血化瘀之力。

功能:活血化瘀,养血。

主治:血瘀型疮疡,脱疽之证。

(二)大黄䗪虫丸

《伤寒论》处方:大黄、䗪虫、牛膝、桃仁、赤芍、生地、水蛭、虻虫、蛴螬、黄芩、杏仁、甘草。

方解:方中大黄、桃仁、䗪虫、水蛭、虻虫、牛膝、蛴螬活血化瘀通络;生地、芍药、甘草养血缓急;杏仁、黄芩宣散郁热。

功能:活血化瘀,消痞通络。

主治:血瘀积块。

用法:制成丸剂,每服 3 g,每天 1～2 次。

(三)活血化坚汤

《外科正宗》处方:防风、赤芍、归尾、天花粉、金银花、贝母、川芎、皂角刺、桔梗各 3 g,僵蚕、厚朴、五灵脂、陈皮、甘草、乳香、白芷梢各 15 g。

方解:僵蚕、厚朴、五灵脂、陈皮、甘草、乳香、白芷、皂角刺、归尾具有活血软坚散结的作用;余药行气散结。

功效:活血化坚。

主治:肠道息肉、肿瘤。

用法:水 2 盅,煎 8 分,临服用酒 1 小杯,食后服。

(四)血府逐瘀汤

《医林改错》处方:桃仁、红花、当归、川芎、赤芍、生地、柴胡、枳壳、甘草、桔梗、牛膝。

方解:桃仁、红花、当归、川芎、赤芍、生地活血化瘀,柴胡、枳壳、甘草、桔梗行气解瘀,牛膝引药下行。

功效:活血逐瘀。

主治:瘀血内阻,头痛胸痛,腹中结块。

用法:水煎服。

(五)活血散瘀汤

《外科正宗》处方:川芎、归尾、赤芍、苏木、牡丹皮、枳壳、瓜蒌仁、桃仁、槟榔、炒大黄。

方解:川芎、归尾、赤芍、苏木、牡丹皮活血祛瘀,枳壳、瓜蒌仁、桃仁、槟榔、炒大黄润肠通便。

功能:活血散瘀,消肿化结。

主治:肠道积热,肠痈、痢疾。

用法:水煎服。

三、攻下通便类

(一)大承气汤

《伤寒论》处方:生大黄、芒硝、枳实、厚朴。

方解:方中大黄苦寒泄热通便,荡涤胃肠;辅以芒硝软坚润燥;佐以枳实、厚朴行气导滞。诸药合用,有峻下热结的功效。

功能:泻热攻下。

主治:疮疡及急腹症里热实证。

用法:水煎服。

(二)麻子仁丸

《伤寒论》处方:大黄、厚朴、枳实、麻子仁、杏仁、白芍。

方解:方中小承气汤行气通下,配麻仁润肠通便,杏仁宣降肺气,白芍养阴活血。以蜜为丸,取其缓缓润下之义。

功能:清热,润肠,通便。

主治:燥热引起的便秘。

用法:炼蜜为丸,睡前服1丸。

(三)调胃承气汤

《伤寒论》处方:大黄、芒硝、甘草。

方解:方中大黄泻热通便,芒硝软坚,甘草和中,为泻下阳明实热的轻剂。

功能:清热通便。

主治:热结便秘。

用法:水煎服。

(四)五仁汤

《世医得效方》处方:麻仁、郁李仁、柏子仁、杏仁、瓜蒌仁。

方解:本方以果仁组成,诸药合用,润肠通便作用较大。

功能:润肠通便。

主治:津液不足之便秘。

用法:水煎服。

(五)六磨汤

《医学正传》处方:沉香、木香、槟榔、乌药、枳实、大黄。

方解:枳实、大黄、槟榔攻下通便,沉香、木香、乌药行气消胀。

功能:行气通便。

主治:气滞便秘,腹胀。

用法:水煎服。

(六)防风通圣散

《宣明论》处方:防风、荆芥、连翘、麻黄、薄荷、川芎、当归、白芍、白术、山栀、大黄、芒硝、石膏、黄芩、桔梗、甘草、滑石。

功能:疏风、解表、清热泻下。

方解:防风、荆芥、连翘、麻黄、薄荷祛风解表,当归、白芍、白术、山栀、大黄、芒硝清热通便,石膏、黄芩、桔梗、甘草滑石清泄肺胃之火,合而解表通便。

主治:发热、怕冷、头痛、大便秘结、肛门肿痛。

用法:做成丸散或水煎服。

(七)温脾汤

《千金要方》处方:附子、干姜、人参、甘草、大黄、芒硝、当归。

方解:附子、干姜、人参、甘草温中益气,大黄、芒硝、当归泻下通便。

功能:温中通便。

主治:寒实积聚,便秘、腹痛。

用法:水煎服。

四、补益气血类

(一)四君子汤

《和剂局方》处方:党参、白术、茯苓、炙甘草。

方解:方中以党参为主药,补气健脾;辅以白术、茯苓、甘草健脾益胃。

功能:补气健脾。

主治:元气亏损,痔核反复脱出或脱肛,短气懒言,食欲缺乏。

用法:水煎服。

(二)八珍汤

《正体类要》处方:党参、白术、茯苓、当归、白芍、熟地、川芎、炙甘草。

方解:八珍汤由四君子汤与四物汤合成,合而为治气血两亏的常用方剂。

功能:补益气血。

主治:肛肠术后气血两虚,伤口愈合缓慢或痔疮反复出血患者。

用法:水煎服。

(三)补中益气汤

《外科正宗》处方:党参、白术、黄芪、陈皮、当归、升麻、柴胡、炙甘草。

方解:方中党参、白术、炙甘草甘温益气;黄芪补中益气;升麻、柴胡协同参、芪以提升下陷阳气;当归养血;陈皮理气化滞。

功能:补益中气。

主治:脱肛、痔核脱出不易还纳或疮疡中气不足者。

用法:水煎服。

(四)十全大补汤

《和剂局方》处方:党参、黄芪、白术、当归、熟地、白芍、肉桂、陈皮、阿胶、槐花炭、炙甘草。

方解:方中以党参、黄芪、白术、炙甘草补气健脾;当归、熟地、白芍、阿胶补血养血;陈皮、槐花炭健脾理气止血。

功能:补气养血。

主治:气血两亏的疮疡、溃疡脓液清稀或肛肠术后气血虚弱者。

用法:水煎服。

(五)归脾汤

《外科正宗》处方:党参、黄芪、白术、当归、茯苓、木香、远志、酸枣仁、龙眼肉、炙甘草、生姜、大枣。

方解：方中以四君子汤健脾益气；当归补血汤益气生血；龙眼肉、酸枣仁、远志养心安神；木香行气化滞；生姜、大枣调和营卫。

功能：益气健脾，补血养心。

主治：肛肠疾病出血过多而贫血或术后气血不足者。

用法：水煎服。

（六）参苓白术散

《和剂局方》处方：党参、茯苓、白术、山药、薏苡仁、陈皮、砂仁、扁豆、莲肉、桔梗、炙甘草。

方解：方中四君子汤补气健脾；薏苡仁、山药、扁豆、莲肉健脾利湿；砂仁、陈皮健脾行气。

功能：健脾渗湿。

主治：脾虚型湿疹、泄泻及肛肠术后脾气虚弱，伤口分泌物增多而稀落者。

用法：水煎服。

（七）人参养荣汤

《和剂局方》处方：人参、黄芪、白术、茯苓、当归、熟地、白芍、陈皮、五味子、远志、肉桂芯、炙甘草、生姜、大枣。

方解：方中以四君子汤加黄芪、陈皮补气健脾；当归、白芍、熟地养血补血；五味子、远志养心安神；肉桂温补阳气；生姜、大枣调和营卫。

功能：补益气血，宁心安神。

主治：肛肠术后或疮疡后期气血不足，或贫血的患者。

用法：水煎服。

五、养阴清热类

（一）三甲复脉汤

《温病条辨》处方：甘草、生地、白芍、麦冬、阿胶、麻仁、牡蛎、鳖甲、龟板。

方解：麦冬、阿胶、麻仁、牡蛎、鳖甲、龟板、生地为主具有滋阴潜阳降火功效，白芍、甘草酸甘化阴为辅。

功能：滋阴潜阳。

主治：下焦温病，余热未清。

（二）大补阴丸

《丹溪心法》处方：知母、黄柏、熟地、龟板、猪脊髓。

方解：熟地、龟板滋阴潜阳，黄柏泻火坚阴，知母滋润肺肾，猪脊髓填精补髓，以助滋阴。

功能：滋阴降火。

主治：肛肠术后低热者。

（三）青蒿鳖甲汤

《温病条辨》处方：青蒿、鳖甲、知母、生地、丹皮。

方解：青蒿芳香透络，从少阳领邪外出，生地、丹皮滋阴泻火，鳖甲知母直入阴分。

功能：养阴清热。

主治：肛肠术后低热或肠结核、结核性肛瘘者。

六、化腐生肌类

(一)生肌散
《外科正宗》处方：当归、白芷、血竭、轻粉、紫草、甘草、白醋、麻油。

功能：活血镇痛，润肤生肌。

主治：肛肠术后创面肉芽生长缓慢，不易愈合及疮疡溃后脓水将尽的患者。

用法：将药均匀涂纱布上，敷贴患处。

(二)九一丹
(经验方)处方：熟石膏、红升丹。

方解：煅石膏外用生肌敛疮；红升丹祛腐提脓。

功能：祛腐提脓。

主治：瘘管流脓未尽和溃疡患者。

用法：撒于创面或制成药捻插入瘘管或疮口。

(三)生肌玉红膏
《外科正宗》处方：白芷、甘草、当归、血竭、轻粉、白蜡、紫草、麻油。

功能：生肌润肤，活血祛瘀。

主治：肉芽生长缓慢、创面不易愈合者。

用法：制成药膏外用。

(四)托里消毒散
《外科正宗》处方：人参、川芎、白芍、黄芪、当归、白芷、白术、茯苓、金银花、甘草、皂角刺、桔梗。

功能：补中益气，托里透脓。

主治：痈疮因中虚脓成不溃，服之即溃。

用法：水煎服。

(五)珍珠散
《外科正宗》处方：青缸花、珍珠、真轻粉。

功能：生肌长皮。

主治：促进创面皮肤生长。

用法：研细磨外用。

七、止血剂类

(一)槐角丸
《沈氏尊生书》处方：槐角、地榆炭、当归、炒枳壳、黄芩、防风。

方解：方中槐角、地榆炭凉血止血；黄芩清大肠之热；枳壳行气导滞；当归养血润肠；防风祛风。

功能：清热凉血止血。

主治：大肠湿热，痔瘘肿痛和大便带血等症。

用法：每服 10 g，每天 2 次。

(二)凉血地黄汤

《外科正宗》处方:川芎、当归、白芍、甘草、生地、白术、茯苓、黄连、地榆、人参、山栀、天花粉。

方解:人参、白术、茯苓、甘草为四君子汤,具有健脾统血功效;黄连、地榆、山栀、天花粉、生地清热凉血止血;川芎、当归、白芍养血和血。

功能:凉血止血。

主治:内痔出血,大便干燥。

用法:水煎服。

八、祛湿止痒类

(一)二妙丸

《丹溪心法》处方:黄柏、苍术。

方解:方中黄柏苦寒清热燥湿;苍术燥湿健脾。

功能:清热除湿。

主治:肛周及会阴部湿疹。

用法:每服 10 g,每天 2 次。

(二)苦参汤

《疡科心得集》处方:苦参、金显著、野菊花、黄柏、蛇床子、地肤子、白芷、菖蒲。

方解:方中苦参、蛇床子、地肤子清热燥湿,止痒杀虫;黄柏、金显著、野菊花清热解毒,凉血消肿;白芷祛风止痒;菖蒲祛风消散。

功能:祛风除湿,止痒杀虫。

主治:瘙痒性皮肤疾病。

用法:水煎加猪胆 4～5 枚,熏洗患处。

(三)蛇床子汤

《外科正宗》处方:蛇床子、当归尾、威灵仙、苦参。

方解:蛇床子、威灵仙、苦参祛风燥湿止痒杀虫为主,当归尾活血祛风为辅。

功能:祛风除湿,止痒杀虫。

主治:瘙痒性皮肤疾病。

用法:水煎熏洗患处。

(四)青黛散

《杂病源流犀烛》处方:青黛、石膏、滑石、黄柏。

方解:方中青黛清热解毒;滑石、黄柏清热祛湿;石膏清泻实热。

功能:清热解毒,祛湿止痒。

主治:皮肤瘙痒,脓肿痒痛出水者。

用法:研为细末,外用。

九、腐蚀枯脱类

(一)三品一条枪

《外科正宗》处方:白砒、明矾、明雄黄、乳香。

方解:方中白砒外用有强烈腐蚀作用;雄黄解毒杀虫;白矾解毒疗疮,杀虫止痒;乳香活血化瘀止痛。

功能：腐蚀。

主治：痔疮、肛瘘等。

用法：将药条插入患处，外以膏盖护之，因易引起砒中毒，现已少用。

（二）白降丹

《医宗金鉴》处方：朱砂、雄黄、水银、硼砂、火硝、白矾、皂角刺、食盐。

功能：化腐脱管。

主治：肛瘘术后脱管，肉芽过度生长。

（张广峰）

第四节　常用中医外科操作

一、药捻的搓制方法

（一）外粘药物的药捻搓制方法

（1）清洁洗手。

（2）裁剪桑皮纸：1 号药捻需长×宽为 28 cm×7 cm 的桑皮纸；2 号药捻需长×宽为 20 cm× 6 cm 的桑皮纸；3 号药捻需长×宽为 14 cm×4 cm 的桑皮纸；4 号药捻需长×宽为 10 cm×3 cm 的桑皮纸；5 号药捻需 7 cm×2 cm 的桑皮纸（图 4-1）。

（3）将裁剪好的桑皮纸向同一个方向搓捻，形成紧实的线状后，在中点处对折，一手捏紧对折点，另一手将纸的两端继续向同一个方向搓捻，捏紧对折点的手配合向相同方向搓捻顶端，直至形成一根螺旋状线形的药捻（图 4-2）。

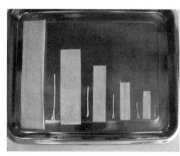
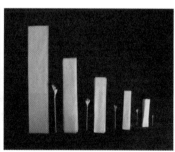

图 4-1　裁剪桑皮纸

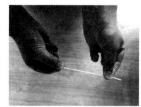
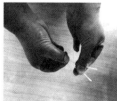
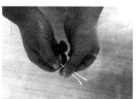
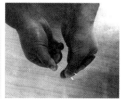

图 4-2　药捻的搓制

(4)搓制好的药捻规格:1号药捻长度为12 cm,2号药捻长度为8 cm,3号药捻长度为6 cm,4号药捻长度为4 cm,5号药捻长度为3 cm。

(5)高压蒸汽消毒备用。

(二)内裹药物的药捻搓制方法

(1)清洁洗手。

(2)裁剪桑皮纸:具体规格同上。

(3)将药物放入裁剪好的桑皮纸内,参照外粘药物的药捻搓制方法进行搓捻。

(4)高压蒸汽消毒备用。

(三)关键步骤

(1)裁剪出长宽符合规定的桑皮纸备用。

(2)药捻搓制过程中,双手配合,要始终向同一个方向搓捻,使线的两端呈螺旋状环绕。

(3)药捻搓制过程中,用力均匀,保持药捻的硬度。

(四)操作误区及分析

(1)搓制成的药捻,相同型号,但长短不一:在搓制药捻之前,要按照规定的长宽,裁剪桑皮纸;搓制过程中,用力均匀,避免相同型号的药捻紧实度不一致,导致长短不一。

(2)药捻过软,不能进行窦道的探查及治疗:药捻搓制过程中,注意用力均匀,双手配合,向同一个方向搓捻,使纸的两端呈紧实螺旋状环绕。

(五)操作小结

(1)药捻,俗称药线、纸捻,目前多用桑皮纸搓制而成,具有探查及治疗窦道的作用。

(2)药捻的制备有外粘药物药捻及内裹药物药捻两种,目前临床常用的是外粘药物药捻。

(3)在药捻搓制前,要按照规定尺寸,裁剪桑皮纸。

(4)在药捻搓制过程中,注意双手配合,始终向同一个方向搓捻,使线的两端呈螺旋状环绕,并且用力均匀,保持药捻的硬度。

(5)药捻搓制后,必须高压蒸汽消毒后备用。

二、疮面换药

(一)目的

(1)了解和观察疮面愈合情况,以便酌情给予相应的治疗和处理。

(2)清洁疮面,去除异物、渗液及坏死组织,减少细菌的繁殖和分泌物对局部组织的刺激。

(3)疮面局部外用药物,促使炎症局限,或加速疮面肉芽生长及上皮组织扩展,促进疮面尽早愈合。

(4)包扎固定患部,使局部得到充分休息,减少患者痛苦。

(5)保持局部温度适宜,促进局部血液循环,改善局部环境,为伤口愈合创造有利条件。

(二)疮面判断

(1)脓腐期:疮面脓栓未落,腐肉较多,或脓水淋漓,新肉未生。

(2)肉芽生长期:疮面腐肉已脱,脓水将尽,可见新鲜肉芽生长。

(3)上皮爬生期:疮面腐肉、脓水脱尽,肉芽生长良好,疮周可见白色上皮爬生。

(三)基本方法

(1)取合理体位,暴露换药部位,垫治疗巾。

（2）揭去外层敷料，用镊子取下内层敷料。

（3）观察疮面，用镊子夹取75％酒精棉球消毒疮口周围皮肤，用1∶5 000呋喃西林棉球清洁疮面。

（4）药粉均匀撒在疮面上，再将已摊涂好药膏的纱布覆盖疮面，胶布固定，酌情包扎。

（四）关键步骤

（1）药粉需均匀撒在疮面上。

（2）外敷药必须贴紧疮面，包扎固定时注意松紧适度，固定关节时注意保持功能位置。

（3）摊涂药膏宜薄，以免疮面肉芽生长过剩形成胬肉而影响疮口愈合。

（五）操作误区及分析

1.揭除干结敷料时未浸润

在揭除敷料时，如敷料干结，宜用消毒液浸润后再揭下，以免损伤肉芽组织和新生上皮。

2.清洁疮面时用力过大

用消毒液清洁疮面时，动作宜轻柔，以免损伤新生肉芽组织。

3.上丹药时，撒在疮面外正常皮肤

上丹药时须保护周围组织，勿将丹药撒于疮面外。

（六）操作小结

（1）疮面换药法是对疮疡、烧伤、痔瘘等病证的疮面进行清洗、上药、包扎等，以达到清热解毒、提脓祛腐、生肌收口等目的的一种处理方法。

（2）进行疮面换药法操作时，疮面要清洁干净，勿损伤肉芽组织，并应根据疮面的情况选用合适的药物。

（3）对汞剂过敏者禁用丹药，眼部、唇部、大血管附近的溃疡均不用腐蚀性强的丹药。

三、清创术

（一）基本方法

（1）患者平卧位，暴露患处。

（2）局部常规消毒。

（3）予1％利多卡因注射液局部浸润麻醉。

（4）用镊子或血管钳钳取已松动的坏死组织，用手术剪刀或手术刀去除已失活和已游离组织，至红色肉芽组织暴露。

（5）如深部仍有病灶，则适当扩大创口和切开筋膜，保持引流通畅。

（6）如有活动性出血，则予结扎或电凝止血。

（7）用生理盐水冲洗创口。

（8）再次检查手术区无活动性出血后，用九一丹薄撒于疮面上，金黄膏贴敷后，包扎固定。

（二）关键步骤

（1）疮面内已失去活力的组织及脓腐尽量去除干净。

（2）探明病灶范围，不遗留无效腔而造成脓液积聚。

（3）清创后，用九一丹或八二丹等撒于疮面以祛腐，并加压固定，以防止出血。

（三）操作误区及分析

（1）清创范围过小：清创后，如清创口过小，则不能起到引流的目的。

(2)遗留深部病灶:病灶较深,则必须清创到深部直至正常组织暴露,以免毒邪深窜入里而使病情加剧。

(四)操作小结

(1)清创术是用外科手术的方法,清除疮口内的异物,切除坏死、失活或严重污染的组织,使之尽量减少污染,有利于受伤部位功能和形态的恢复。

(2)清创术的目的是为了显现溃疡真正的面积,去除所有影响上皮组织从溃疡边缘生长的物理阻碍因素,引流脓液。

(3)清创治疗的关键是清除无活力的感染组织,直到出现新鲜健康的组织边缘。

(4)清创治疗后,创面保持湿润,促进创面微血管形成和结缔组织形成,促进溃疡愈合。

四、切开法

(一)基本方法

(1)患者取俯卧位,暴露患处,常规消毒铺巾。

(2)予1%利多卡因注射液局部浸润麻醉。

(3)在波动感最明显处,左手拇、示两指按在要进刀部位的两侧,三角刀刀刃向上,在脓点部位向内直刺,深入脓腔见脓液流出。

(4)再将刀口向上或向下轻轻延伸,然后将刀直出。

(5)用血管钳钝性分离脓腔,充分引流脓液。

(6)术后用纱条蘸取九一丹放置脓腔中引流,外敷金黄膏,胶布固定。

(二)关键步骤

(1)选择切口应为脓肿最低位或最薄弱处。

(2)切开深度以得脓为度。

(3)切口不超越脓腔范围。

(三)操作误区及分析

(1)切开时,进刀过浅:患部为皮肉较肥厚的臀部,进刀稍深无妨,以得脓为度。

(2)切开时,切口过小:肌肉丰厚的深部脓肿,切口宜大,以免引流不畅,脓水难出。

(3)切开后用力挤压:切开后,拔出脓栓后应由脓自流,如用力挤压,会使红肿扩散,毒邪内攻。

(四)操作小结

(1)切开法是运用手术刀把脓肿切开,以使脓液排出,从而达到疮疡毒随脓泄、肿消痛止、逐渐痊愈的目的。

(2)适应证为一切外疡,不论阴证、阳证,确已成脓者。

(3)运用切开法前,应当辨清脓成熟的程度、脓肿的深浅、患部的血脉经络位置等情况,然后决定切开与否。

(4)切口选择以便于引流为原则,选择脓腔最低点或最薄处进刀,一般疮疡宜循经直切,免伤血络。一些特殊部位,如乳房部、面部、关节区等的切口选择应依据解剖结构的不同而灵活选择切口。

(5)切开的深浅应根据脓腔的范围及深度而定。

五、拖线法

(一)基本方法

(1)患者平卧位,硬膜外麻醉。

(2)局部常规消毒。

(3)以银质球头探针自上方溃口处探入,从下方溃口处穿出,贯通上下方溃口。

(4)以刮匙清除管道内的褐色坏死组织及虚浮的肉芽组织。

(5)将6～10股医用丝线(国产7号)引入管腔内,两端打结,使之呈圆环状,并保持松弛状态,以来回能自由拖动为度。

(6)检查手术区无出血点后,常规包扎固定。

(7)术后创面处理:手术次日起每天换药,1天1次;换药时拭净溃口、管腔及丝线上的腐肉组织;先用生理盐水灌注冲洗;用干燥的棉球吸干管道及疮面的分泌物;将祛腐的九一丹撒在丝线上,拖动丝线,将丹药引入管道蚀管脱腐并引流。

(8)拖线时间一般为2～3周;后根据局部管腔腐肉组织脱落状况、肉芽组织色泽及脓液性状,采用"分批撤线法"撤除丝线,配合"垫棉法",至创面愈合。

(二)关键步骤

(1)手术时,明确溃口的位置,以硬刮匙清除溃口及管道内的腐肉组织。

(2)通过银质球头探针将医用丝线(国产7号)引入主管道内,丝线两端打结,使之呈圆环状。

(3)换药时,必须注意祛除溃口及丝线上的腐肉,保持引流畅通,可配合生理盐水灌注冲洗。

(4)换药时将提脓祛腐药放在丝线上,来回拖拉丝线。

(5)待管腔腐肉已尽,局部肉芽组织红活,局部脓液纯净黏稠,可采用"分批撤线法",每2天撤线1次。自撤线开始之日起,管腔周围配合"垫棉法",至管腔闭合。

(三)操作误区及分析

(1)充分重视操作前检查:操作前结合超声、X线造影、CT造影三维重建等检查,明确管腔位置、形态、数量、走向、分支、与邻近组织器官的相关性等。

(2)根据管腔腔径大小确定拖线的粗细,一般采用10股医用7号丝线;管道腔径>1 cm以上或管腔呈不规则结构,可以增加丝线股数或用纱条。

(3)探查管道时宜耐心细致,动作轻柔,切忌用暴力,以防形成假性管道。

(4)注意清除溃口及管道内的腐肉组织,并配合刮匙搔刮,保持引流的通畅。

(5)拖线时丝线或纱条两端要迂折于管外打结,以防脱落,但不必拉紧,以便日后来回拖拉引流。

(6)根据局部腐肉组织脱落、肉芽组织的色泽及脓液的性状确定拖线时间。

(7)换药时注意配合生理盐水灌注冲洗,以利管腔腐肉组织的祛除及保持引流畅通。

(8)适时配合局部垫棉压迫法:拆除拖线后,需配合局部垫棉法,压迫整个管道空腔,并用阔绷带扎紧,促使管腔粘连闭合。

(9)对多层较大管腔的瘘管、窦道,应以切开法为主,配合拖线法。

(四)操作小结

拖线法是用球头银丝探针导引,到达管腔基底部,以粗丝线或纱条贯穿于瘘管、窦道管腔中,将祛腐药物掺于丝线上,通过拖拉引流,排净脓腐,从而达到治疗瘘管、窦道的一种治疗方法。主要适用于各种难愈性窦瘘类疾病,包括各种先天性发育异常形成的窦瘘,皮肤感染性疾病、糖尿病性坏疽、浆细胞性乳腺炎、复杂性肛瘘及各种手术后形成的窦道、瘘管;对邻近心、肝、脑、肺等重要脏器、颅骨、胸骨等骨骼、肌肉及血管而行手术扩创风险大的病灶尤其适用。进行拖线法操作时,应根据管腔的大小、管壁厚薄及坏死组织的多少等,采用多股丝线或纱条的拖线疗法。每天换药时,注意将祛腐药物撒在丝线上,并祛除溃口及丝线上的腐肉,保持引流畅通,必要时做辅助切口实施拖线法,或配合灌注冲洗法。拖线拆除后,注重局部垫棉法的运用。

六、捻引流法

(一)基本方法

(1)暴露换药部位,观察疮口,常规消毒。

(2)将搓成的药捻蘸取少量油膏,再蘸取九一丹,然后插入疮口。

(3)药捻末端留出一小部分在疮口之外,向疮口下方折放,用胶布固定。

(4)外敷油膏固定。

(二)关键步骤

(1)根据窦道的深度,选择合适长度及粗细的药捻。

(2)药捻插入疮口时,首先应尽量插到窦腔底部,然后再适当拔出少许固定。

(3)如疮口脓水已尽,药捻应蘸取生肌敛疮之品插入窦腔,不插药捻后,注重局部垫棉法的运用。

(三)操作误区及分析

(1)药捻过短:药捻过短,不能插到窦道底部,则药物无法作用到整个窦腔。

(2)药捻过粗:药捻过粗,则堵塞疮口,造成引流不畅。

(3)脓水已尽,流出淡黄色黏稠液体,仍插药捻:脓水已尽,流出淡黄色黏稠液体,为将愈之象,如果仍插药捻,则影响收口时间。

(四)操作小结

(1)药捻引流法是借着药物及物理作用,将药捻插入溃疡疮孔中,使脓水外流,同时利用药捻之绞形,使坏死组织附着于药捻而使之外出,腐脱新生,防止毒邪扩散,促使溃疡早日愈合的一种治法。

(2)适用于溃疡疮口过小、脓水不易排出者,或已成瘘管、窦道者。

(3)药捻法所使用的药线,有外粘药物和内裹药物两类。目前临床上多数应用外粘药物的药线。

(4)操作时应先用球头银丝探针探查窦道的走向和深浅;CT窦道造影、B超等检查了解窦道位置、形态、数量、长度、走向、分支、残腔及与邻近组织器官的关系。如窦道位置深、弯曲、管道多、有分支等,要配合灌注法,后期愈合期,可配合垫棉法。

七、灌注法

(一)基本方法

(1)暴露换药部位,常规消毒。

(2)一次性注射针筒抽取中药药液后,与一次性静脉输液针相接。

(3)用球头银丝探针探明窦道走向。

（4）剪去静脉输液针前端针头及部分输液管后,将剩余输液管缓缓插入窦道底部,将祛腐中药药液缓慢注入管腔,每天1次。

（5）灌注结束后,窦道口内置药捻引流,用橡皮膏固定,外敷油膏固定。

（二）关键步骤

（1）根据窦道的深度,留取静脉输液针合适长度的输液管。

（2）一次性输液器一端插入窦道时,手法宜轻柔,切勿用力而使输液管插入正常组织内,形成假性管道。

（3）随着窦道的渐渐变浅,应及时缩短一次性输液管长度,使窦道基底部肉芽组织充分快速生长。

（4）灌注的药液组成、剂量、时间、速度等因人、因病而异。

（三）操作误区及分析

（1）灌注时过度加压:灌注时如过度加压则会因压力过大而形成假性管道甚至造成透膜之变。

（2）灌注时输液管堵住窦口:灌注时如输液管堵住窦口,会使冲洗液及窦腔内的分泌液不能充分引流,而使窦腔加深,毒邪入里,甚至成透膜之变。

（3）灌注一段时间后,窦道内仍有脓性分泌物,而妄用生肌药物灌注:灌注的药液选择,不能仅凭灌注时间而定,必须根据患者的病情而辨证选用祛腐或生肌中药药液。

（四）操作小结

（1）灌注法是利用液体无处不到之特性,在不同时相分别将祛腐或生肌等中药药液缓慢注入管腔而达到祛腐、生肌作用的一种外治方法。

（2）适用于窦道分支较多,管道狭长或走向弯曲或外端狭小或内端膨大成腔的窦道,药线无法引流到位,又不宜做扩创者。

（3）操作时应用球头银丝探针探查窦道的走向和深浅;CT窦道造影、B超等检查了解窦道位置、形态、数量、长度、走向、分支、残腔及与邻近组织器官的关系。

（4）操作时应根据病情,在不同时相分别将相应的中药药液注入管腔,并可根据情况配合切开引流法、拖线法、药捻引流法、垫棉法等其他外治方法。

八、结扎法

（一）基本方法

（1）患者取左侧卧位,尽量暴露臀部,肛门常规消毒,盖无菌洞巾,暴露视野。

（2）予1%利多卡因注射液40 mL局部浸润麻醉。

（3）用碘伏再次消毒肛管及直肠下段,用双手示指扩肛,使痔核暴露。

（4）用右手持弯血管钳夹住痔核基底部,左手持组织钳夹住痔核向肛外同一方向牵引。

（5）用持针钳夹住已穿有10号丝线的缝针,将双线从痔核基底部中央稍偏上穿过。

（6）将已贯穿痔核的双线交叉放置,并用剪刀沿齿状线剪一浅表裂缝,再分段进行"8"字形结扎。

（7）结扎完毕后,用弯血管钳挤压被结扎的痔核,加速痔核坏死。

（8）将存留在肛外的线端剪去,再将痔核送回肛内,纳入痔疮栓1枚,红油膏适量,纱布覆盖,胶布固定。

(二)关键步骤

(1)充分暴露痔核。

(2)在痔核基底部进行结扎。

(3)结扎线必须扎紧。

(4)在结扎术后当天禁止排便,以免发生出血及水肿。

(5)在结扎后的 7～9 d,为痔核脱落阶段,嘱患者减少运动,大便时不宜用力努挣,以避免大出血。

(三)操作误区及分析

(1)内痔用缝针穿线结扎,穿过患处肌层:缝针穿过痔核基底部时,不可穿入肌层,否则结扎后可引起基层坏死或并发肛门直肠周围脓肿。

(2)结扎线未扎紧:结扎线应扎紧,否则不能达到完全脱落的目的,并易发生大出血。

(3)结扎线未脱落而提早硬拉脱:结扎线应待其自然脱落,硬拉可能造成出血。

(四)操作小结

(1)结扎法是将线缠扎于病变部位与正常皮肉分界处,通过结扎,促使病变部位经络阻塞、气血不通,结扎远端的病变组织失去营养而致逐渐坏死脱落,从而达到治疗目的的一种方法。

(2)适用于瘤、赘疣、痔、脱疽等病,以及脉络断裂引起的出血之症。

(3)凡头大蒂小的赘疣、痔核等,可在根部以双套线扣住扎紧;凡头小蒂大的痔核,可以缝针贯穿其根部,再用"8"字结扎法,或"回"字结扎法两线交叉扎紧;如截除脱疽坏死的趾、指,可在其上段预先用丝线缠绕 10 余圈,渐渐扎紧;如脉络断裂,可先找到断裂的络头,再用缝针引线贯穿出血底部,然后系紧打结。

(4)对血瘤、癌肿禁忌使用。

九、扩肛法

(一)基本方法

(1)患者取截石位,肛门直肠常规消毒,局麻或腰麻下使肛门松弛。

(2)术者戴无菌手套,涂润滑剂,先用两手示指掌面向外扩张肛管,逐渐伸入。

(3)两中指呈四指扩肛,持续约 3～5 min,动作不可粗暴。

(4)术后每天便后坐浴,肛门换药至伤口愈合。

(二)关键步骤

先用两手示指掌面向外扩张肛管,待括约肌适应后逐渐伸入两中指呈四指扩肛,持续 3～5 min,做扩肛动作不可粗暴。

(三)操作误区及分析

(1)动作粗暴:扩肛动作粗暴,容易撕裂肛门括约肌,造成肛门失禁。

(2)扩肛时间不够:扩肛时间过短,括约肌尚未适应,容易造成肛门括约肌损伤。

(四)操作小结

(1)扩肛法又称肛门扩张术,是以手指扩张肛门括约肌,使括约肌松弛,减轻或解除括约肌痉挛,改善局部血运,促进裂损愈合,从而达到治愈目的。

(2)扩肛法适用于无哨兵痔等并发症的新鲜肛裂患者。

十、挂线法

(一)基本方法

(1)患者侧卧位或截石位,硬膜外麻醉。

(2)局部常规消毒。

(3)用探针自外口探入沿瘘管走行,至齿状线附近时,另一手示指进入肛内协助寻找内口穿出,贯通内外口。

(4)以刮匙清除管道内的坏死组织及虚浮的肉芽组织。

(5)在探针的头部结扎一粗丝线,粗丝线的另一端结扎橡皮筋1条,再缓慢地将探针由内口经过瘘管退出外口,橡皮筋也跟随拉出。

(6)用手术刀或手术剪沿探针由外向内切开瘘管处的肛管皮肤、皮下组织及外括约肌皮下部浅部。再拉紧橡皮筋于紧贴切口处用止血钳夹住,在止血钳下方用粗丝线将橡皮筋扎紧。

(7)检查手术区无活动性出血后,用凡士林纱布填塞疮面,外盖无菌敷料,胶布固定。

(8)术后疮面处理:手术次日起每天换药,1天1次;换药时拭净内口、窦道上的腐坏组织。

(二)关键步骤

(1)明确内口的位置。

(2)用粗丝线将橡皮筋扎紧,使橡皮筋紧扎在外括约肌深部或肛管直肠环上,达到慢勒割作用。

(3)换药须祛除内口及窦道内的腐坏组织,保持引流通畅,可配合生理盐水灌注冲洗。

(4)7～10 d后,橡皮筋即可切开瘘管表面组织而脱落,留下一沟状肉芽疮面,逐渐愈合。

(三)操作误区及分析

(1)未能准确找到内口:未准确找到内口的确切位置,可造成假道。

(2)未能收紧橡皮筋:收紧橡皮筋前,在局麻下切开皮肤以及外括约肌皮下部,除可减轻疼痛外,并可缩短脱线日期。

(3)橡皮筋过紧或过松:结扎橡皮筋时要适当收紧,过松则往往需手术后再一次收紧,给患者增加痛苦。

(四)操作小结

(1)挂线疗法是中医学治疗肛瘘采用的传统方法之一,适用于各种肛瘘,尤其适用于高位肛瘘。

(2)肛瘘挂线治疗的原理是利用橡皮筋或药线的机械作用(药线尚有药物腐蚀作用)使结扎处组织发生血运障碍,逐渐压迫坏死;同时结扎线可作为瘘管引流物,使瘘管内渗液排出,防止急性感染发生。在表面组织切割的过程中,基底疮面同时开始逐步愈合。此种逐渐切割瘘管方法的最大优点是肛门括约肌虽被切断,但不致因收缩过多而改变位置,一般不会造成大便失禁,较好地解决了高位肛瘘手术中切断肛门括约肌造成的肛门失禁问题;显著减少了肛管及其周围组织的缺损,瘢痕小,不会造成严重的肛门畸形;引流通畅,复发率低。

(3)每天换药时,注意保持引流通畅,必要时做辅助切口实施拖线法,或配合灌注冲洗法。

(徐天一)

第五节　常用穴位及推拿手法

一、肛肠疾病常用穴位位置及主治

(一)中脘穴

位于上腹部,胸骨下端和肚脐连接线中点(当脐中上 4 寸,1 寸=3.33 cm)。

可以疏肝养胃、消食导滞、和胃健脾、降逆利水,且有去眼袋、美容养颜、延缓衰老的作用;治疗胃痛、腹痛、腹胀、呕逆、纳呆、反胃、食不化;治疗慢性胃炎、胃溃疡、黄疸、胃扩张等;治疗肠鸣、泄泻、便秘、便血、胁下坚痛、治疗慢性肝炎等;治疗喘息不止、恶心、痰多、咳喘、失眠、脏躁、癫痫、子宫脱垂、荨麻疹、食物中毒、胃灼热等。

(二)天枢穴

天枢穴位于人体中腹部,肚脐向左右三指宽处。

可以促进肠道的良性蠕动、增强胃动力。治疗腹胀、肠鸣、绕脐痛、泄泻、急性胃肠炎、小儿腹泻、痢疾、便秘、胆囊炎、肝炎、腹水、肠麻痹、消化不良、恶心欲吐等;治疗月经不调、痛经、子宫内膜炎、功能性子宫出血等;治疗肾炎等。

(三)气海穴

气海穴又称丹田,位于人体下腹部,体前正中线,脐下 1 寸半,肚脐下两指宽处。直线连结肚脐与耻骨上方,将其分为十等分,从肚脐 3/10 的位置,即为此穴。

可以治疗绕脐腹痛、水肿鼓胀、脘腹胀满、水谷不化、大便不通、泻痢不禁、癃淋、遗尿、遗精、阳痿、疝气、月经不调、痛经、经闭、崩漏、带下、产后恶露不止、胞衣不下、脏气虚惫、形体羸瘦、四肢乏力。

(四)关元穴

在脐中下 3 寸(四指横放即为三寸),腹中线上。可以治疗泌尿、生殖器疾病,如遗尿、尿血、尿频、尿潴留、尿道痛、痛经、闭经、遗精、阳痿;此外,对神经衰弱、失眠症、手脚冰冷、荨麻疹、生理不顺、精力减退、太胖(减肥)、太瘦(增肥)等也很有疗效。

(五)脾俞穴

位于背部,在第 11 胸椎棘突下,旁开 1.5 寸。

可以治疗消化性溃疡、脘腹胀痛、胃下垂、胃炎、胃出血、消化不良、泄泻、痢疾、肝炎等。治疗胸胁支满、呕吐噎膈、便血、带下、糖尿病、贫血、月经不调、肾炎等。

(六)胃俞穴

胃俞穴位于背部,当第 12 胸椎棘突下,旁开 1.5 寸。

可以治疗消化不良、胃脘痛、呕吐、反胃、腹胀、腹泻、痢疾、胃炎、消化性溃疡、胃下垂、肠炎、糖尿病、失眠等。

(七)肾俞穴

在第二腰椎棘突旁开 1.5 寸处。取穴时通常采用俯卧姿势,肾俞穴位于人体的腰部,当第二腰椎棘突下,左右二指宽处。

可以治疗腰痛、肾脏病、高血压、低血压、耳鸣、精力减退等。

（八）大肠俞穴

该穴位于腰部，当第 4 腰椎棘突下，旁开 1.5 寸。

可以治疗腹胀，泄泻，肠炎，痢疾，便秘，小儿消化不良；腰痛，骶髂关节炎，骶棘肌痉挛；阑尾炎，肠出血；坐骨神经痛；遗尿，肾炎，淋病。

（九）长强穴

在尾骨尖端下，尾骨尖端与肛门连线的中点处。

主治遗精、阳痿等与肾精相关的病症；治疗便血、痔疮、脱肛、泄泻、便秘、腰脊痛、小儿惊风、尾骶骨痛、痫症等疾病；现多用于癔症、腰神经痛等。

（十）气海穴

在下腹部正中线上，当脐下 1.5 寸处。

主治腹痛，泄泻，便秘，遗尿，疝气，遗精，阳痿，月经不调，经闭，崩漏，虚脱，形体羸瘦（本穴有强壮作用，为保健要穴）。

（十一）关元穴

位于脐下三寸处。

可以保健强身长寿；治疗子宫虚寒不孕、肾虚所致腰酸或者阳痿、痛经、冷哮（哮喘发作面色苍白）、小肠各种疾病、糖尿病并发症、排尿不顺、各种血症。

（十二）足三里穴

在小腿外侧，犊鼻（外膝眼）下 3 寸，犊鼻与解溪连线上。

主治胃痛，呕吐，呃逆，腹胀，腹痛，肠鸣，消化不良，泄泻，便秘，痢疾；咳嗽气喘，心悸气短，乳痈；失眠，癫狂，头晕；虚劳羸瘦，水肿；膝痛，下肢痿痹，脚气。

（十三）命门穴

位于第二、三腰椎棘突间。

主治虚损腰痛，遗尿，泄泻，遗精，阳痿，早泄，赤白带下，月经不调，胎屡坠，汗不出，寒热疟，小儿发痫，胃下垂，前列腺炎，肾功能低下。

（十四）八髎穴

骶椎背面。又分上髎、次髎、中髎和下髎，左右共八个穴位，分别对应在第一、二、三、四骶后孔中，合称"八穴"。

主治腰骶部疾病、下腰痛、坐骨神经痛、下肢痿痹、小便不利、月经不调、小腹胀痛、盆腔炎等病症。

（十五）章门穴

该穴位于人体的侧腹部，当第 11 肋游离端的下方。

主治消化系统疾病：消化不良，腹痛腹胀，肠炎泄泻，肝炎黄疸，肝脾肿大，小儿疳积。其他疾病：高血压，胸胁痛，腹膜炎，烦热气短，胸闷肢倦，腰脊酸痛。

（十六）期门穴

位于乳下两肋间，相当于第六肋间。

主治胸胁胀满疼痛，呕吐，呃逆，吞酸，腹胀，泄泻，饥不欲食，胸中热，喘咳，奔豚，疟疾，伤寒热入血室。

(十七)肝俞穴

定位时常采用正坐或俯卧的取穴姿势,肝俞穴位于背部脊椎旁,第九胸椎棘突下,左右二指宽处(或第九胸椎凸骨下,左右旁开1.5寸)。

主治胃肠病、胸痛、腹痛、肝病、老年斑、皮肤粗糙、失眠等。

(十八)胆俞穴

取穴时通常采用正坐或俯卧姿势,胆俞穴位于背部,当第十胸椎棘突下,左右二指宽处。

主治胆经疾病,如胆囊炎、坐骨神经痛、风湿性关节炎、肝炎等。

(十九)膈俞穴

位于背部第七胸椎棘突,正中线旁开1.5寸处,定位此穴道的时候一般采用俯卧的姿势,当第七胸椎棘突下,左有旁开二指宽处。

主治慢性出血性疾病、贫血、呃逆、神经性呕吐、荨麻疹、皮肤病等。

(二十)大横穴

大横穴位于人体的腹中部与脐平,距脐中4寸。

主治泄泻,便秘,腹痛。

(二十一)中府穴

(1)两手叉腰立正,锁骨外侧端下缘的三角窝中心是云门穴,由此窝正中垂直往下推一条肋骨(平第一肋间隙)处即是本穴。

(2)男性乳头外侧旁开两横指,往上直推三条肋骨处即是本穴(平第一肋间隙)。

主治:咳嗽、气喘、胸满痛等肺部病证;可兼治脾肺两脏之病,治疗气不足,腹胀,消化不良,水肿等;肩背痛。

(二十二)云门穴

(1)胸前壁外上方,肩胛骨喙突上方,锁骨下窝(胸大肌与三角肌之间)凹陷处。距前正中线(璇玑)6寸,当锁骨外1/3折点下方一横指,中府上1寸。

(2)两手叉腰直立,胸廓上部锁骨外侧端下缘的三角形凹窝正中处即是本穴。

主治胸中热、胸中烦满、咳嗽、气喘、肩臂痛、上肢不举。

(二十三)膻中穴

在体前正中线,两乳头连线之中点。

主治咳嗽,气喘,咯唾脓血,胸痹心痛,心悸,心烦,产妇少乳,噎嗝。

(二十四)章门穴

该穴位于人体的侧腹部,当第11肋游离端的下方。

主治消化不良,腹痛腹胀,肠炎泄泻,肝炎黄疸,肝脾大。小儿疳积;高血压,胸胁痛,腹膜炎,烦热气短,胸闷肢倦,腰脊酸痛。

(二十五)肺俞穴

在背部,当第3胸椎棘突下,旁开1.5寸。

主治呼吸系统疾病:咳嗽,气喘,咯血,骨蒸潮热,盗汗,支气管炎,支气管哮喘,肺炎,百日咳,肺气肿,肺结核。外科系统疾病:颈淋巴结核,胸膜炎。其他:咳嗽,感冒,心内膜炎,肾炎,风湿性关节炎,腰背痛等。

(二十六)支沟穴

在前臂背侧,当阳池穴与肘尖的连线上,腕背横纹上3寸;伸臂俯掌,尺骨与桡骨之间,与间使穴相对处取穴。

主治头痛，耳鸣，耳聋，中耳炎；目赤，目痛，暴喑，咽肿，热病，瘰疬；咳引胁痛，胸膈满闷，卒心痛，逆气；便秘，呕吐，泄泻；经闭，产后血晕，乳汁不足；胁肋痛，肩臂腰背酸痛，落枕，手指震颤，腕臂无力；缠腰火丹，丹毒。

二、推拿手法介绍

(一)一指禅推法

1.操作方法

上肢肌肉放松，不可有蛮劲，手掌虚握拳。主要要领为沉肩，垂肘，悬腕，掌虚，指实，紧推慢移，蓄力于掌，处力于指，着力于螺纹面。

(1)沉肩：即肩关节放松，不要耸起，不要外展。

(2)垂肘：肘部自然下垂。

(3)悬腕：腕关节自然屈曲。

(4)掌虚：半握拳，拇指指间关节的掌侧与示指远节的桡侧轻轻接触。

(5)紧推慢移：紧推是指摆动的频率略快，一般每分钟140次左右；慢移是指从一个治疗点到另一个治疗点时应缓慢移动。

(6)蓄力于掌，处力于指，着力于螺纹面：即本法产生的力应从掌而发，通过手指，传达至螺纹面并作用于患者体表，如此使力含而不露。

2.适用部位和临床应用

本法适用于全身各部位的穴位。常用于头面部、颈项部、胸腹部、肩背部、腰骶部及四肢关节处。本法刺激量中等，属于平补平泻手法，接触面积较小，作用深透。临床上对内、外、妇、儿、伤各科的许多病症均可以本法治疗。如头痛、失眠、面瘫、高血压、胃脘痛、腹痛以及关节筋骨酸痛等症常用本法治疗。

(二)摩法

1.操作要领

(1)腕关节放松，指掌关节自然伸直，着力部位紧贴体表。

(2)前臂连同腕部做缓和协调的环旋抚摩活动。

(3)顺时针或逆时针方向均匀往返操作，临床一般顺时针摩，缓摩为补法；逆时针摩，急摩为泻法。

2.适用部位和临床应用

本法适合于胸腹部、胸肋部、颜面部。本法刺激轻柔和舒适，临床上常配合揉法、推法、按法等以治疗胸脘胀满、脘腹疼痛、泄泻、便秘、消化不良、月经不调、痛经、失眠等症。

(三)擦法

1.操作要领

(1)前臂旋转与腕关节屈伸这二者动作一定要协调。即前臂旋前时，腕关节一定要伸展，以小鱼际肌为着力部位。反之在前臂旋后时，腕关节一定要屈曲，以第五、第四掌骨的背侧为着力部位。如此在体表部位上产生持续不断地来回滚动。其滚动频率每分钟120~160次。

(2)躯体要正直。不要弯腰屈背，不得晃动身体。

(3)肩关节自然下垂，上臂与胸壁保持5~10 cm距离，上臂千万不要摆动。

(4)腕关节要放松,屈伸幅度要大,约120°(屈腕约80°,伸腕约40°)。

(5)擦法突出一"擦"字。忌手背拖来拖去摩擦移动、跳动、顶压及手背撞击体表治疗部位。

(6)手指均需放松,任其自然,不要有意分开,也不要有意握紧。

2.适用部位及临床应用

颈项部、肩背部、腰臀部及四肢等肌肉较丰厚的部位。具有舒筋活血,解痉止痛,松解粘连,滑利关节等。可以治疗风湿酸痛、肌肤麻木、肢体瘫痪、运动功能障碍等症。

(四)按法

1.指按法

(1)操作要领:用拇指指面或以指端按压体表的一种手法,称为指按法。当单手指力不足时,可用另一手拇指重叠辅以按压。在临床上常与揉法结合使用。

应用该手法时注意:①按压力的方向要垂直向下;②用力要由轻到重,稳而持续,使刺激感觉充分达到机体深部组织,切忌用迅猛的暴力;③按法结束时,不宜突然放松,应逐渐递减按压的力量。

(2)适用部位及临床作用。

适用于全身各部经穴。具有解痉止痛,温经散寒的作用。可以治疗疼痛、癃闭等症。如胃脘痛:按脾、胃俞或脊旁敏感点,每穴1~2 min。腹痛:按揉足三里、内关。颈项强痛:按揉列缺、后溪。牙痛:按揉合谷。痛经:按揉三阴交。尿潴留:指按中极。

2.掌按法

(1)操作要领:用掌根或全掌着力按压体表的一种方法,称为掌按法。掌按法可单掌亦可双掌交叉重叠按压。同样也可与揉法相结合使用。

应用中应注意:①按压后要稍作片刻停留,再做第二次重复按压;②为增加按压力量,在施术时可将双肘关节伸直,身体略前倾,借助部分体质量向下按压。

(2)适用部位及临床作用。适用于腰背部、腹部等体表面积大而又较为平坦的部位。可以疏松筋脉,温中散寒,活血祛瘀等。治疗腰背疼痛、脊柱侧突、脘腹疼痛等症。

3.揉法

(1)操作要领:本法是以手指螺纹面、手掌大鱼际或掌根或全掌着力,吸定于体表施术部位上,做轻柔和缓的上下、左右或环旋动作。

临床主要有指揉法和掌揉法。指揉法用拇指或中指螺纹面或并拢的示指、中指、无名指的螺纹面附着于体表施术部位上,稍用力下按,以肘关节为支点,前臂作主动运动,通过腕关节使手指螺纹面在施术部位上做轻柔的、小幅度的上下、左右或环旋揉动,并带动该处的皮下组织一起运动,频率120~160次/分。用拇指螺纹面揉动的,称为拇指揉法。用中指螺纹面揉动的,称为中指揉法,操作时常常示指搭于中指指背,其余手指屈曲相握。用示指、中指、无名指螺纹面揉动的,称为三指揉法。指揉法常和指按法配合应用,形成指按揉法。掌揉法用手掌大鱼际、掌根或全掌着力附着于体表施术部位上,稍用力下按,以肘关节为支点,前臂作主动运动,带动腕关节摆动,使手掌大鱼际、掌根或全掌在施术部位上做轻缓柔和的上下、左右或环旋揉动,并带动施术部位的肌肤一起揉动,频率120~160次/分。用大鱼际着力的,称为大鱼际揉法。用掌根着力的,称为掌根揉法。用全掌着力的,称为全掌揉法。临床上掌揉法常与掌按法配合应用,形成掌按揉法。

操作中应注意:①腕部要放松,动作要灵活。②压力要轻柔,要带动该处皮下组织一起揉动,不能有体表摩擦移动。③大鱼际揉法前臂要有推旋动作,腕部宜放松;指揉法腕关节要保持一定的紧张度;掌根揉法腕关节要略有背伸,松紧适度。

（2）适用部位及临床作用:本法适用于全身各部位,特别是穴位处。主要用于头痛、头晕、失眠、多梦、牙痛、面瘫、胸闷、胁胀、脘腹胀痛、便秘、泄泻、近视、颈椎病、骨折后康复、各种软组织损伤、小儿斜颈、小儿遗尿。

（五）小儿推拿手法

1.脾经

位置:拇指末节螺纹面。

操作方法:旋推或将患儿拇指屈曲,循拇指桡侧边缘向掌根方向直推为补,称补脾经;由指端向指根方向直推为清,称清脾经。补脾经、清脾经统称推脾经。次数一般为100～500次。

主治:腹泻、便秘、痢疾、食欲缺乏、黄疸等。

2.胃经

位置:拇指掌面近掌端第一节。

操作方法:旋推为补,称补胃经;向指根方向直推为清,称清胃经。补胃经和清胃经统称推胃经。一般次数为100～500次。

主治:呕呃暖气,烦渴善饥,食欲缺乏,吐血衄血等。

3.肺经

位置:无名指螺纹面。

操作方法:旋推或向指尖方向直推约200次,或由指尖向上直推100次。

主治:胸闷、咳喘。

备注:清肺经为逆时针方向旋转或向指尖方向直推,补肺经为顺时针方向旋转或由指尖向上直推。

4.肺俞

位置:第三胸椎棘突旁开1.5寸。

操作方法:按、揉50次,或沿肩胛骨内缘自上而下分推30次。

主治:发热、咳喘。

5.内八卦

位置:掌心劳宫穴四周。

操作方法:顺时针或逆时针方向用运法50次,掐3～5次。

主治:咳喘、呕吐、腹泻。

6.三关

位置:前臂桡侧,阳池至曲池成一直线。

操作方法:用拇指桡侧面或食、中指指腹自腕推向肘,称推三关;屈患儿拇指,自拇指外侧端推向肘,称为大推三关。次数一般为100～300次。

主治:气血虚弱,病后体虚、阳虚肢冷、腹痛、腹泻、斑疹白瘩,疹出不透以及感冒风寒等一切虚、寒病症。

7.六府

位置:前臂尺侧缘（神门到少海）。

操作方法:直推300次。

主治:发热、汗多、便秘。

8.大肠经

位置:示指桡侧缘,自示指尖至虎口成一直线。

操作方法:从示指尖直推向虎口为补,称补大肠;反之为清大肠。补大肠和清大肠统称推大肠。次数一般为100～300次。

主治:腹泻、痢疾、便秘、脱肛。

9.小肠

位置:小指尺侧边缘,自指尖到指根成一直线。

操作方法:从指尖推向指根为补,称补小肠,反之为清,称清小肠。补小肠和清小肠统称推小肠。次数一般为100～300次。

主治:小便赤涩、遗尿、尿闭、水泻等。

10.六腑

位置:前臂尺侧,阴池至肘成一直线。

操作方法:用拇指面或食、中指面自肘推向腕,称退六腑。

次数一般为100～300次。

主治:一切实热病症。高热、烦渴、惊风、鹅口疮、弄舌、重舌、咽痛、腮腺炎和大便秘结干燥等。

11.七节骨

位置:第四腰椎至尾椎骨端(长强)成一直线。

操作方法:用拇指桡侧面或食、中二指面自下向上或自上向下直推,分别称为推上七节法和推下七节法。次数一般为100～300次。

主治:泄泻、便秘、脱肛、遗尿。

12.腹

位置:腹部。

操作方法:沿肋弓边缘向两旁分推,称分推腹阴阳;用掌或四指指腹摩腹。次数一般为分推100～200次;摩腹5 min。

主治:消化不良、腹痛、腹胀、恶心、呕吐。

13.脐

位置:肚脐。

操作方法:用中指端或掌根揉,称揉脐,指摩或掌摩称摩脐;用拇指和食、中两指抓住肚脐抖揉,亦称揉脐。次数一般为揉100～300次,摩5 min。

主治:腹胀、腹痛、食积、便秘、肠鸣、吐泻。

14.丹田

位置:脐下2～3寸之间。

操作方法:或揉或摩,称揉丹田或摩丹田。次数一般为揉50～100次,摩5 min。

主治:腹痛、腹泻、脱肛、遗尿、疝气、尿潴留。

15.肚角

位置:脐下2寸(石门)旁开2寸大筋。

操作方法:用拇、食、中三指拿法,称拿肚角;或用中指端按,称按肚角。次数一般为3～5次。

为了防止哭闹,一般在其他手法结束后进行此项操作。

主治:腹痛、腹泻。

16.板门

位置:手掌大鱼际平面。

操作方法:指端揉,称揉板门或运板门;用推法自指根推向腕横纹,称板门推向横纹,反之称横纹推向板门。一般操作次数为100～300次。

主治:食积、腹胀、食欲缺乏、呕吐、腹泻、气喘、暖气等。

17.外八卦

位置:手背,与内八卦相对。

操作方法:用运法,顺时针方向掐运,称运内八卦。次数一般为100～300次。

主治:咳嗽、痰喘、胸闷纳呆、腹胀呕吐等。

18.外劳宫

位置:掌背中,与内劳宫相对处。

操作方法:用揉法,称揉外劳宫;用掐法,称掐外劳宫。次数一般为掐5次,揉100～300次。

主治:风寒感冒、腹痛、腹胀、肠鸣、腹泻、痢疾、脱肛、遗尿、疝气。

19.天河水

位置:前臂正中,总筋至洪池成一直线。

操作方法:用食、中二指指腹自腕推向肘,称清天河水;用食、中二指沾水自总筋处,一起一落弹打如弹琴状,直至洪池,同时一面用口吹气随之,称打马过天河。次数一般为100～300次。

主治:外感发热、潮热、内热、烦躁不安、口渴、弄舌、重舌、惊风等一切热证。

20.龟尾

位置:尾椎骨端。

操作方法:拇指端或中指端揉,称揉龟尾。次数一般为100～300次。

主治:泄泻、便秘、脱肛、遗尿。

（徐天一）

第六节　按　摩　法

按摩古称推拿、按跷、案抚等,是人类最古老的一种疗法,也是中医预防和治疗疾病的重要非药物外治法之一。现在它又是一门年轻而有发展前途的医疗学科。按摩在肛肠疾病的防治中应用广泛,特别是在儿科肛肠疾病中疗效显著。

一、慢性泄泻

(一)基本治法

1.腹部操作

(1)取穴:中脘、天枢、气海、关元。

(2)手法:一指禅推法、摩法。

(3)操作:患者仰卧位,用沉着缓慢的一指禅推法由中脘开始缓慢向下移至气海、关元,往返5~6遍。然后摩腹。时间约 8 min。

2.背部操作

(1)取穴:脾俞、胃俞、肾俞、大肠俞、长强。

(2)操作:患者俯卧位,用㨰法沿脊柱两旁从脾俞到大肠俞治疗,每穴约 1 min。然后按揉脾俞、胃俞、大肠俞、长强。往返 3~4 遍。再在左侧背部用㨰法治疗,以透热为度。时间约10 min。

(二)辨证加减

1.脾胃虚弱

(1)症状特点:大便稀溏,甚至完谷不化,反复发作,稍食油腻食物则大便次数增多,食欲缺乏。

(2)加减内容:①在气海、关元、足三里用轻柔的按、揉法治疗。每穴约 2 min,在气海穴治疗的时间可适当延长。②摩腹,重点在胃脘部。摩法以逆时针方向进行。往下至腹部时则按顺时针方向进行。

2.脾肾阳虚

(1)症状特点:泄泻多发生于黎明前,脐周作痛,肠鸣即泄,泄后痛减,并有腹部畏寒,腰酸肢冷。

(2)加减内容:①用轻柔的按揉法在气海、关元治疗,每穴约 3 min。②直擦背部督脉,横擦腰部肾俞、命门及骶部八髎穴,以透热为度。

3.肝气乘脾

(1)症状特点:每因精神因素、情绪波动而诱发泄泻,平时可有腹痛肠鸣,暖气食少。

(2)加减内容:①用轻柔的按揉法在两侧章门、期门治疗。时间约 6 min。②斜擦两胁,以两胁微热为度。③用轻柔的手法按、揉背部肝俞、胆俞、膈俞及太冲、行间。

二、便秘

(一)基本治法

1.腹部操作

(1)取穴:中脘、天枢、大横、关元。

(2)手法:一指禅推法、摩法。

(3)操作:患者仰卧位,用轻快的一指禅推法在中脘、天枢、大横治疗,每穴约 1 min。然后顺时针方向摩腹。时间约 8 min。

2.背部操作

(1)取穴:肝俞、脾俞、胃俞、肾俞、大肠俞、八髎、长强。

(2)操作:患者俯卧位,用轻快的一指禅推法或㨰法沿脊柱两旁从肝俞、脾俞到八髎穴往返治疗,时间约 5 min。然后用轻柔的按、揉法在肾俞、大肠俞、八髎、长强治疗。往返 2~3 遍。

(二)辨证加减

1.胃肠燥热

(1)症状特点:大便干结,小便短赤,面红身热或微热,口干,口苦,心烦。

(2)加减内容:①横擦八髎穴,以透热为度。②按揉足三里穴、大肠俞穴,以酸胀为度。

2.气机郁滞

(1)症状特点:大便秘结,欲便不得,嗳气频作,胁腹痞满,甚则腹中胀痛,纳食减少。

(2)加减内容:①按、揉胸肋部的中府、云门、膻中、章门、期门;背部的肺俞、肝俞、膈俞,均以酸胀为度,不宜刺激太重。②横擦胸上部,以透热为度,斜擦两胁,以微有热度为度。

3.气血亏损

(1)症状特点:大便难解,便质或不干,临厕努挣时或临厕后感气短、头晕、心悸。

(2)加减内容:①横擦胸上部、左侧背部及骶部八髎穴,均以透热为度。②按、揉足三里、支沟穴各 1 min。

4.阴寒凝结

(1)症状特点:大便艰涩,难以排出,小便清长,四肢欠温,喜热恶寒或腹中冷痛,腰脊疫冷。

(2)加减内容:①横擦肩背部及腰部肾俞、命门穴,骶部八髎穴,均以透热为度。②直擦背部督脉,以透热为度。

三、婴儿腹泻

(一)寒湿泻

1.临床特点

大便清稀多沫,色淡不臭,肠鸣腹痛,面色淡白,口不渴,小便清长。

2.操作要点

补脾经、推三关、补大肠、揉外劳、揉脐、推上七节骨、揉龟尾、按揉足三里。

(二)湿热泻

1.临床特点

腹痛即泻,急迫暴注,色黄褐热臭,身有微热,口渴,尿少色黄。

2.操作要点

清脾胃、清大肠、清小肠、退六腑、揉天枢、揉龟尾。

(三)伤食泻

1.临床特点

腹痛胀满,泻前哭闹,泻后痛减,大便量多酸臭,口臭纳呆,或伴呕吐物酸馊难闻。

2.操作要点

补脾经、清大肠、揉板门、运内八卦、揉中脘、摩腹、揉天枢、揉龟尾。

(四)脾虚泻

1.临床特点

久泻不愈,或经常反复发作,面色苍白,食欲缺乏,便稀夹有奶块及食物残渣,或每于食后即泻。

2.操作要点

补脾经、补大肠、推三关、摩腹、揉脐、推上七节骨、揉龟尾、捏脊。

四、婴幼儿腹痛

(一)寒痛

1.临床特点

腹痛急暴,哭叫不安,常在受凉或饮食生冷后发生,遇冷更剧,得热则舒,面色青白,或兼大便清稀。

2.操作要点

补脾经、揉外劳宫、推三关、摩腹、掐揉一窝风、拿肚角。

(二)伤食痛

1.临床特点

腹部胀满疼痛,拒按,厌食,嗳腐吞酸,恶心呕吐,矢气频频,腹泻或便秘。

2.操作要点

补脾经、清大肠、揉板门、运内八卦、揉中脘、揉天枢、分腹阴阳、拿肚角。

(三)虫痛

1.临床特点

腹痛突然发作,以脐周为甚,时发时止,有时可在腹部摸到蠕动的块状物,时隐时现,有便虫史,消瘦,食欲不佳,或嗜食异物。

2.操作要点

揉一窝风、揉外劳宫、推三关、摩腹、揉脐。

(四)虚寒性腹痛

1.临床特点

腹痛隐隐,喜温喜按,面色萎黄,形体消瘦,食欲缺乏,易发腹泻。

2.操作要点

补脾经、补肾经、推三关、揉外劳宫、揉中脘、揉脐、按揉足三里。

五、疳积

(一)积滞伤脾

1.临床特点

形体消瘦,体质量不增,腹部胀满,纳食不香,精神不振,夜眠不安,大便不调常有恶臭。

2.操作要点

补脾经、揉板门、推四横纹、运内八卦、揉中脘、分腹阴阳、揉天枢、按揉足三里。

(二)气血两亏

1.临床特点

面色萎黄或㿠白,毛发枯黄稀疏,骨瘦如柴,精神萎靡不振或烦躁,睡卧不宁,啼声低小,四肢不温,发育障碍,腹部凹陷,大便稀溏。

2.操作要点

补脾经、推三关、揉外劳宫、运内八卦、掐揉四横纹、按揉足三里、揉中脘、捏脊。

六、婴幼儿便秘

(一)实秘

1.临床特点

大便干结,面赤身热,口臭唇赤,小便短赤,胸胁痞满,纳食减少,腹部胀痛。

2.操作要点

清大肠、退六腑、运内八卦、按揉膊阳池、摩腹、按揉足三里、推七节骨、搓摩胸胁、揉天枢。

(二)虚秘

1.临床特点

面色㿠白无华,形瘦乏力,神疲气短,大便努挣难下。

2.操作要点

补脾经、清大肠、推三关、揉上马、按揉膊阳池、揉肾俞、捏脊、按揉足三里。

七、小儿脱肛

(一)气虚型

1.临床特点

肛门直肠脱出不收,肿痛不甚,兼有面色㿠白或萎黄,形体消瘦,精神萎靡。

2.操作要点

补脾经、补肺经、补大肠、推三关、按揉百会、揉龟尾、推上七节骨、捏脊。

(二)实热型

1.临床特点

肛门直肠脱出,红肿刺痛瘙痒,兼有口干,大便干结,小便短赤。

2.操作要点

清脾经、清小肠、退六腑、按揉膊阳池、揉天枢、推下七节骨、揉龟尾。

(徐天一)

第七节　熏洗治疗法

　　熏洗治疗法在肛肠疾病的治疗中源远流长,早在《黄帝内经》中就有记载。熏洗法是利用药物煎汤趁热在皮肤或患处进行熏蒸、淋洗的治疗方法(一般先用药汤蒸气熏,待药液降温时再洗)。此疗法是借助药力和热力,通过皮肤、黏膜作用于肌体,促使腠理疏通、脉络调和、气血流畅,从而达到预防和治疗疾病的目的。熏洗法可分为全身熏洗法和局部熏洗法两种。临床一般应用局部熏洗法的较多。局部熏洗包括手熏洗法、足熏洗法、眼熏洗法、坐浴熏洗法、熏烟法、熏蒸法、熏吸法、洗法、淋洗法、坐浴法、浸渍法、漱口法、洗眼法、药浴法熏洗等。

　　肛肠疾病,特别是肛管直肠疾病,运用熏洗法可在局部用药达到治疗疾病的目的,避免全身用药带来的诸多不良反应,所以在临床治疗肛肠疾病中,熏洗法是非常常用的手段之一。下面就肛肠科最常用的坐浴熏洗法进行介绍。

一、坐浴熏洗法步骤

(1)按照病症确定好用药处方,准备好脸盆、横木架、坐浴椅或专用熏洗盆、毛巾。

(2)将煎好的药汤乘热倾入盆内,在盆上放置横木架,患者暴露臀部坐在横木架上进行熏疗;或用坐浴椅,把盆放在椅子下熏疗;或将药物倒入专用熏洗盆内,启动熏蒸模式进行熏洗。待药汤不烫手时,把臀部浸入盆中,让药液和肛门充分接触泡洗。

(3)熏洗完毕后,用干毛巾擦干,更换干净的内裤。

一般每天熏洗 1~3 次,每次 20~30 min。其疗程视疾病而定,以病愈为准。

二、坐浴熏洗法的禁忌证

(1)急性传染病、严重心脏病、重症高血压、严重肾病、主动脉瘤、有出血倾向者禁用熏洗疗法。

(2)恶性肿瘤、脓已局限的病灶禁用熏洗疗法。

(3)妇女妊娠期和月经期,不宜进行熏洗疗法,尤其是坐浴法。

(4)饱食、饥饿、大汗以及过度疲劳时,不宜进行熏洗疗法。

三、坐浴熏洗法的注意事项

(1)注意药液温度。以药液温度不烫手为度,避免烫伤发生。

(2)坐浴时间不宜过久。一般不超过 30 min,时间过短容易造成疗效不佳,时间过久容易使局部水肿加重、新的血栓形成等。

四、坐浴熏洗常用方剂

(一)苦参汤

出处:《金匮要略》。

组成:苦参。

主治:肛管直肠疾病引起的肛门肿胀、疼痛、憋坠等肛门不适。

1.演化方 1

出处:《疡科心得集》。

组成:苦参,蛇床子,白芷,金银花,野菊花,黄柏,地肤子,大菖蒲。

主治:肛门直肠疾病以局部肿胀、疼痛、瘙痒为主要症状的。

2.演化方 2

出处:《家庭治病新书》。

组成:苦参,蜀椒,川柏,地肤子。

主治:肛门局部疾病以瘙痒、刺痛为主要不适的疾病。

3.演化方 3

出处:《肘后方》。

组成:苦参,黄芩,生地黄。

主治:肛周疾病如肛周脓肿,以局部肿痛伴有烧灼感为主要表现的。

4.演化方 4

出处:《外科正宗》。

组成:苦参,大菖蒲。

主治:肛门局部潮湿,瘙痒,下坠感。

5.演化方 5

出处:《治疹全书》。

组成:苦参,黄柏,荆芥,赤芍,当归尾,金银花,石菖蒲,何首乌。

主治:肛裂、肛周脓肿、肛瘘等以肛门局部肿胀、疼痛、流脓、瘙痒为主要表现的。

6.演化方 6

出处:《圣济总录》。

组成:苦参,槐白皮,熊胆。

主治:肛门肿痛、出血等。

7.演化方 7

出处:《圣惠方》。

组成:苦参,槐白皮,桃白皮。

主治:血栓性外痔等疾病以肛门局部凸起肿物,伴刺痛、甚至有便血者。

8.演化方 8

出处:《千金方》。

组成:苦参,地榆,黄连,王不留行,独活,艾叶,竹叶。

主治:陈旧性肛裂等疾病以病程较长,局部刺痛,酸胀,皮肤皲裂,伤口不易愈合者。

9.演化方 9

出处:《外台秘要》。

组成:苦参,龙胆草,栀子,升麻。

主治:肛门内有肿物脱出,伴局部疼痛、流黏液、烧灼不适感。

10.演化方 10

组成:苦参,大风子,荆芥,防风,白芷,独活,何首乌,白附子,威灵仙,胡桃仁,全蝎,僵蚕,白蒺藜,牛蒡子,生姜。

主治:直肠脱垂等脱出型疾病以大便后肛门内肿物反复脱出者;或直肠癌等疾病以翻花样肿物脱出,表面不规则、疼痛、流血及黏液者。

11.演化方 11

出处:《医学心悟》。

组成:苦参,生地,黄柏,当归,秦艽,牛蒡子,赤芍,白蒺藜,丹参,牡丹皮,金银花,贝母,甘菊。

主治:直肠癌等疾病以局部有肿块或硬结,局部烧灼样疼痛、黏液外流者。

12.演化方 12

出处:《济生方》。

组成:苦参,蛇床子,白矾,荆芥穗。

主治:直肠肛管疾病以肛门内有肿物脱出伴瘙痒者。

13.演化方 13

出处:《证治准绳·疡医》。

组成:苦参,地榆,桃仁。

主治:直肠肛管疾病以局部有肿痛、流血为主要表现者。

14.演化方 14

出处:《杨氏家藏方》。

组成:苦参,大黄,赤芍,黄柏,蛇床子,菝葜。

主治:直肠肛管疾病以局部有肿块、疼痛、瘙痒,伴大便排出困难。

15.演化方 15

出处:《普济方》。

组成:苦参,槐皮,黄柏,香薷。

主治:直肠肛管疾病以局部有潮湿、瘙痒、便血为主要表现者。

16.演化方 16

出处:《婴童百问》。

组成:苦参,大黄,枳壳,黄连,甘草,荆芥,赤芍,黄芩。

主治:婴幼儿直肠肛管疾病。

17.演化方 17

出处:《眼科龙木集》。

组成:苦参,地骨皮,丹参,乳香。

主治:直肠肛管疾病以局部疼痛,特别是以刺痛为主要表现者。

(二)祛毒汤

出处:《疡科选粹》。

组成:五味子,蒲公英,苦参,苍术,生侧柏叶,防风,黄柏,赤芍,生甘草,朴硝,地榆,川椒。

主治:直肠肛管疾病以肛门内反复肿物脱出,局部潮湿瘙痒,手纸染血为主要表现者。

上述方剂虽为古代名方,要依据自身症状进行选择或在医师指导下选用,如出现局部过敏或应用两天以上效果不佳者,应到医院专科进行诊治。

(徐天一)

第五章

肠 造 口

第一节 回肠造口术

一、适应证

末端回肠单腔造口多为全结直肠切除术的组成部分,而回肠祥式造口则多为粪便临时转流,用于保护远侧吻合口,防治吻合口漏。

二、手术策略

(1)构建造口5个要求:肠管无张力、造口肠管血供良好、经腹直肌、肠管与皮肤切口间断缝合、祥式回肠或结肠造口一期开放。

(2)回肠末端造口时,皮肤切口由外向内倾斜,利于造口肠管和皮肤真皮层缝合。注意保护造口回肠血供,裸化末端1~2 cm肠管当无缺血的风险,其余肠管至少保留宽约2 cm的系膜;造口肠管应高于皮肤平面至少4 cm,以形成似子宫颈样造口,利于肠液排出,减少消化酶对皮肤的腐蚀作用。

(3)回肠祥式造口术,血供良好,造口回纳时较结肠造口术容易得多,因此,应用日益增加。

三、麻醉与体位

气管内插管全身麻醉,平卧位。

四、手术步骤

(一)回肠末端造口术

(1)根据术前定位选择造口,急诊手术时选在距脐右侧5 cm纵行线和脐下4 cm水平线交界点处。圆形切除直径约2 cm皮肤,纵行切开皮下脂肪,肥胖者可将其柱状切除。纵行切开腹直肌鞘前层,血管钳纵行分开腹直肌,进而电刀切开腹直肌鞘后层和腹膜,使腹壁造口通道可通过术者的示指和中指(图5-1～图5-4)。

(2)经腹壁通道置入阑尾钳,夹持回肠末端,将其拉出体外至少4 cm,保障末端肠管血运良好,间断缝合回肠系膜缘和侧腹壁之间的裂隙,避免内疝形成。造口回肠可与腹膜和腹直肌鞘前层用 3-0Dixon 可吸收线间断固定四针,进针深度为浅浆肌层,以免导致造口肠管结扎坏死,诱发肠漏(图 5-5～图 5-7)

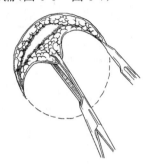

图 5-1　圆形切除皮肤

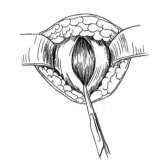

图 5-2　纵行切开腹直肌鞘前层

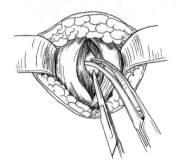

图 5-3　钝性分离腹直肌

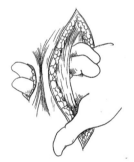

图 5-4　腹壁通道可容两指

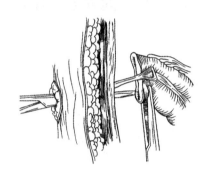

图 5-5　将造口回肠拉出体外

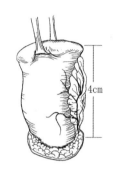

图 5-6　高出皮肤至少 4 cm

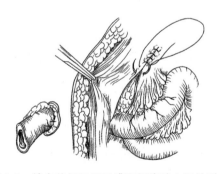

图 5-7　缝合关闭回肠系膜和侧腹壁之间的裂隙

(3)3-0Dixon 可吸收线于 12、3、6 及 9 点处间断缝合 4 针,缝线依次穿过回肠断端全层、与皮肤同一平面的肠管浅浆肌层和皮肤真皮层,然后将 4 针缝线一起打结,如此造口回肠似子宫颈样外翻,再于两针缝线之间缝合回肠切缘全层和真皮层,造口完毕,上置透明肛袋,利于观察造口肠管血供情况(图 5-8、图 5-9)。

(二)回肠袢式造口术

腹壁造口通道的构建同末端回肠造口术,用阑尾钳将造口回肠袢拉出腹壁外,注意务必使近端肠管位于头侧,远侧肠管位于尾侧,造口处距离结肠吻合口或回肠贮袋肛管吻合口 30～40 cm(图 5-10)。可用3-0Dixon 可吸收线将肠壁或系膜与腹膜和腹直肌鞘前层间断固定几针。距腹壁约 0.5 cm 处横行切开远侧回肠壁,近切缘向头侧翻转后与造口皮肤真皮层 3-0Dixon 可吸收线间断缝合,远切缘予以同样处理,如此近端造口占据绝大部分空间,压迫远端肠管,可达到完全转流之目的(图 5-11～图 5-13)。

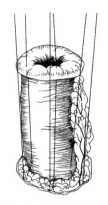

图 5-8　造口四点缝合

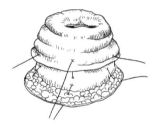

图 5-9　外翻后一并打结

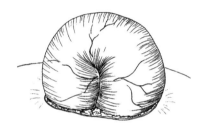

图 5-10　拉出回肠袢

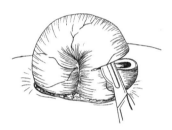

图 5-11　近腹壁横行切开远侧回肠

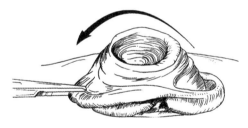

图 5-12　近切缘向头侧翻转

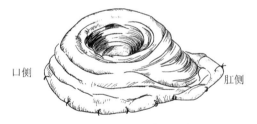

图 5-13　回肠袢式造口示意图

（王晓红）

第二节　盲肠造口术

一、适应证

(1)升结肠或横结肠急性梗阻无法一期切除时。

(2)肠道转流时因年老、一般情况差、心肺肝肾脑等脏器病变或其他原因无法耐受其他经腹减压手术时。

（3）结肠手术吻合不甚满意时作为预防性造口。

二、禁忌证

盲肠造口术减压效果较差，凡可选做其他结肠造口术、内转流术者或回肠造口均不宜行盲肠造口。

三、手术方法和操作步骤

（一）造口位置

右下腹靠近麦氏点。

（二）切口选择

取右下腹麦氏切口，切开皮肤、皮下层及腹外斜肌腱膜，分离腹外斜肌、腹内斜肌、腹横肌，切开腹横筋膜、腹膜外组织及腹膜进入腹腔。

（三）置管

将盲肠提至切口外，4号丝线于盲肠前壁中段前结肠带处作一荷包缝合，直径1.5～2.5 cm，于荷包中央处电刀切开肠壁，用吸管吸尽肠内容物后，置入一导尿管（图5-14），结扎荷包缝线。于第一道荷包缝合线外约1 cm处做第二道荷包缝合，结扎荷包使肠壁内翻，妥善固定导尿管。

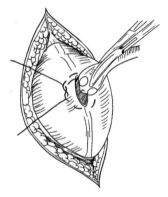

图5-14　置入造瘘管

（四）固定

造口管自切口中央引出，将造口管上下盲肠壁与切口相应腹膜2针固定缝合，逐层关闭腹腔，常规方法将造口管固定于皮肤上并接上引流袋（图5-15）。

四、注意事项

（1）造口管应妥善固定。

（2）做荷包缝合及缝合腹膜与肠壁时勿穿透肠壁全层。

（3）如引流不通畅时可予生理盐水冲洗造口管。

（4）造口管于术后1～2周拔除。

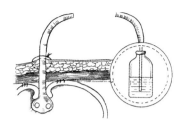

图 5-15 造瘘管固定接袋

（赵文军）

第三节 横结肠造口术

一、适应证

（1）左侧结肠或直肠恶性肿瘤伴急性梗阻时做先期减压,待适当时机行二期切除,或一期切除时暂时性肠道转流。

（2）晚期左侧结肠或直肠恶性肿瘤无法切除时作为永久性肠道转流。

二、禁忌证

近端结肠有梗阻性病变者。

三、手术方法和操作步骤

（一）造口位置

右上腹或左上腹腹直肌处。

（二）切口选择

如为单纯造口术,可于剑突与脐连线中点右侧腹直肌做 4~5 cm 纵切口;或依据原发疾病取下腹正中左侧绕脐切口等。切开皮肤、皮下层和腹直肌前鞘,钝性游离腹直肌,切开腹直肌后鞘、腹膜外组织及腹膜进入腹腔。

（三）游离横结肠

显露横结肠,将拟造口的横结肠提出切口外,分离附着于横结肠上的大网膜,并将游离的大网膜回纳入腹腔,确保造口肠段能够提出切口外 4 cm 以上。

（四）固定肠管

紧贴结肠后壁系膜用血管钳戳一小口,穿过一根直径 3~5 mm 的玻璃棒或硬塑料管作为支架(术后 1~2 周内拔除),注意避开血管(图 5-16)。切口两端腹膜稍加缝合,至可于结肠旁插入一指为宜。将横结肠相应水平的浆肌层与腹直肌后鞘和腹膜做一圈缝合固定,注意勿损伤横结肠的血管,以免影响造口肠管的血运,随后将肠壁浆肌层与切口皮下组织再行间断缝合加固(图 5-17)。

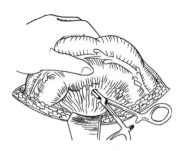

图 5-16 于结肠系膜上戳孔

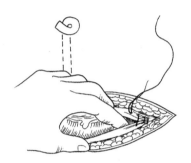

图 5-17 缝合切口两端腹膜

（五）造口形成

如结肠明显扩张,先予减压,可于结肠壁上做一荷包缝合,直径 1.5～2.5 cm,于荷包中央处切开肠壁,置入一橡皮导管至近端结肠,结扎荷包缝线,妥善固定橡皮导管,术后接引流袋,3～4 d拔除,切开结肠。如为直接肠道转流,用电刀沿系膜对侧结肠带纵形切开肠管约 2 cm,将肠管断端的黏膜、浆肌层与皮肤的真皮层做一周环形外翻缝合,针距不宜过大,缝合 8～12 针为宜。

（六）早期护理

肠管断端周围沿皮肤切缘捆绑一圈碘纺纱(术后 3 d 可拆除碘纺纱),并用消毒的透明造口袋封闭造口,可防止出血、渗漏及伤口感染,且便于术后观察造口血运及愈合情况。

四、注意事项

(1)拉出肠段应无张力以免回缩。

(2)关闭切口两端时注意大小适宜,以可于结肠旁插入一指为宜。切开不充分,关闭过多会影响造口血运,并使肠道内容物通过受阻,关闭过少则易造成切口旁疝。

(3)固定肠管前注意肠管是否扭转,缝合腹膜与肠壁时勿穿透肠壁全层。

(4)切开肠管应沿系膜对侧结肠带纵形切开以免造成部分肠壁缺血坏死。

(5)结肠造口尽可能一期开放,提倡早期造口护理。

(6)横结肠单腔造口术可参考第五节乙状结肠单腔造口术。

（刘　涛）

第四节　乙状结肠造口术

一、腹膜外单腔造口术

(一)适应证

(1)直肠恶性肿瘤拟行直肠经腹会阴联合切除＋永久性乙状结肠造口术(即 Miles 术),或直肠经腹切除＋永久性乙状结肠造口术(即 Hartmann 术)。

(2)放射性肠炎或直肠瘘管须行永久性肠道转流。

(二)禁忌证

乙状结肠或近端结肠有梗阻性病变者。

(三)手术方法和操作步骤

1.造口位置

常选择的造口部位,可于脐与左侧髂前上棘连线的内 1/3 处,也可于脐水平下 3～5 cm、腹中线左侧3 cm的腹直肌内(图 5-18)。

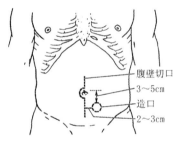

图 5-18　造口位置

2.切口选择

取下腹正中右侧绕脐切口,或依据原发疾病确定切口。

3.游离关闭肠管

游离左半结肠,切除或切断直肠及部分乙状结肠(依具体术式而定),并关闭近端结肠,结肠游离程度应以近端乙状结肠可提至切口外而无张力为限。首先在腹腔内于预定造口处的高度提起乙状结肠,剪开外侧腹膜做潜行游离,上下约 10 cm,向前腹壁游离达腹直肌中线水平。注意关闭近端结肠应切实可靠,以防止拉出造口处时断端污染腹腔或切口,可使用 Kocher 钳钳夹断端,并用橡胶手套包裹,或者使用闭合器再加橡胶手套包裹。

4.制作造口隧道

术者以左手食指探入腹腔造口位置的腹壁处作为引导,由助手用止血钳提起预定造口处皮肤的中点,约 1.5 cm 为半径圆形切开皮肤,再以电刀垂直切除皮下脂肪,深达腹直肌前鞘,注意切除范围应与皮肤相当。十字形切开腹直肌前鞘,沿肌纤维方向分开腹直肌,显露出腹直肌后鞘,将其十字切开,切开的长度要充分,但也不宜过大,以容纳两指为宜(图 5-19),同时注意不要损伤已游离的侧腹膜。

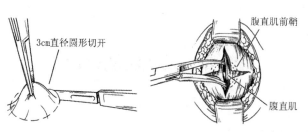

图 5-19　皮肤圆形切口、十字切开腹直肌前、后鞘

5.造口形成

用 4 把血管钳将腹直肌后鞘提起,经已游离的侧腹膜外将拟行造口的乙状结肠拉出腹壁外,注意牵拉时不可用力过猛,且应使乙状结肠系膜对准耻骨联合以免乙状结肠扭曲,拉出肠管长度以高出皮肤2～3 cm为宜。随后,将乙状结肠相应水平的浆肌层与腹直肌后鞘做一圈缝合固定,注意勿损伤乙状结肠的血管,以免影响造口肠管的血运,随后将肠壁浆肌层与切口皮下组织再行间断缝合加固。待关腹后再将肠管断端的黏膜、浆肌层与皮肤的真皮层做一周环形外翻缝合,针距不宜过大,缝合 8～12 针为宜。

6.关闭腹膜

缝合固定侧腹膜与拉出的乙状结肠,封闭肠管外侧的孔隙以免造成内疝。先将剪开的乙状结肠外侧的侧腹膜的上部斜行盖于乙状结肠上,做间断缝合固定,再将其下方的切缘与乙状结肠系膜缝合固定。注意盖于乙状结肠上面的腹膜一定要松弛,不可勒住乙状结肠。

7.早期护理

肠管断端周围沿皮肤切缘捆绑一圈碘纺纱(术后 3 d 可拆除碘纺纱),并用消毒的透明人工肛门袋封闭造口,可防止出血、渗漏及伤口感染,且便于术后观察造口血运及愈合情况。

(四)注意事项

(1)皮下层切除范围应与皮肤切除范围相当以免造口狭窄。

(2)十字切开腹直肌后鞘时注意切开长度,以容纳两指为宜,切开不充分,会使肠道内容物通过受阻,切开过大则易造成切口旁疝,但肥胖、肠管扩张及肠系膜肥厚者可适当扩大。

(3)拉出肠段应无张力以免回缩。

(4)拉出结肠断端时要注意乙状结肠不可扭曲,同时避免游离腹膜缘向外翻卷,以免术后形成半环形索状瘢痕条引起排便不畅。

(5)注意结肠断端血运,特别是缝合固定造口肠管时应注意保护系膜血管。

(6)造口完成后一定要细致检查有无出血,如有出血可以电灼或压迫或结扎止血,注意造口肠黏膜颜色,如打开造口肠管时见到腺瘤,应即时处理,可摘除或电灼切除。

(7)提倡早期造口护理,结肠造口尽可能一期开放。

以上为常用的腹膜外乙状结肠单腔造口术,其相对传统腹膜内造口术有如下优点:①操作简单,缝合少,缩短手术时间;②消除乙状结肠与侧腹膜的间隙,降低小肠内疝的发生率;③无须切开壁腹膜,有效减少了腹内压力对造口的直接作用,使切口旁疝发生率减少;④发生造口坏死感染时,炎症受腹膜的屏障作用不会立即向腹腔内扩散。以下简单介绍传统乙状结肠单腔造口术。

二、腹膜内乙状结肠单腔造口术

切除造口部位皮肤、皮下组织,直径约 2.5 cm,不宜过大或过小,十字切开或切除部分腹直肌前鞘,沿肌纤维方向分开腹直肌纤维,剪开腹直肌后鞘,扩大分离。从腹腔内用食指将腹膜顶起,剪开腹膜,并用手指钝性扩大腹膜孔,使其可容 2 指通过,将腹膜外翻与皮下缝合。引出乙状结肠断端,使之高出皮肤表面约 3 cm,将乙状结肠相应水平的浆肌层与腹直肌后鞘和腹膜做一圈缝合固定,注意勿损伤乙状结肠的血管,以免影响造口肠管的血运,再将肠壁浆肌层与腹直肌前鞘行间断缝合加固。随后,在腹腔内将乙状结肠旁沟关闭,即将腹腔内乙状结肠与侧腹膜缝合,特别注意从造口端起缝 8~10 针,然后才做荷包缝合封闭,目的是防止术后造口肠脱垂(如果一开始就用荷包缝合关闭侧沟,手术虽然快,但术后会增加内疝和膨出或脱垂的机会)。待关腹后,将造口端结肠打开,黏膜外翻,与皮肤间断缝合 8 针,外绕碘纺纱条,以防止出血及感染,外敷凡士林纱或即时装上人工造口袋。

三、袢式(双腔)造口

(一)适应证
(1)直肠恶性肿瘤伴急性梗阻时作为先期减压术。
(2)直肠外伤或病变致穿孔时暂时性肠道转流。
(3)晚期直肠恶性肿瘤无法切除时永久行肠道转流。

(二)禁忌证
乙状结肠或近端结肠有梗阻性病变者。

(三)手术方法和操作步骤
1.造口位置
同单腔造口术。

2.切口选择
如为单纯造口术,可取造口处 4~5 cm 切口;或依据原发疾病取下腹正中右侧绕脐切口及其他切口。切开皮肤、皮下层及腹外斜肌腱膜,分离腹外斜肌、腹内斜肌、腹横肌,切开腹横筋膜、腹膜外组织及腹膜进入腹腔。

3.游离乙状结肠
分开乙状结肠外侧腹膜,游离乙状结肠至可提出切口外而无张力。

4.固定肠管
紧贴结肠后壁系膜用血管钳戳一小口,穿过一根直径 3~5 mm 的玻璃棒或硬塑料管作为支架(术后 1~2 周内拔除),注意避开血管。切口两端腹膜稍加缝合,至可于结肠旁插入一指为宜。将乙状结肠相应水平的浆肌层与腹直肌后鞘和腹膜做一圈缝合固定,注意勿损伤乙状结肠的血管,以免影响造口肠管的血运,再将肠壁浆肌层与腹直肌前鞘行间断缝合加固。

5.造口形成
待关腹后用电刀沿系膜对侧结肠带纵形切开肠管约 2~3 cm,排尽肠内容物,检查黏膜情况。将肠管断端的黏膜、浆肌层与皮肤的真皮层做一周环形外翻缝合,针距不宜过大,缝合 8~12 针为宜。

(邓小菊)

第六章

痔

第一节 概　　述

有关痔病名的记载,最早见于《山海经·南山经》卷一南山经:"南流注于海,其中有虎蛟,其状鱼身而蛇尾,其音如鸳鸯,食者不肿,可以已痔。"首先提出了痔的病名及食疗方法。春秋时期《足臂十一脉灸经》中记载的"寺",据考证指痔疾。春秋时期《庄子》又记载:"秦王有病诏医,破痈溃痤者,得车一乘,舐痔者,得车五乘。"《尸子》中说:"有医询者,秦之良医也,为宣王割痤,为惠王割痔,皆愈。"指出了能够治疗痔疮的医师,反映出当时治痔医师享有良好的社会地位和待遇。

《五十二病方》将痔分为牡痔、牝痔、脉痔、血痔四类。如"一牡痔居窍旁,大者如枣,小者如枣窍者方以小角角之,如孰二斗米顷,而张角,吉以小二四四绳,剖以刀。""一牝痔有空而栾,血出者方:取女子布,燔,置器中,以熏痔,三日而止。"介绍了治牡痔的结扎切除法及治牝痔的熏痔法等。西汉《神农本草经》又提出了痔瘘、五痔、肠痔、疽痔、疮痔等病名,并阐述了黄芪、漏芦、槐实、龟甲、五色石脂、文蛤、檗木、雄黄、败酱、蜂房、鳖甲、石灰、蒿蓄、桐叶、蛇蜕、硫磺等治痔药物。

《素问·生气通天论》:"因而饱食,筋脉横解,肠澼为痔。"首先明确指出饮食不当可导致痔的发生,并从此奠定了认识痔疮病因病机的理论基础。

隋巢元方《诸病源候论·痔病诸候》详细记载了牡痔、牝痔、肠痔、脉痔、血痔、酒痔和气痔的临床特征,并在痢疾诸候、妇人杂病诸候、小儿杂病诸候等篇中均有痔疾的论述。

唐孙思邈在《备急千金要方》中把痔分为气痔、牡痔、牝痔、肠痔、脉痔五类,并详细叙述了每类痔的症状及具体治法。如《备急千金要方·卷三十·痔漏》记载:"五痔有气痔,寒温劳湿即发,蛇蜕皮主之;牡痔生肉如鼠乳在孔中颇出见外,妨于更衣,鳖甲主之;牝痔从孔中起,外肿五六日,溃出脓血,猬皮主之;肠痔更衣挺出,久乃缩,母猪左足悬蹄甲主之;脉痔更衣出清血,蜂房主之,五药皆下筛等分,随其病倍其主药为三分,且以井花水服半方寸匕,病甚者旦暮服之,亦可四五服。"明确提出了治疗五痔的首选药物。

此后历代医家,对痔的病因病机及治法有了更进一步的认识,如宋代杨士瀛《仁斋直指方》中记载:"气血下坠,冲突为痔。"魏岘《魏氏家藏方》首载枯痔疗法。《太平圣惠方》又载有"用蜘蛛丝缠丝系痔鼠乳头,不觉自落"的结扎疗法,并明确了痔、瘘为不同性质的疾病,将痔、瘘分节讨论。金元时期,朱丹溪《丹溪心法》:"痔者,皆因脏腑本虚,外伤风湿,内蕴热毒……以致气血下坠,结聚肛门,宿滞不散,而冲突为痔。"明确指出了痔的发生与脏腑本虚及外感或内蕴热毒等有关。

到了明代,又明确提出了痔的发生与遗传有关,如薛铠《薛氏医案·保婴撮要》记载:"痔疮之症,或因禀受胎毒……或母食炙煿厚味所致。"窦梦麟《疮疡经验全书·痔漏症并图说》记载:"人生素不能饮酒亦患痔者,脏虚故也,亦有父子相传者,母血父精而成。"同时对痔的病因病机又有更进一步的认识,如窦梦麟《疮疡经验全书》记载:"饮食不节,醉饱无时,恣食肥腻,胡椒辛辣……久忍大便,遂致阴阳不和,关格壅塞,风热下冲,乃生五痔。"陈实功《外科正宗·痔疮论第三十》记载:"夫痔者,乃素积湿热,母食炙煿,或因久坐而血脉不行,又因七情而过伤生冷,以及负重远行,气血纵横,经脉交错,又或酒色过度,肠胃受损,以致浊气瘀血,流注肛门,俱能发痔。"该书对痔的临床症状、治则治法又做了详细说明:"痔疮治法,初起及已成渐渐大而便涩作痛者,宜润燥及滋阴。肛门下坠,大便去血,时感疼痛坚硬者,宜清火渗湿。紫色疼痛,大便虚兼作痒者,凉血祛风,疏利湿热。肿痛坚硬,后重坠刺,便去难者,外宜熏洗,内当清利。内痔去血,登厕脱肛难上收者,当健脾、升举中气。便前便后下血,面色萎黄,心悸耳鸣者,宜养血健脾。诸痔欲断其根,必须枯药,当完其窍,必杜房劳乃愈。"由此可见,至明代,对痔的认识已日趋成熟,其理论至今仍在指导着临床。

清代对痔的研究又有了更进一步的发展,如祁坤《外科大成》中记载:"血气纵横,经络交错,流注肛门而成此痔矣。"吴谦《医宗金鉴·外科心法要诀》:"痔疮形名亦多般,不外风湿燥热源。"又归纳总结了痔的病因病机。在治疗上更有详细的记载,如祁坤《外科大成·论痔漏》:"内外痔,肛门内外皆有,遇大便即出血、疼痛,用熊胆、冰片膏日擦三四次,用后方熏洗。内痔在肛门之里,大解则出血如箭,便毕用手按,良久方入,服翻肛散、塞换痔散,即翻出洗净,敷如圣散五七次,其痔紫黑色自落,换收口药收口,服收肛散即入,或翻出时,用药线扎之亦佳,服槐角苦参丸,或凉血地黄丸。"《医宗金鉴·外科心法要诀》:"顶大蒂小者,用药线勒于痔根,每天紧线,其痔枯落,随以月白珍珠散撒之收口;亦有顶小蒂大者,用枯痔散枯之……勤苦劳役,负重远行,以致气血交错而生痔者,俱用止痛如神汤加减服之……肠风下血,点滴而出粪前者,宜防风秦艽汤;粪后出血者,为酒毒,宜服苦参地黄丸。效后必多服脏连丸二、三料除根。又有产后用力太过而生痔者,宜补中益气汤加桃仁、红花、苏木服之。又有久泻,久痢而生痔者,宜补中益气汤加槐花、皂荚子煅末服之。"许克昌、毕法合撰的《外科证治全书·卷三·痔疮》中记载:"外科用苏合膏涂患处,日二次,至愈乃止,内服杜痔丸。有血箭痔生肛门或成堵塞坠肿,每逢大便用力则鲜血急流如箭,不论粪前粪后,由肠胃风热所致,生熟三黄汤主之,如唇白面色萎黄,四肢倦怠,属气血两虚,宜十全大补汤去肉桂,加柴胡、升麻,倍参芪服之,外用自己小便洗之,或童便热洗更妙,其血自止。"此后为痔的辨证施治奠定了坚实基础。

新中国成立后,对痔的研究又取得了较大发展,先后对含砒制剂的枯痔散和枯痔钉疗法进行了机制研究,临床运用无砒制剂的枯痔散和枯痔钉取得了满意疗效。以"消痔灵"为代表的硬化剂有了长足进步。随着对痔的概念及发病机制认识的不断深入,又研究设计了多种保护肛门功能的痔术式,并取得了一定效果,但对痔的概念及相关理论还有待于进一步深入研究。

(徐天一)

第二节 概念及学说

一、痔疮的概念

痔疮是指直肠下端黏膜和肛管皮肤下的直肠上、下静脉丛扩张、迂曲而形成的静脉团块,当发生出血或脱垂等临床症状时称为痔疮,包括内痔、外痔、混合痔。通常当排便时持续用力,造成此处静脉内压力反复升高,静脉就会肿大。妇女在妊娠期,由于盆腔静脉受压,妨碍血液循环常会发生痔疮。许多肥胖的人也会罹患。如果患有痔疮,肛门内扩大迂曲的静脉壁就会变得很薄,因此排便时极易破裂出血。无论内痔还是外痔,都可能发生血栓从而引起疼痛。

二、痔的成因学说

随着医学的不断发展,痔疮病因研究有多种学说问世。主要有静脉曲张学说、窦状血管扩张学说、直肠海绵体增生学说、肛垫下移学说。

(一)静脉曲张学说

静脉曲张学说是经典的学说。根据是痔上静脉至门静脉均无瓣膜;痔静脉丛周围缺乏纤维组织支持;痔静脉血回心距离远,回心动力不足;排便时局部静脉压增高。以上原因引起痔静脉曲张而成痔。有人在痔组织内找到了扩张的静脉可为佐证。

(二)窦状血管扩张学说

直肠上动脉的某些终末支与痔内静脉丛,不是以毛细血管网,而是以动静脉吻合的方式交通,称为窦状血管。其管壁肌层发育不良,弹性弱,易瘀血。长期用力排便,促使窦状血管压力增高,扩张成痔。因窦状血管内有小动脉直接交通,从而解释了为什么内痔出血色鲜红的现象。

(三)直肠海绵体增生学说

齿状线上的黏膜下组织含有窦状血管、平滑肌、弹力纤维和结缔组织,它像性器官的勃起组织一样,称为直肠海绵体。该组织直到青春期以后才发育完善,并随年龄而增生和肥大,从而解释了成年人好发生痔疾的原因。

(四)肛垫下移学说

齿状线上的黏膜下组织,特性是含有窦状血管、平滑肌(黏膜下肌、Treitze肌)、结缔组织,统称为血管垫,亦称肛垫。直肠柱即由肛垫纵裂而成,痔的三个好发部位(截石位3、7、11点)恰由肛垫的"Y"形沟所形成。任何因素破坏了肛垫内的结缔组织和黏膜下肌,使肛垫失去支持而下移,凸入肛管腔内即成痔。而痔的治疗成功,可解释为新的牢固的黏膜下结缔组织疤痕形成,而不仅是血管的闭合。肛垫中的结缔组织随年龄增长而渐趋老化疏松、破碎或断裂,因而痔的发生亦常随年龄而增加,儿童的结缔组织排列致密故少生痔。临床上根据肛垫原理设计的肛垫保存术或黏膜下肌保存术,治疗内痔取得良好效果。

根据以上原理,痔可分为生理性和病理性两类,生理性痔即正常的肛垫,如同口唇的血管垫一样,可有各种形态,如薄型、凸型、湿型、充血型,都不属病理变化,无须治疗。只有当肛垫下移,导致瘀血、肿胀、脱垂、出血等病理性的痔核时,才有治疗意义。 **(徐天一)**

第三节　病因病理

一、病因

(一)西医观点

痔疮的病因尚未完全阐明,一般与以下几种因素有关。

1.生理结构的缺陷和直立体位

人体站立或直坐时,肛门位置低,受地心引力的影响,直肠肛门静脉血液回流障碍,直肠上静脉及其分支缺少静脉瓣,血液容易产生淤积,且直肠血管排列特殊,在不同平面穿过肌层容易受粪便压迫,使黏膜下疏松组织中的静脉容易扩大、曲张而产生痔。所以有人说痔疮是人类特有的疾病。四肢爬行动物如牛、马、狗、兔等动物不患痔疮,也主要是因为爬行动物肛门位置高,有益于肛门直肠部血液回流,不易产生肛门直肠部静脉曲张。另外,在齿状线附近,细小的动脉和静脉直接吻合而构成洞状静脉,洞状静脉肌层发育不良,弹力纤维较少,胶原纤维较多,容易扩张而形成痔疮。

2.便秘与腹泻

排便时间过长或长期腹泻,可使腹压增高,肛门直肠部充血,痔静脉曲张,甚至可导致直肠黏膜与肌层分离脱出,肛管随粪便下移,久之容易产生痔疮。

3.感染因素

肛窦炎、肛周脓肿、痢疾、肠炎等,可引起直肠下部周围组织发炎,痔静脉受累产生炎症,使痔静脉管壁变脆,继发血管扩张充血而引起或加重痔疮。

4.妊娠与分娩

妊娠妇女,胎儿压迫盆腔静脉,使静脉回流受阻,肛门直肠部血管扩张,同时由于体内孕激素含量上升,造成水钠潴留,血管扩张;分娩时腹压增高亦可导致痔疮的发生。

5.肛门括约肌松弛

年老体弱或多次肛门手术破坏括约肌完整结构的患者,因括约肌无力而使痔脱垂加重。

6.门静脉高压

肝硬化、门静脉血栓炎等,可引起门静脉高压,由于门静脉系统缺乏静脉瓣,可直接导致痔静脉丛压力升高,引起痔疮。

7.肿瘤

腹部和盆腔的肿瘤,如结、直肠肿瘤,卵巢肿瘤和子宫肌瘤等均可压迫盆腔静脉,使痔静脉回流受阻而产生痔疮。

8.遗传因素

关于遗传因素,观点尚不统一,需进一步验证。有人认为痔疮在一个家族中发病率较高,可能与遗传因素有关。

总之,现代医学认为痔疮产生的因素是复杂的,可能是以上几种因素相互作用的结果。

(二)中医学观点

中医学通过长期的临床经验,总结出痔的发病原因,不单纯是局部因素,更主要的是由于人体阴阳失调,加之外感、内伤、六淫、七情等因素所致,归纳起来有以下几个方面。

1.饮食不节

饮食过多、过饱或食用肥腻炙博之品,或大量饮酒及食用辣椒、姜、葱等刺激性食物,容易生湿积热,湿热下注肛门,气血阻遏,引发痔疮。

2.便秘

久忍大便,大肠积热,是痔疮发病的一个原因。

3.劳累过度

久坐则血脉不行,久行则气血纵横,经络交错。久坐久行,劳累过度,使肠胃受伤,以致浊气瘀血,流注肛门而生痔疾。

4.久病

久泻、久痢、久咳,易使气血亏损,气虚下陷,而生痔疮。

5.感受外邪

《金匮要略》指出:"小肠有寒者,其人下重便血,有热者,必痔。"可见感受寒邪、热邪均可发生痔疾。古人又指出痔因"皆是湿热风燥四气所伤,而热为最多也"之说。

6.妇人妊娠、月经不调

妇人妊娠、月经不调,易致关格壅塞,经血流溢渗漏于肠间,而诱发痔疮。

7.遗传因素

《薛氏医案》中有:"痔疮之症或禀受胎毒,或母腹中受热也。"表明痔疮与遗传有关。

8.情志因素

中医很重视七情致病,因此有喜伤心、怒伤肝之说。喜怒无常,气血侵入大肠,结积成块,易生便血。

9.房事过度

《诸病源候论》中有"诸痔皆由伤风、房室不慎所致"。古人又有"忍精不泄而致痔漏"之说。

10.脏腑虚弱

脏腑虚弱,加之外感风湿,内蕴热毒,而致气血下坠,结聚于肛门而生痔疮。

二、病理及发病机制

目前对于痔的发病机制仍不十分清楚,主要有以下几种假说。

(一)静脉曲张学说

认为因人体直立、痔静脉没有瓣膜,肛门括约肌痉挛,腹压增加,粪便嵌塞等原因导致肛门直肠静脉回流障碍,痔静脉扩张、扭曲形成。对切除的痔组织无论内痔还是外痔均可见薄壁扩张的血管,或充血,或见血管内血栓。

(二)血管增生学说

一般认为,齿状线以上的黏膜下组织含有大量的窦状血管、平滑肌、弹力纤维及结缔组织等,组成直肠海绵体,随着年龄的增长出现增生、肥大而形成痔。

(三)肛垫下移学说

齿状线以上的黏膜及黏膜下层存在着静脉丛、Treitze肌、结缔组织,它们共同组成肛垫,是位于齿状线上 1.5 cm 左右的环状海绵样组织带，亦称为直肠海绵体，属于正常解剖结构。由于内括约肌的收缩，肛垫借 Y 形沟分割为右前、右后及左侧三块，此即所谓的"痔好发部位"，起着肛门垫圈的作用，协助括约肌以完全封闭肛门。当肛垫增生、肥大，或因肛门直肠壁的支持固定发生改变而松弛，或肛门括约肌的紧张度发生改变，使得肛垫向下移位而成痔病。内痔不是曲张的直肠上静脉终末支，而是肥大移位的肛垫，这一观点已获得大家的初步认同。肛垫内正常纤维弹力结构的破坏伴有肛垫内静脉的曲张和慢性炎症纤维化，肛垫出现病理性肥大并向远侧移位后形成内痔。

（四）肛管狭窄学说

认为各种原因造成肛管狭窄，粪便通过肛管时阻力增加，使痔静脉丛受到挤压，引起静脉扩张、损伤、血栓形成而发本病。

（五）细菌感染学说、肛门括约肌功能下降学说等

痔与静脉丛的关系：内痔临床上最为多见，位于齿状线上方，表面被直肠黏膜所覆盖。根据内痔脱出的程度，将内痔分为四度。

外痔位于齿状线下方，表面被肛管皮肤覆盖。分为结缔组织外痔、静脉曲张性外痔和血栓性外痔。结缔组织外痔多为肛门损伤、慢性炎症刺激导致肛门周围结缔组织增生所形成的皮赘。切除组织病理检查可见皮下大量纤维组织增生。当结缔组织外痔发生感染、充血或水肿时可发展成为炎性外痔。静脉曲张性外痔为排便、久蹲或腹压增高时肛缘皮下静脉扩张、扭曲形成淤血的静脉团，多呈半球形或不规则结节状突起，柔软，无痛，平卧或降低腹压后又可消失。切除组织病理检查可见皮下大量薄壁扩张的血管，血管内淤血。当曲张的静脉血管受损或炎症刺激其内可形成血栓，发展成为血栓性外痔。血栓外痔病理检查可见薄壁扩张血管，其内见血栓。

混合痔是内痔通过静脉丛和相应部位的外痔静脉丛相互整合而形成，位于齿状线上下，表面被直肠黏膜和肛管皮肤覆盖。内痔发展到Ⅱ度以上时多形成混合痔（图 6-1）。

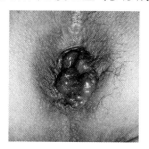

图 6-1　混合痔

混合痔进一步发展，当脱出内痔及相应外痔在肛门口周围呈梅花状或环状时，称为"环形痔"。脱出的痔若被痉挛的括约肌嵌顿，以致发生水肿、淤血甚至坏死，临床上称为嵌顿性痔或绞窄性痔。

综上，内痔的发病在多种病因的作用下，首先肛垫内动静脉血管、支持结构及纤维结缔组织发生曲张、炎症、增生等病理改变，引起肛垫充血、出血、下移而发为内痔；肛缘皮下静脉血管曲张、淤血、血管内血栓形成或因慢性炎症刺激出现皮肤及皮下纤维组织增生，有时合并炎症出现充血、肿胀而发为外痔。目前关于痔的病因，发病机制及病理变化仍有待于进一步研究。

（徐天一）

第四节　临床表现

一、临床表现

痔病主要分内痔、外痔和混合痔，其临床表现各有特点，分述如下。

(一)内痔

便血和脱出是其主要症状

1.便血

其特点是发生在排便过程的无痛性鲜红色血，呈滴血甚至喷射出血，排便末尾有便纸染血。便血可反复发作，有自行缓解倾向，长期慢性出血可发生贫血。出血非血红色或与粪便混合，需注意排除其他下消化道疾病引起的出血(图6-2)。

2.脱出

排便后痔核脱出肛外，初期可以自行回纳，逐渐发展至需手还纳，严重者痔核脱出后难以回纳，在稍加腹压如负重、咳嗽时亦可脱出。脱出可伴有黏液渗出，引起肛门潮湿、坠胀、疼痛和瘙痒等不适感，影响患者的生活质量(图6-3)。

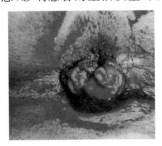

图6-2　痔出血

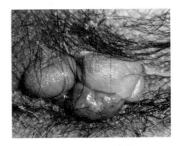

图6-3　痔核脱出

3.痔嵌顿

内痔脱出合并有括约肌痉挛时，痔核受到夹持，痔体的静脉、淋巴回流受阻，痔核迅速增大、变硬，嵌顿在外无法回纳，出现肛门剧烈疼痛、里急后重、排尿困难等急性痔病表现(图6-4)。

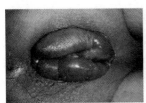 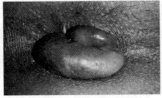 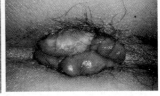

图6-4　痔核嵌顿并水肿

(二)外痔

平时仅有异物感，便后或劳累时体积稍微增大，平卧休息后可以恢复常态。合并炎症或血栓形成时，表现为局部肿胀，剧烈疼痛。

（三）混合痔

兼有内痔和外痔的症状。

二、诊断

（一）诊断方法

根据典型的病史,结合肛门视诊、肛周触诊、肛门指检及肛门镜检查即可诊断,视诊及触诊可见肛缘皮赘松弛,呈单个或多个突起,柔软无触痛。发生炎症时皮赘红肿发亮,触痛较甚。发生血栓形成时皮下可触及圆形质硬肿块,可移动,触痛明显。肛门镜检查可见齿状线上方有暗红色结节向肛门镜内突出,通常位于右前、右后和左正中处,边界清晰,黏膜表面可有充血、糜烂。蹲位检查可以更清楚地观察到痔核的部位、大小、数目和出血点。伴发痔嵌顿时内痔及肛缘皮肤高度肿胀,黏膜和皮下可见广泛血栓形成,黏膜表面可见坏死、脓苔和溃疡。

（二）分类

根据痔核所在的部位分为内痔、外痔和混合痔。

（三）内痔的分度

根据症状的严重程度分为 4 度。

Ⅰ度:便时带血,滴血,便后出血可自行停止;无痔脱出。

Ⅱ度:常有便血;排便时有痔脱出,便后可自行还纳。

Ⅲ度:可有便血;排便或久站及咳嗽、劳累、负重时有痔脱出,需用手还纳。

Ⅳ度:可有便血;痔持续脱出或还纳后易脱出。

三、鉴别诊断

即使有痔存在,也应该注意与直肠癌、直肠息肉、直肠黏膜脱垂和肥大肛乳头等疾病进行鉴别。

（一）直肠癌

因其初期症状不典型,常易被误诊为内痔,应特别警惕。其特征性表现为粪便带有暗红色黏液脓血,所以鉴别时需特别注意便血的颜色和性状。直肠指检是发现肛管直肠肿瘤重要的检查方法,直肠癌在指诊下可扪及高低不平而质硬的肿块,肠腔常狭窄。值得注意的是,内痔与直肠癌同时并存的情况并非少见,应避免仅满足于痔的诊断而忽视了对直肠癌的排查。

（二）直肠息肉

多为红色椭圆形肿块,有蒂与肠壁相连,排便时可脱出肛门外,多为单个,易出血,血色鲜红,附着在粪便表面。

（三）直肠黏膜脱垂

脱出物呈环状,色鲜红,表面光滑,无分界线,出血少见。

（四）肛乳头肥大

呈三角形或锥形,大便时脱出肛外,多为单个,黄白色,质硬,形小,不出血,能回纳。

（徐天一）

第五节 饮食调节

一、痔疮患者饮食原则

（1）宜常食易于消化、质地较软的食物，如米粥、面条等。

（2）宜食用富含纤维素的食物，如新鲜蔬菜、水果、银耳、海带等。

（3）宜摄取具有润肠作用的食物，如梨、香蕉、菠菜、蜂蜜、芝麻油及其他植物油、动物油。

（4）宜选用质地偏凉的食物，如黄瓜、苦瓜、冬瓜、西瓜、藕、笋、芹菜、菠菜、莴苣、茭白、茄子、丝瓜、蘑菇、鸭蛋、鸭肉等，以免加重湿热而导致便血。

（5）长期出血，久治不愈，体虚者，宜适当食用滋补性食品，如桂圆、红枣、莲子、百合、牛奶、芝麻、蜂蜜、核桃等。

（6）禁食辛辣刺激、油腻、煎炸、熏烤及热性食品，如羊肉、狗肉、生蒜、生葱、辣椒等，同时也应禁烟、禁酒。

二、痔疮患者的适宜饮食

便秘是诱发痔疮的病因之一，从预防的角度讲，应防止大便秘结。为保持大便通畅，所以饮食方面应多食青绿蔬菜、新鲜水果，如芹菜、菠菜、韭菜、黄花菜、茭白以及苹果、桃、杏、瓜类等含有丰富纤维素的食品，可以增加胃肠蠕动，润肠通便，排出肠道的有害物质和致癌物质。另外，对痔疮有预防作用的食物还有赤小豆、槐花、黑芝麻、肉苁蓉、猪大肠、羊大肠、鳖肉、胡桃肉、竹笋、蜂蜜等。

（一）赤小豆

与当归合煎，可治疗便血、肿痛。单独一味或与大米同煎成粥亦有良好作用，是防治痔疮的优良食品。

（二）槐花

新鲜槐花可以做凉菜、包饺子，具有凉血、止血消痔的功效，亦可代茶饮。

（三）黑芝麻

对于痔疮兼有便秘患者，可长期服用，具有润肠通便，减轻痔疮出血、脱出的作用。

（四）肉苁蓉

可用于老人，病久体虚者和产妇便秘、痔疮脱出、出血等，具有补肾壮阳，润肠通便的功效。

（五）猪、羊等动物大肠

中医认为可以肠补肠，经现代科学研究，证明其有止血、止痛、消肿的良好作用。

（六）鳖肉

用于痔疮出血日久，气血两虚的患者，有补益气血的功效。

（七）胡桃仁

可润肠通便补虚，减轻痔疮脱出、便血症状。

（八）竹笋

含有丰富的纤维素,具有润肠通便的功效。

（九）蜂蜜

对患者可起到补益和润肠通便的作用。

（徐天一）

第六节　非手术治疗

一、中医治疗

中医学非常重视应用内治法治疗痔病。内治法大致可以概括为八大方法,即疏风法、利湿法、清热法、润燥法、凉血法、通下法、升举法等。方剂和中药很多,如"凉血地黄汤""止痛如神汤""脏连丸""苦参地黄丸"等。这些方剂是在中医辨证施治理论下拟定的,不仅注重局部治疗,还注重全身脏腑功能的调整以及对饮食结构和大便习惯的调整和治疗,有其独到之处。

多适用于Ⅰ、Ⅱ期内痔,内痔嵌顿伴有继发感染者或年老体弱者,内痔兼有其他严重慢性疾病而不宜手术治疗者。

（一）风伤肠络证

证候:大便滴血、射血或带血,血色鲜红,大便干结,肛门瘙痒,口干咽燥。舌红、苔黄,脉浮数。

治法:清热凉血,祛风润燥。

方药:凉血地黄汤合槐花散加减。

（二）湿热下注证

证候:便血色鲜红,量较多;肛门肿物外脱、肿胀、灼热疼痛或有滋水。便干或溏,小便短赤。舌质红,苔黄腻,脉浮数。

治法:清热渗湿止血。

方药:脏连丸加减。出血多者加地榆炭、仙鹤草。

（三）气滞血瘀证

证候:肿物脱出肛外、水肿,内有血栓形成,或有嵌顿,表面紫暗、糜烂、渗液,疼痛剧烈,触痛明显,肛管紧缩。大便秘结,小便不利。舌质紫暗或有瘀斑,脉弦或涩。

治法:清热利湿,活血祛瘀。

方药:止痛如神汤加减。

（四）脾虚气陷证

证候:肿物脱出肛外,不易复位,肛门坠胀,排便乏力,便血色淡。面色少华,头晕神疲,食少乏力,少气懒言。舌淡胖,苔薄白,脉细弱。

治法:健脾益气摄血。

方药:补中益气汤加减。血虚者合四物汤。

(五)阴虚肠燥证

证候:头昏咽干,五心烦热,盗汗,形体消瘦,大便秘结,便时肛门疼痛,痔核下脱,滴血。舌红,少苔或苔薄黄,脉细数无力等。

治法:养阴润燥。

方药:六味地黄丸加地骨皮 15 g,阿胶(烊化兑服)10 g,地榆15 g,槐角 15 g,黄精 35 g;或用扶正润肠汤或丸合消痔合剂。

(六)大肠实热证

证候:渴喜饮,唇燥咽干,大便燥结,便时出血较多,滴血或射血,血色鲜红,痔核脱出,糜烂不能回缩,灼热疼痛。舌质红,苔黄,脉洪数。

治法:清热泻火,凉血止血。

方药:凉血地黄汤合槐角丸加减或服消痔合剂与复方穿心莲片。

二、中成药治疗

该法常用的有化痔栓、槐角丸、脏连丸、痔宁片、补中益气丸等。

三、西药治疗

(一)微循环调节剂

该剂具有抑制组胺和自由基产生、改善微循环作用的口服药物,目前常用的有迈之灵、地奥司明、消脱止-M 等。

(二)直肠黏膜保护剂

该剂的主要成分为复方角菜酸酯和氧化锌。制成栓剂外用,具有润滑肠道,在直肠黏膜上形成胶状覆盖,保护炎性或受损的黏膜,有止血、止痒和减轻肛管直肠黏膜充血,促进创面愈合的作用。

四、其他治疗方法

(一)熏洗疗法

熏洗疗法适用于各期内痔及内痔脱出或伴有脱肛者。具有活血止痛、收敛消肿等作用。常用方剂有五倍子汤、苦参汤、止痛如神汤等。以药物加水煮沸,先熏后洗或用药液湿热敷。常用回药消肿止痛熏洗剂:黄柏 15 g、五倍子 15 g、苦参 20 g、虎杖 15 g、大黄15 g、芒硝 20 g、延胡索 15 g;痔炎宁熏洗剂:大黄30 g、芒硝 50 g、五倍子 20 g、金银花 50 g、野菊花 30 g 浸泡熏洗。

熏洗法一般无明显忌证,但对于急性传染病、重度心血管疾病、妇女妊娠及月经期间,饮食或饥饿以及过度疲劳时,内痔出血大量时,均不宜进行。

(二)塞药疗法

塞药疗法适用于各期内痔。具有清热消肿、止痛止血等作用。常用药物有四黄膏、九华膏、银灰膏、黄连膏、生肌玉红膏、马应龙麝香痔疮膏(栓)、肛泰栓、九华痔疮栓等。

(三)枯痔疗法

该疗法适用于较严重的内痔。如Ⅲ、Ⅳ期脱出肛门外的内痔。具有消痔枯脱作用,主要有枯痔散、灰皂散等。即以药物敷于痔核表面,使痔核干枯坏死,达到痔核脱落治愈的目的。因所用药物大都具有较强的腐蚀作用,故涂药时应避免伤及周围正常组织,此法目前已少采用。

(四)针灸疗法

主穴:攒竹、会阴。配穴:燕口、龈交、白环俞、长强、承山。艾灸:取上述穴位,灸 5~15 min,以灸至皮肤温热红晕,而又不致烧伤皮肤为度。

(五)微波疗法

微波疗法采用高频高压电磁波,通过对微波辐射使组织产生生物物理反应而达到治疗目的。根据微波治疗仪功率大小不同的变化,又可以进行理疗作用(包括肛门周围和直肠内)、凝固止血、烧灼、切割等。

(六)冷冻疗法

冷冻疗法通常采用液氮、液态二氧化碳,利用其超低温使组织细胞内液迅速冻结,细胞膜破坏,蛋白变性,血流停止,血管栓塞。一般每次冷冻 1~3 个痔核。该法近期疗效较好,但复发率高。

(七)红外线凝固法

该法采用特制的红外线凝结仪对痔核组织进行局部照射,使得痔核内的血管凝固、机化。一般每次照射 1~3 个痔核,每个痔核选 3~4 个点,每个点照射 1~1.5 s。本法对早期内痔的近期疗效较佳。

(八)激光疗法

激光疗法利用激光照射使组织产生快速的生物物理反应,使得痔核组织蛋白凝固变性,细胞代谢障碍,甚至组织细胞碳化、气化。治疗时应注意必要的保护措施,严格掌握适应证,控制激光器的功率大小、照射时间和距离等,避免不必要的伤害。

(徐天一)

第七节　内　　痔

一、内痔插钉术

(一)概述

早在宋代《太平圣惠方》(982 年)中就记有将砒霜溶于黄蜡中,捻为条子,纳入痔疮窍中。到明代《外科正宗》说是三品一条枪,19 世纪中叶在福建推广应用,并传播到东南亚各国华侨。所以是我国中医传统的手术方法。1950 年后又经福建肛肠专家改进而成。因原来的枯痔钉都含有白砒,容易中毒。经邓正明等研究改为无砒枯痔钉,由福建中药厂制成两头带尖的条状制剂(与两头带尖的牙签相同)。并提出其作用机制是异物炎症反应和创道引流作用。将钉尖插入痔内,并留存在痔静脉丛及其间质中间,引起异物炎症反应,内痔组织开始液化,2 d 后全部溶化,并通过钉道引流。3 d 后痔块肿大,伤口轻度坏死,组织产生无菌性炎症,血管内形成血栓,出血停止。4 d 后组织溶解液化,由钉口排出。炎症反应逐渐消散,间质纤维组织收缩,使痔块皱缩或消失,部分内痔坏死脱落后,伤口逐渐愈合。

(二)适应证

适用于Ⅱ期、Ⅲ期内痔或混合痔内痔部分。

(三)禁忌证

(1)任何外痔或肛管直肠有急性炎症时不能插入。

(2)伴有严重的心、肝、肾、血液系统等疾病患者。

(四)术前准备

(1)查血常规、出血和凝血时间。

(2)排净大小便或开塞露注肛排便。

(五)麻醉

不需要麻醉或局麻。

(六)体位

左侧卧位。

(七)手术技巧

1.徒手插钉术

(1)术区常规消毒,铺洞巾。观察内痔的大小、位置、形态及数目。对单发且能脱出的内痔,可直接插入枯痔钉,对不脱出的内痔,先行扩肛再用手压住内痔根部,将其翻出肛外再插入钉。

(2)术者左手固定内痔,右手捏住钉尾,在距齿状线上 0.2 cm,钉尖对准痔体与表面呈 15°,用力快速插入痔黏膜后,再缓慢插入痔内,每钉之间距离为 0.2～0.3 cm,每个内痔根据大小插入 3～5 枚,一次总量可插入 10～20 枚。

(3)插入后,将痔面多余部分剪掉,仅留 1～2 mm 即可。因痔黏膜收缩则将钉全部埋入痔内,再逐个送回肛内,包扎固定。

2.器械射钉术

用特制的射入器,通过斜面喇叭镜将半条枯痔钉射入内痔。即将枯痔钉安放在枪筒内,对准痔体呈 15°,扣动扳机射入痔内(图 6-5)。插射完后送回肛内,可塞入止痛、解痉栓剂,压迫内痔,使之回位。

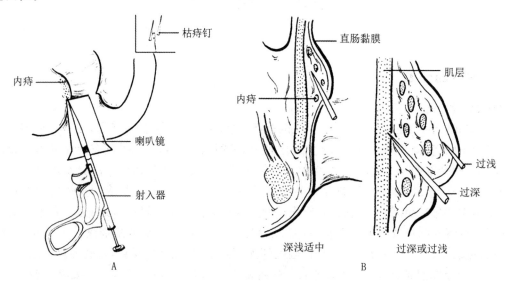

图 6-5　器械射钉术

(八)术中要点

(1)不论痔体大小,尽量一次插完。

（2）插钉不宜过深、过浅、穿透或低于齿状线，否则易致健康组织坏死、疼痛和感染。

（3）先在齿状线上 0.2 cm 处，插入一较大内痔，然后再往上方插入两排。

（4）麻醉下括约肌松弛，内痔在扩肛后多能翻出。用手插入比较准确。如不能自动翻出，可用吸肛器吸出，即用杯口样后带玻璃管，套上胶皮管，接上空针管，用负压吸出内痔。射入器只适用于不能吸出的小内痔。

（九）术后处理

插药后反应较轻，但在数小时内仍有疼痛，肛门灼热，坠胀感和尿意频数，有时全身乏力、头晕和吸收热。1～2 d 后可自行恢复，无须处理。

二、内痔注射术

（一）概述

1869 年英国都柏林医师 Morgan 首先应用硫酸铁溶液行内痔注射，至今已有 100 多年的历史，因此药腐蚀作用太强。1988 年 Swinford Edwards 首先应用 10%～20% 苯酚甘油水溶液；1928 年 Blanchard 又用酚（苯酚）杏仁油注射内痔。

我国从 1950 年开始在枯痔法的基础上，将枯痔散、钉改成注射液，研制成许多中药注射液。常用：①消痔灵注射液（中国中医研究院广安门医院史兆歧研制）；②芍倍注射液（卫生部中日友好医院安阿玥研制）；③母痔基底硬化剂（山西稷山痔瘘医院任全保研制）；④矾黄消痔液（南京市中医院研制）；⑤复方诃子液（湖南中医学院附院贺执茂研制）；⑥603 消痔液（江苏省中医院和研究院研制）；⑦痔全息液（山西省杨里颖研制）；⑧新 6 号枯痔液（重庆市中医研究所李雨农研制）。其中前六种属于硬化剂，后两种属于坏死剂，作用不完全相同。

（二）硬化萎缩注射术

1.消痔灵注射液

这是中国中医研究院广安门医院史兆歧根据中医酸可收敛，涩可固脱的理论，于 1977 年 5 月研制成的，原名称775，后经药厂生产改称消痔灵，经实验研究证实能使内痔硬化萎缩，是最常用的内痔注射术。

（1）适应证：①适用于无并发症的各期内痔，特别是Ⅰ期、Ⅱ期内痔；②年老体弱、严重高血压、有心、肝、肾疾病等内痔患者均可适用。

（2）禁忌证：①任何外痔及有并发症的内痔（如栓塞、感染或溃疡等）或嵌顿痔；②合并肛缘炎症感染，肛周湿疹患者。

（3）术前准备。①器械：喇叭式肛镜 1 套、5 mL 注射器 1 支、5 号长针头 1 支、内有刻度 40 mL 搪瓷杯3个。②药物：1∶1 液（1% 普鲁卡因与消痔灵等量）、2∶1 液（1% 普鲁卡因 2 份＋消痔灵 1 份）和消痔灵原液。注射前做普鲁卡因过敏试验。部分学者常用 1∶1 液（1 份 0.5% 利多卡因＋1 份消痔灵），因利多卡因不需要试敏。③查血常规、出血和凝血时间。排净大小便，不必禁食。④另备血管钳、凡士林纱条和纱布块等。

（4）麻醉：不需要麻醉或局麻。

（5）体位：左侧卧位或截石位。

（6）手术技巧如下。

一步注射法：适于孤立性内痔。①用喇叭镜插入肛内检查内痔部位、大小、数目。如纤维化型则不宜注射。②用带 5 号针头的注射器抽取 2∶1 药液直接注入痔内，使痔体黏膜表面颜色变浅或呈水疱状为度,根据痔体大小注入 1～3 mL(图 6-6)。③用同样方法注射其他内痔,一般每次可同时注射 3～5 个痔核。

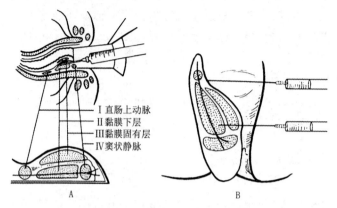

I 直肠上动脉
II 黏膜下层
III 黏膜固有层
IV 窦状静脉

图 6-6 一步注射法注射部位图

四步注射法:适于Ⅰ～Ⅲ期内痔。①用喇叭镜插入肛内检查内痔部位、大小、数目,再以示指触摸原发痔区有无动脉搏动。②将消痔灵原液配 1∶1 溶液(1 份消痔灵加 1 份 0.5%),按四步注射法依次注射(图 6-7)。第一步:直肠上动脉右前、右后和左侧分支注射。于母痔上极下方 0.2 cm 进针,相当于直肠上动脉右前分支进入痔核搏动点处,进针至黏膜下层深部,边退针,边注药(图 6-7A)。3 个母痔上极分别注射 4 mL,共 12 mL。第二步:母痔的黏膜下层注射。先在母痔中心进针,入黏膜、黏膜固有层、黏膜肌层、黏膜下层深部,针尖接触肌层有抵抗感,不要刺入肌层,稍退针尖开始注药,药量稍大于痔体以痔核呈弥漫性肿胀为宜,每个内痔分别注射 4～6 mL,即完成第二步(图 6-7B)。第三步:黏膜固有层注射。当第二步注射完毕,再缓慢退针往往有一落空感即到黏膜固有层,注药,药量为第二步的 1/3,以痔黏膜呈水疱状,血管网清晰为度,即完成第三步(图 6-7C),退针出来,每个母痔 2～3 mL。第四步:右前、右后和左侧的窦状静脉下极注射。在母痔下极齿状线上 0.1 cm 处进针,至黏膜下层深部的窦状静脉区(图 6-7D),每痔注 4 mL,三个共注药 12 mL。③注射完毕,用指腹反复揉压注药部位,使药液均匀散开。总药量 50～70 mL,送回肛内,外敷纱布固定。

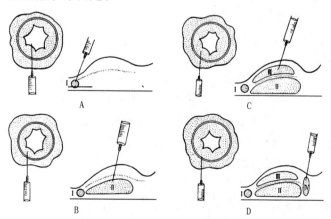

图 6-7 四步注射法分解示意图

A.第一步:直肠上动脉区注射;B.第二步:痔黏膜下层注射;C.第三步:
痔黏膜固有层注射;D.第四步:窦状静脉下极注射

（7）术中要点：①注射药量视痔核大小不同，注射药量也不同；②黏膜固有层注射药量不宜过大，以免发生黏膜坏死；③进针深浅要适宜，过深则伤及括约肌，引起肌肉坏死，过浅注在黏膜表层，易引起浅表坏死出血；④注药前应回抽无回血；⑤窦状静脉区注药勿多，以免药液渗入齿状线以下引起疼痛；⑥边注药边退针头，待退出黏膜表面前稍停顿片刻，可避免针眼出血；⑦切勿将药液注入肛管皮肤下及外痔部位，否则发生水肿和疼痛。

（8）术后处理：①患者当天休息，不排大便；②少渣饮食 2 d；③便后坐浴熏洗，痔疮栓纳肛；④口服抗生素 3 d，预防感染；⑤术后肛门坠胀和微痛，个别病例有微热、排尿不畅，对症处理即可。

2.芍倍注射液

原名为安氏化痔液，是安阿玥根据中医"酸可收敛"的理论于 1990 年研制的软化萎缩剂。2003 年 6 月获得新药证书，批准名曰芍倍注射液。

（1）适应证：内痔静脉曲张性混合痔。

（2）麻醉：不需要麻醉或局麻。

（3）体位：左侧卧位或截石位。

（4）手术技巧：局麻下插入肛门镜检查内痔分布和大小，将芍倍注射液与 0.5％利多卡因，按 2∶1 稀释后，按先小后大，先上后下顺序见痔进针，推注给药，饱满为度，痔面颜色变浅。同一部位可重复注射，一处用量 1～5 mL 总量视痔大小而定在 10～40 mL，注后不需要包扎和换药，正常进食和排便，对混合痔只注射内痔部分。

（5）术中要点：同消痔灵注射液。

（6）术后处理：同消痔灵注射液。

3.5％苯酚植物油注射液

这是西医传统注射法。我国喻德洪于 1968 年开始用 5％碳酸植物油注射液注射痔核，疗效满意。

（1）适应证：①内痔最适宜，内痔可消除或减轻脱垂；②内痔切除术后复发者，年老体弱、合并其他疾病不太严重者。

（2）禁忌证：内痔感染、溃烂并发血栓者。

（3）术前准备：排净大小便。

（4）麻醉：不需要麻醉或局麻。

（5）手术技巧。①低位注射：在齿状线上 0.5 cm 处进针，过低至齿状线则疼痛。②高位注射：在内痔上方进针。③高低位都要注射：在黏膜下层 0.5 cm 左右，进针后针尖能左右摆动即达黏膜下层，如刺入肌层针尖不易移动，应退出少许，抽吸无血，即可注药。每个内痔注药 2～4 mL，痔黏膜松弛者可注 6 mL。注后黏膜内微血管清晰可见，如黏膜苍白即刺入过浅，再刺入少许注药，刺入过深至肌层会产生疼痛、坏死和出血。每次可注射 3 个内痔，量要足，总量 10～15 mL（图 6-8）。

（6）术后处理：以免内痔脱出嵌顿。注药后一天内不宜排便。

4.其他硬化剂注射液

药液多种，各自制剂自家应用，注射技术基本相同，故不一一赘述。只做疗效分析，参考应用。

（1）山西任全保 1971 年创用母痔基底硬化疗法。2 年间治疗 6 543 例，仅 1 例发生术后大出血。

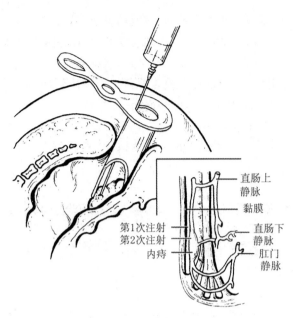

图 6-8　内痔肛镜下硬化剂注射法

（2）南京中医院用矾黄消痔液注射治疗 200 例内痔,除坠胀疼痛、排便带血少量、排尿不畅、全身偶有微热外无严重并发症。经动物实验,切取标本做病理检查认为有硬化萎缩作用。

（3）有学者创用复方诃子液,疗效满意。

（4）江苏朱秉宜创用 603 消痔液,经实验研究结果有扩张血管,增加血流量,抗凝血及松弛肛管平滑肌作用,从而达到血流通畅,改善局部血液循环,消除痔疮的效果。多单位协作治疗内痔等 332 例,近期治愈率 92.2%。无严重并发症。

（三）坏死脱落注射术

1.痔全息注射液

山西杨里颖研制的药液,经实验研究有使痔快速坏死、止血、杀菌、局部止痛作用。

（1）适应证:内痔、外痔、混合痔。

（2）禁忌证:伴有血液病、糖尿病、心脑血管病者。

（3）术前准备:①查血常规、出血及凝血时间;②少渣食物,排净大小便,或用开塞露 40 mL加压灌肠。

（4）麻醉:局部麻醉。

（5）手术技巧:①扩肛后令患者努臀使内痔脱出肛外,取出 5 号小针头和 5 mL 针管,吸适量痔全息液。②从痔突出点进针,针头斜面朝上,刺入黏膜下层,轻轻挑起黏膜,缓缓注药,药浸部分即刻变为紫黑色且硬。待药浸面距痔基底部正常黏膜 3 mm 时,停注拔针,干棉球按压针眼片刻,无出血即送回肛内(图 6-9)。③一次不超过 4 个,每个内痔注药 0.5～1.0 mL,总量不超过4 mL。④外痔进针至皮下,轻挑缓注,使痔胀满,如为血栓外痔,以痔体全变黑为足量。⑤混合痔从外痔进针至皮下,穿过齿状线至内痔黏膜下层开始注药,使内痔变黑,退针至齿状线下继续注药,使外痔变黑。⑥多发混合痔先注母痔,外痔发炎时先注外痔。注药后快速结痂、外用软膏纱布包扎。

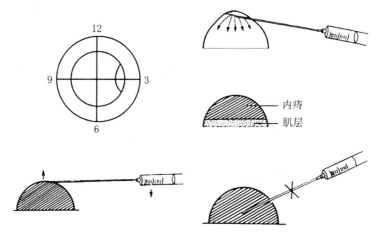

图 6-9　痔全息内痔注射法

（6）术后处理：术后 2 d 内可有局部水肿和微痛，偶有排尿不畅，对症处理。7～12 d 脱痂时偶有便后带血。

2.新 6 号枯痔液

新 6 号枯痔液是重庆李雨农研制的坏死剂。经动物实验证实，受药局部血管内很快形成血栓，使远端组织缺血发生凝固性坏死，继而脱落创面修复而愈，是渐进性坏死剂。

（1）适应证：内痔和混合痔，嵌顿性内痔未溃烂者，伴有继发性贫血、高血压、心脏病亦可用。

（2）禁忌证：并发糖尿病者。

（3）手术技巧：①腰俞穴麻醉下使痔翻出肛外，钳夹向外牵拉。②在齿状线上 0.5 cm 刺入痔黏膜下层缓缓注药，扩散全痔而肿大，表面有小白点为度，边注边退，退至针眼时再注药少量，以免渗血。送回肛内。

（4）术后处理：术后微痛，一天内不排便，偶有排尿不畅。

三、内痔结扎术

（一）概述

最早在宋《太平圣惠方》中记载"用蜘蛛丝缠系痔鼠乳头"，故称系痔术。至明代已普遍应用，但因蜘蛛丝取材不便，后改用药线。又因制作药线烦琐，现已改用丝线。

（二）适应证

各期内痔。

（三）禁忌证

外痔。

（四）术前准备

（1）查血常规、出血及凝血时间。

（2）排净大小便，必要时灌肠排便。

（五）麻醉

长效局麻或简化骶管麻醉。

（六）体位

左侧卧位或截石位。

（七）手术技巧

1.单纯结扎术

（1）肛周皮肤消毒，麻醉后扩肛，分叶镜下，暴露内痔查清内痔部位、大小、数目。

（2）以血管钳夹住内痔牵出肛外，再以全牙血管钳夹住内痔基底部，在钳下齿状线处剪开0.5 cm减压切口，以防术后水肿或水肿。再以7号丝线在钳下绕减压切口单纯结扎，打一紧张结。若不紧可行双重结扎。

（3）被结扎痔块较大，可用多把血管钳排列钳夹压缩成片状后剪除，以免过大术后堵塞肛门产生坠胀感。有学者称为结扎压缩术。

（4）处理3个以上痔块时，可在肛后部延长减压切口内挑出部分内括约肌和外括约肌皮下部并予以切断，如此形成一个V形顺直坡状创口，以利术后引流。松解括约肌可避免术后肛门疼痛和狭窄。如有出血即结扎止血或嵌入止血纱布。

（5）重新消毒肛门和直肠，并在每个痔结扎线下和创口下注射亚甲蓝长效止痛剂，再以止血纱布嵌入切开V形创腔，以凡士林纱条填入直肠内，外用塔形纱布压迫，丁字带固定。

2.8字贯穿结扎术

（1）肛周皮肤消毒，麻醉后扩肛，暴露内痔部位、大小、数目。

（2）以止血钳夹住内痔基底部牵出肛外，用圆针7号丝线在止血钳下方贯穿基底中部缝合1针，接着绕钳尖于钳下再贯穿缝合1针。注意，不宜在同一针眼出针，更不能穿入肌层。收紧缝线，松开止血钳，8字结扎，以免结扎线滑脱而出血，剪去多余丝线。

（3）同法贯穿结扎其余痔核，各结扎点间至少保留1 cm以上的正常黏膜。

（4）同内痔单纯结扎术第（4）步～第（5）步。

3.结扎压缩术

在内痔结扎后以血管钳排列压挤被结扎的痔块2 min使之变成扁平状，送回肛内。

本术式中医研究院广安门医院称为压扎疗法（压缩结扎术），操作相同，只是先压缩后结扎和先结扎后压缩而名称不同，故在1966年4月全国中西医结合治疗痔瘘科研成果卫生部级鉴定会上以协作单位名义通过技术鉴定。共治疗49例，近期全部治愈。随访5年间有结果30例25例治愈，5例有时便血等不同症状。未见肛门狭窄和失禁等后遗症。

（1）术中要点：①所有内痔可一次全部结扎，钳夹痔核时一定要钳夹在基底部，不能遗留痔组织。②结扎务必牢固，否则有脱线或坏死不全之虞。③因注射麻药较多，在齿状线上出现苍白色水疱样突出者，并非内痔，不需结扎。④贯穿结扎时，缝针不宜过深，以免脱核后引起出血。⑤同时结扎三个以上内痔时，一定要松解肛门括约肌，防止术后疼痛和狭窄；同时结扎残端压缩后剪除，以减轻患者术后堵塞感。

（2）术后处理：①吃半流食2～3 d，术后口服抗生素防止感染；②保持大便通畅，适当口服润肠通便药，必要时开塞露注肛排便；③每便后熏洗坐浴，换药或塞入痔疮栓；④术后排便困难便条变细，肛门变窄定期扩肛，每周1～2次至正常为止。

四、内痔套扎术

（一）概述

1954年Blaisdell制成世界上最早的小巧结扎器，用丝线或肠线套扎内痔。但因过早松脱，偶有出血，他又改用胶圈套扎。1963年Barron将上述套扎器应用Graylee脐带结扎器的原理，改进用扩圆锥将胶圈套在结扎器上,首先用来套扎内痔。我国 1964 年黄乃健、1974 年陆琦、1977 年喻德洪等先后制成牵拉式和吸引式套扎器套扎内痔。李润庭创用血管钳胶圈套扎内痔,更加简易,不需套扎器。

(二)适应证

单发或多发Ⅱ～Ⅲ期内痔。

(三)禁忌证

混合痔、外痔和环痔。

(四)术前准备

同内痔注射术。

(五)麻醉

长效局麻。

(六)手术技巧

1.钳夹套扎术

(1)先将胶圈套在一把血管钳上转轴部,再用另一把血管钳夹住胶圈的侧壁上。

(2)在两叶肛镜扩张直视下,牵出内痔,张开带有胶圈的血管钳,夹住内痔基底部,并在钳下近齿状线处剪一 0.3 cm 小切口,便于胶圈嵌入不致滑脱,并有减压作用。

(3)再经夹持胶圈侧壁的血管钳,拉长胶圈,绕过夹持内痔血管钳尖端,套在痔基底部嵌入小切口内,随即松开卸下夹持内痔基底部的血管钳,胶圈弹性收缩而起勒割作用。

2.器械套扎术

套扎器有牵拉式和吸引式两种,操作方法略有不同。

(1)牵拉式套扎术:①先将胶圈套在扩圈圆锥尖上,逐渐撑开推到套扎器筒管上,卸掉扩圈圆锥;②全痔脱出:筒口对准内痔,再用钳牵引入筒中,扣动扳机,将胶圈推出套在内痔基底部,取下套扎器,如内痔不脱出,也可在肛镜下操作(图 6-10)。

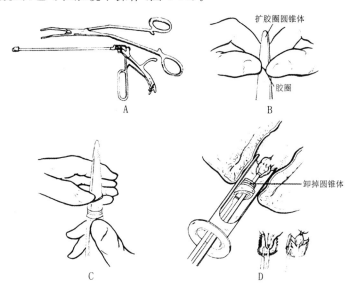

图 6-10　牵拉式套扎器及其套扎方法

A.套扎器;B.安装胶圈;C.胶圈装在套扎管上;D.牵拉套扎内痔

（2）吸引式套扎术：筒口对准内痔，不用钳牵拉。用负压吸引内痔至密闭的筒内，扣动扳机，将胶圈吸引内痔至密闭的筒内，扣动扳机，将胶圈推出套在内痔基底部，取下套扎器，肛内填以油纱条或塞入痔疮栓（图6-11）。

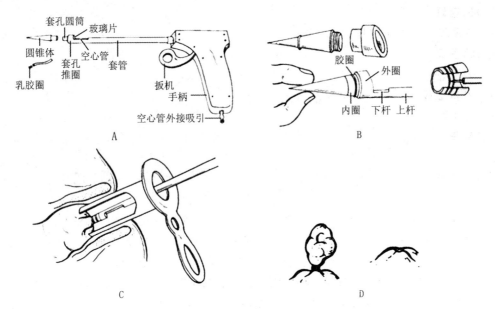

图6-11　吸引式套扎器及其套扎方法

A.套扎器；B.安装胶圈；C.吸引套扎内痔；D.术后

（七）术中要点

（1）先套扎子痔，后套扎母痔，以免遗漏小痔。

（2）痔体较大应用牵引式套扎，因吸引式套扎器筒中较小，不能全部吸入，故套扎不彻底。

（3）可在套扎内痔中注射硬化剂，可防止脱落出血。

（4）套扎时不能将齿状线以下组织套入胶圈内，以免引起剧痛。

（5）一般每个痔核套两个胶圈，以增强胶圈的紧勒作用。

（八）术后处理

不需要每便后换药，熏洗坐浴后塞入痔疮栓即可。术后应口服甲硝唑预防感染。

（九）术后并发症

术后偶有肛门坠胀及微痛，少量便血及排尿困难，不需要特殊处理，皆可自行恢复。个别病例有继发性出血。据山东中医学院附属医院系统观察1970—1973年694例，最短5 d脱落，最长19 d。4例继发大出血。国外报道，术后不适行动不便者占2%可持续2 d，7～16 d继发出血占1%，可能因感染溃疡所致短时疼痛占4%，可能套扎过低接近齿状线所致。并发血栓外痔占2%～3%。1978年Murphy、1985年Rusell相继报道因破伤风或梭状芽孢杆菌感染致死的病例，感染原因尚不清楚。

五、内痔扩肛术

（一）概述

1885年Verneuil首先提出扩肛术能治内痔，他认为强力扩张肛门会使无纤维结缔组织的

"肌肉纽扣孔"扩张,有利于直肠上部血管的回流。1960 年英国 Lord 认为内痔的发生,是肛门括约肌不能正常完全松弛而致肛门狭窄,粪便只好在过高的压力下挤出,使痔静脉丛淤血而形成的。痔块在排便时又阻塞肛管,形成"充血—梗阻—充血"的恶性循环。他用扩肛术扩张狭窄环(与内括约肌松解术相似),可打破这个恶性循环,使肛管恢复到正常而内痔自愈。

(二)适应证

内痔、嵌顿或绞窄性内痔剧痛者。

(三)禁忌证

反复脱出肛门内痔,甚或失禁者,合并慢性结肠炎,年老体弱,注射过硬化剂者。

(四)术前准备

排净大小便,无需特殊准备。

(五)麻醉

国外多用全麻,国内则用局麻。

(六)体位

截石位。

(七)手术技巧

1.手指扩肛术

术者以示指涂满润滑剂,先伸入左手示指进入肛内按摩,患者适应后再伸入右手示指,呈背向交叉后向左右两侧均匀用力扩张(因肛门前后纤维组织较多,血液供应差,容易撕裂,形成溃疡)。患者适应后再插入两中指继续扩张,要求扩至四指为度,持续 5 min。每周扩肛 1 次,连续扩肛 2 周到 3 周。

2.肛镜扩肛术

用两叶肛镜插入肛内向左右两侧扩张,持续 5 min,每周 1 次,共 3 周。

3.器械扩肛术

用扩肛器(直径 3 cm)插入肛内扩肛,每天 1 次,每次 5 min,逐渐增加至 4～5 cm 共 2 周。

(八)术中要点

(1)严禁暴力扩肛,要轻柔缓慢进行,防止损伤。

(2)要防止撕裂肛管致出血,如有出血应立即停止扩肛。

(九)术后处理

每便后熏洗坐浴,换药或塞入痔疮栓。

(十)术后并发症

如无并发症则无需特殊处理。1972 年 Macintyre 报道扩肛后一过性失禁者占 21.8%,失禁者占 3%。国内喻德洪报道 156 例,未见并发症。Chant 扩肛术与切除术对比,排气失禁占 22%,排便失禁占 36%。

六、内痔切除术(闭式手术)

(一)适应证

Ⅱ～Ⅲ期内痔。

(二)禁忌证

Ⅰ期内痔。

(三)术前准备

(1)查血常规,出、凝血时间。

(2)排净大小便,必要时灌肠排便。

(3)术晨禁食。

(四)麻醉

局部麻醉或简化骶管麻醉。

(五)体位

截石位。

(六)手术技巧

(1)消毒后,肛镜下暴露内痔,查看数目、大小和范围。

(2)用止血钳在齿状线上 0.2 cm 钳夹痔根部,钳下贯穿缝合 2～3 针,保留缝线。

(3)在钳上切除内痔,松开痔钳,结扎缝线。依据同法切除内痔 3～5 个,检查创面,止血。

(4)检查无出血,无肛门狭窄,肛内填以凡士林纱布引流,外敷纱布,包扎固定。

(七)术中要点

(1)先结扎缝合,再切除内痔,可避免切除后黏膜缝合不全,导致术后出血和感染。

(2)缝合黏膜时可包括一部分内括约肌,起固定肛垫作用。

(3)要保证切除后 2 个内痔间黏膜无张力。

(八)术后处理

术后 1～2 d 进流食,以后改为普食。

(1)术后控制排便 1～2 d,第二天起服麻仁滋脾丸,通便灵等通便药物,避免用力排便引起疼痛、出血。

(2)第二天起熏洗,坐浴,每天 2 次,换药或塞入痔疮栓。

(3)酌情应用抗生素,止痛剂。

(九)并发症及其处理

1.出血

早期出血多因缝合不全,止血不彻底,结扎线脱落所致。晚期术后 7～10 d 多因结扎处感染所致,但因括约肌收缩,出血可逆流而上,并无便血,只觉肛门下坠,小腹隐痛,心慌等症状。先用油纱布、气囊压迫,必要时手术止血。

2.尿潴留

因术后疼痛,肛门内括约肌痉挛可引起反射性尿道括约肌痉挛而致。或因麻醉作用,膀胱无力和前列腺肥大所致。先用冷热敷交替,术后 8 h 膀胱充盈仍不排尿,可肌内注射新斯的明 1 mg,待 45 min 排尿,不须留置导尿。

七、痔上黏膜结扎悬吊术

(一)概述

吻合器痔上黏膜环切术(PPH)治疗脱出性Ⅲ～Ⅳ期内痔、混合痔、环形痔,操作简便,手术时间短,痛苦小,出血少,近期疗效较好。但手术使用一次性吻合器,价值昂贵,普通群众难以承受,不易推广。为此,部分学者根据 PPH 手术的原理,借鉴直肠黏膜排列结扎治疗直肠脱垂的经验,参考内痔手术结扎直肠上动脉和消痔灵四步注射术第一步注射直肠上动脉分支的方法,设计成痔上黏膜结扎悬吊术。其手术机制:结扎痔上黏膜,可使松弛的黏膜缩紧,将内痔向上悬吊回位,同时结扎直肠上动脉的各分支,阻断内痔曲张静脉的血液供给,使内痔逐渐萎缩。结扎线上下注射芍倍注射液可使黏膜与肌层固定,防止直肠黏膜再松弛下移。

(二)适应证

Ⅲ～Ⅳ期内痔、环形内痔。

(三)禁忌证

混合痔血栓形成、嵌顿痔。

(四)术前准备

排净大小便或灌肠排便。

(五)麻醉

首选简化骶管麻醉,使括约肌充分松弛,内痔上黏膜尽量脱出,便于手术操作,长效局麻也可。

(六)体位

左侧卧位或截石位。

(七)手术技巧

(1)直肠腔内及黏膜严密消毒。麻醉后扩肛,使内痔及痔上黏膜尽量脱出。

(2)用二叶肛镜撑开肛门,在母痔上黏膜以止血钳夹起,另一把在钳下再钳夹。用 7 号丝线在钳下行单纯双重结扎或贯穿缝扎,切除钳夹起的黏膜。

(3)结扎后能通过两横指为度。

(4)在结扎线上下注射 1∶1 消痔灵至发白为度,将内痔送回肛内。

(5)外痔部分行单纯切除。肛内填以痔疮栓术毕。

(八)术中要点

(1)不需要卧床,可自由活动,避免重体力劳动。

(2)照常进食,多吃红薯和水果,防止大便干燥。

(3)照常排便,但不要努臀。

(4)每便后熏洗坐浴,填以痔疮栓。

(5)排便困难,必要时开塞露 2 支注入肛内。

(6)直肠轻度狭窄可定期扩肛,直到排便通畅为止。

(7)术后 1 周结扎黏膜脱落。

(8)黏膜脱落后观察痔块有无萎缩。

八、嵌顿性内痔手术

嵌顿性内痔手术是内痔的急症手术。

(一)适应证

嵌顿或绞窄性内痔,用手法不能复位;剧痛难忍,水肿严重,血栓形成者。

(二)禁忌证

合并血液病。

(三)术前准备

可排净大小便,不能排出也可。

（四）麻醉

长效局麻或腰俞麻醉。

（五）体位

截石位。

（六）手术技巧

（1）在水肿或疑有血栓部位可触到硬结，做一放射状切口减压后，摘除全部血栓，水肿逐渐皱缩而至消失，内痔有时随之回缩复位。

（2）根据复位后内痔部位、大小和数目施行内痔结扎术或8字贯穿结扎术。

（七）术后处理

同内痔结扎术。

（徐天一）

第八节　外　　痔

一、血栓外痔摘除术

血栓性外痔有手指挤压摘除术和分离摘除术两种方法。

（一）适应证

血栓性外痔须保守治疗一周，尚未吸收，而且症状加剧者，或血栓太大不易吸收者。

（二）禁忌证

血栓小、症状不重可自行吸收者。

（三）术前准备

（1）查血常规、出血和凝血时间。肛门周围剃毛。

（2）排净大小便即可，不需要灌肠。

（四）麻醉

局麻。

（五）体位

患侧卧位或截石位。

（六）手术技巧

1.手指挤压摘除术

适用于血栓单纯孤立与周围无粘连者，局麻成功后，在血栓痔体正中作一棱形小切口，用剪刀切开血栓顶部皮肤，即可见暗紫色的血栓，用手指由切口两侧挤压血栓使其排出。切口用凡士林纱条覆盖，无菌纱布压迫、包扎。

2.分离摘除术

适用于血栓较大且与周围粘连者或多个血栓者。常规消毒、局麻成功后，在痔体正中部作棱形切口，剪开血栓表面皮肤，用组织钳提起创缘皮肤，用尖剪刀或小弯钳沿皮下和血栓外包膜四周分离血栓，完整游离出血栓，摘除血栓后，修剪创缘皮肤成棱形创口，以免术后遗留皮垂。油纱条嵌入创口,外敷纱布包扎。也可缝合 1～2 针,一期愈合。

(七)术中要点

(1)注意不要将血栓外包膜剥破。

(2)分离血栓时勿夹持栓体,以免包膜破裂,剥出不全。

(3)若血栓大、皮赘多,可切除部分皮肤,以免术后遗留皮赘。

(4)术中必须仔细操作,特别对小血栓更不能遗漏,以防止复发。

(八)术后处理

(1)口服抗生素预防感染。

(2)每便后熏洗、坐浴,换药。

(3)如果缝合后无感染能 I 期愈合,7 d 拆线。

二、外痔切除术

(一)适应证

结缔组织性外痔,炎性外痔,无合并内痔的静脉曲张性外痔。

(二)禁忌证

合并感染的血栓性外痔。

(三)术前准备

同血栓外痔摘除术。

(四)麻醉

长效局麻。

(五)体位

患侧卧位或截石位。

(六)手术技巧

(1)如为结缔组织性外痔、单发炎性外痔,钳夹提起外痔皮肤做一 V 形切口,用剪刀沿外痔基底部连同增生的结缔组织于钳下一并剪除。撤钳观察有无出血,创面开放。对小外痔可直接剪除。

(2)如为静脉曲张性外痔,则用血管钳夹住外痔外侧皮肤做一 V 形切口,提起痔块沿两侧切口向上剥离曲张静脉丛,至肛管时则缩小切口,尽量保留肛管移行皮肤。剥离至齿状线附近,钳夹后于钳下以丝线结扎,防止出血。修整皮缘,整个创口呈 V 形,以利引流。油纱条嵌入创腔,敷纱布包扎固定。

(七)术中要点

(1)多发性外痔,在切口之间要保留足够皮桥,宽约 3 mm,使切口不在同一平面上,以免形成环状瘢痕而致肛门狭窄。

(2)用剪刀分离痔组织时,不要分离过深,以免损伤括约肌。

(八)术后处理

(1)每便后熏洗、坐浴、换药而愈合。

(2)预防便秘。

三、外痔切除缝合术

(一)适应证

静脉曲张性外痔,结缔组织性外痔。

(二)禁忌证

合并感染的血栓性外痔、炎性外痔。

(三)术前准备

(1)查血尿常规、出血和凝血时间,肛周剃毛。

(2)术晨温盐水灌肠、清洁肠道、排净大小便。

(3)术晨禁食。

(四)麻醉

长效局麻或腰俞麻醉。

(五)体位

患侧卧位或截石位。

(六)手术技巧

(1)对静脉曲张性外痔,指法扩肛,使肛门松弛,仔细检查外痔的大小,范围和数量,设计切口部位,沿静脉曲张的外缘作弧形切口至皮下,用尖剪刀沿切口向肛管方向潜行剥离曲张的痔静脉丛,并全部剥除,电凝、钳夹或结扎止血。修剪切口皮肤,用 4 号丝线间断缝合切口,同样方法处理另一侧静脉曲张性外痔。局部用乙醇消毒,无菌敷料加压包扎。

(2)对结缔组织外痔,钳夹痔组织轻轻提起用剪刀沿皮赘基底平行剪除之。修剪两侧创缘使呈梭形,用丝线全层间断缝合。乙醇消毒,加压包扎。

(七)术中要点

(1)术中操作要仔细,要剥净痔静脉丛,防止术后复发。

(2)止血要彻底,防止血肿形成。

(3)注意缝合切口时应将皮肤和皮下组织一起缝合,不留无效腔。

(4)尽量保护正常皮肤,勿切除过多。

(5)皮赘宜于基底平行剪除,勿剪除过深。

(八)术后处理

(1)流质一天,少渣饮食一天,以后改普食。

(2)控制大便两天,必要时服复方樟脑酊每次 10 mL,每天 3 次,连服 2 d。以后要保持大便通畅,便后熏洗坐浴。

(3)常规换药,保持创面干燥,5～7 d 拆线。

(4)口服抗生素 3 d。

(徐天一)

第九节　混　合　痔

混合痔是内痔和外痔互相融合为一体而形成的。有的以内痔为主,有的以外痔为主,也有的内外痔均等。有单发的,有多发的,也有绕肛门一周呈环形混合痔。内痔和外痔在不同部位孤立存在的称为内、外痔,不是混合痔,可参照内痔和外痔手术方法进行。

一、外剥内扎术

(一)概述

目前临床上最常用的术式,是在 Milligan-Morgan 外切内扎术和中医内痔结扎术基础上发展演变而成,简称外剥内扎术。既是混合痔的经典术式,又是典型的中西医结合手术。

(二)适应证

单发或多发性混合痔。

(三)禁忌证

孤立的内、外痔。

(四)术前准备

(1)查血尿常规、出血和凝血时间,肛周剃毛。

(2)排净大小便。

(3)术晨禁食。

(五)麻醉

腰俞麻醉。

(六)体位

截石位。

(七)手术技巧

(1)常规消毒,铺巾,指法或分叶肛镜扩肛后,将混合痔的内痔部分翻出肛外。

(2)外痔边缘处做 V 形皮肤切口,在皮下静脉丛与括约肌之间剥离曲张的静脉团和增生的结缔组织至齿状线下 0.3 cm;如外痔部分为结缔组织性,不需要剥离,直接切开至齿状线处,称为外切内扎术。

(3)用弯止血钳夹住内痔基底部,在钳下 7 号丝线双重结扎或 8 字贯穿结扎。

(4)将外痔连同已被结扎的内痔残端切除。依同法处理其他 2～3 个痔块。

(5)如为多发混合痔,将两外痔切口间皮桥下方用止血钳钝性分离,使之相通,并摘除曲张的痔静脉丛,防止术后水肿。

(6)处理 3 个以上痔块时,可在肛后部的外痔切口内挑出部分括约肌和外括约肌皮下部并予以切断,如有出血即结扎止血或嵌入止血纱布。

(7)在内痔结扎线下及切口边缘注射亚甲蓝长效止痛剂。切口开放,外敷塔形纱布压迫,丁字带固定。

(八)术中要点

(1)在每个外剥内扎的切口中间要保留健康黏膜和皮肤桥 0.5～1.0 cm,以防肛门狭窄。

(2)结扎后痔核残端不要在同一个平面上。

(3)勿结扎过多黏膜,勿切除健康皮肤。

(4)外痔剪切剥离时,勿超过齿状线以上,最好在齿状线下 0.3 cm 处,否则残端容易出血。同时也勿结扎过多肛管皮肤,否则术后引起剧烈疼痛。

(九)术后处理

(1)进半流食 2～3 d。

(2)口服广谱抗生素或甲硝唑预防感染。

(3)每便后熏洗坐浴,换药至愈合。

(4)保持大便通畅,口服润肠通便药物,如麻仁丸等。

二、混合痔切除术

(一)概述

此术有开放式和封闭式两个术式。前者是 Solmoa 于 1988 年在前人的基础上发展而成的,1919 年由 Miles,1937 年又由 Milttgan 和 Morgan 加以改良。切口开放不易感染,操作简便手术时间短,效果良好,并发症少,但需靠肉芽充填二期愈合时间长。因此,Bacon(1949),Turell(1952)相继提出封闭式切除术。1959 年 Ferguson 报道 25 年封闭式切除术的经验。其优点是愈合时间短,术后瘢痕较小。以后又有大量报道证明这是一种可靠的手术式。但操作复杂,容易感染并发症较多。因为封闭连续缝合,术后疼痛比开放式重。有时部分伤口裂开,由肉芽生长二期愈合。另外,Stone(1916)和 Parks(1956)的半封闭术式,齿状线以下皮肤创口开放。1955 年 Morgan 提出在每个痔结扎之间必须保留 0.5 cm 以上皮肤黏膜桥的原则,可防止术后肛门狭窄,这就是英国著名圣·马克肛肠医院的标准术式。这些术式国外还在继续应用,国内采用和报道的较少,但保留皮肤黏膜桥这一原则,受到我国肛肠界的重视,也运用到中西医结合手术中来。

(二)适应证

同外剥内扎术。

(三)术前准备

封闭式须肠道准备。

(四)麻醉

长效局麻或腰俞麻醉。

(五)体位

左侧卧位或截石位。

(六)手术技巧

1.开放式切除术

(1)用肛镜撑开肛管,血管钳夹住痔块,向下牵出肛门,显露脱出痔块上部直肠黏膜,由肛周皮肤向上至肛管内切开一 2.5～3.0 cm 的 V 形切口。

(2)以剪刀将外痔和脱出的痔组织与其下方的外括约肌皮下部和内括约肌分离,向上至痔块根部。

(3)用能吸收的铬肠线贯穿结扎痔蒂、切除痔组织,留有 0.5～1.0 cm 残端。余痔以同法切除。最后将各结扎的痔蒂推入肛管上部。

2.封闭式切除术

(1)以肛镜撑开肛管,钳夹痔块不应向下或向外牵拉,以免改变肛管解剖位置。

(2)行 V 形切口,切口长度与痔块宽度为 3∶1。即痔块越宽,切口越长,有利于缝合伤口,减少损伤。

(3)由切口下端剥离痔块,显露外括约肌,再向上剥离,推开内括约肌,至痔根部。

（4）钳夹痔根部以铬肠线贯穿结扎后切除。

（5）摘除皮下多余的痔丛,有利于肛管内外皮肤复位、平滑。以结扎痔根部缝线连续缝合全部伤口。

（6）其余痔块同法切除和缝合。一般切除 3～4 处。

3.半闭式切除术

（1）以肛镜撑开肛管,显露痔块。牵起肛管皮肤,在肛周和肛管皮肤切开一倒置球拍形切口、圆形部分包括肛管和肛周皮肤,柄部在肛管皮肤黏膜约长 1 cm。

（2）牵起两侧皮肤黏膜片,并以剪刀与痔组织分离,向上分离到黏膜与皮肤连接处上方约 4 cm。

（3）向上牵拉痔块与其下方的内括约肌分离至痔根部并以 2-0 肠线贯穿结扎后切除。

（4）复位皮肤黏膜片可覆盖大部伤口,以肠线连续缝合黏膜片并固定于内括约肌,皮肤伤口开放不缝合。其他痔块同法切除。此术式是在黏膜皮肤下切除痔块,缝合黏膜,不损伤上皮,伤口愈合较快。

（七）术中要点
（1）外痔剥离宜将静脉丛及血栓清理干净,以免术后保留组织水肿、疼痛。
（2）黏膜缝合宜紧密不留空腔,以免肠内容物流入切口造成感染。

（八）术后处理
（1）术后 3 d 进半流食,后改普食。
（2）控制排便 3 d,第 3 天起服润肠通便药,软化大便。
（3）为预防伤口感染,可服用抗生素 3～5 d。
（4）术后 7 d 拆线,若有感染迹象时及时拆线,按开放创口处理。

三、混合痔保留齿状线术

1991 年温州金定国设计保留齿状线的术式治疗混合痔,避免了肛门狭窄及大便困难等后遗症的发生。

（一）适应证
混合痔,特别静脉曲张性混合痔。

（二）禁忌证
肛门急性感染。

（三）术前准备
（1）查血尿常规、出血和凝血时间,肛周剃毛。
（2）术晨开塞露注肛,排净大小便。
（3）术晨禁食。

（四）麻醉
腰俞麻醉。

（五）体位
截石位。

（六）手术技巧
（1）肛周常规消毒,铺巾。用大弯止血钳沿直肠纵轴,夹住内痔基底部。

(2)将大弯止血钳稍向外拉,在痔上动脉区用 2-0 肠线贯穿缝合 2 针,其距离约 0.5 cm。

(3)用 7 号丝线将内痔部分于钳下行 8 字贯穿结扎。注意勿损伤齿状线,结扎线下缘宜在齿状线上 0.5 cm。

(4)以止血钳夹持外痔部分皮肤,用剪刀做成一长约 1.5 cm、宽约 0.5 cm 的放射状切口,切口上端距齿状线约 0.5 cm。

(5)牵开两侧皮缘,潜行剥离外痔组织,并切除之。修剪皮缘,使保留的皮肤平整。

(6)用 1 号丝线在齿状线下 1 cm 处以缝合针对准内括约肌下缘贯穿缝扎 1 针,重建括约肌间沟,最后间断缝合下方切口。同法处理其他痔核。

(7)术后切口注射亚甲蓝长效止痛剂,肛内填以凡士林纱条,外敷塔形纱布,丁字带固定。

(七)术中要点

(1)内痔的缝扎线和剥离外痔的切口均应距齿状线 0.5 cm 为宜,注意勿伤及齿状线,尽量保留肛管皮肤。

(2)缝合外痔切口时不留无效腔,进针和出针尽量靠近皮缘,结要扎紧。

(八)术后处理

(1)进半流食 2～3 d。

(2)口服广谱抗生素,预防感染。

(3)每便后熏洗坐浴,换药至愈合。

(4)保持大便通畅,口服润肠通便药物,如麻仁丸等。

(5)术后 7 d 拆除缝线。

(徐天一)

第十节 环 形 痔

环形痔手术较为复杂,长期以来是一个难题。早在 1882 年 Whitehead 设计了环切术,但切除肛管 2～3 cm 黏膜皮肤和全部痔组织,然后环形缝合黏膜和皮肤。操作复杂,损伤过大,出血较多,术后并发症和后遗症也多。如切口裂开,肛管狭窄,黏膜外翻和肛门功能不佳等。为了减少这些并发症和后遗症,许多医师加以改进。如 Barrios 改良环切术。1940 年后 Saresola-Klose 软木塞环切术,1963 年 Wolffn 改良皮片环切术以及切断成形术,但并未完全避免环切术的缺点,即操作烦琐、手术时间长将近 2 h,损伤仍大,出血较多达 100 mL 左右。术后并发症和后遗症仍时有发生。Barrios 报道 41 例,并发尿潴留占 32%,出血占 5%。狭窄、黏膜外翻和肛门失禁占 10%。1984 年 Khabchandari 报道 84 例,并发症占 13%,3 例失禁,3 例狭窄。1988 年 Nolff 报道 484 例,并发症占 22%,共有 10 种。导尿占 22%,出血占 2.6%,并发脓肿和瘘管占 0.2%、肛裂占 0.8%、狭窄占 0.2%、失禁占 0.2%、皮赘外痔占 0.6%,伤口久不愈合占 0.4%、皮片坏死占 2%。因此国内外早已废弃不用,故不重复赘述。国内有用外剥内扎术,切口多,其间保留肛管皮肤黏膜桥,术后易致肛门水肿和残留皮赘,对环痔效果欠佳。辽宁张有生在总结环切术和外剥内扎术后,于 1960 年学习西安医院报道的环痔分段切除术。即先分段后切除,用肠线连续缝合。缝合不紧易出血,缝合过紧肛门狭窄。因此部分学者在分段后不切除,改用中医结扎法扎紧,待其自行脱落。试用于临床效果良好。自 1970 年进行临床研究,共治疗 283 例,全部治愈。随访,171 例无复发,未见黏膜外翻、皮肤缺损和肛门功能不良等后遗症。认为分段结扎术可行,很快在国内得到推广。

一、分段结扎术

(一)概述
1970 年辽宁张有生采用分段结扎术治疗环形混合痔,收到较好效果。

(二)适应证
环形内痔、环形外痔、环形混合痔、嵌顿性混合痔。

(三)禁忌证
孤立性、多发性混合痔。

(四)术前准备
(1)血尿常规、出血和凝血时间,肛周剃毛。

(2)排净大小便或灌肠排便。

(3)术晨禁食。

(五)麻醉
简化骶管麻醉或长效局麻。

(六)体位
截石位或左侧卧位。

(七)手术技巧
1.显露

常规消毒,铺巾。令患者努臀增加腹压使痔全部脱出肛外,如不能脱出,以肛镜扩肛使括约肌松弛,再以四把组织钳夹住肛缘使痔外翻,暴露出母痔、子痔部位、大小及数目,以便设计分段。

2.分段

以右后位母痔为中心按自然段,共分 3～4 段。在各段之间的皮肤和黏膜以两把血管钳夹住,内臂夹到健康黏膜,外臂夹到健康皮肤,在两钳间切开皮肤和黏膜至钳尖再将黏膜和皮肤缝合一针。在另一段间同法切开和缝合一针则完成分段,使痔块游离。

3.结扎

左手将游离段痔核及两侧血管钳牵起并向外翻,内痔较大时用血管钳夹住内痔向外牵出。右手用大弯血管钳,横行钳夹内外痔基底部,卸下两侧血管钳。于大弯血管钳下行 8 字贯穿缝合结扎,必要时再加双重结扎。其他各段同法缝扎,残端压缩后多余部分于钳上剪除,残端不能过短呈半球状,以免结扎线滑脱而致出血。

4.松解括约肌

在肛门后部偏一侧的分段处延长切开皮肤长约 2 cm,经此切口挑出内括约肌和外括约肌皮下部,以手术治疗机针刀烧灼割断,以免断端回缩出血。

5.注射止痛剂

重新消毒后,牵起残端,在各段痔结扎线下黏膜,注射亚甲蓝长效止痛剂,创腔填以止血纱布,肛内填以凡士林纱条,外敷塔形纱布,丁字带勒紧固定。

(八)术中要点

(1)横行钳夹时,血管钳多夹内痔,少夹外痔下健康皮肤,血管钳外翻,使内向外翻夹住内痔基底部,以免术后黏膜外翻。

(2)结扎各段痔块应在同一水平面上,避免肛门外形不整。

(3)松解括约肌要充分,以肛门能容纳两横指为度,以防术后瘢痕挛缩而致肛门绞窄。

(4)结扎痔核保留残端不应过短,且于全部结扎后再行剪除,否则结扎线易滑脱。

(九)术后处理

(1)进半流食3 d。

(2)口服抗生素或甲硝唑,预防术后感染。

(3)多吃蔬菜和水果,适当选用润肠通便药物,以利排便。

(4)每便后熏洗坐浴,换药,10 d左右结扎痔核逐个脱落。

(5)术后7~10 d应避免剧烈活动,防止大便干燥,以防痔核脱落而造成继发性大出血。

(6)术后10 d左右指诊如有肛管狭窄、定期扩肛。

(7)分段处皮肤黏膜缝线不能自脱可拆掉。

二、分段齿形结扎术

1982年南京丁泽民采用分段齿形结扎术治疗环形混合痔,收到较好效果。

(一)适应证、禁忌证、术前准备、麻醉与体位

同分段结扎术。

(二)手术技巧

1.分段

根据痔核的形态,设计好痔核分段以及保留黏膜桥和肛管皮桥的部位与数量,一般保留3~4条黏膜桥和皮桥,每个痔段间,应保留0.2~0.5 cm宽的黏膜桥和皮桥。黏膜桥和皮桥尽可能保留在痔核自然凹陷处,并呈分布均匀。

2.结扎

将设计中的一个痔核,在内痔基底部的直肠上动脉区用圆针丝线贯穿结扎。再在相应的外痔部分做放射状梭形切口至肛缘,肛管内切口应平行于肛管。若外痔部分为静脉曲张,可做潜行剥离外痔静脉丛至齿状线上0.5 cm,尽量减少对肛管皮肤的损伤。用弯钳夹住内痔基底部,再用贯穿结扎直肠上动脉的丝线,在钳下结扎内痔。使痔块下端分离处与内痔上端结扎顶点的连线呈曲线状,以保证内痔脱落后创面呈齿形。结扎后剪去大部分痔块。依同法处理其他痔块。修整创缘,适当延长切口。

3.松解括约肌

对肛管紧缩的病例,可于肛管后正中切开,并切断内括约肌下缘。切口填以凡士林纱条,外敷纱布,丁字带固定。

(三)术后处理

同分段结扎术。

三、改良分段结扎术

这是杭州李省吾在学习环痔分段结扎术和齿形分段结扎术后加以改进的术式于1991年用

于临床。

（一）适应证

同分段结扎术。

（二）术前准备

控制饮食，番泻叶通便，术前灌肠排便。

（三）麻醉

简化骶管麻醉。

（四）体位

俯卧折刀位。

（五）手术技巧

（1）扩肛：将各痔核牵开，充分暴露，观察痔核分叶分布情况，设计分段计划。将相邻两痔体分叶间用剪刀向齿状线方向剪入至正常皮肤黏膜处，4号丝线对合缝一针，再向两侧弧形边切边缝各一针，其他痔核按同法处理完成分段。

（2）选择左、右前、右后的母痔，按通常的外剥内扎法处理，结扎蒂略高于子痔，齿状线下肛管皮肤作V形减压切口。子痔采用弧形结扎，用尖头刀片将外痔皮赘与正常皮肤交界处稍加切开。用弯血管钳弧形钳夹子痔基底部，尽量将内痔黏膜外翻夹入，不使残留，7号丝线结扎、结扎平面略低于母痔，形成齿状结扎。

（3）以示中指伸入肛内，探测肛管松紧度，以容纳两指为度。如肛管紧窄，可在侧方或后方切断部分括约肌。

（4）创缘皮内点状注射亚甲蓝利多卡因长效止痛剂。肛内塞入痔疮栓或凡士林纱条，创面盖以吸收性明胶海绵。外敷纱布包扎。

（六）术后处理

（1）半流食、抗生素。

（2）术后7～10 d根据肛管变窄程度以指扩肛。

（徐天一）

第十一节　锁　肛　痔

一、概述

锁肛痔是指发生在肛管直肠的恶性肿瘤。病至后期，肿瘤阻塞，肛门狭窄，排便困难，犹如锁住肛门一样，故称为锁肛痔。《外科大成》："锁肛痔，肛门内外如竹节锁紧，形如海蜇，里急后重，便粪细而带扁，时流臭水……"对本病的症状和预后做了详细的描述。本病的发病年龄多在40岁以上，偶见于青年人，其早期特点是便血、大便习惯改变。相当于西医的肛管直肠癌。

二、病因病机

如图6-12所示。

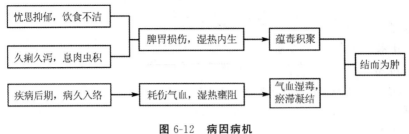

图 6-12　病因病机

三、诊断要点

(一)大便下血

大便下血是直肠癌最常见的早期症状。表现为大便带血,血为鲜红或黯红,量不多,常同时伴有黏液,呈持续性,此时常被误认为"痔疮"。病情进一步发展,可出现大便次数增多,有里急后重、排便不尽感,粪便中有血、脓、黏液,并有特殊的臭味。

(二)排便习惯改变

排便习惯改变也是直肠癌常见的早期症状。表现为排便次数增多,便意频繁,有排便不尽感等。有时为便秘,同时肛门内有不适或下坠感。

(三)大便形状改变

大便形状改变是直肠癌后期的特征。病程后期因肠腔狭窄,粪便少,大便形状变细、变扁,并出现腹胀、腹痛、肠鸣音亢进等肠梗阻征象。

(四)病至后期可有转移征象

后期直接蔓延穿过肠壁,侵入膀胱、阴道壁、前列腺等邻近组织,若侵及膀胱、尿道时有排尿不畅及尿痛、尿频。侵及骶前神经丛时,在直肠内或骶骨部可有剧烈持续性疼痛,并向下腹部、腰部或下肢放射。也可经淋巴向上转移至沿直肠上静脉走行的淋巴结。10%～15%的患者在确诊时癌症已经过门静脉血行转移至肝脏,出现肝大、腹水和黄疸等。晚期患者可出现食欲缺乏、全身衰弱无力、贫血、极度消瘦等恶病质表现。

(五)专科检查

肛管癌较少见,早期肿块较小,可活动,呈现疣状。进一步发展,在肛门部可看到突起包块或溃疡,基底不平,质硬,并可能有卫星转移结节和腹股沟淋巴结转移。直肠指检是诊断直肠癌的最重要方法。80%的直肠癌位于手指可触及的部位,肿瘤较大时指检可以清楚地扪到肠壁上的硬块、巨大溃疡或肠腔狭窄。退指后可见指套上染有血、脓和黏液。指检发现癌肿时要扪清大小、范围、部位和固定程度,以便决定治疗方法。

直肠指诊、直肠镜检查及活组织检查被称为 3P 检查。凡是原因不明的便血、腹泻及体质量减轻的患者均应行 3P 检查。

四、鉴别诊断

本病应当与直肠息肉、溃疡性结肠炎、痢疾等相鉴别。

五、治疗

本病一经诊断,应及早采取根治性手术治疗。但中医辨证论治仍具有很重要的治疗作用,尤其是放、化疗及术后、中晚期患者采用中医药治疗,能有效提高 5 年生存率,降低放、化疗的毒副作用,增强机体抗病能力,改善生活质量,提高临床远期疗效。

(一)内治

1.湿热蕴结证

肛门坠胀,便次增多,大便带血,色泽黯红,或夹黏液,或下痢赤白,里急后重;舌红,苔黄腻,脉滑数。

治法:清热利湿。

代表方:槐角地榆丸加味。

加减法:便下赤多白少者,可加白头翁、侧柏炭;肛内下坠明显者,可加黄柏、秦艽。

2.气滞血瘀证

肛周肿物隆起,触之坚硬如石,疼痛拒按,或大便带血,色紫黯,里急后重,排便困难;舌紫黯,脉涩。

治法:行气活血。

代表方:桃红四物汤合失笑散加减。

加减法:肿块坚硬者,可加白花蛇舌草、半枝莲、山慈菇。

3.气阴两虚证

面色无华,消瘦乏力,便溏或排便困难,便中带血,色泽紫黯,肛门坠胀;或伴心烦口干,夜间盗汗;舌红或绛,苔少,脉细弱或细数。

治法:益气养阴,清热解毒。

代表方:四君子汤合增液汤加减。

加减法:少气乏力较重者,可加西洋参;食欲缺乏者,可加焦三仙、砂仁;夜寐差者,可加夜交藤、酸枣仁。

(二)外治

1.灌肠疗法

(1)苦参 20 g,青黛 10 g,血竭 9 g,全蝎 9 g,枯矾 6 g,儿茶 12 g,鸦胆子 5 g(打碎)。将上方药物加水600 mL,煎至 200 mL 左右。从肛门插入导尿管 20~30 cm 深,注药后保留 2~3 h。每天 1~2 次,30 d 为 1 个疗程。

(2)生大黄 20 g,黄柏 15 g,山栀子 15 g,蒲公英 30 g,金银花 20 g,红花 15 g,苦参 20 g。方法同上。

(3)败酱草、白花蛇舌草等浓煎保留灌肠,每天 2 次,每次 40 mL。

2.敷药法

直肠、肛管癌溃烂者,外敷九华膏或黄连膏等。

(三)其他疗法

1.手术

对能切除的肛管直肠癌应尽早行根治性切除术。适用于癌肿局限在直肠壁或肛管,或只有局部淋巴结转移的患者。已侵犯的子宫、阴道壁也可以同时切除。当晚期肛管直肠癌已广泛转移,不能行根治性手术时,可行乙状结肠造瘘术,以解除梗阻,减轻患者痛苦。常用的手术方式有局部切除术、Miles 术、Dixon 术、Parks 术、Bacon 术、TME 术等。

2.新辅助治疗

对于 T_3 期的直肠癌或任何肿块大小但淋巴结阳性的直肠癌患者都应该进行术前的新辅助治疗,术前新辅助治疗可降低结直肠癌术后肝转移的发生,可延缓肝转移的发生时间,能改善患者的生存情况。较晚期的直肠癌术前放疗可以改善局部情况,一部分患者因此而能行根治性切除。直肠癌术后局部复发多见于会阴部,放疗可以抑制其生长,但不能根治。化疗配合根治性切除可以提高 5 年生存率。

3.针灸治疗

(1)取截根、长强穴,可配三阴交、大肠俞、天枢、足三里。每次分别取主穴及配穴 2～3 个,取毫针针刺得气后提插捻转,中等强度,留针 15～45 min,隔天 1 次。

(2)取足三里、三阴交穴。采用国产 DBJ-1 型微波针灸仪治疗,进行微波针灸,每次 20 min,每天1 次,10 次为 1 个疗程。

(3)取利尿穴、膀胱穴,可配曲骨、中极、关元、气海、肾俞、次髎等穴。每次取穴 2～3 个,实证用泻法,虚证用补法。每天 1 次。

六、注意事项

积极治疗肛门部病变,一旦发现肛门不适,肛缘有硬结或出血、肿痛应及时检查,尽可能做到早期发现,早期治疗。40 岁以上者,出现排便习惯改变及便血,应早期检查。

(徐天一)

第十二节　息　肉　痔

一、概述

息肉痔是指发生于直肠黏膜上的赘生物,是一种常见的直肠良性肿瘤。其特点为肿物蒂小质嫩,其色鲜红,便时无痛,便后出血。单发多见于儿童,多发多见于青、壮年。若很多息肉积聚在一段或全段大肠者,称息肉病。本病少数可恶变,尤以多发性息肉者恶变较多。西医学称之为直肠息肉,中医学统称为痔,历代中医文献中有"息肉痔""悬胆痔""垂珠痔""樱桃痔"等病名。

二、病因病机

如图 6-13 所示。

三、诊断要点

(1)无痛性大便下血,色鲜红多见于低位息肉,色黯多见于高位息肉,多发于儿童。

(2)位置较高的小息肉一般无症状;低位带蒂息肉,大便时可脱出肛门外,小的能自行回纳,大的便后需用手推回,常伴有排便不畅、下坠,或有里急后重感。

(3)多发性息肉常伴腹痛、腹泻,排出血性黏液便,久之则体质量减轻,体弱无力,消瘦,贫血等。

（4）专科检查:肛门指诊低位息肉可扪及圆形柔软肿物,表现光滑,活动度大,有长蒂时常有肿物出没不定的情况。肛镜下可见直肠黏膜有圆形肿物,有蒂。多发性息肉,则可触及直肠腔内有葡萄串样大小不等的球形肿物,指套染血或附有血性黏液。

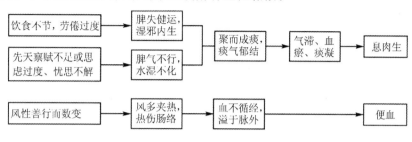

图 6-13　病因病机

（5）纤维/电子结肠镜检查并取活体组织行病理检查,进一步明确诊断。

四、鉴别诊断

本病应当与直肠癌、肛乳头肥大、内痔、肛裂等相鉴别。

五、治疗

本病的治疗应采用综合治疗,如物理治疗、中药灌肠、辨证施治等,强调一旦经肉眼或内镜下确诊,应尽早切除,防止癌变的发生。

(一)内治

1.风伤肠络证

便血鲜红,滴血,带血;息肉表面充血明显,脱出或不脱出肛外;舌质红,苔薄白或薄黄,脉浮数。

治法:清热凉血,祛风止血。

代表方:槐角丸加减。

加减法:便血量多者,加丹皮、生地、侧柏炭。

2.气滞血瘀证

肿物脱出肛外,不能回纳,疼痛甚,息肉表面紫黯;舌紫,脉涩。

治法:活血化瘀,软坚散结。

代表方:少腹逐瘀汤加减。

加减法:息肉较大或多发时,可加半枝莲、半边莲、白花蛇舌草。

3.脾气亏虚证

肿物易于脱出肛外,表面增生粗糙,或有少量出血,肛门松弛;舌质淡,苔薄,脉弱。

治法:补益脾胃。

代表方:参苓白术散加减。

加减法:出血量多时,可加阿胶、鸡血藤等。

(二)外治

灌肠法适用于多发性息肉。选用具有收敛、软坚散结作用之药液,处方如下。

(1)6%明矾液 50 mL,保留灌肠,每天 1 次。

(2)乌梅、海浮石各 12 g,五倍子 6 g,牡蛎、夏枯草各 30 g,紫草、贯众各 15 g,浓煎为 150~200 mL,每次取 50~80 mL,保留灌肠,每天 1 次。

(三)其他疗法

本病应采用综合治疗,对保守治疗效果不佳者,可采用结扎或镜下套扎或手术切除等治疗。

1.结扎法

适应证:适用于低位带蒂息肉。

操作方法:侧卧位或截石位,局部常规消毒,局部麻醉并扩肛后,用示指将息肉轻轻拉出肛外,或在肛镜下,用组织钳夹住息肉轻轻拉出肛外,用圆针丝线在息肉基底贯穿结扎,然后切除息肉,注入九华膏或放置红油膏纱布条引流。

2.套扎法

本法是通过器械将小乳胶圈套入息肉根部,利用胶圈较强的弹性阻止血液循环,促使息肉缺血、坏死、脱落。

适应证:适用于低位带蒂息肉。

禁忌证:同单纯结扎法。

操作方法:①让患者排便后,取胸膝位或侧卧位;②先做直肠指诊,以排除其他病变;③插入肛门镜,检查息肉位置及数目,选定套扎部位;④使用长棉花签,清洁套扎部位,常规消毒手术野,由助手固定肛门镜,术者左手持套扎器套住息肉基底部,将胶圈推出扎到息肉根部。术后处理同单纯结扎法。

3.直肠结肠切除术

对高位多发性腺瘤,必要时可考虑直肠结肠切除术。

另外,还有注射疗法、电烙法、内镜下黏膜剥离术(即 ESD)、全直肠系膜切除术(即 TME)。

六、注意事项

(1)积极治疗肛门直肠疾病,如内外痔、肛漏、肛裂、肛窦炎及慢性肠炎。

(2)保持大便通畅,养成定时排便习惯,防止便秘或腹泻的发生。

(3)定期做大便潜血试验,反复潜血阳性者应及时进行肠镜检查,提高早期诊断率。

(4)息肉脱出肛外要及时回纳,切不可盲目牵拉,以免撕伤或断裂而造成大出血。

(徐天一)

第七章

肛 裂

第一节 概　述

　　肛裂是齿状线下肛管黏膜纵形全层裂开后形成的缺血性溃疡。以肛裂出现8～12周为界，分为急性和慢性两大类。以排便时和排便后周期性剧烈锐痛、少量鲜红色便血为主要临床症状，常有便秘时用力过度努挣或特发性腹泻病史。肛裂是肛门直肠疾病中的一种常见病，临床处理依然存在争议。普通人群确切的发病率不明，大约80％有肛门症状的人不会去就诊。国内目前无大样本肛裂流行病学统计资料。有学者对沧州城乡 5 724 名居民调查中发现，肛裂患病率为7.60％，患病高发的年龄段为 30～49 岁。也有学者在广州市进行围产期产妇前瞻性调查，共收集有效调查表 6 528 份，肛裂发病率为 31.68％，发病年龄 18～40 岁，中位年龄 25.6 岁，孕产妇可能为高发人群。据国外统计数据，人一生中发生肛裂的概率约为 11％。在意大利，肛裂是仅次于痔的在肛肠科医师处就诊的第二大疾病。英国 2005－2006 年期间因肛裂住院的概率为居民的 1.56/10 000。肛裂的男女发病率无明显差别，可发生于任何年龄段，好发于青壮年。65 岁以上人群少见，这个年龄段如果发生肛裂，需要考虑其他病理改变。接近 75％～90％的肛裂发生于肛管后正中线上，超过 25％的女性和 8％的男性肛裂位于前正中线，另有 3％的患者前正中和后正中线上均有肛裂。发生在侧方的肛裂应警惕为其他疾病所致，如克罗恩病、结核、梅毒、艾滋病、皮肤病（银屑病）或肛管癌等。据意大利结直肠外科学会（SICCR, Italian Society of Colorectal Surgery）2009 年度统计报道，在意大利结直肠中心诊断的肛裂患者，37％进行了手术治疗。

（劳霖宗）

第二节　病　因　病　理

一、病因

　　肛裂的病因一直存在争议。1908 年 Ball 最早提出皮肤撕裂说；1919 年 Miles 提出栉膜带学说;1937年Blaisdell根据外括约肌的解剖学排列,提出栅门说;1959年Eisenhammer发现肛裂底部的肌束是内括约肌而不是外括约肌皮下部,提出肛裂的病因是内括约肌痉挛或纤维化;1977年Arnous J提出上皮纤维化学说;1982年Shafik试图从胚胎学解释肛裂为何易呈慢性过程,提出上皮残留学说。虽然这些学说无法完整恰当地解释肛裂的发病原因和病理过程,但是,对肛裂的病因进行了有益的探索。

干硬粪块的排出导致肛管裂伤被认为是肛裂的一种常见因素。Jensen研究发现,经常吃水果、粗粮和蔬菜可以降低肛裂的发生率,而常吃肉食、精面及含油脂较多的酱料等可导致肛裂的发生率升高。但1977年Hamanel调查了772例肛裂患者,发现仅10%患者治疗前有排便困难,因此把干硬粪便撕裂皮肤而引起肛裂作为肛裂的病因,无法合理解释其全部病理过程。

19世纪70年代中期,有学者提出,不管什么原因引起的肛管持久性的裂口都和肛管静息压增高有关。1986年Gibbons首次提出肛裂是由内括约肌痉挛导致肛管局部缺血致创面经久不愈而形成。Gibbons分析括约肌痉挛对肛管血供的影响时发现,括约肌痉挛引起肛管压力升高超过小动脉压时,肛管皮肤区的血管灌注压可降至4.7 kPa(35 mmHg)。在下肢,此灌注压可发生缺血性溃疡和下肢静息痛,同样的病理改变也可能发生于肛管。1989年Klosterhalfen通过尸体直肠下动脉血管造影发现,正常人两侧肛门动脉的分支在肛管后正中线处吻合者仅有15%,85%的受检者两侧肛门动脉的分支在后正中线无吻合,该区域小血管密度低,为乏血管区域。肛门动脉穿经内括约肌间隔处发出的小支与肌纤维呈垂直方向进入肌内,括约肌痉挛性收缩可压迫血管,造成肛管后正中线区域缺血,为内括约肌痉挛学说提供了解剖学依据。1994年Schouten用多普勒激光皮肤血流测定仪和肛门直肠压力测定仪同时检测包括肛裂在内的各类肛门病患者共178例,发现肛管后正中线区域血流灌注压明显低于肛管其他区域。慢性肛裂患者的平均肛管最大静息压(MARP)明显高于对照组和其他肛门病患者,而肛管皮肤血流灌注压(ADBF)却明显低于其他组,为Gibbons的理论提供了临床证据。1994年Farouk用动态测压也证实,肛裂患者肛管静息压过高,肛管压力和血液灌注压呈负相关。1996年Schouten用多普勒激光皮肤血流测定仪检测健康人群肛管皮肤血流量发现,与其他三个区域相比,后正中线区域血流灌注压最低。Schouten在一个包含正常对照组的大队列研究中发现,所有肛裂组肛管静息压最高;后正中线血流灌注压最低;肛管麻醉后,肛管静息压降低,后正中线血流灌注压升高;行侧方内括约肌部分切断术的慢性肛裂患者,术前MARP明显高于对照组,肛裂处血流明显少于对照组的肛管后中线区域;术后MARP明显下降,同时肛裂处血流量明显上升,6周内27例中有24例肛裂愈合,MARP与ADBF均恢复至正常值,表明内括约肌张力降低使肛管静息压降低,可以改善皮肤血供,促进肛裂愈合。1997年Lund发现,局部使用麻醉剂后,肛裂的疼痛消失而MARP并未下降,提示痉挛并非继发于肛裂引起的疼痛;1999年Lund用组织学方法观察肛管各象限皮肤区及内括约肌区的血管分布时发现,齿状线上下各1 cm的间距中,后方的小动脉数明显低于其他区域。以上的研究为内括约肌痉挛引起肛管压力升高,造成肛管后正中乏血管区缺血性溃疡,是肛裂发生的根本原因理论提供了可靠依据。

高括约肌张力导致肛管后中线区域灌注不良学说,可以较满意地解释肛裂的特有临床症状,如好发于后正中线、基底肉芽组织缺如、裂口上皮不生长及缺血性痛等。按照此学说,也可以解释扩肛或内括约肌切开术为何有疗效。因此,目前认为,内括约肌张力增高导致肛管后正中区血流灌注不足,造成缺血性溃疡,是原发性慢性肛裂的病因。

内括约肌张力增高导致肛管后正中区血流灌注不足的诱因很多,情绪精神紧张可能是诱发因素之一。1980年Kumar发现,精神紧张可使内括约肌反射性活动增强,肛管压力升高。1993年Regadas报道,长期受到精神压力的困扰,可导致β-肾上腺素能受体分子的改变,慢性肛裂患者的内括约肌显示对β受体激动剂的敏感性增加,精神因素可能是诱发肛裂的因素之一。1991年,Shafik发现,便秘患者发生肛裂,其内括约肌痉挛可能与肌内神经丛退变有关。

虽然大量证据提示,肛裂的病理生理实质是高肛压低血流。但也有研究表明,应用药物进行化学性括约肌切开治疗肛裂时,肛管静息压的下降并未与肛裂的治愈率成正比。说明肛管静息压下降,未必改善局部血供,因为肛裂局部的其他因素可能会影响到内括约肌的舒缩。Madalinski认为,肛管区血流灌注可能不仅与内括约肌的机械收缩有关,也与肛裂区域的生化环境有关。当肛管不能产生足够的扩张时,组织就会被撕裂,进而改变肛裂区域局部的生化环境,使血管平滑肌和内括约肌收缩,即使肛管静息压下降,由于血管的收缩,导致血流灌注无法恢复正常,可能是使用化学性切除并不能治愈全部肛裂的原因。

饮食也会引起肛裂症状的改变,如进食辛辣食物,会加重肛裂患者的症状。Jirapinyo发现,对牛奶过敏的婴儿,无论伴或不伴胃肠道症状,肛裂的发生明显高于正常孩子,婴儿肛裂可能是对牛奶过敏的特异性症状。应用药物,如尼可地尔(ATP敏感的钾离子通道激动剂)可能会增加患肛裂的风险。Jenkins报道,3%～11%的肛裂的发生与分娩有关,这种肛裂更易发生在肛门的前部。

此外,并非所有的肛裂都有内括约肌张力升高。肛裂伴有内括约肌张力降低的患者通常都伴有其他病理改变如艾滋病、肛交、性虐待、克罗恩病、结核感染、产伤或与结直肠手术有关。也可能与高龄、糖尿病、周期性或慢性腹泻有关。

总之,肛裂是在长期的、多种诱因的基础上发生的一种疾病。这些因素包括肛管后壁解剖学结构上易于损伤、血供较差,以及皮肤弹性降低、内括约肌痉挛导致肛管压力升高、肛管损伤及损伤后局部生化环境改变等。

二、病理改变

肛裂分为急性和慢性两大类。急性肛裂表现为肛管黏膜的单纯撕裂;慢性肛裂病理特点为水肿和纤维化,典型的表现是创面远端的哨兵痔和创面近端肥大的肛乳头。另外,在裂口的基底部常可看见内括约肌纤维。

肛裂的病理组织变化一般可分为三期。

(一)急性期

可见皮肤浅表裂口、新鲜色红、边缘整齐、创面清洁,裂口深者可见内括约肌纤维。指诊创面软、有弹性、触痛明显。显微镜下可见病灶处充血、血管扩张、间质中小静脉淤血、白细胞浸润并可见条索状平滑肌束、皮下层胶原纤维排列紊乱、增生不明显。

(二)慢性期

形成溃疡,一般深达皮下组织,呈梭形或椭圆形。创面肉芽增生,色灰白,有脓性分泌物,底部见内括约肌纤维,触诊创面触痛明显,边缘硬,弹性差。显微镜下可见血管扩张、充血、间质水肿,内有大量淋巴细胞浸润,小静脉血栓形成,病灶和周围组织纤维性增生。

(三)并发症形成期

见于病程较长、反复发作患者。为陈旧性梭形溃疡,裂口深达肛门内括约肌及邻近组织,创缘不整齐、僵硬,随着炎症的扩散,局部形成前哨痔、肛乳头肥大、皮下瘘等并发症。前哨痔是由于肛裂感染,局部淋巴回流不畅或溃疡慢性炎症刺激,组织增生形成。肛窦炎和肛乳头肥大是由于裂口邻近肛乳头红肿、增生,部分形成息肉样肿物脱出。皮下瘘为溃疡处肛窦感染破溃,在溃疡的基底部形成潜行的窦道与肛窦相通,使溃疡裂口难以愈合。

(劳霖宗)

第三节　临床表现与诊断

一、临床表现

肛裂主要有三大主要症状,即疼痛、便血、便秘。但随着病情的发展,可伴有肛门潮湿、肛门瘙痒,甚至引起全身症状,严重影响着患者的日常生活、工作及学习等。

(一)疼痛

疼痛是肛裂主要的症状,表现为典型的伴随排便而出现的周期性疼痛。初期表现为便时痛,便后痛减。后期不仅便时痛,且便后疼痛不减,甚至加重,可持续数小时甚至到下次排便时间。其疼痛特点非常明显,即开始排便时疼痛,排便后有一短暂疼痛减轻的间歇期,接着又出现更加剧烈的持续疼痛,形成所谓的"肛裂疼痛周期",或"周期性疼痛"(图 7-1)。排便时的疼痛一般认为是创伤性疼痛,便后持续疼痛多是内括约肌痉挛所致,直至内括约肌疲劳,疼痛才会缓解。疼痛发作期,便时疼痛十分显著,患者常形容像是排"玻璃碴"样疼痛,便后常迫使患者卧床休息或静止休息,严重影响着患者的日常生活、工作及学习等。慢性期患者已能忍受了排便时的疼痛,但少数患者在打喷嚏、咳嗽和排尿动作时也可发生肛门疼痛,可能与肛乳头肥大、粪便残渣附着或肛隐窝炎等引起。

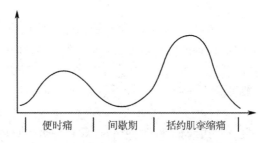

图 7-1　肛裂周期性疼痛

(二)出血

肛裂的出血时有时无,主要由于粪便损伤创面所致,一般出血量不多,粪便干硬时可见大便带血,或滴血,或手纸带血,血色鲜红。

(三)便秘

肛裂患者多伴有便秘,便秘既是肛裂的发病原因之一,又是肛裂的主要伴随症状。因肛裂患者恐惧排便时疼痛,常有意推迟排便时间,减少排便次数,结果使粪便在直肠内停留时间延长,水分被完全吸收,大便变得越发干硬,再次排便就会更加损伤裂口,疼痛加重,形成"疼痛→恐惧排便→久忍大便→粪便水分被重吸收→粪便愈加干燥→再次排便,裂口损伤更深→疼痛更加剧烈",以致形成恶性循环。为使大便变软,患者多长期服用泻剂,还会因长期腹泻,致肛管狭窄,或形成泻剂依赖性便秘。此种便秘称为直肠型便秘,粪便堆积于直肠处,滞留过久,排出困难,患者有肛门下坠感、排便不净感、残留感,直肠指诊可触及粪块,但患者排便意识淡漠,不能及时地对进入直肠的粪便产生排便反射。

(四)瘙痒

一般肛裂创面只有少量血清样分泌物,创面常可继发感染,形成肛缘脓肿或皮下瘘,肛裂创面和皮下瘘的分泌物多为脓性,可刺激肛缘皮肤引起肛门湿疹和肛门瘙痒,并污染内裤。自觉肛门潮湿,瘙痒不适等。

(五)全身症状

剧痛可影响患者休息,加重精神负担,甚至引起自主神经功能紊乱,有的患者会因排便恐惧,有意减少进食量,长期下去,可引起轻度贫血和营养不良,妇女还可出现月经不调,腰骶部疼痛。肛裂感染期可有发热,肿痛和流脓血等。

(六)肛裂的临床分类

1.根据肛裂发病的缓急分类

(1)急性肛裂:肛裂裂口新鲜,无肛乳头肥大、裂痔等并发症。

(2)慢性肛裂:肛裂裂口陈旧,形成溃疡,合并有创口硬结、肛乳头肥大、裂痔。

2.根据肛裂发病的病程分类

(1)早期肛裂:裂口新鲜,尚未形成慢性溃疡,疼痛较轻者。

(2)陈旧肛裂:裂口已呈棱形溃疡,同时有前哨痔、肛隐窝炎或肛乳头肥大,并有周期性疼痛者。

3.根据肛裂创面的情况分类

Ⅰ期肛裂:即新鲜肛裂或早期肛裂,肛管皮肤表浅损伤,创口周围组织基本正常。

Ⅱ期肛裂:肛管已形成溃疡性裂口,但尚无并发症,无肛乳头肥大、前哨痔及皮下瘘。

Ⅲ期肛裂:裂口呈陈旧性溃疡,合并肛乳头肥大、前哨痔。

Ⅳ期肛裂:裂口呈陈旧性溃疡,合并肛乳头肥大、前哨痔、皮下瘘和肛隐窝炎。

二、诊断

根据病史及典型的排便周期性疼痛,结合以下专科检查,即可做出明确诊断。

(一)肛门视诊

肛裂检查以肛门视诊为主,即患者放松肛门,医师用双手拇指将肛缘皮肤轻轻向两侧分开,可见肛管皮肤有棱形裂口,多见于肛门前、后位,以后位居多,偶见于肛管其他部位。急性肛裂的特点是裂口新鲜,色红,底浅,边缘柔软。慢性肛裂的裂口呈棱形,色白,底深,边缘不整齐,质硬。裂口旁结缔组织增生而形成"外痔"。指诊时因肛门括约肌痉挛可引起剧烈疼痛,需注意(图7-2、图7-3)。

(二)肛门指诊

肛门指诊可引起肛门剧烈疼痛,一般不做,必要检查时在裂口处及其周围涂抹表面麻醉剂,或局部用0.5%～1%利多卡因作浸润麻醉,等痛觉消失后再行肛门指诊检查。Ⅰ期肛裂指诊时,手指在肛管内可摸到边缘稍有突起的纵形裂口。Ⅱ期、Ⅲ期肛裂指诊时可摸到裂口的边缘隆起肥厚、坚硬,可有肥大的肛乳头,肛管多狭窄。Ⅳ期肛裂指诊时还可伴有脓性分泌物,肛管狭窄严重。

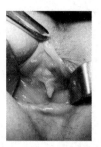

图 7-2　肛裂出血并肛乳头肥大

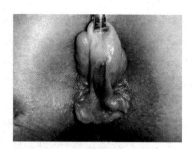

图 7-3　肛裂出血并前哨痔

(三)肛镜检查

肛门镜检查更容易引起剧烈疼痛,一般不做此项检查。如有必要,可在裂口处及其周围涂抹表面麻醉剂,或局部用 0.5%～1% 利多卡因做浸润麻醉,等痛觉消失后再行肛镜检查。肛镜检查时可见裂口处呈椭圆形或梭形溃疡,Ⅰ期肛裂的溃疡边缘整齐,底呈红色;Ⅱ期、Ⅲ期肛裂的溃疡边缘不整齐,底深,呈灰白色,溃疡上端的肛隐窝呈深红色,可见肥大的肛乳头;Ⅳ期还可见深大的肛隐窝,在裂口下端轻轻按压,可见有少量脓性分泌物从裂口下端溢出。

三、鉴别诊断

(一)肛门皲裂

皲裂是发生在肛缘和肛管处皮肤任意部位的浅表裂口,不局限在前位或后位,多较表浅,局限于皮下,不涉入肌层。常呈放射状裂口,多见于肛门皮肤病,如湿疹、皮炎及肛门瘙痒症等。虽也有疼痛,但无肛裂的典型的周期性疼痛,局部常可见丘疹、角质化和增生等皮肤病变。

(二)肛管损伤

可发生于肛门的任何部位,有外伤史和便秘史,特点是新鲜表浅撕裂、色鲜红,有出血,一般可自愈。

(三)肛管结核性溃疡

溃疡可发生于肛周任何部位,形状不规则,边缘不整齐,溃疡面呈干酪样坏死,边缘呈潜行性,呈卵圆形,疼痛不明显,无裂痔形成,可有结核病史,分泌物培养可发现结核杆菌,活组织病理检查可明确诊断。

(四)梅毒性溃疡

多见于女性患者,初起为肛门部发痒、刺痛,搔破脱痂后形成溃疡,溃疡常发生在肛门两侧,裂口一般不痛,常有少量脓性分泌物,呈棱形,边突起,色红,底灰白色,常伴有腹股沟淋巴结肿大,患者有性病史,分泌物涂片检查,可见梅毒螺旋体,Wasserman 试验阳性。

(五)软性下疳

软性下疳又名 Chancroid,有不洁性行为病史,肛周有较多个圆形或卵圆的溃疡同时发生,质软,有潜行边缘,底部有灰色坏死组织,常伴有少量脓性分泌物,肛门疼痛明显,以排便时为甚,双侧淋巴结肿大,阴茎或阴唇可同时伴溃疡,分泌物涂片检查,可见 Ducrey 杆菌。

(六)肛管上皮癌

溃疡形状不规则,边缘隆起、坚硬,溃疡底部凹凸不平,表面覆盖坏死组织,伴有特殊臭味,后期可见肛门狭窄或失禁现象,活组织病理检查可明确诊断。

（七）克罗恩病的肛管溃疡

克罗恩病后期常伴发肛管溃疡或肛瘘，或溃疡与肛瘘并存。溃疡位置不固定，形状不规则。同时伴有贫血、腹痛、腹泻、间歇性低热或体质量下降等克罗恩病的一系列特征。

（劳霖宗）

第四节　治　　疗

肛裂的治疗原则应以纠正便秘、止痛和促进溃疡愈合为目的。早期肛裂一般采用保守治疗即可治愈，而陈旧性肛裂必须采用手术治疗才能彻底治愈。

一、内科治疗

（一）一般治疗

1.饮食调理

应避免饮食辛辣刺激、煎炸油腻之品，多食蔬菜、水果，多饮白开水，保持大便通畅。

2.情志调理

消除恐惧心理，树立积极应对的信心，防止久忍大便形成恶性循环。

（二）药物治疗

1.内服药物

口服缓泻剂，避免便秘，是肛裂保守治疗的基本原则，若能避免粪块对肛管的损伤，多数表浅性肛裂常可不用任何治疗而愈合，可口服果导片、番泻叶等，但不能单纯依靠服用泻剂，长期服用泻剂，可形成顽固性泻剂依赖性便秘，而且长期腹泻还会引起肛管狭窄，所以服用泻剂的时间不宜过长，最好是通过饮食调理和定时排便，保持大便通畅。

2.外用药

（1）坐浴法：①1∶5 000 的高锰酸钾溶液坐浴，每天 1～2 次。②芒硝、金银花、马齿苋各 30 g，丹皮、红花、荆芥、防风各 10 g，煎水坐浴，每天 1～2 次；瘙痒时可加花椒 10 g，苦参 30 g，白矾 10 g，煎汤熏洗，每天 1～2 次。③十味熏洗汤：车前草 45 g，枳壳 20 g，五倍子、黄柏各 30 g，无花果 60 g，薄荷、荆芥、威灵仙、艾叶各 15 g，煎汤熏洗，每天 1～2 次。④祛毒汤：马齿苋、瓦松各 15 g，川文蛤、川椒、苍术、防风、葱白、枳壳、侧柏叶各 9 g，芒硝 30 g，煎汤熏洗，每天 2 次。

（2）敷药法。①蛋黄油：即以熟蛋黄在文火上煎，完全炭化后，继续煎，即可有黑红色浓稠蛋黄油，清洁肛门后，外用于肛裂创面，每天 1～2 次。②黄连膏：黄连粉、地榆粉各 15 g，冰片 0.5 g，上药加麻油 1 000 mL 调合即成，外涂肛裂创面，每天 2 次。③生肌膏：冰片 1 g，煅龙骨、儿茶、象皮面、炙乳香、炙没药、血竭、赤石脂各 3 g，上药研细末，混匀，外撒患处。④其他：如红霉素软膏、马应龙痔疮膏外涂患处，或局部涂抹利多卡因乳膏等药物。

（3）腐蚀法：陈旧性肛裂可用 10% 硝酸银溶液或硝酸银棒，涂抹溃疡创面，然后用生理盐水冲洗，通过烧灼作用，将肛裂的老化组织去掉，重新生长出新的组织。

（三）其他治疗

1.局部封闭法

（1）长效止痛剂封闭法：药物——复方薄荷脑注射液或复方亚甲蓝制剂。肛周消毒，距肛裂下端 1 cm 处进针，针头由浅入深达到肛门括约肌，沿肛裂基底及两侧做扇形注射，每次 5～10 mL，每周 1 次，注射1～2疗程即可痊愈。

（2）乙醇封闭法：由于乙醇可引起神经组织纤维形态上明显的退行性变化，因此有人称此法为一完美的化学"神经切断术"。肛裂处先后注射普鲁卡因和乙醇，由于乙醇对神经组织的影响，解除了疼痛和括约肌痉挛，增进了组织营养，兴奋了再生过程，因此收到应有的效果。具体操作：局部消毒后，在距肛裂外端 1 cm 处注入 0.5％～1％利多卡因 10 mL，浸润于肛门皮下组织和部分括约肌内，针头不必取出，继而将 70％～95％的乙醇 1 mL 注于裂损下 1 cm 深处。

（3）其他尚有激素封闭法、消痔灵封闭法、复方枸橼酸液封闭法等，具体操作方法大致相同。

2.肛管扩张器疗法

使用扩张器放入肛管内，则可扩张肛管，预防括约肌痉挛，又可保持肛裂创面肉芽组织从基底向外生长，促进肛裂愈合。一般扩张器每天扩张 2 次，每次 1～2 min。

3.烧灼法

烧灼法即以高热烧焦裂伤，然后焦痂脱落逐渐形成新鲜创面治愈。目前使用二氧化碳激光束对准裂伤处进行烧灼。术后第 2 天便后坐浴，局部用烫伤灵油纱条换药，直至创面愈合。

4.针灸疗法

通过对经络腧穴的刺激，疏通经络，调理气血，从而达到止痛止血和促进愈合的作用，常用穴有长强、白环俞、承山等，采用强刺激。

二、外科治疗

肛裂的治疗方法多达 100 余种，据不完全统计手术方法也有 32 种之多。各种治疗方法都是以消除症状、促进肛裂创面愈合为目的。一般肛裂初期，大多不必手术治疗，保守治疗即可治愈。若病程日久，溃疡久不愈合、边缘增生、肥厚、坚硬，或伴有裂痔、肛乳头肥大、皮下瘘时，均需手术治疗才能治愈。

（一）手术适应证

（1）肛裂经保守治疗无效者。

（2）伴有裂痔、肛乳头肥大者。

（3）伴有裂口边缘脓肿或皮下瘘者。

（4）溃疡边缘肥厚、坚硬，久不愈合者。

（5）伴有肛门中、重度狭窄者。

（二）术前准备

肛裂手术前应排空大便，或术晨清洁灌肠。局部麻醉或骶管麻醉者一般不需禁食水，正常饮食即可。

若采用腰麻或硬膜外麻醉时，术前 6 h 应禁食水，肛门局部毛发旺盛者应术区备皮。对于少数患者精神紧张者，术前晚可给予地西泮口服或肌内注射，以保证良好的精神状态。

（三）手术方式

肛裂的手术方法主要有扩肛法、切除法、括约肌松解法等，但在具体应用中，手术方法不断改

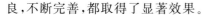

良,不断完善,都取得了显著效果。

1.扩肛术

又称肛门扩张术,适用于没有前哨痔及其他并发症的Ⅰ期肛裂。该方法于 1829 年由 Recamier 予以推广,方法简单有效。

(1)手术方法:患者取侧卧位或截石位,肛周常规消毒麻醉成功后,术者将戴有无菌手套之双手食、中两指涂以润滑剂,先将右手示指伸入肛内,再伸入左手示指,两手腕部交叉或不交叉缓缓扩张肛管两侧,接着逐渐伸入两手中指,呈四指扩肛。扩张时间不限,一般维持扩张 3～5 min。扩肛时用力应均匀,切忌快速粗野,以免造成皮肤及黏膜撕裂。本法简单易行,无严重并发症和痛苦,目前广泛采用。

(2)并发症:扩肛用力过猛,可再次造成肛管及黏膜损伤,致使裂口更大,甚至形成血肿,创面愈合后形成瘢痕,引起肛门狭窄。若用力过猛,内括约肌断裂严重,也可造成肛门失禁。若扩肛不到位,达不到治疗目的,术后复发率高。

2.肛裂挂线术

适用于伴有潜行性瘘管的肛裂患者。

(1)手术方法:患者取侧卧位或截石位,肛周常规消毒麻醉成功后,用大圆针 7 号或 10 号丝线从肛门裂口下端 0.2～0.5 cm 处进针,贯穿肛裂基底部后从裂口上缘 0.2 cm 处出针,将贯穿丝线一端系一橡皮筋并引出,两端收紧结扎,结扎区及附近注射少量复方亚甲蓝长效止痛剂,外盖无菌纱布即可。橡皮筋约 1 周左右自行脱落,局部常规换药。

(2)并发症:橡皮筋结扎不紧,长时间不脱可致肛周皮肤过敏,出现潮湿、瘙痒等。

3.肛裂切除术

适用于Ⅱ～Ⅳ期肛裂,即切除增生的裂缘、前哨痔、肥大的肛乳头及皮下瘘等,或切断部分内括约肌。本法能一次根治,具有创面引流良好、复发率低等优点。

(1)手术方法:患者取侧卧位或截石位,肛周常规消毒麻醉成功后,在肛裂正中作纵向切口,上自齿状线,下到肛缘偏外 0.5～1.0 cm,切开深度以切开溃疡中心,切断部分内括约肌至手指无紧缩感为度,此时肛管可容纳 2 指。同时将裂痔、肥大肛乳头、瘘管甚至充血水肿的肛隐窝一并切除,再将溃疡边缘的结缔组织切除,修剪创缘。用止血纱布或吸收性明胶海绵压迫创面,肛内置入排气管,加压包扎固定即可。

(2)并发症:切口过小,或切除增殖组织不全,容易复发;切口过大,愈合时间延长;切断括约肌过多,可致肛门收缩功能下降,出现漏液、漏便等现象。

4.纵切横缝术

适用于Ⅱ～Ⅳ期肛裂,特点是恢复快。

(1)手术方法:患者取侧卧位或截石位,肛周常规消毒麻醉成功后,上自齿状线、下至肛缘将肛缘及其下病理组织切除,切断栉膜及部分内括约肌,同时将裂痔及肛乳头、瘘管一并切除,潜行分离切口边缘皮肤及黏膜,然后,用细丝线或可吸收线将黏膜与皮瓣做横行缝合 3～5 针,缝合时的张力不宜过紧,张力过大时,可在肛缘外 1.0～1.5 cm 处与缝合口做一平行减张切口,此切口开放或纵向缝合,术后用止血纱布或吸收性明胶海绵覆盖,肛内置入排气管,加压包扎固定。

(2)并发症:切除缝合后应控制饮食,减少排便次数,避免继发感染形成脓肿,甚至延长愈合时间。

5.括约肌切断术

即切断部分括约肌肌束以消除或减轻括约肌的痉挛,从而达到治疗的目的。Boyer 曾提倡外括约肌浅层切断术,1948 年 Gabriel 曾主张后中位部分内括约肌切断术,1967 年 Parks 提出侧位内括约肌切断术,其他还有后位外括约肌切断术,侧位外括约肌切断术等,但目前采用较多的是后方正中位内括约肌切断术和侧位内括约肌切断术。不管是后方正中位内括约肌切断术或侧方内括约肌切断术,均在肛管外侧 1.5 cm 处局麻下将肛门内括约肌在正后位或侧位切断,注意被挑出切断的肌束要深达齿状线。另外,将肥大肛乳头及皮下瘘一并切除。

(1)后位内括约肌切断术。①手术方法:患者取侧卧位或截石位,肛周常规消毒麻醉成功后,用双叶肛门镜或用两把组织钳牵拉,充分暴露后正中位裂口,直接经肛裂处切断内括约肌下缘,切口上自齿状线,下至肛缘,同时切除并发的裂痔、肛乳头及肛瘘等,术后创面开放,外敷止血纱布或吸收性明胶海绵,包扎固定。②并发症:创面损伤大,愈合时间长。

(2)侧位内括约肌切断术。①手术方法:患者取侧卧位或截石位,肛周常规消毒麻醉成功后,在肛门左侧或右侧距肛缘 1.0～1.5 cm 处做一弧形切口,长约 2.0 cm,显露内括约肌后,在直视下用剪刀将内括约肌剪断,查无出血后缝合伤口。②并发症:止血不彻底易形成血肿,切口易并发感染形成脓肿。

6.皮瓣移植术

国外做肛裂皮瓣移植术较多,常用的方法有 Ruiz-Moreno 法、Samson 法、Nickell 法、Carmel 法等,操作复杂,恢复快,但不易成功,临床上应用不多。现仅将倒"Y-V"带蒂皮瓣移植术介绍如下。

(1)手术方法:患者取侧卧位或截石位,肛周常规消毒麻醉成功后,沿肛裂正中起自齿状线上方 0.5 cm 处,做一纵切口直至肛缘,切断部分内括约肌肌纤维,并在肛缘外作分叉切口使呈倒"Y"形,再将肛门外的倒"V"形皮片游离,将皮片尖端向肛管内牵拉,并缝合于肛管内的纵切口处,使倒"Y"形切口变成倒"V"形缝合口,缝合后肛管应容纳 2 指为度,术后用止血纱布或吸收性明胶海绵覆盖,肛内置入排气管,加压包扎固定。

(2)并发症:术后切口感染,或并发皮下脓肿,致皮瓣移植失败。

(劳霖宗)

第五节 预 后

本病经过规范的治疗一般均可治愈,后遗症及并发症较少发生。关键是手术切除或括约肌切断要适当,比如内括约肌下缘充分切断,肛门狭窄要完全解除,术后一般是不会复发的。复发的因素往往与手术保守、不能充分手术到位有关。术后仍要保持大便通畅,防止干硬粪便损伤肛管,形成肛裂。积极治疗肛门其他疾病,如肛隐窝炎等,防止感染后形成溃疡和皮下瘘。

(劳霖宗)

第八章

肛 瘘

第一节 病 因 病 理

一、概述

肛瘘是指肛门直肠因肛门周围间隙感染、损伤、异物等病理因素形成的与肛门周围皮肤相通,形成异常通道的一种疾病。一般由原发性内口、瘘管和继发性外口三部分组成。内口为原发性,绝大多数在肛管齿状线处的肛隐窝内;外口是继发性的,在肛门周围皮肤上,常不止一个。肛瘘是临床常见的肛肠疾病,多由肛门直肠周围脓肿溃破后形成。其临床特点为肛门周围硬结、局部反复破溃流脓、疼痛、潮湿、瘙痒。美国结直肠外科医师协会(ASCRS)制定的《肛周脓肿和肛瘘治疗指南》认为,肛瘘是肛门直肠周围脓肿的慢性期,以慢性流脓或周期性疼痛为特征,这是因为脓肿再次形成并间歇性自发性地排出,超过50%的患者有肛周脓肿的自然病史,由于肛门脓肿持续存在和/或管道上皮化而形成肛瘘。

二、病因病理

(一)病因

1.发病率

1984年报道肛瘘的发病率是8.6%,2007年来自于欧洲数据显示,西班牙发病率为1.04%,意大利为2.32%。在美国和芬兰的研究表明男女比例为2∶1。2/3的患者首发症状在30~40岁。可能存在季节因素,高发在春季和夏季。在我国肛瘘占肛肠病发患者数的1.67%~3.6%,可发生于不同性别、年龄,以20~40岁的青壮年多见,婴幼儿发病者亦不少见;男性多于女性,男女比例为(5~6)∶1;病程长短不一,从数月至数十年不等。

2.病因

肛瘘和肛周脓肿分别属于肛周间隙化脓性感染的两个病理阶段,急性期为肛周脓肿,慢性期为肛瘘。1880年法国解剖学家Hermann和Desfoses发现肛腺以来,肛腺感染一直为人们公认的肛瘘发病学说。联合纵肌是肛周结缔组织系统感染的集散地,感染和脓肿自肛腺沿联合纵肌纤维向其他间隙蔓延。肛门括约肌间间隙及中央间隙与肛门直肠壁紧邻,组织疏松,淋巴组织丰富,血管神经稀少;间隙内的肛腺与淋巴管直接与肛直肠相通,病菌常可经此途径入侵。临床上90%的肛瘘内口位于肛腺处。据 Goligher 报道后方隐窝炎发病率为85%,前方占13%。

肛瘘的病因主要是细菌感染,以大肠埃希菌、结核杆菌、变形杆菌为主,可以为单一病因引起,也可以由多种原因共同致病。肛瘘的感染区域及分类取决于瘘管与肛门括约肌的关系:括约肌间、经括约肌、括约肌上方、括约肌外方。其中括约肌间瘘管发生率55%～70%,是最为常见的类型;经括约肌瘘管发生率为20%～25%;括约肌上方瘘管发生率为1%～3%;括约肌外方瘘管发生率为2%～3%,多考虑外伤及炎症性肠病为其诱发因素。

肛瘘的病因学说大致归纳为以下几类。

(1)肛腺感染:大约从 20 世纪 50 年代以后,肛腺在肛门直肠周围感染中的作用,才逐渐受到愈来愈多的学者们的重视。是目前公认的肛瘘形成的病因,占90%以上。肛门后侧是肛腺相对集中及排便时冲击力最大的区域,肛窦最易受伤感染。这个学说从理论上揭示了肛腺的重要性在于它是感染入侵肛周组织的门户。在临床实践上强调,只有正确查找和彻底清除原发感染灶即感染的肛隐窝、肛腺及肛腺导管,是肛瘘手术成功的关键之一。

(2)肛门损伤异物、肛门直肠手术、外伤、注射、灌肠、肛门检查等导致肛门损伤,引起感染:此类肛瘘的内口即是肛管或直肠段损伤处,与肛窦无关。

(3)特殊感染:结核、放线菌等引起肛门直肠感染。

(4)中央间隙感染:Shafik 认为,细菌侵入肛周组织的门户不是肛窦,而是破损了的肛管上皮;不是沿肛腺形成括约肌间脓肿,而是在中央间隙内最先形成中央脓肿,继而向四周蔓延形成肛瘘。但这一理论还有待临床实践证实。

(5)其他因素:糖尿病、白血病、再生障碍性贫血等全身性疾病,多发性直肠息肉、直肠癌、克罗恩病、骶前囊肿、溃疡性结肠炎等局部疾病;骨源性感染、皮肤源性感染、血源性感染等;以及性激素、免疫因素等。有人推测肛隐腺可能类似皮脂腺作为性激素的靶器官,随着年龄的变化,直接影响肛隐腺的增生和萎缩。新生儿或乳幼儿体内,有一段时期雄激素的水平较高,可能是新生儿肛瘘发病的主要原因。报道提示炎症性肠病患者病变范围在小肠,肛周感染的发生率为10%～15%,而如果炎症波及直肠肛周感染发生率超过50%。随着克罗恩病发病率升高,肛瘘作为其并发症的发生率为22%,而且其临床病程是不可预测的。克罗恩病或以前的放疗病史会影响肛瘘治愈率。

(二)病理学

肛瘘有原发性内口、瘘管、支管和继发性外口。很少发现同时存在两个肛瘘且有不同的内口或者外口的患者,其发生率仅占2%～4%。

病理学检查提示,一般肛瘘的内壁是由炎性肉芽组织构成,存在成纤维细胞、血管内皮细胞和组织细胞增生,伴有淋巴细胞、浆细胞和巨噬细胞等慢性炎细胞浸润,同时局部的被覆上皮、腺上皮和实质细胞也可增生。管壁外层有大量纤维组织。急性感染期时有大量白细胞、淋巴细胞、浆细胞浸润。慢性炎症时由于致炎因子的刺激较轻并持续时间较长,局部病变多以增生改变为主,变质和渗出较轻;由于瘘管与直肠相通,粪便可经常进入瘘管内,导致瘘管组织往往有多核巨细胞和较多单核细胞出现,或可见较多的嗜酸性粒细胞浸润。

结核性肛瘘,在管壁内可见到结核性肉芽组织甚至干酪样坏死,确诊需 Ziehl-Neelsen 染色的镜下提示分枝杆菌的培养。克罗恩病患者更多地表现为肛门疾病,除了肛瘘,还可以见水肿的肛乳头、广基的溃疡、肛管纤维化增生等表现。肛瘘很少发展成为癌,肛腺区域的长期慢性炎症被认为是恶变的因素。但是这一类的临床报道少见。肛周克罗恩病可使肛管癌的发生率增加。

（樊庆文）

第二节　临床表现与诊断

一、临床表现

肛瘘常有肛周脓肿自行溃破或切开排脓的病史。主要症状是肛门肿胀、疼痛、溢液反复发作。如外口闭合脓液积存，局部呈红肿，则有胀痛。封闭的外口可再破溃，或在附近穿破形成另一新外口。若外口破溃，引流通畅，脓水流出，则胀痛迅速减轻或消失。有时脓性分泌物刺激肛周皮肤，会有瘙痒感。继发于克罗恩病、肠结核、溃疡性结肠炎或放线菌病的患者，常有发热、贫血、消瘦、腹痛、腹泻、食欲缺乏等全身症状。也应排除 AIDS、癌症和淋巴瘤等全身性疾病。

二、诊断

(一)视诊

可观察外口的数目、部位等情况。外口距肛缘较近，表明瘘管单纯；多个外口距肛缘较远，说明瘘管复杂；外口的数目和位置对寻找内口可能有帮助。根据 Goodsall 定律（图 8-1），在肛门正中点划一横线，若肛瘘外口在此线前方，瘘管常呈放射状直线走行，内口位于外口的相应位置；若外口在横线后方，瘘管常呈弯型，内口多在肛管后正中处。

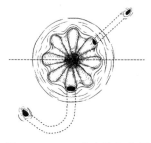

图 8-1　Goodsall 定律示意图

(二)直肠指诊

自外口可触及皮肤下方条索状质硬结构，沿硬索进入肛管，若扪及硬结或凹陷处多为内口，直肠双合诊有助于确定瘘管和括约肌的关系。麻醉下施行该检查，结果更准确。

(三)肛门镜检查

插入肛门镜后观察，内口多在充血红肿的肛隐窝处，自外口挤压瘘管，若见脓液自内口向肠腔溢出，则可确定内口的位置。

(四)探针检查

因易引起患者疼痛，探针多在手术中使用，很少用于诊断。探针自外口探入，可查明瘘管的走向和内口的位置。探查时，手法必须轻柔，严禁强行用力，以防形成人工假道。

（五）瘘管注液检查

常用亚甲蓝液，自外口注入，使瘘管管壁着色，显示内口位置，确定瘘管的数量和走向。该法尤适用于复杂性肛瘘和复发性肛瘘的诊断，可防止遗漏支管和窦腔，提高手术治愈率。也可用牛奶、过氧化氢液等其他液体做瘘管注液检查，有助于寻找内口。

（六）影像学检查

在肛瘘的诊断中，影像学检查有着重要意义，其中腔内三维立体超声识别内口、瘘管的准确率接近 90%，磁共振（MRI）大于 90%。上述两种方法中的任何一种方法结合麻醉下查体的联合诊断的正确率会明显提高。传统的瘘管造影检查因准确率低于 16%，已被逐渐摒弃。

1.直肠腔内超声检查

该方法可以显示原发瘘管和肛门括约肌的关系，并且能够确定内口的位置，从而为医师的治疗决策提供有价值的信息，因此，可减少失禁和复发的风险。研究发现直肠腔内超声检查能够发现大部分的括约肌间和经括约肌的瘘管，但不能检测到离直肠腔较远的括约肌外和括约肌上瘘管；对手术或创伤形成的瘢痕和瘘管亦难以鉴别。

2.磁共振检查（MRI）

磁共振成像能从矢状位、冠状位及横截位获得理想的影像图片，准确定位内口，充分显示肛管直肠肌与瘘管的关系，尤其是离直肠腔较远的可能会被遗漏的脓腔和瘘管；并能准确分辨瘘管与瘢痕显示的不同影像学信号，准确诊断瘘管。研究发现，比单纯应用直肠指诊或手术探查更能确认继发性瘘管和更准确地确认复杂肛瘘，从而提高手术的治愈率。MRI 被推荐为术前评估克罗恩病肛瘘、复杂性肛瘘和复发性肛瘘的金标准。作者在应用相控阵列线圈作肛瘘 MRI 检查时加用了放置直肠腔内水囊扩张肠管的方法，结果证明有利于显示病灶周围组织结构、标识肠腔和提高影像学对比度，可取代价格昂贵的腔内线圈（图 8-2、图 8-3、图 8-4）。

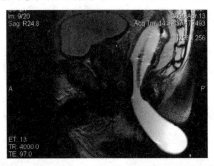

图 8-2　放置水囊的盆腔 MRI 图，显示直肠与周围组织关系

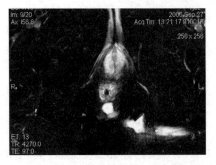

图 8-3　经括约肌肛瘘 MRI 图

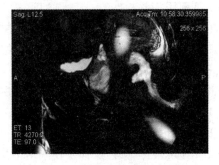

图 8-4　括约肌外瘘 MRI 图

三、分类

肛瘘的分类方法较多,大多数医师认为依据瘘管与括约肌的关系来分类对临床指导意义较大。目前国内外医师多采用 Park's 分类法。

(一)括约肌间肛瘘

这种肛瘘是肛周脓肿发展的结果。瘘管走行在括约肌间隙。是最常见的肛瘘,约占所有肛瘘的 70%。瘘管上行到直肠壁可形成高位盲瘘。另外,瘘管也可以开口于低位直肠。感染可以进入括约肌间隙并且终止成盲瘘,没有下行扩散到肛缘,亦没有外口;或是感染自括约肌间隙扩散到盆腔到达肛提肌以上;或是盆腔脓肿下行表现为肛周区域的感染症状(图 8-5)。

(二)经括约肌肛瘘

经括约肌肛瘘通常来源于坐骨直肠窝脓肿,大约占所有肛瘘的 23%。瘘管从内口通过内、外括约肌到达坐骨直肠窝,如果瘘管向上的分支通过坐骨直肠窝的顶点或是通过肛提肌到达盆腔可形成高位盲瘘(图 8-6)。

(三)括约肌上瘘

括约肌上瘘来源于肛提肌上的脓肿,占肛瘘的 5%。瘘管经括约肌间到达耻骨直肠窝,再到肛周皮肤。也可以形成盲道或蹄铁瘘(图 8-7)。

(四)括约肌外瘘

括约肌外瘘占肛瘘的 2%,瘘管从肛提肌以上的直肠开始,穿过肛提肌经过坐骨直肠窝到达肛周皮肤。这种肛瘘可能是异物穿透直肠引流至肛提肌、会阴的刺伤、克罗恩病、癌症或者处理上述疾病所导致的。但是最常见的原因是肛瘘手术暴力探查引起的医源性损伤(图 8-8)。

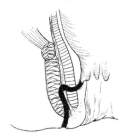

图 8-5　括约肌间肛瘘示意图

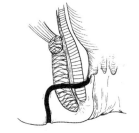

图 8-6　经括约肌肛瘘示意图

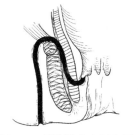

图 8-7　括约肌上瘘示意图

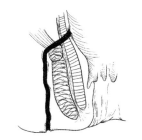

图 8-8　括约肌外瘘示意图

四、鉴别诊断

(一)克罗恩病

克罗恩病是一种炎性肠病。多伴有腹泻、腹痛、发热和体质量减轻。常有多个外口和脓腔,瘘管位置较深,走行无规律。内口位置深浅不一,多在齿状线以上。有的患者伴发直肠阴道瘘或直肠尿道瘘。行胃镜、小肠镜、结肠镜、血沉、C反应蛋白、局部组织活检等检查有助于诊断。

(二)肛门化脓性汗腺炎

肛门化脓性汗腺炎是一种皮肤及皮下组织的慢性炎性疾病。其病变范围广泛,常在肛门皮下形成许多窦道和外口,肿痛、流脓、周围皮肤质硬而呈黯褐色。主要区别点为瘘管表浅、位于皮下,肛管直肠内无内口与瘘管相通。

(三)骶尾部囊肿

骶尾部囊肿是一种先天性疾病。常为表皮囊肿或皮样囊肿,多位于骶尾骨前的直肠后间隙和肛管后间隙,平时无症状,感染时局部红肿胀痛,自溃或切开引流后形成窦道,外口凹陷,不易闭合。行MRI检查,有助于明确诊断。

(四)肛管直肠周围恶性肿瘤

以黏液腺癌、鳞癌和间质瘤多见,其中黏液腺癌常合并肛瘘。肛瘘往往多次手术不愈,创口常有黏液样分泌物溢出,周围肿块质硬,疼痛剧烈。MRI和局部组织活检等检查有助于明确诊断。

(樊庆文)

第三节 治 疗

一、概述

肛瘘是肛肠外科常见疾病,活动期肛瘘常常导致患者的生活质量下降。肛瘘难以自愈,绝大多数需要手术治疗。复杂性肛瘘的治疗一直是一个严峻的挑战,一方面,要提高肛瘘治疗成功率、减少复发,同时还要避免损伤肛门功能,令医师进退维谷;另一方面,"百花齐放"(西医外科疗法、传统医学疗法和新出现的生物治疗方法)的治疗方法在临床上的交织与互补,令人眼花缭乱。但目前肛瘘的治疗效果还远不能令医师和患者满意,还需进一步改进来提高疗效。

肛瘘的治疗目标是清除肛瘘内口和所有相通的上皮化瘘管,并尽可能减少括约肌损伤,肛瘘愈合和肛门功能保护均应视为治疗的关键指标。美国结直肠外科医师协会(ASCRS)自2005年肛瘘治疗指南就明确指出,如果肛瘘手术明显影响患者术后肛门功能,则应进行挂线引流治疗。"带瘘生存"的理念、国内采用的挂"浮线"引流和中华医学会外科学分会结直肠肛门外科学组、中华中医药学会肛肠分会、中国中西医结合学会大肠肛门病委员会联合制定的《肛瘘临床诊治指南(2006版)》以及英国及爱尔兰结直肠协会(ACPGBI)关于肛瘘治疗的声明等,均是出于同样考虑。从肛瘘治疗发展来看,对肛门功能的保护越来越受到重视。

从保护肛门功能的角度出发,2011版ASCRS指南将术后易导致肛门失禁的肛瘘均纳入复杂性肛瘘的范畴,包括瘘管穿越肛门外括约肌的30%～50%(高位括约肌间、括约肌上方和括约肌外方)、女性前侧瘘管、复发性瘘管、伴有肛门失禁、局部放疗后肛瘘、克罗恩病肛瘘、多个瘘管的肛瘘。还应注意,肛瘘本身和肛瘘手术均可能明显影响肛门节制功能。确认内口和瘘管走行对于手术治疗非常重要,除视诊和触诊外,Goodsall规则能准确预测49%～81%的患者肛瘘内口位置,但不易准确判断瘘管的走行,尤其是瘘管较长、复发性肛瘘和克罗恩病的患者。过氧化氢和亚甲蓝外口注射准确率分别超过90%和80%。对于复杂性肛瘘,选择影像学检查对判断肛瘘内口、继发性瘘管和脓肿以及明确瘘管与括约肌复合体的关系有很大帮助,如磁共振(MRI)、直肠腔内超声(EAUS)或超声内镜(EUS)检查,螺旋CT三维重建技术一度应用于肛瘘的诊断,但在软组织显影方面不及MRI,已被后者替代。约80%的肛瘘继发于肛腺隐窝感染,特殊位置或特殊表现的肛瘘应考虑克罗恩病、创伤、放射治疗、恶性肿瘤或特殊感染等可能。

肛瘘的术式种类繁多,根据对括约肌的影响可大致分为括约肌切断术和括约肌保留术两大类,前者包括肛瘘切开术、肛瘘切除术、切除后Ⅰ期缝合以及挂线术,后者包括瘘管剔除术、直肠黏膜瓣前徙术、挂线引流术、隧道式支管拖线术、瘘管清创和纤维蛋白胶注射、肛瘘栓填塞术、括约肌间瘘管结扎术(LIFT)以及括约肌间瘘管结扎术＋肛瘘栓填塞术(LIFT-plug)、视频辅助肛瘘治疗术(VAAFT)等。一般来说,单纯性肛瘘可选择肛瘘切开术、肛瘘切除术、挂线术、瘘管清创和纤维蛋白胶注射、肛瘘栓填塞术等。复杂性肛瘘可以采用肛瘘切开挂线术和/或分期肛瘘切开术、隧道式支管拖线术、瘘管清创＋纤维蛋白胶注射术、肛瘘栓填塞术、直肠黏膜瓣前徙术、括约肌间瘘管结扎术(LIFT)以及括约肌间瘘管结扎术＋肛瘘栓填塞术(LIFTplug)等。

治疗方案一定要结合患者病因、解剖特点、症状严重程度、并发症及外科医师的经验,没有一项技术适用于所有肛瘘,应权衡治愈率、括约肌切断范围和肛门功能损伤程度三者利弊,制订"个体化"的治疗方案。

最后,在肛瘘治疗方面还需要注意的是:①珍惜少部分患者经肛周脓肿切开引流而自愈的机会;②肛瘘治疗的全过程均需提倡"微创化",尽量减少切断括约肌的手术;③西医、中医和中西医结合学科应互相学习以吸收彼此长处;④继续探讨新方法,对LIFT、LIFT-plug、VAAFT以及生物学治疗方法等新疗法持续跟进和研究,开展多中心研究,总结经验和教训。

二、肛瘘切开术

(一)概述

公元前400年,希波克拉底描述用切开挂线法治疗肛瘘。目前瘘管切开术主要运用于单纯性括约肌间型肛瘘和低位经括约肌型肛瘘。用探针自外口进入瘘管,沿瘘管到达位于齿状线附近的内口。将探针上方的组织切开,将肉芽组织用刮匙刮除并送病理检查。用探针轻柔地探查以证实是否存在高位盲道或继发分支。如果发现,需将其切开去顶。瘘管切开术后肛瘘的复发率约为5%,盲道、支管的遗漏常是术后复发主要原因之一。瘘管切开后袋形缝合术有助于创面愈合,同时可减轻患者手术出血疼痛,缩短住院时间(图8-9)。瘘管切开术的另一风险是术后肛门失禁。由于内括约肌的离断15%～33%的患者术后可能出现轻度的肛门失禁。

有学者认为,瘘管切开术亦可运用于部分高位肛瘘的手术治疗。Atkin GK和Phillips RK报道了48例高位肛瘘和50例低位肛瘘行瘘管切开术的研究结果,术后两组复发率和轻度肛门失禁发生率无显著差异。由此作者提出,对术前括约肌功能良好、无炎症性肠病等的高位肛瘘患者,只要瘘管切开术中保留瘘管切开近端1～2 cm高质量、可收缩的括约肌,术后肛门失禁发生的概率和严重度均较低。

(二)适应证与禁忌证

1.适应证

(1)病程短,瘘管走行清晰,且管壁纤维组织不多的低位肛瘘。

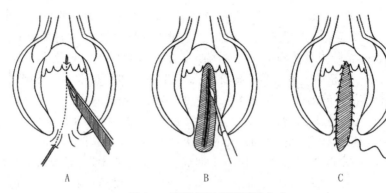

图 8-9 瘘管切开后袋形缝合术

A.插入探针并切开;B.搔刮肉芽组织;C.创缘行袋型缝合

(2)黏膜下瘘或肛管皮下瘘。

(3)多发性肛瘘为减少肛管周围组织的缺损,侧支瘘管或较小的瘘管可行切开术。

(4)结合挂线疗法、部分切开或部分缝合用于高位或复杂肛瘘的治疗。

(5)婴幼儿肛瘘病程较短,病变相对单纯,单纯行肛瘘切开术多效果良好。

2.禁忌证

肛瘘伴有急性感染或脓肿形成时,须先控制感染,必要时切开引流,也有研究认为伴有脓肿形成时也可行脓肿引流并肛瘘一期切开,但尚有争议。

(三)麻醉与体位

静脉麻醉、骶管内麻醉或硬膜外麻醉。体位:截石位、左侧卧位。

(四)手术步骤

(1)患者麻醉后取截石位或左侧卧位,用手指逐渐扩肛。

(2)确定内口放置半圆肛门镜,视诊或触诊确定内口,或在肛门内放置纱布,于瘘管外口注入亚甲蓝溶液 1～2 mL,观察肛管和纱布上蓝染部位可大致确定内口位置,注意部分肛瘘可存在多个内口。此方法还可判断各瘘管之间彼此是否相通。

(3)将探针自外口轻柔插入,利用示指在肛内引导探针自内口伸出。若探针插入困难可运用 Goodsall 规律判断探针应采取的方向,或以血管钳自外口插入引导逐步切开瘘管,并根据窦道壁确定切开方向。多外口的肛瘘,最先出现的外口常为瘘管的主要外口。

(4)弯转探针头部,触摸评估探针穿过肛门括约肌的范围及切开后肛门功能受损程度。

(5)若瘘管仅穿过外括约肌皮下部,可单纯切开瘘管,直至切开内口,清理创缘两边的少许皮肤和皮下组织,创面开放,避免创面底部未愈合前过早闭合。切开括约肌时要注意须垂直切断而勿斜切,避免多处切断或成段切除肌纤维,以防术后肛门失禁。

(6)创面以纱布或凡士林纱布填压,术后 24 h 内除去。

(五)术中注意要点

(1)肛瘘切开术的基本原则:明确从内口到外口的整个瘘管,确定和清除主管和支管。影响治愈率的关键在于能否准确判断肛瘘的复杂情况,要警惕某些看似单纯实际上病变复杂的肛瘘。应在良好的麻醉下,充分显露,找到正确的内口,检查瘘管情况及与周围组织关系,切开或切除全部瘘管,术后创面引流通畅,要避免仅单纯切开低位瘘管而遗漏残腔、支管等病变,当瘘管及内口位于后正中时,更要加以注意。

（2）多个内口的肛瘘应行分期手术,第一次可将外口与一个内口之间的瘘管切开,待创面内侧部愈合后再切开第二个内口及瘘管,分期进行可避免术后出现肛门失禁。仅有两个内口的患者也可在切开第一个瘘管的同时对第二个内口进行挂线疗法,可能避免二次手术。

（3）后方马蹄形瘘内口多位于直肠肛管线正后方或稍偏部位,可将一侧的外口与内口之间的瘘管全部切开,探查对侧瘘管是否与此侧瘘管相通,若二者相通且位置位于外括约肌浅面,则对侧瘘管也可完全切开,若二者相通于外括约肌深方,则仅能切开其括约肌外侧瘘管,深入到括约肌内的一段可暂不处理,多数可痊愈无须二次手术。

（4）前方马蹄形瘘,处理方式同后方马蹄形瘘,但内口不一定在前方中线,此类肛瘘多为低位肛瘘,内口多位于外括约肌的浅面,可直接切开。

（5）全内瘘原发口多位于某一肛隐窝内,瘘管多向上行,可于黏膜下或肠壁外向直肠各个方向走行,继发口位于直肠壁上,应在直肠腔内进行手术,切开两瘘口之间肠壁,修整切口边缘部分黏膜,使引流通畅,彻底止血,术后无须换药。

（6）合并肛周脓肿的肛瘘是否要行一期切开目前尚有争议,应权衡降低复发与失禁率升高之间的利弊,术中内口是否确切可作为行一期手术的标准,一般说来,术中能找到明确内口者,行一期根治是合理的,可避免二期肛瘘手术。

（7）婴幼儿肛瘘应选择短期内(3个月内)反复发作,有扩大、复杂化趋势,且排便次数<3次/天的患儿,术前须征得全体家属同意和确认,要注意以下几点:①婴幼儿肛瘘具有自愈倾向,应重视保守治疗,如通便、局部清洁、抗生素使用等手段;②以直接切开为主,避免多次、过大、过深的手术,对极个别高位肛瘘者,可给予挂线疗法,因婴幼儿肌肉娇嫩,挂线不宜过紧,避免过早切断而起不到保护肛门功能的作用;③换药时手法轻柔,避免使用强腐蚀性药物,特别是包括砷等重金属成分的制剂,以免引起中毒。

（六）常见并发症的预防及处理

1.肛门失禁

多由于外括约肌环斜向切断或多处同时切断,术后肛塞留置时间过长也有失禁风险,应于术后24 h内拔除。失禁的危险因素包括:术前肛门失禁、复发性肛瘘、女性、复杂性肛瘘以及既往肛瘘手术史。括约肌切断前,应评估肛门失禁风险。

2.出血

多无大出血可能,单纯渗血可用纱布或凡士林纱布压迫止血,明显活动性出血应于麻醉下处理,必要时可吸收线缝扎止血。袋形缝合术一定程度上可减少术后出血概率。

3.复发

多与下列原因有关:①复杂性肛瘘;②瘘管内口不确切;③克罗恩病肛瘘。

4.尿潴留

常见于老年男性,经腹部按摩、热敷、温水坐浴后多可缓解,必要时可留置尿管。

5.伤口感染

术后切口易污染,但真正感染并不多见,可行换药、坐浴、局部理疗,确保切口引流通畅。保持周边皮肤清洁干燥,避免渗出物过多引发湿疹和肛门瘙痒。

6.肛门瘢痕挛缩变形

肛瘘创口深大,创缘组织切除过多、过广可导致切口瘢痕挛缩,引发肛门畸形。此外,切断肛尾韧带或切除尾骨后,肛门向前移位,可导致直肠与肛管的角度改变。

7.创面愈合缓慢、不愈合

肛瘘创面愈合多较慢,但若愈合过于缓慢,要考虑患者是否合并其他疾病,如糖尿病、结核等,以及创面有无粘连及假道形成,还要除外是否有残存瘘管或周围组织感染。

(七)该项诊治技术的前景及评述

肛瘘切开术简单实用,但切开不当会导致肛门功能受损,也可结合挂线疗法或其他疗法处理高位复杂肛瘘。Roig等认为,其对肛门功能的影响应值得重视,在切开括约肌前应充分评估术后肛门失禁的风险。肛瘘切开术总的复发率为2%~9%,功能损伤总的发生率为0~17%,术后2年受损的肛门功能会有所恢复。

三、肛瘘切除术

(一)概述

肛瘘切除术是在肛瘘切开术的基础上,将瘘管壁全部切除,直至健康组织,并使创面呈内小外大,以利引流。任东林在切除缝合术的基础上提出"解剖学肛瘘切除术",切除从内口、瘘管至外口所有的肛瘘病变组织,缝合修补切除内口后的缺损,术后无出现肛门失禁,复发率仅6%。各类脱管疗法和高野正博式也属于本术式。土耳其伊斯坦布尔大学Tasci研制出机电一体小型可操纵的导管,其头部有一类似牙科钻插入瘘管每分钟旋转150圈,将瘘管内2 mm厚的周围肉芽组织和异物等研磨打碎,通过输出管道排出体外,缝闭内口,使肛瘘形成一个圆柱状空腔,放置引流促进瘘管愈合。

(二)适应证与禁忌证

1.适应证

(1)适用于非急性期、瘘管与周围组织关系清晰、反复发作且管道纤维化明显或呈肿块状、瘘管走行位于外括约肌深部下方的低位肛瘘。

(2)可配合挂线疗法治疗高位肛瘘。

2.禁忌证

肛瘘伴有急性感染或脓肿形成时,须先控制感染,必要时切开引流。

(三)手术步骤

初期步骤同肛瘘切开术:①扩肛。②确定内口。③将探针自瘘管外口轻轻插入,利用示指在肛内引导探针自内口探出,或根据窦道壁确定切开方向自外口逐步切开瘘管。④观察和触摸评估探针穿过肛门括约肌范围及切开后肛门功能损伤程度。⑤若瘘管仅穿过外括约肌皮下部,可单纯切开瘘管,直至切开内口。若瘘管位置偏高,可结合挂线疗法进行处理。切开瘘管后,组织钳夹住外口的皮肤,切开瘘管外口周围的皮肤和皮下组织,再沿探针方向用电刀或剪刀切除皮肤、皮下组织、染有亚甲蓝的管壁、内口和瘘管周围的所有瘢痕组织,使创口完全敞开。严格止血后,创面内填塞凡士林纱布。切除缝合术使用可吸收线间断缝合括约肌及脂肪层,肛管表面处用细可吸收线间断缝合,皮肤用细不吸收线间断缝合或垂直褥式缝合。

(四)术中注意要点

肛瘘切除术要求外科医师遵循肛周肌肉结构的解剖,在尽可能保护重要结构完整的前提下,对瘘管进行解剖学分离,彻底祛除感染组织,既保证切口愈合防止肛瘘复发,又要最大限度避免肛门的节制功能受损。

(五)常见的并发症,预防及处理

1.感染

切除缝合术存在缝合切口感染的风险,预防的措施包括严格止血、严密缝合、避免无效腔,此外,切除缝合术后 3～5 d 内,应适当控制排便,减少切口愈合的影响,如发生感染,需敞开引流。

2.肛门失禁

切断括约肌前应严格评估切断后导致肛门失禁的风险,必要时应挂线处理。

(六)该项诊治技术的前景及评述

对于低位肛瘘,此术式清理彻底,复发率低,无肛门失禁风险,缺点是创面大,出血量多,修复期长,对肛门形态和功能有一定程度损害。对于高位肛瘘或复杂肛瘘可结合挂线术及其他方法进行处理。

四、肛瘘切开挂线术

(一)概述

最早的文字记载来自公元前 400 年,希波克拉底第一次描述了肛瘘的挂线疗法。中医学挂线疗法同样历史悠久,明代《古今医统大全》(1556)即曾经记载:"上用草探一孔,引线系肠外,坠铅锤悬,取速效。药线日下,肠肌随长,僻处既补,水逐线流,未穿疮孔,鹅管内消。目前挂线疗法在临床上应用仍十分广泛,是治疗肛瘘最古老也是最有生命力的术式之一,但在使用目的和具体操作上有了很大进展。①目的:根据挂线目的不同,分为引流挂线和切开挂线两种,前者主要针对急性期或合并明显脓肿患者,作用为引流和减少复发,可长时间保留或在下一步治疗时去除。后者主要目的为慢性切割,逐渐瘘管切开,局部瘢痕愈合,避免因直接切开导致肛门失禁。②挂线方法:挂线更为准确,仅切挂可能引起肛门失禁的主要括约肌组织,避免盲目的大束组织挂线。③分组挂线或双挂线针对大束肌肉组织,可避免切挂时间长,减少患者痛苦。对两处均需切开挂线患者,采用分期收紧挂线,可有效减少二次手术或一次切开可能带来的肛门失禁风险。

引流挂线主要作用在于:①引流脓肿,刺激瘘管纤维化,作为复杂性肛瘘的初期处理,为后期手术(如 LIFT 手术、肛管直肠黏膜瓣下移术、肛瘘栓填塞等)做准备。②挂线可标明外口与内口关系,为分期处理瘘管提供准确定位。③克罗恩病肛瘘的治疗,约 2/3 的克罗恩病肛瘘通过挂线引流联合英夫利西单抗、硫唑嘌呤药物治疗可获得治愈。对于高位经括约肌型肛瘘,如何既能保护好括约肌功能,又能正确的处理瘘管是个复杂的问题,如果瘘管在括约肌的高位穿行,联合使用挂线法的切开术更安全。另外,对有两处同时需要切开挂线者,可以一处先紧线。另一处先挂浮线,待紧线切开后再紧浮线,这样可以避免二次手术或一次手术可能带来的肛门失禁问题。

文献报道,切割挂线术处理高位复杂性括约肌上型肛瘘和括约肌外型肛瘘的结果存在较大差异,复发率为(0～29)%,肛门失禁发生率为(0～64)%,但绝大多数为轻度失禁。切割挂线术处理高位马蹄状瘘的术后复发率为(0～21)%。处理括约肌上型肛瘘需要注意,因为瘘管跨过整个外括约肌及耻骨直肠肌,切开整个瘘管可造成患者失禁。因此推荐使用挂线联合肛瘘切开,即内括约肌和外括约肌浅部切开达外口,然后将剩余的外括约肌挂线处理。

(二)适应证

(1)挂线常作为辅助方法处理高位复杂性肛瘘,结合肛瘘切开术和挂线术两者的优点,既祛除了病灶又可在一定程度上避免肛门失禁。适用于距肛缘 3～5 cm 内、有内外口的低位或高位单纯性肛瘘,也可作为辅助手段处理高位复杂性肛瘘。

（2）无明显禁忌证。

（三）手术步骤

（1）用探针自瘘管外口轻轻伸入，自瘘管内口穿出，注意操作时轻柔，避免造成假瘘管或内口。

（2）将丝线穿在探针尾部孔内，丝线牵引橡皮筋，将探针及丝线与橡皮筋一并自内口引出，使之贯通瘘管内外口。

（3）切开瘘管，清理括约肌周围组织，收紧橡皮筋结扎括约肌组织，使之产生压迫力，逐步坏死分离。

（4）术后若发现橡皮筋松弛，应及时收紧，一般术后 8～10 d，橡皮筋可切割开括约肌组织脱落。

（四）术中注意要点

应明确挂线目的是引流还是切割，挂线时，避免盲目大束挂线，而应仅切挂可能引起肛门失禁的括约肌部分；对于大束肌肉组织，可采用分组挂线或双挂线法。

（五）常见并发症的预防及处理

1.疼痛

多可耐受，疼痛剧烈可使用止痛药物或者坐浴。

2.出血

局部压迫止血，极少数情况需手术室止血处理。

3.术后尿潴留

少见，可经按摩、热敷、温水坐浴缓解，必要时导尿。

4.肛门失禁

部分出现的失禁现象随创面愈合和收缩逐渐改善，术中应仔细评估括约肌切开范围导致的失禁风险。

5.伤口感染

少见，术后保持局部引流通畅，周围皮肤清洁干燥，可有效避免局部感染。

（六）前景及评述

这项古老的技术仍是目前处理高位复杂性肛瘘最常用的手段，结合了肛瘘切开术和挂线术两者的优点，挂线可起到引流脓腔、标志瘘管、异物刺激和慢性切割的作用，在预防失禁方面，有其他方法不可替代的作用。挂线疗法配合其他术式，分次、分时段慢性切割挂线或引流挂线。各种类型的挂线疗法成为肛肠科医师手中的万应良药，被运用于各种肛瘘的治疗。

五、中医拖线疗法

（一）概述

中医拖线疗法是上海龙华医院陆金根教授根据中医学"腐脱新生"的理论，吸收现代外科"微创"理念而改进的术式，主要通过清理肛瘘的内外口，瘘管内对口拖线（可选用丝线、皮片、胶管等），形成环状，转动引流，利于脓腐或坏死组织引流，并结合冲洗、加压包扎，达到治疗肛瘘的目的。陆金根等和徐昱旻等采用隧道式支管拖线术治疗复杂性肛瘘 216 例，疗程 17～45 d，治愈率为 96.3%，同时有效地保护了肛门直肠正常形态和功能完整，保持肛管外括约肌和内括约肌反射完整，最大限度地减少瘢痕组织，减少肛管缺损，从而避免肛门失禁、肛门狭窄及肛门畸形等并发症。

（二）适应证

该方法主要适用于复杂性肛瘘、高位肛瘘及管道弯曲度较大的肛瘘（如马蹄形、半马蹄形肛瘘等）的治疗。对低位单纯性肛瘘，本术式并无明显优势。

（三）麻醉与体位

静脉麻醉、骶管内麻醉或硬膜外麻醉均可。

（四）手术步骤

以银质球头探针自外口探入，如外口已暂时闭合可切开。探明内口后，贯通内外口。低位瘘管内口部分以刮匙稍加搔刮后直接拖线，高位瘘管则采用挂线处理内口及管道顶端，清除瘘管内坏死组织。拖线时自内口处用球头探针将 10 股医用丝线（7♯丝线）引入管道内，两端打结，使之呈圆环状，放置在瘘管内的整条丝线保持松弛状态。术毕次日起每天换药 2 次，九一丹或其他提脓祛腐药掺丝线上缓慢拖入管道，拖线蚀管 10～14 天，期间可配合高锰酸钾熏洗坐浴。待引流口无明显脓性分泌物后，采用分批撤线法撤除丝线，自撤线开始之日起，配合棉垫压迫法，至创面愈合。

（五）术中注意要点

（1）位置过高，瘘管曲度过大的肛瘘，撤除拖线后棉垫压迫方面要求较高，需具备较高的专业技术能力。

（2）内口寻找应准确，对口引流应充分。

（六）常见的并发症，预防及处理

复发、不愈合：拆除拖线过早，感染及坏死组织残留，影响正常肉芽组织生长；但过晚拆除拖线易造成异物刺激管壁，引起管壁纤维化及外口部位上皮化，同样影响管腔闭合。

（七）评述

隧道式拖线术与传统术式疗效相当，但能明显缩短患者愈合天数，降低住院总费用。生活质量问卷调查分析表明肛门括约功能和对治疗的信心和满意度优于传统术式，对于复杂性肛瘘、高位肛瘘尤其管道弯曲度较大的肛瘘（如马蹄形、半马蹄形肛瘘等）是较理想选择。

六、经肛直肠黏膜瓣内口修补术

（一）概述

经肛直肠黏膜瓣修补术（Anorectal advancement flap，AAF）是治疗复杂性肛瘘的一种保护括约肌的技术，核心是切除内口及其周围约 1 cm 左右的全厚直肠组织，然后游离其上方的直肠瓣，并下移修复内口处缺损。通过清除感染灶，游离内口上方直肠黏膜肌瓣或内口下方肛管皮瓣覆盖缝合于内口上，阻断直肠内容物使之不能再进入瘘管管道。1902 年 Noble 首次介绍推移直肠黏膜瓣技术，用以治疗直肠阴道瘘，1912 年，Elting 将此技术应用于肛瘘治疗中，目前，此技术已较广泛应用于高位经括约肌、括约肌外、括约肌上型肛瘘的治疗中。Aguilar 等报道其复发率仅 2%，术后肛门失禁率为 10%，但后续报道其复发率偏高，为 13%～56%，联用纤维蛋白胶未报道能提高治愈率。近年来，Mangion、Amin 分别报道了类似技术，即肛周 V-Y 皮肤瓣推移至齿状线附近封闭内口，取得了较满意的效果。但对于此术式的疗效仍存在争议，后续研究报道其复发率和失禁率多偏高。

（二）适应证

1.适应证

治疗高位复杂性肛瘘，还可应用于直肠阴道瘘、直肠尿道瘘、直肠癌、肛管狭窄、肛管缺损、肛裂等治疗。

2.禁忌证

对于炎症性肠病及长期服用类固醇者，应慎用此方法。

（三）麻醉与体位

静脉麻醉、骶管内麻醉或硬膜外麻醉均可。

（四）手术步骤

如图 8-10 所示。

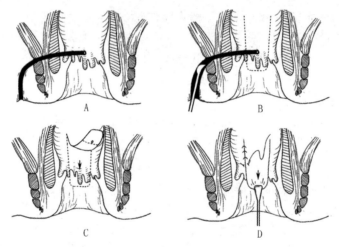

图 8-10　经肛直肠黏膜瓣内口修补术

A.经括约肌型肛瘘；B.扩大外口、刮匙刮除瘘管肉芽组织；C.制作直肠

推移瓣、关闭内口；D.将直肠推移瓣下拉覆盖内口并缝合

（1）麻醉成功后，充分暴露，明确内口部位，完整切除内口及周围病变组织，搔刮清理瘘管。

（2）直肠黏膜瓣推移：在内口上方行"U"形切口，游离一段正常的近端黏膜瓣（包括肛管直肠黏膜、黏膜下层和肌层），黏膜瓣呈 U 形，底部宽度应约为顶部 2 倍，覆盖瘘管内口，无张力情况下以可吸收线缝合固定。

（3）肛周皮肤瓣推移：在肛周皮肤行"V"形切口，于皮下脂肪层游离皮瓣，向上方推移覆盖内口，以可吸收线无张力缝合固定。

（五）术中注意要点

（1）术前精确定位，明确瘘管走行。

（2）术前充分引流可使瘘管简单化。

（3）手术成功的关键在于黏膜瓣或皮瓣的血运是否良好及与周围组织的是否无张力缝合，达到这个目的，应将黏膜瓣向近端游离至少 4 cm，并保证黏膜瓣的基底部（头侧）宽度是顶部（尾侧）的 2 倍。

（4）分层缝合内口，避免无效腔、张力下缝合及组织缺血。

（5）彻底处理瘘管避免感染组织残留。

(6)外口至外括约肌之间的瘘管可采取隧道式挖除,经过括约肌的瘘管可进行搔刮,避免处理瘘管时造成医源性肛门括约肌损伤。

(7)黏膜瓣厚度的选择:黏膜瓣厚度分为含少量内括约肌的部分层瓣、包含黏膜层、黏膜下层和全层内括约肌和部分直肠环肌的全层瓣和不含肌层的黏膜瓣。黏膜瓣术后早期可因血供差等原因发生坏死,故有学者认为黏膜瓣可能与术后更高的复发率有关。全层瓣的游离操作有一定的手术风险,而部分层瓣操作相对简便安全。全层瓣和部分层瓣可能对术后肛门造成一定的影响。AAF虽没有切断括约肌,但术后轻、中度肛门失禁的发生率仍达 7%～38%。文献报道的AAF术后复发率为 13%～56%。AAF治疗失败的相关因素包括放射治疗后、克罗恩病、甾体类药物的使用、活动性直肠炎、直肠阴道瘘、恶性肿瘤和既往修补手术的次数。较大内口(>2.5 cm)是 AAF 的禁忌证,因为较大内口可能导致修补口的破裂。此外,严重瘢痕、肛门直肠狭窄、严重括约肌缺损、硬结、会阴纤维化等也会妨碍术野的充分暴露和皮瓣的制作使用。

(六)常见并发症的预防及处理

(1)复发:治疗失败的影响因素有吸烟、放疗后、合并克罗恩病、活动性直肠炎、直肠阴道瘘、恶性肿瘤和既往多次修补手术。

(2)肛门失禁:虽然没有切断括约肌,理论上不影响肛门功能,但实践中轻、中度肛门失禁率仍高达 7%～38%,术后肛门压力测定提示静息压和收缩压均可降低。

(3)切口感染。

(七)评述

(1)在源头上阻断了瘘管与肠腔之间的交通,可显著缩短肛瘘治疗时间,降低肛门不适和肛门畸形的发生。

(2)不做任何形式的括约肌切开或切断,理论上不会导致肛门失禁。

(3)作为一种保留括约肌的微创手术,一次手术失败可再次重复该手术治疗,从而提高手术成功率,而未增加肛门功能进一步恶化的概率。

但本手术技术相对比较复杂,有一定难度,临床应需要有经验的医师。另外,术后易复发,总体复发率为 13%～65%。最后,尽管做直肠推移瓣时没有切断括约肌,但实际肛门失禁发生率偏高,术后轻到中度的失禁率为 7%～38%。故优越性不强,国外开展较广泛,国内开展较少。可作为一种备选术式,仅在肛瘘切除或挂线等失败后考虑利用该术式治疗肛瘘。

七、纤维蛋白胶瘘管封堵术及脂肪干细胞填充术

(一)概述

20 世纪 80 年代,采用生物蛋白胶治疗肛瘘的研究开始出现,至今报道的中位成功率为 20%～40%。纤维蛋白胶为活性液体的混合物,包括纤维蛋白原、Ⅷ因子、纤连蛋白原和抑肽酶,Ⅷa 因子与纤维蛋白和纤连蛋白结合,与周围组织的胶原结合。使用纤维蛋白胶封闭瘘管,可以刺激成纤维细胞的移动、增殖和活性,纤连蛋白作为成纤维和多能上皮细胞的基地,当生物胶降解后成为正常的修复细胞,周围组织的胞质素原活化成为胞质素。近年来,单纯使用纤维蛋白胶或联合直肠黏膜瓣前徙术治疗肛瘘一度成为热点,但国内多家医院试行开展,均未得到满意结果。

西班牙学者 Damian 等人首次提出将脂肪来源的干细胞作为填充物和纤维蛋白胶联合应用于复杂性肛瘘的治疗,在其研究中 24 名患者,17 人治愈,治愈率达 71%,但其促进肛瘘愈合的机制尚不清楚,可能与干细胞具有促进新生血管生成,多向分化及免疫抗炎能力有关。目前干细胞

治疗肛瘘为近年研究进展及热点问题。目前用于治疗肛瘘的干细胞间充质细胞（mesenchymal stem cells，MSCs），主要来源于人骨髓和脂肪组织。相关文献报道干细胞治疗主要用于克罗恩病引起的肛瘘。给药途径分为全身静脉给药和肛门部局部给药，全身静脉给药相关实验结果至今未公布。现已发表的、为数不多的临床研究结果显示治愈率为40％～60％。目前国际上仍有10余项Ⅰ-Ⅲ期临床试验正在进行，我们也期待着干细胞治疗能给复杂性肛瘘的治疗带来新的革命或希望。

（二）适应证

1.纤维蛋白胶瘘管封堵术

适用于单纯性肛瘘及复杂性肛瘘，尤其适用于易发生肛门失禁的肛瘘患者，可考虑作为初始治疗手段。

2.干细胞治疗

主要适用于克罗恩病肛瘘中低位瘘管慢性纤维化阶段的治疗。

（三）麻醉与体位

静脉麻醉、骶管内麻醉或硬膜外麻醉均可。

（四）手术步骤

患者取侧卧位，常规消毒，探针自外口沿瘘管走行探查，确定瘘管基底无分支瘘管及腔隙，搔刮窦道，将管道内坏死组织及组织碎片清除干净，搔刮至窦道壁微血管渗血为佳，以过氧化氢及生理盐水反复冲洗瘘管，擦拭干净，将纤维蛋白胶缓慢充满旷置的管道及腔隙，避免无效腔。用可吸收线将旷置的瘘管外口缝合，创面放置敷料，术毕。术后排便后以0.1％依沙吖啶擦拭肛门，尽量避开外口。排便后局部每天换药1次，用0.2％碘伏消毒创面。

（五）术中注意要点

（1）清理感染组织应彻底。

（2）清理后局部组织应血运良好。

（3）填充蛋白胶后应避免无效腔残留。

（六）常见并发症的预防及处理

（1）复发：纤维蛋白胶治疗肛瘘失败的主要原因，是纤维蛋白胶的脱出及由于感染组织清除不彻底导致的肛瘘复发。

（2）本术式无肛门失禁风险。

（七）该项诊治技术的前景及评述

纤维蛋白胶注射治疗肛瘘具有方法简便、可重复性好，最大的优势在于低侵入性，没有肛门失禁风险。由于并发症少，特别是对于易发生肛门失禁的高风险的人群，可考虑作为初始治疗手段。缺点是价格偏高、成功率低，在国内开展较少。

八、生物材料肛瘘栓

（一）概述

继20世纪80年代，采用生物蛋白胶治疗肛瘘以来，报道的中位成功率为20％～40％。近年来，开始采用生物材料制作的肛瘘栓封闭瘘管内口和填塞瘘管，美国Cook Medical Incorporated开发的肛瘘栓，是采用来自猪小肠黏膜组织制作的可吸收生物材料，能作为支架刺激植入者损伤部位的组织修复和重建，最早在肛腺感染和克罗恩病患者的肛瘘治疗中应用，获得80％以上的成功率。新近 Schwandner 等报道一组前瞻性多中心研究结果,肛瘘栓对单发经括约肌间瘘的治疗成功率为 62%。目前看来,多数研究效果欠佳,治愈率低于 50%,治愈率降低可能与随访时间延长有关,此外,对复杂性肛瘘的肛瘘栓疗效偏差。截至目前,综合 Medline 数据库已有的 22 篇文章,肛瘘栓治疗成功率波动在 14%～87% 之间。有专家提出,肛瘘栓对肛瘘长度在 4 cm 以上者成功率高,但未得到进一步证实。值得一提的是,国外采用肛瘘栓治疗所需花费比传统手术要低。

有学者在国内首次设计并使用脱细胞异体真皮基质(AEM)治疗肛瘘,汲取生物蛋白胶封堵和猪小肠黏膜下层肛瘘栓的方法,通过瘘管搔刮、消毒和抗生素盐水冲洗、异种脱细胞真皮基质材料填塞瘘管的方法,目前在国内应用超过 1 000 例,统计了部分医院随访半年以上的患者,成功率在 70% 左右,从动物实验看,这种材料修复也是有效的。但在不同的中心报道肛瘘栓治疗肛瘘成功率差异较大,提示在病例选择、感染窦道处理水平和围术期处理能力方面存在差异和明显的学习曲线,对手术全过程的处理方法还有很多未知之处。一些手术后缺陷愈合的患者,经换药可以达到愈合;而一些术后早期成功愈合的患者,在随访中可以再次复发,导致统计的成功率逐渐降低。Pu 等回顾性分析了 428 例肛瘘患者,采用肛瘘栓治疗有较高的复发率(47%～62.1%),可见肛瘘栓治疗虽能有效降低肛门功能损伤,但复发率偏高。

(二)适应证和禁忌证

虽然肛瘘栓治愈率降低,且随时间延长还有所下降,但由于肛瘘栓具有并发症少、可重复性好等优点,在缺乏其他理想治疗方法,可以考虑用于治疗复杂性肛瘘。此外,王振军等结合肛瘘栓填塞术和 LIFT 术式,提出了 LIFT-plug 术式,提高了治愈率,且加快了愈合时间,给肛瘘栓使用以及生物学治疗带来了新的思路。

1.适应证

(1)低位单纯性肛瘘:内口在肛隐窝,仅有一条瘘管通过外括约肌深部以下。

(2)低位复杂性肛瘘:有多个瘘口和瘘管,瘘管管道在外括约肌深层以下。

2.禁忌证

合并有癌肿、肠结核、克罗恩病及其他心、肺、脑病者。另外,手术中探查证实存在 ≥3 个窦道(外口)的患者。

(三)麻醉与体位

静脉麻醉、骶管内麻醉或硬膜外麻醉均可。

(四)手术需要的器械

脱细胞异体真皮基质(AEM)或猪小肠黏膜脱细胞基质制作的肛瘘栓。

(五)手术步骤

麻醉后,常规消毒铺巾。探针确定瘘管内口和瘘管外口,对不超过两个窦道和外口的患者,环形切除瘘管内、外口炎症感染组织,用刮匙深入管腔彻底清理干净瘘管,清除感染肉芽组织;然后,分别用过氧化氢及甲硝唑盐水冲洗瘘管,用干纱块吸干水分。根据瘘管的长度和管腔直径修剪脱细胞真皮基质材料或选择合适肛瘘栓,以丝线将脱细胞真皮基质材料自外口拉入内口,用 2-0 可吸收缝线封闭内口,同时将脱细胞真皮基质材料缝合固定在内口黏膜下层以下。修剪外口处多余的脱细胞真皮基质材料,外口开放不缝合。对 2 例有两个外口和窦道的复杂性肛瘘患者,可将 AEM 材料裁成两叉,分别填塞两个窦道。术后肛门内留置止血纱布和太宁栓,然后用无菌纱布敷盖外口,外盖棉垫,丁字带固定。

(六)术中注意要点

(1)外口引流应通畅。

(2)瘘管内感染组织清理冲洗应彻底。

(3)避免遗漏瘘管。

(七)常见并发症的预防及处理

复发肛瘘栓治疗低位肛瘘的愈合率达 70%～100%,但对复杂性肛瘘的疗效较差,后继多数研究未能重复上述结果,多数治愈率低于 50%。

(八)评述

生物蛋白胶、猪小肠黏膜下基质肛瘘栓和异体脱细胞真皮基质治疗肛瘘术式的出现,标志着肛瘘生物学治疗时代的开始,代表了肛瘘治疗模式的重大转变,这种微创的、修复性的、不损害肛门功能和外观的治疗方式,可能会在很大程度上取代创伤大、破坏性强、损害肛门功能和外观的传统术式。除上述优点外,生物学疗法还有一个优点,即便治疗失败,经引流后仍可以重复治疗,且仍有相似的成功率。部分研究表明,肛瘘栓治疗低位肛瘘的愈合率达 70%～100%,但对复杂性肛瘘的疗效较差,后继多数研究未能重复上述结果,多数治愈率低于 50%。无论用生物蛋白胶、猪小肠黏膜、基质肛瘘栓还是异体脱细胞真皮基质治疗肛瘘,目前都面临着同样的难题,即如何提高这些治疗的成功率,减少复发率,同时尽量提高生物学治疗的性价比。

目前,生物学治疗方法的缺点明显,如在国内花费较高、成功率差异较大,阻碍了其作为一线疗法在临床中的使用,但由于其具有显著的微创、愈合快、不影响肛门功能、患者恢复时间短、可以重复治疗等优点,对于缺乏其他的理想治疗方法的复杂肛瘘,将是一种非常有前景的方法。

九、经括约肌间瘘管结扎术(LIFT 术)

(一)概述

2007 年,Arun 提出了 LIFT 术式,即括约肌间瘘管结扎术,该术式自括约肌间沟入路,游离并结扎瘘管,封闭内口,对远侧瘘管进行搔刮清理并旷置。随访 26 周,治愈率 94%,未发生肛门失禁,无其他严重并发症,表明由此入路处理肛瘘内口对于提高肛瘘治愈率有着较大优势。Seleri 对 26 例复杂肛瘘患者进行 LIFT 手术治疗,随访 16 个月以上,初期愈合率 73%(19/26),7 例(27%)患者术后 4～8 周内复发,并进行了二次手术治疗,在随访期间未发现肛门失禁等严重并发症。Alasari S 等对目前已发表的关于 LIFT 术式共 13 篇报道 435 例患者数据进行分析,最常见的肛瘘类型为经括约肌型肛瘘,约 92.64%,平均手术时间 39(±20.16) min,部分术者采取日间门诊手术,随访 33.92(±17.0)周,术后并发症率为 1.88%,无肛门失禁发生,总体愈合率为 81.37(±16.35)%,总体愈合时间 8.15(±5.96)周。

(二)适应证、禁忌证

经括约肌型肛瘘,并且要求肛瘘管道条索清晰明确,术前可采用挂线引流,利于管道形成。急性脓肿和炎症期为禁忌证。

(三)麻醉与体位

静脉麻醉、骶管内麻醉或硬膜外麻醉均可。

(四)手术步骤

(1)挂线引流超过 8 周,促进瘘管的纤维化。

(2)寻找并确认肛瘘内口,以探针从外口置入并循瘘管由内口穿出。

(3)在瘘管下方的肛管括约肌间沟做长 1.5～2.0 cm 的弧形切口,分离至括约肌间平面,注意靠近外括约肌以免损伤内括约肌和直肠黏膜,分离出括约肌间的一段纤维化瘘管。

(4)在靠近内口、外口侧分别结扎括约肌间的瘘管。

(5)再次结扎加固,特别是靠近内口再次缝扎。

(6)离断瘘管,如过长可切除部分瘘管。

(7)剔除括约肌外侧瘘管、搔刮肉芽组织,扩大外口以利引流,缝合括约肌间切口。

(五)注意要点

核心技术是术前对瘘管走行准确判断及术前对内口的明确,先沿括约肌间找到瘘管,然后缝扎瘘管闭合内口,切除括约肌间段瘘管,最后用刮匙清理剩余瘘管坏死组织。

(六)常见并发症的预防及处理

处理了内口及感染的肛腺组织,未损伤括约肌,不影响肛门功能,各文献均报道术后未出现肛门功能受影响。部分患者括约肌间切口感染,需敞开引流,换药促进愈合。

(七)评述

LIFT 技术是一种新式的操作简便、创伤较小、非价格昂贵、适用范围较广的保留括约肌的术式,近远期效果也比较满意,并且手术安全,未发生肛门失禁病例,虽然应用时间不长,值得更多病例的多中心研究,以了解其长期疗效。

十、LIFT-plug 技术

(一)诊治技术发展的历史

2012 年 Han 等提出的 LIFT-plug 术,该术式结合了肛瘘填塞术及 LIFT 手术两者优点,要求在外口与外括约肌缺损处填塞脱细胞真皮基质材料。

(二)适应证与禁忌证

1.适应证

目前在经括约肌肛瘘治疗中应用效果满意,对高位复杂肛瘘尚需进一步实践证明。对于合并感染的肛瘘,感染得到控制一段时间后可进行手术。

2.禁忌证

特异过敏体质尤其是对胶原敏感的患者禁用此术式,急性感染患者或病灶感染控制不佳者禁用,复杂性肛瘘患者慎用。

(三)麻醉与体位

静脉麻醉、骶管内麻醉或硬膜外麻醉均可。

(四)手术需要的器械

生物材料:脱细胞真皮基质组织补片或猪小肠脱细胞黏膜基质制作的肛瘘栓。

(五)手术步骤

(1)术前一天下午口服乳果糖或聚乙二醇行肠道准备。寻找瘘管外口,用探针自瘘管外口插入。探查瘘管走行,并找到内口,当内口不易穿出时不必勉强捅出,以免造成假内口,触摸探针接近直肠黏膜即可。

(2)在探针引导下经瘘管上方沿肛缘括约肌间沟行 1.5～2.0 cm 弧形切口,进入内外括约肌间平面。沿内外括约肌间分离瘘管,贴近内括约肌平面将其横断,3-0 可吸收缝线缝合关闭瘘管的内括约肌侧开口。再向外括约肌分离切断外括约肌侧瘘管,切除 1 cm 左右瘘管送病理。用刮匙彻底刮除内外括约肌间的感染肉芽组织以及皮下至外括约肌的瘘管内的感染肉芽组织,用甲硝唑生理盐水冲洗瘘管。

(3)将裁剪合适的真皮组织补片或肛瘘栓以生理盐水浸泡 5～10 min。再次确认瘘管,将真皮组织补片或肛瘘栓填塞至瘘管内,内侧以可吸收线缝合固定。修剪外口处补片或肛瘘栓,使之与皮肤平齐。内外括约肌间切口予以间断疏松缝合。

(4)局部纱布加压包扎,结束手术。术后控制排便 3 d,局部给予换药处理。

(六)术中注意要点

(1)准确寻找瘘管,尽量靠近内括约肌平面横断瘘管并缝合结扎。

(2)彻底清理内外括约肌间的感染肉芽组织以及皮下至外括约肌的瘘管内的感染肉芽组织。

(3)要确切缝合固定生物材料,防止术后脱落。

(七)常见并发症的预防及处理

1.肛周脓肿

术中尽量遵循无菌原则,避免创面及生物材料污染,术后保持局部清洁,引流通畅,防止积液或积脓。脓肿形成后通畅引流可自行好转,必要时敞开引流。

2.生物材料脱落

术中缝合固定应确切,术后清洁切口时避免误牵扯。

3.复发

可能与局部感染组织残留有关,应彻底清除。

(八)评述

LIFT-plug 手术操作简单,手术时间短,约 20 min 左右,无复杂的设备及技术要求,专科医师短期培训即可独立完成,有利于推广。术后治愈率高,复发率低,且创伤小、恢复快,无明显疼痛,并发症少,术后 3 d 即可出院居家治疗,节省了住院时间及社会成本。但治疗过程中应严格掌握适应证,此外所使用生物材料费用较高。因此,还需进一步随机对照临床研究,扩大病例数,并延长随访时间,明确长期疗效和优势。

十一、视频辅助肛瘘治疗术

2006 年 Meinero 首次提出了视频辅助肛瘘治疗术(video-assisted anal fistula treatment,VAAFT)。VAAFT 通过运用肛瘘镜进入瘘管腔内,直视下精确识别瘘管解剖(主管和支管)、内口或慢性脓肿,并电灼瘘管壁。VAAFT 分为两阶段:诊断阶段和治疗阶段。诊断阶段主要是正确定位内口、可能存在的支管或慢性脓肿;治疗阶段主要是在腔内破坏瘘管、清理瘘管并关闭内口。

2011 年 Meinero 报道了至今为止最大样本 VAAFT 治疗结果,2006—2011 年 136 例肛瘘患者中98 例患者术后随访 6 个月以上,74 例(75.5%)为经括约肌型肛瘘,9 例(9.2%)为括约肌外型肛瘘,6 例(6.2%)为括约肌上型肛瘘,9 例(9.2%)为马蹄形肛瘘。术后无严重并发症发生,2 例尿潴留,1 例阴囊水肿。患者均在术后 3 d 内恢复正常工作。术后 2～3 个月,72 例(73.5%)患者治愈,其中 62 例随访超过1 年,治愈率为 87.1%(54/62)。该手术具有创伤小、无括约肌损伤、住院时间短、术后恢复快等优点,但需要肛瘘镜等特殊设备。VAAFT 初步研究结果令人鼓舞,我们同样期待大样本的长期随访结果。

十二、克罗恩病肛瘘的治疗

肛瘘是克罗恩病治疗中最困难和最棘手的并发症,也是克罗恩病的常见并发症,占全部克罗恩病患者的6%～34%。克罗恩病肠道受累的位置影响肛瘘的发生率。慢性结肠克罗恩病患者有较高的肛瘘发生率,而直肠克罗恩病则100%并发肛瘘。克罗恩病肛瘘的治疗目的是减轻症状和防止大便失禁。由于手术治疗此类肛瘘时常伴发伤口难以愈合并存在肛门失禁的风险,因此首选保守治疗。大约39%的此类肛瘘可以不通过手术自愈。

药物治疗包括:抗生素(甲硝唑、环丙沙星),免疫抑制剂(皮质醇类药物、6-巯基嘌呤、硫唑嘌呤、英夫利西单抗)。90%的患者对甲硝唑联合喹诺酮类抗生素治疗有效(至少是暂时性改善)。有限的数据显示,硫唑嘌呤、6-巯基嘌呤、环孢素和他克莫司也能治愈克罗恩病肛瘘。英夫利西单抗可使克罗恩病肛瘘的治愈率提高至46%。

手术治疗克罗恩病肛瘘须根据疾病程度和症状轻重采取个体化原则。无症状和局部感染体征的克罗恩病肛瘘无需手术治疗,克罗恩病肛瘘可能继发于克罗恩病或隐窝感染,无论病因如何,肛瘘都可以保持长时间静止状态,无需手术。有症状的单纯性低位克罗恩病肛瘘未涉及或涉及少部分肛门外括约肌,可采用肛瘘切开术,由于该病的慢性病程和高复发率,应尽可能保留括约肌功能。切开前应综合考虑所有的危险因素,如肛门直肠疾病的严重程度、括约肌功能、直肠顺应性、是否存在活动性直肠炎、有无肛门直肠手术史和排粪协调性等。选择适当患者进行手术的治愈率为56%～100%,轻度肛门失禁率为6%～12%,伤口愈合需3～6个月,肛门失禁可能与既往肛瘘手术史相关。复杂性克罗恩病肛瘘可接受长期(通常大于6周)挂线引流的姑息性治疗,目的是持续引流和防止肛瘘外口闭合,从而控制感染。但即便如此,反复感染率仍达20%～40%,8%～13%的患者有不同程度的粪漏。在诱导治疗后,挂线引流联合英夫利西单抗治疗的愈合率为24%～78%,其中25%～100%的患者对英夫利西单抗维持治疗有效。无活动性直肠炎的复杂性克罗恩病肛瘘可考虑黏膜瓣前徙术,短期治愈率为64%～75%,复发率与随访时间呈正相关。克罗恩病并发直肠阴道瘘接受该手术的短期治愈率为40%～50%,活动性直肠炎可以首先接受生物制剂治疗,症状缓解一段时间后接受该手术。少数广泛进展型复杂性克罗恩病肛瘘患者,为控制肛周感染,可能需要接受直肠切除或永久性肠造口手术。永久性造口和直肠切除的危险因素有:伴有结肠疾病、持续性肛周感染、既往临时性造口、排粪失禁和肛管狭窄。尽管接受了恰当的药物和微创治疗,仍有8%～40%的患者需要接受直肠切除术来控制顽固症状。

总体来说,克罗恩病肛瘘的外科手术应结合内科治疗,并根据患者症状严重程度进行制订个性化手术方案,避免激进手术引发肛门功能的损伤。

(樊庆文)

第九章

肛 周 脓 肿

第一节 病 因 病 理

一、概述

直肠肛管周围脓肿是指直肠肛管周围软组织内或其周围间隙发生的急性化脓性感染,并形成脓肿。本病占外科疾病的 3%～5%,占肛肠疾病的 8%～25%,任何年龄均可发生,以20～40 岁青壮年多见,老年及儿童时有发生,男女发病比例为(3～4):1。脓肿破溃或切开后常形成肛瘘。脓肿是肛管直肠周围炎症的急性期表现,而肛瘘则为其慢性期表现。常见的致病菌有大肠埃希菌、金黄色葡萄球菌和铜绿假单胞菌,偶有厌氧性细菌和结核杆菌,常是多种病菌混合感染。研究发现若脓液培养为大肠埃希菌或厌氧菌,则感染源多来自直肠,脓肿破溃或引流术后多有肛瘘形成,几乎都需再次手术;若培养为金黄色葡萄球菌,则感染源多来自皮肤,脓肿破溃或引流术后形成肛瘘的机会减少,很少需要再次手术,因此脓肿引流术中未找到内口时,细菌培养可作为预后的参考。

二、病因病理

肛腺开口称肛隐窝,当粪便或分泌物堵塞肛隐窝时,可引起肛腺炎,肛腺炎首先易发生括约肌间感染(图 9-1)。直肠肛管周围间隙为疏松的脂肪结缔组织,感染极易蔓延、扩散,感染向上可达直肠周围形成高位肌间脓肿或骨盆直肠间隙脓肿;向下达肛周皮下,形成肛周脓肿;向外穿过外括约肌,形成坐骨肛管间隙脓肿;向后可形成肛管后间隙脓肿或直肠后间隙脓肿。以肛提肌为界将直肠肛管周围脓肿分为肛提肌下部脓肿和肛提肌上部脓肿;前者包括肛门周围脓肿、坐骨直肠间隙脓肿;后者包括骨盆直肠间隙脓肿、直肠后间隙脓肿、高位肌间脓肿(图 9-2)。因此,因肛腺感染引起的直肠肛管周围脓肿的发病过程可分为三个阶段(图 9-3)。

(一)肛隐窝炎症阶段

感染发生后渗出液积存于隐窝内,加之肛门括约肌因炎症刺激收缩,以致引流不畅,使感染加重。

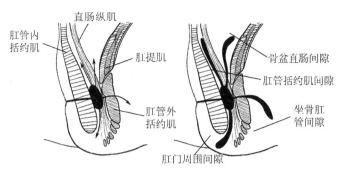

图 9-1　直肠肛管旁间隙的感染途径

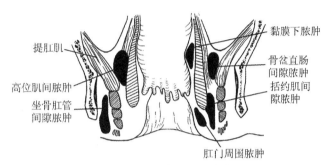

图 9-2　直肠肛管周围脓肿的位置

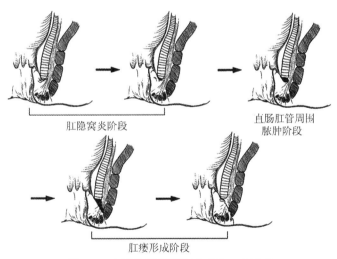

图 9-3　直肠肛管周围脓肿感染三个阶段

（二）肛管直肠周围脓肿阶段

由隐窝炎发展成肛腺炎，经括约肌间感染，形成肛管直肠周围炎，通过腺体的管状分支，或沿联合纵肌走行向上、下、外三个方向在直肠肛管周围形成不同部位的脓肿。

绝大部分直肠肛管周围脓肿由肛腺感染引起。正常的肛腺大部分位于内括约肌之间，平时分泌黏液润滑肛管，有助于粪便的排出。当细菌从肛腺导管开口部逆行侵入时，可引起肛隐窝炎，若肛隐窝炎未能控制，炎症继续扩散，肛腺导管因此水肿阻塞、逐渐形成直肠周围脓肿。

（三）肛瘘形成阶段

直肠肛管周围不同部位的脓肿，由于自行破裂或人工引流后，脓肿逐渐消退，病灶局限形成不同类型的肛瘘。

另外,少部分直肠肛管周围脓肿其感染并不来源于肛腺,如来源于肛裂、血栓性内外痔感染、内痔或直肠脱垂注射治疗后,也可来源于败血症、脓毒血症、肛周皮肤感染、直肠炎、炎症性肠病、肛门直肠外伤等,而营养不良、贫血、糖尿病、结核及血液病等易并发直肠肛管周围脓肿(图9-4)。因此,又将肛管直肠周围脓肿分为瘘管性脓肿和非瘘管性脓肿两大类,前者在脓肿破溃或单纯切开引流后几乎要再次手术,后者脓肿引流后有可能痊愈。

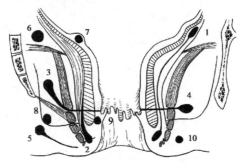

急性肛腺肌间瘘管性脓肿:1.高位肌间瘘管性脓肿;2.低位肌间性瘘管性脓肿(占85%);3.后方经括约肌坐骨直肠窝蹄形瘘管性脓肿;4.前方经括约肌坐骨直肠窝瘘管性脓肿;5.后方低位肌间单侧表浅坐骨直肠窝蹄形瘘管性脓肿

急性非肛腺非瘘管性脓肿:6.肛提肌上骨盆直肠脓肿;7.黏膜下脓肿(如痔的注射治疗后);8.坐骨直肠窝异物性脓肿(鸡骨或鱼刺等);9.黏膜皮肤或边缘性脓肿(常由感染性血肿所致);10.皮下或肛门周围脓肿(常来自肛周皮肤疖肿)

图9-4　瘘管性脓肿及非瘘管性脓肿

(樊庆文)

第二节　临床表现与诊断

一、临床表现

一般症状是患者先感到肛门周围出现了一个小硬块或肿块,突然剧烈疼痛,红肿发热,坠胀不适,坐卧不安,夜不能眠,全身体温升高,同时伴随急倦不舒,食欲缺乏,大便秘结,排尿不畅。深部脓肿还会引起会阴及骶尾部胀痛,出现发热、寒战等全身中毒症状。一般1周左右即可形成脓肿,在肛门周围或直肠内指诊时可以摸到波动、柔软的脓腔,用注射器穿刺可抽出脓液。此时,经切开排脓,或自溃流脓后,疼痛就会缓解或消失、体温下降、全身情况好转。但流脓的伤口却不愈合,或暂时愈合后又反复发作流脓,经久不愈,就成了肛瘘。不同位置肛周脓肿症状略有不同,其表现如下。

(一)肛门周围脓肿

肛门周围皮下脓肿最常见,多由肛腺感染经外括约肌皮下部向外扩散而成。常位于肛门后方或侧方皮下部,一般不大。主要症状为肛周持续性跳动性疼痛,行动不便,坐卧不安,全身感染性症状不明显。病变处明显红肿,有硬结和压痛,脓肿形成可有波动感,穿刺时抽出脓液。

(二)坐骨肛管间隙脓肿

也比较常见。多由肛腺感染经外括约肌向外扩散到坐骨直肠间隙而形成。也可由肛管直肠周围脓肿扩散而成。由于坐骨直肠间隙较大,形成的脓肿亦较大而深,容量为60~90 mL。发病时患侧出现持续性胀痛,逐渐加重,继而为持续性跳痛,坐立不安,排便或行走时疼痛加剧,可有排尿困难和里急后重;全身感染症状明显,如头痛、乏力、发热、食欲缺乏、恶心、寒战等。早期局部体征不明显,以后出现肛门患侧红肿,双臀不对称;局部触诊或直肠指检时患侧有深压痛,甚至波动感。如不及时切开,脓肿多向下穿入肛管周围间隙,再由皮肤穿出,形成肛瘘。

(三)骨盆直肠间隙脓肿

较为少见,但很重要。多由肛腺脓肿或坐骨直肠间隙脓肿向上穿破肛提肌进入骨盆直肠间隙引起,也可由直肠炎、直肠溃疡、直肠外伤所引起。由于此间隙位置较深,空间较大,引起的全身症状较重而局部症状不明显。早期就有全身中毒症状,如发热、寒战、全身疲倦不适。局部表现为直肠坠胀感,便意不尽,排便时尤感不适,常伴排尿困难。会阴部检查多无异常,直肠指检可在直肠壁上触及肿块隆起有压痛和波动感。诊断主要靠穿刺抽脓,经直肠以手指定位,从肛门周围皮肤进针。必要时做肛管超声检查或CT检查证实。

(四)其他

有肛门括约肌间隙脓肿、直肠后间隙脓肿、高位肌间脓肿、直肠壁内脓肿(黏膜下脓肿)。由于位置较深,局部症状大多不明显,主要表现为会阴、直肠部坠胀感,排便时疼痛加重;患者同时有不同程度的全身感染症状。直肠指检可触及痛性包块。结核性肛门直肠周围脓肿与以上情况不同,常常是慢性发病,经数天或数月后才形成脓肿,疼痛不剧烈,伴有低热,局部红肿,高突不明显,破溃后流出的脓液清稀色白、脓口凹陷,周围皮肤发青或呈青白色,常有数个流脓的外口,经久不愈。全身检查可发现肺部、大肠或其他部位有结核病灶,脓液培养可见结核杆菌。

二、诊断与鉴别诊断

(一)诊断

以局部检查为主。

1.视诊

观察局部脓液及皮肤状态。脓液厚稠、色黄、量多,多是金黄色葡萄球菌等所致的急性炎症。混有绿色脓液,应考虑铜绿假单胞菌感染;浓稠色黄而臭,多属大肠埃希菌感染;脓液呈清稀米泔样,多属结核杆菌感染。脓血相混,夹有胶冻样物,应考虑癌变。皮肤红、肿、热、痛是急性炎症的表现,皮肤不变色或色暗,无明显热痛,多是慢性炎症,如结核等。

2.指诊

指诊对了解脓肿的形态、性质、有无瘘管、瘘管走行、波及肌肉层次等都有重要意义。

3.探针检查和亚甲蓝检查

用以确定内口的位置。

4.内镜检查

观察直肠内有无内口、脓血及其他病变。

5.脓液细菌培养和活组织检查

确定致病细菌和病变性质。

6.直肠腔内超声检查

直肠腔内超声检查能够准确诊断肛周脓肿,尤其是对通常方法难以确诊的高位脓肿的诊断效果尤佳。超声显像脓肿多表现为肛管直肠周围软组织内低回声或液性暗区,为圆形或椭圆形,亦有不规则形,边界模糊不清,后壁回声稍强。其中超声显示不均匀低回声型,为脓肿早期(图 9-5),软组织充血水肿改变,尚未形成脓液;超声显示不均匀液性暗区,为脓肿形成中期,软组织为蜂窝织炎伴部分液化;超声显示均匀性液性暗区,为脓肿后期(图 9-6),软组织坏死明显,大量脓液形成;超声显示强回声与低回声混合型,临床多因脓肿迁延时间较长,部分软组织机化,纤维组织增生,多是瘘管形成所致。有研究根据手术记录与超声检查报告相对照,其结果显示,直肠腔内超声对肛周脓肿之位置、范围、深度及与肛管直肠、肛门括约肌之关系,判断准确率为100％,对低位脓肿内口位置判断准确率为93.9％,高位脓肿内口位置判断准确率为95.8％。

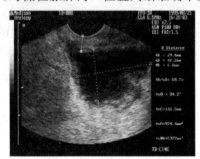

图 9-5 肛周脓肿超声影像

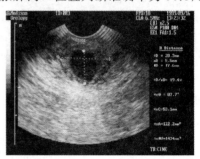

图 9-6 肛周脓肿超声影像

7.核磁共振成像(MRI)

其检查准确率不低于直肠腔内超声,无疼痛等优点,但费用偏高。

(二)鉴别诊断

肛门直肠脓肿应与下列相鉴别。

1.放线菌性脓肿

多数发生在黏膜下与皮下,全身中毒症状重。局部脓肿、溃疡、瘘管常并存。脓肿浅在,脓液稀薄,其中有黄色颗粒(菌块)。

2.结核性脓肿

多发生在肛提肌以下的间隙中,常与全身其他部位原发结核并存,身体虚弱,发病缓慢,疼痛轻微;局部症状轻,脓液稀薄,混有坏死组织。

3.汗腺炎性脓肿

发生在肛门周围皮下。一般无明显全身症状,脓肿浅在,分散而在皮下相互通连。脓液黏稠呈白色,有臭味。

4.毛囊炎和疖肿

病变在肛门周围皮下,浅在,肿胀中心与毛囊开口是一致的,其中有脓栓。多数自行破溃。

5.远端流注肛门旁脓肿

多发生在骨盆直肠间隙和坐骨直肠间隙。脓肿发现前多有全身症状;脓液稀薄、多而流不尽,X线检查,可见原发骨质改变。

6.骶前囊肿、畸胎瘤

发生部位在直肠后壁,脓腔不明显,脓腔壁硬,触之腔内有分叶感和异物感。无明显压痛。

全身症状轻,局部非急性感染期症状也不明显。X线检查,骶骨与直肠之间有肿块,其中多有不均匀的钙化阴影。

7.梅毒性脓肿

多发生在皮下或坐骨直肠间隙,局部症状轻,脓液稀薄而污秽有臭味。全身症状有梅毒表现体征。有性病史。血液检查梅毒反应阳性。此种脓肿极少见,但亦不可忽视。

8.肛门皮肤毛囊炎和疖肿

与肛窦无病理联系,疖肿有时很大,病灶只在皮肤或皮下。

9.骶髂骨结核性脓肿

病程长,病史清楚,有全身症状,X线拍片有骨质变化,与肛门和直肠无病理联系。

10.肛门旁粉瘤肿物

圆形,表面光滑,经过缓慢。与肛窦无关,肿物有完整囊壁,内容物呈白色粉粥状,无感染则局部无明显炎症,无全身症状。

11.平滑肌瘤肿物

圆形,表面光滑,质实坚硬,无急性炎症,与肛窦无关。全身无症状。应作病理检查,排除平滑肌瘤。

12.血栓外痔感染化脓

发生在肛缘,无明显全身症状,脓液中混有黑色凝血块,常不形成肛瘘。

13.克罗恩病导致的肛周脓肿

克罗恩病导致的肛周脓肿中,常有直肠及消化道其他部位炎症改变。

(樊庆文)

第三节 治 疗

一、非手术治疗

适应于肛周脓肿的早期或无手术条件时采用,可以缓解症状,减轻患者痛苦,但达不到根治的目的。肛周脓肿的非手术治疗包括抗生素治疗(常选用对革兰阴性杆菌有效的抗生素);温水坐浴;局部理疗;口服缓泻剂或液状石蜡以减轻排便时疼痛。根据肛腺感染理论,非手术治疗并没有处理内口,其所称的治愈也仅仅是局部脓肿的红肿暂时消退及临床症状的暂时好转。从长远来看,绝大多数一定会复发或发展成为肛瘘。因此,非手术治疗不宜单独使用,应当结合手术疗法。对于是否需要使用抗生素目前存在争议,如南卡罗来纳州医学院 Andre Hebra 教授指出,抗生素的使用在肛周脓肿的治疗中是没有意义的,除非患者合并有糖尿病或免疫力低下。

二、手术治疗

肛周脓肿具体的手术方式多种多样。但手术必须注意以下问题。①定位准确:一般在脓肿切开前应先穿刺,抽出脓液后再行切开引流。②切口:浅部脓肿行放射状切口,深部脓肿距肛缘旁2.5～3.0 cm行前后方向的切口,避免损伤括约肌,但切口应尽可能靠近内侧。③引流彻底:切开脓肿后,用示指深入脓腔,分开脓肿间的纤维隔,以利引流。④脓液送培养:术中应将脓液送需氧菌及厌氧菌培养及细菌药敏试验,以便术后有针对性地应用抗生素,控制感染。目前,常见的手术方式包括以下几种。

(一)切开排脓术

这是治疗脓肿使用最悠久的方法。小的脓肿采用切口皮下浸润麻醉方法即可(图9-7),而深部脓肿宜用腰麻或骶麻。切口应选择在脓肿波动最明显,即自然破溃的位置。切口方式有环状、放射状和两侧切开法等。一般距肛缘近的采用环状,较远的用放射状,大而深的用两侧切开、对口引流法。脓肿切开后应将左手示指插入肛管内,右手持血管钳分离切口,使切口扩大,排脓通畅。脓液排净后再用生理盐水或甲硝唑溶液冲洗脓腔。如脓腔内有间隔,应用手指将间隔分离,使引流通畅。术后留置引流胶条或纱条,术后每天坐浴换药。

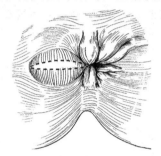

图9-7　肛周皮下脓肿切开引流术

1.高位黏膜下脓肿切开法

宜在肛门镜下沿直肠纵轴平行切开直肠内脓肿区最膨隆部分。切开时可不用麻醉,但要注意有无损伤血管,排脓后如无出血,留置胶条引流。如有出血,应寻找出血点结扎止血。

2.骨盆直肠窝脓肿切开法

宜在骶麻或腰麻下进行。内口在齿状线附近的耻骨直肠肌或肛提肌上脓肿,为保存肛门括约肌,切口应选择在患侧坐骨直肠窝,外括约肌外侧。切开皮肤及皮下组织后,宜用血管钳分离至耻骨直肠肌,在示指插入直肠内导引下,分离开耻骨直肠肌,使脓液由坐骨直肠窝溢出,脓液溢净后用生理盐水冲洗脓腔,如已发现内口,可由内口经脓腔留置一标志线,待脓净炎症控制后,再行二次手术。对肛提肌上脓肿不能一次切开,这样会造成肛门失禁。处理方法有两种,一种是能找到内口的可行切开挂线术或留置线做标志等待二次手术。另一种是找不到明确的内口,切开引流,待后按高位肛瘘处理(图9-8～图9-11)。

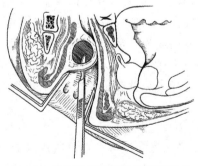

图9-8　直肠黏膜下脓肿切开引流术

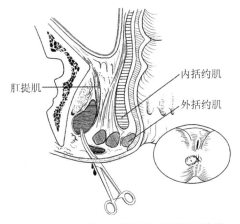

图 9-9 切开后止血钳钝性分离进入脓腔

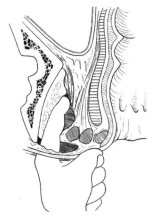

图 9-10 手指进入坐骨直肠间隙探查

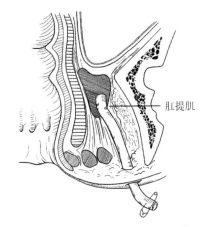

图 9-11 脓腔内置入冲洗引流管

(二)一次性根治法

1.能否找到脓肿的原发灶

能否找到脓肿的原发灶是脓肿根治术成功与否的关键,可综合运用以下方法寻找原发灶。

(1)压迫排脓法:即用双叶肛门镜或扩张器暴露脓肿部位的肛隐窝,然后压迫脓肿,仔细观察脓液排出的部位,即内口所在。该法是确定原发病灶的最简便可靠手段。

(2)双合诊法:用示指插入肛管,拇指在皮肤,触摸脓肿波动最明显、皮肤及黏膜最薄区,即是内口及外口的位置。

(3)肛门镜检查:一般原发灶处有隐窝炎,局部充血明显,隐窝加深形成凹陷。可见有脓性分泌物或肛乳头炎。

(4)探针检查:一般采用有钩圆头探针,在双叶肛门镜下探查脓肿部位的肛隐窝,感染隐窝多凹陷加深,探针进入容易,如有脓液溢出即是内口;也可切开脓肿后由脓腔内探查,用示指在肛管内触摸,探针头下最薄、只隔一层黏膜处,即是内口。但要切忌盲目乱戳,人为造成假内口,使手术失败。

(5)直肠肠腔内超声检查。

2.对于不同部位的脓肿行根治术的方法

(1)低位肌间脓肿根治术:对脓肿位于低位内、外括约肌之间,穿越外括约肌皮下部、浅部的脓肿,找到原发内口后,可行一次性切开。方法是局麻或骶麻下,首先寻找感染原发病灶——内口。一般内口多位于脓肿的放射状肛隐窝处,压迫脓肿后,如此处有脓液溢出,即是内口。如内口不明确,可在有明显波动或炎性充血水肿的肛隐窝处用有钩探针进一步寻找,钩出脓液处即是内口。然后沿探针放射状切开全部脓肿,切除或结扎切除原发病灶处肛隐窝,切断部分内括约肌、外括约肌皮下部或浅部。扩大创面,使呈三角形,引流通畅。术后换药,通过肉芽填充愈合。

(2)高位肌间脓肿根治术:骶麻下,用双叶式扩张器扩开肛管,暴露脓肿、压迫脓肿观察肛隐窝脓液溢出部位,寻找原发病灶。由原发病灶处插入探针,沿探针纵行切开直肠黏膜及内括约肌,使脓腔引流通畅,脓液排空后,如有出血,应结扎出血点。然后沿皮肤作一放射状引流切口,并切开部分内括约肌,使引流创面扩大。术后由基底部留置引流纱条,每天坐浴后换药至创面愈合。

(3)双侧坐骨直肠窝脓肿根治术:骶麻,截石位。先在后正中处肛隐窝用有钩探针寻找原发病灶,压迫脓肿见有脓液溢出后,沿探针切开原发部位的肛隐窝、内括约肌、外括约肌皮下部、浅部及深部,结扎内口两侧黏膜及感染病灶,扩创使呈三角形,引流通畅。此时可在脓肿的两侧作两个半环形切口,用盐水冲洗脓腔后,作对口引流,不再切开皮肤,优点是可提前愈合时间,减少瘢痕。如脓腔深、比较复杂,也可将其全部切开开放。

(4)骨盆直肠窝脓肿根治术:宜采用切开挂线术。找到原发病灶后,沿坐骨直肠窝皮肤作切口,用血管钳分离耻骨直肠肌排脓,然后按切开挂线原则,切开外括约肌皮下部及浅部,在深部和耻骨直肠肌挂线。术后处理高位肛瘘。

(三)切开引流术

对肛提肌以上深部脓肿、后蹄铁型脓肿等复杂性肛门直肠周围脓肿,防止一次性根治切断括约肌引起排便失禁等后遗症,也可采用切开排脓,用生理盐水彻底清洗脓腔后对肛提肌以上部分通过外口经脓腔仔细找到原发内口后引出橡皮筋引流处理,对后蹄铁型或较大脓肿也可采用留置橡皮筋对口引流处理。采用不损伤括约肌手术治疗高位肛周脓肿。我国学者积累了丰富经验,也引起了国外的重视,如 Michael 在他的《结肠直肠外科手术图谱》一书中主张瘘的处理取决于它与外括约肌的关系,低位瘘易在脓肿引流的同时被切除。复杂的瘘最好通过挂线的方法处理,通过齿状线的内口瘘管、脓腔壁上的瘘管开口,放置一个烟卷大小的环状引流管置入脓腔并由脓腔切口引出。切开瘘管内口与脓肿切口之间的皮肤,系紧挂线。当水肿和炎症消散后,可能会较好地了解外括约肌的平面。当上述操作没有发现瘘管则有可能在脓肿形成之前瘘管已经消失并永远找不到,这种情况只要行脓肿切开及引流即可。

如果肛周脓肿在双侧出现,则这两个脓腔总是通过浅部或深部的肛门后间隙相通。第一次手术必须处理好。对于双侧脓肿,肛腺隐窝具有一个指向肛门后间隙的深陷处,脓肿可扩展到双侧坐骨直肠窝。因此找到齿状线处的内口及潜在的肛门后深部间隙中的瘘管十分重要,压迫齿状线对发现内口有帮助。引流方法复杂,需要切开中线两侧的任何一侧并进入肛门后间隙,做一距肛缘 2.0 cm 的近后中线切口,向深方进入肛门后间隙。对一个体型较大的患者需要很深的切入,进入肛门后深部间隙后,再将两侧脓肿切开,明确脓腔与深部后间隙的关系。分别在后中线切口与两侧脓肿切口之间的深部后间隙中的瘘管内放置环状引流管。齿状线内口与深部后间隙之间的瘘管穿过内及外括约肌的,也应予以挂线处理,通过紧线逐渐切割内、外括约肌,这样不会引起肛门失禁。

(四)肛周脓肿负压引流术

负压伤口治疗(NPWT)是近年来开展的一种治疗新方法,包含封闭负压引流(VSD)和负压辅助闭合伤口(VAC)两个关键技术。1993 年德国外科学者 Fleichmann 等提出 VSD 并用于四肢感染性创面的治疗。1997 年美国外科学者 Argenta 等运用封闭负压吸引原理提出 VAC 技术。作用机制是增加血运,减少渗液,达到抑制细菌和促进肉芽生长的作用。国内郑伟琴等用于肛周脓肿的治疗,采用苏州麦克林医疗器械公司的材料,包括容量为 200 mL 的负压球和引流管。每天冲洗甲硝唑并持续负压吸引,待引流液少于每天 5 mL 时拔除引流管。该法具备高效的引流系统,体现为全方位、高负压下被引流区的"零积聚",具有止痛、抗感染、促进创面愈合三大作用。姚健等采用在肛周脓肿隆起处戳微小孔(3 mm)两个,置两根一次性使用 14 Fr 硅胶尿管,一根持续冲洗,另一根持续负压引流,治疗 40 例,平均住院时间 6 d,随访 1~10 个月,脓肿有 2 例复发,有 5 例形成肛瘘。与切开引流组比较无统计学意义。并总结本法具引流彻底,痛苦小,修复快等特点,值得进一步作临床规范化研究。

(五)微创材料封堵术

微创材料封堵术的主要方法是采用各种材料封堵内口,使之封闭修复,从而达到治愈目的。1991 年 Hjortrup 首次采用纤维蛋白封闭剂封堵瘘管的方法治疗肛瘘,其治愈率为 14%~90%,复发率为 15%~86%,2006 年 Lynnoconn 首先报导使用猪小肠黏膜下层材料填塞治疗 20 例因克罗恩病所致肛瘘,为治疗肛周脓肿提供了新思路。目前报导较多的封堵材料有脱细胞异体真皮基质(acelluar dermal martix,ADM)和医用生物胶蛋白。前者方法是根据脓腔大小修剪材料,将材料拉入内口后缝合,外口开放。后者是作为乳白色凝胶物,经过自带导管系统输送到脓腔顶端,导管边送边退,达到封堵效果。国内学者有小样本报告,据称疗效达到 100%。但尚缺乏大宗病例报告证实。

(六)切开缝合引流术

对于某些类型的大切口在清创后远端作适当的缝合,既可以缩短愈合时间,也可避免肛门变形。而对于多间隙脓肿多采用弧形加放射状切口,即坐骨直肠间隙部位做弧形切口,内口与肛管后间隙部位做放射状切口。先在一侧坐骨直肠间隙脓肿顶部,距肛缘 2 cm 处,由前向后作弧形切口。排脓后,沿小切口向肛门后作弧形切口,切开两侧坐骨直肠间隙,显露脓腔。再用探针从肛管后深间隙脓腔探入,由内口出,然后从内口与肛管后间隙之间做放射状切口。然后用过氧化氢及甲硝唑冲洗伤口,用丝线全层间断缝合两侧坐骨间隙的切口,最后适当向上方和肛门后延长切口,使其引流通畅。此术式短期疗效很好,但在临床上肛周脓肿愈合后到再次复发积脓的时间无法测定,所以此种手术的远期疗效不能判定。有学者对 62 例高位肌间脓肿行分段缝扎治疗,全部治愈,无窦道发生。

三、肛周脓肿的免疫治疗

目前有学者考虑,肛周脓肿多数是因免疫失调导致的人体正常菌群紊乱与肠道细菌感染的结果,多为混合感染,其次为肠源性细菌所致,若感染的病原菌为肠球菌,对多种抗生素易形成耐药情况,难以治疗;且肠球菌的耐药基因可以转移给其他菌属细菌,其广泛的耐药性已成为当今世界性难题。部分学者提出用自身培养的菌落制备成菌疫苗进行免疫性治疗,对肛周脓肿抽取内容物进行培养,再分离菌落在斜面培养基上进行纯培养,后用无菌生理盐水洗下,制成一定浓度菌液,对提取的菌液灭活,进行疫苗注射,对肛周脓肿有一定疗效。

四、肛周脓肿的新仪器辅助治疗

应用新电子仪器在肛周脓肿中的治疗处于不断探索中,主要有 CO_2 激光机及一些肛肠综合治疗仪。相信随着科学技术的不断进步,电子仪器在肛周脓肿治疗中将会发挥更大的作用。

五、特殊类型肛周脓肿的治疗

对由克罗恩病、溃疡性结肠炎或结核杆菌感染等所致的特殊类型的肛周脓肿明确诊断后,行相关病因治疗,再视情况行肛周脓肿的外科治疗,具体如下。

(一)炎性肠病并发肛周脓肿的治疗

以病因内科治疗为主,手术治疗为辅。药物控制肠道症状后,有些肛管慢性溃疡患者可以自愈。

传统的药物治疗:①氨基水杨酸栓制剂,如柳氮磺吡啶;②糖皮质激素,如泼尼松;③免疫抑制剂,如硫唑嘌呤。

另外,近年来研究发现生物制剂:①肿瘤坏死因子(TNF)α抗体(如英夫利西单抗)在诱导缓解和维持治疗中起重要作用;②多种生长因子如表皮生长因子(EGF)、转化生长因子和角质细胞生长因子(KGF)通过增强肠屏障功能在克罗恩病、溃疡性大肠炎治疗中发挥着重要作用,同时干细胞移植对难治性克罗恩病、溃疡性大肠炎亦是一种可行方法。在治疗期间并发急性细菌感染,脓肿形成,应尽早切开引流并进行抗感染治疗。

(二)抗结核杆菌的治疗

在肛周脓肿手术原则的基础上及时予以全身常规抗结核化学药物治疗,在很短时间就可治愈。其手术应注意彻底搔刮脓腔腐烂坏死组织至新鲜,引流通畅。

(樊庆文)

第十章

肛窦炎与肛乳头炎

第一节 病因病理

中医认为本病的形成,多因饮食不节,过食肥甘厚味和辛辣等刺激性食品,所致湿热下注,浊气内生;或湿热与气血相互搏结,经络阻塞而发病。或由脾虚中气不足,或肺、肾阴虚,湿热乘虚下注,郁久酝酿而成。

现代医学认为由于肛门局部的解剖关系,肛窦开口向上,平时肛腺分泌黏液,润滑肛管部、以助排便,对肛门有保护作用。如患肠炎、痢疾、腹泻或干硬粪便损伤肛瓣致肛窦内存积粪便和分泌物堵塞,细菌感染(图 10-1)。因发炎的肛窦常发生于肛管后方的一侧,炎性变化在肛管表层下扩散,使局部发生水肿、发硬而增厚。至于肛窦附近的肛乳头,同样也有炎症变化,乳头增大,但大小不定,形状也不一,有的只简单增长,有的乳头顶端较锐,有的相当肥大,有的其直径可达 1~7 cm 以上,长 2~3 cm。

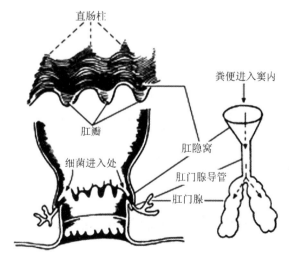

图 10-1 肛隐窝发炎感染过程

(陈立平)

第二节　分　　期

　　肛窦炎和肛乳头炎可分为急性期和慢性期。急性期即急性发炎阶段,肛内刺激,肛管灼热,肛门发胀、下坠,排便时疼痛加重,肛窦分泌物增多,渗出少量脓性或脓血性黏液,肛瓣、肛乳头红肿,触痛加重。慢性期肛窦炎和肛乳头炎无明显症状,排便后有肛门短暂时间的微痛或不适,病史多较久。

　　肛窦炎和肛乳头炎中医学分为实证和虚证。实证者,肛窦周围及肛瓣肿胀、灼热,触痛敏感,肛窦溢出分泌物稠厚而黏、味臭,肛乳头潮红、充血、胀痛,大便秘结,小便短赤,舌红苔黄,脉弦滑数。虚证者,肛窦色淡红或白,窦内溢出分泌物稀薄,周身倦怠,疲乏无力,面色苍白,肛乳头肥大,色淡红或乳白,大便稀软,小便清长,舌淡,苔薄白,脉细或濡数。

（刘帮华）

第三节　临床表现

一、肛窦炎

　　急性期患者主诉肛门部刺激,肛管灼热,肛门发胀、下坠感,排便时因局部刺激疼痛加重,常向臀部及下肢后侧放射,并有少许黏液或血性分泌物,可伴有肛瓣及肛乳头红肿,触痛明显。慢性期肛窦炎无明显症状,仅有排便时肛门短暂的轻痛或不适。

二、肛乳头炎

　　自觉肛门内有异物感,初期仅有米粒或黄豆大小,单发或多发,随着乳头增生肥大,排便时乳头可脱出肛门外,并引起疼痛,肿大乳头被刺激或破溃后,可使肛腺分泌增加,引起肛门部潮湿和发痒。病久可致肛乳头纤维增生、肥大,笔者临床所见最大肛乳头瘤约 5 cm×5 cm。个别乳头瘤出现分叶状,巨大肛乳头瘤长期在肛外,可引起缺血坏死,但要注意和直肠黑色素瘤的鉴别。黑色素瘤外观呈黑紫色,质坚韧、脆弱易出血,表面光滑有点状溃疡,恶性程度较高,应引起重视。

（焦　莹）

第四节　诊断与鉴别诊断

　　肛窦炎结合体征并在指诊和肛门镜检查下诊断不难。患者排便时肛门疼痛数分钟,以肛门灼痛感为主,以后有短暂的阵发性刺痛。有时见少许黏液从肛内溢出。肛门指诊:肛门部紧缩,在齿状线附近可摸到稍硬的隆起和凹陷,有压疼,或摸到发硬的肥大乳头。用肛门镜检查,可发现病变的肛隐窝充血或色泽发白,黏膜触之容易出血。肛窦与肛瓣红肿、充血、水肿,轻按肛窦即有脓血水流出。如用铜探针探查发炎的肛隐窝,探针可顺利探入其内,感觉疼痛,肥大乳头常为褐色,表面质硬,不光滑,头大有蒂。

肛乳头炎和肛窦炎需与以下疾病鉴别。

一、肛乳头炎与直肠息肉和肛管黑色素瘤的鉴别

直肠息肉生在齿状线上的直肠黏膜,多见于儿童,蒂小而长,覆盖黏膜,质软,不痛,易出血;肛管黑色素瘤多呈灰褐色,表面分叶状,光滑有蒂,质坚韧,多见于成年人;乳头炎则增生在齿状线附近,呈锥形,表面为上皮,色淡或呈乳白色,质硬,不易出血。

二、与肛瘘内口的鉴别

肛瘘的内口基本在齿状线部位,内口处有明显的凹陷,未感染发作时,一般没有脓性分泌物,也没有肛门下坠的感觉,仔细检查时,自肛瘘内口有索条状物通向肛门外。

（杨艳波）

第五节　治　疗

一、非手术治疗

临床中,肛窦炎与肛乳头炎运用中药口服及灌肠即可获得很好效果,如为急性发作期,需配合补液抗感染治疗才能更好地愈合。

(一)内服药

根据祖国医学理论,我们在临床多以湿热下注,大肠热毒或气滞血瘀或虚火上炎或兼有气虚进行辨证治疗。湿热表现为肛窦鲜红,乳头水肿,以五味消毒饮和黄连解毒汤化裁;气滞血瘀表现为肛窦暗红,胀痛明显,肛乳头肥大色暗,刺痛,以复元活血汤化裁;虚火型表现为肛窦暗红或肛乳头暗红,伴大便干燥,给予增液汤加减治疗;如兼有气虚表现者,可配合补中益气中药如补中益气汤化裁治疗。

(二)外用药

用安氏熏洗剂坐浴熏洗,肛门内可用痔疮宁栓,炎症明显者用红霉素栓,也可用氨基糖苷类药物灌肠,如庆大霉素 8 万单位,每天 2 次灌肠。或用中药灌肠。湿热下注者灌肠方:大黄、黄柏、紫花地丁、黄连;气滞血瘀前方加元胡、威灵仙,水煎 50 mL,早晚两次保留灌肠,效果显著。

二、手术疗法

在药物治疗无效,局部炎症不减轻,而逐渐发展,或已成脓或伴有隐性瘘管者,可考虑手术治疗。

（一）肛窦切开术

患者取侧卧位，病侧在下，局部常规消毒，局部麻醉。扩肛，消毒肛内。在充分麻醉下，用肛门镜寻找到病灶后，用有钩切开刀，从肛窦探至肛门缘切开。注意操作时不可暴力，修剪创缘，有出血者可从两侧结扎，或用棒状探针弯成钩状探针至病灶再行切开也可。如其他处肛窦充血，可酌情给予切开，以防遗漏，创面用油条压迫止血固定。术后每天坐浴，局部换药（图 10-2）。

（二）肛乳头切除术

患者取截石位或侧卧位，局部消毒，麻醉下，扩肛，暴露病灶，用止血钳将肛乳头基底部夹住，贯穿结扎后切除，然后用油条压入创面内，术后每天坐浴，局部换药（图 10-3）。

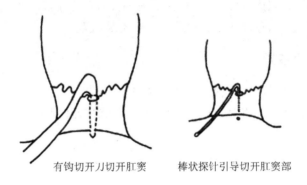

有钩切开刀切开肛窦　　　棒状探针引导切开肛窦部

图 10-2　肛窦切开术

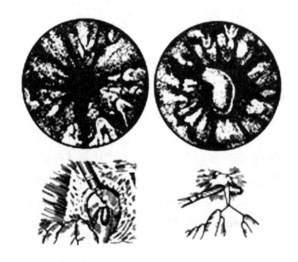

图 10-3　肥大乳头切除术

（刘　斌）

第十一章

肛门失禁

第一节 概　述

肛门失禁俗称大便失禁,是指因各种原因导致的肛门自主控制出现障碍,不能随意控制大便和排气,为多种复杂因素参与而引起的一种临床症状。据相关文献报道,肛门失禁在正常人群中发生率为0.5%~1.5%,在老年人中发生率可高达30%。女性多于男性,发生率之比约为8:1。

一般来说,对于发育尚未健全者,偶有对稀便和排气失控、肛门有黏液溢出或肛肠病术后短期内肛门不洁,临床上不视为大便失禁。中医称本病为"肛门失禁"或"大便滑脱"等。

一、病因病理

中医学认为,本病多为久痢泄泻,体虚脱肛,中气下陷;或年老体虚,或病后亏损,脾肾亏损而致大便控制无权。

西医学认为,完整的肛门排便控制机制包括三个因素,即大便的储存机能、直肠反射弧的完整、灵敏的括约机能。这三个因素中,任何一个发生障碍,都能引起不同程度的肛门失禁。

(一)病因

1.肛管直肠环损伤

肛管直肠环损伤是较常见的原因,肛门直肠手术切断肛管直肠环;肛门直肠大面积深度烧伤等均可以导致肛管直肠环瘢痕化而失去肛门括约功能;分娩时Ⅲ度会阴撕裂,也可导致肛管直肠环损伤。肛管直肠环损伤时肛门失去括约功能,发生肛门失禁。

2.括约肌功能性障碍

长期的重度脱肛或内痔脱出,可引起肛门括约肌疲劳致松弛;或局部瘢痕,导致括约肌功能障碍而使肛门闭合不严。

3.肛管组织损伤

多因肛瘘手术过程中切除肛管皮肤或周围组织过多,形成较深的瘢痕沟而导致肛门失禁。

4.手术瘢痕收缩

手术瘢痕收缩使肛管和直肠的生理性角度被破坏,直肠壶腹失去正常的暂时储存粪便的功能,导致肛门失禁。

5.神经性疾病

中枢神经障碍、脊髓神经或会阴部神经的损伤,致使支配肛门的神经失去正常功能,肛门括约肌不能任意收缩、舒张而引起肛门失禁。

6.肛管直肠先天性疾病

先天性无括约肌、肛管直肠环发育不全及脊柱裂等疾病,也可出现肛门失禁。

(二)病理

1.肛管括约肌结构和功能异常

如肛管直肠括约肌先天发育不良或矫治手术不当;肛周手术时括约肌损伤过多造成耻骨直肠肌和肛门内、外括约肌张力下降或肛直角消失而失禁。

2.肛管直肠感觉下降

正常排便时,粪便进入直肠,直肠受调节抑制排便,盆膈的横纹肌及肛门外括约肌强烈地收缩,使粪便返回入直肠近端。如果粪便进入直肠而排便感受器无法感知,则大脑皮质无法反馈和调控盆底肌群的活动。

3.肛管直肠容量和顺应性下降

各种损伤造成肛管直肠内瘢痕增生,可以引起肛门直肠紧迫性失禁。

4.神经通路不健全

正常情况下,直肠受到压力而扩张,肛管内括约肌随之舒张,从而产生便意。如果排便条件不允许,大脑皮质可抑制排便反应。

排便控制的神经调节是一个复杂的过程,如中枢神经系统、外周神经、传入感受器等结构和/或功能的异常,都可能造成控便能力的下降。

二、临床分型

(一)按程度分

1.不完全性肛门失禁

稀大便及气体不能控制,但干大便可以控制。

2.完全性肛门失禁

干大便、稀便和气体均不能控制。

(二)按性质分

1.感觉性失禁

(1)真性失禁:为中枢神经系统病变(如脊髓瘤),粪便通过直肠时无感觉或无足够的随意收缩。

(2)部分失禁:气体或稀便通过肛门时无感觉或无足够的收缩,或两者同时存在,多见于内痔环切术后或括约肌的部分损伤。

(3)溢出失禁:由于直肠过度扩张,内、外括约肌松弛或疲劳无力收缩。如老年人术后直肠粪嵌顿仅有稀便和黏液溢出。

2.运动性失禁

(1)应力性失禁:在腹内压突然增高时(如咳嗽、喷嚏)迫使液体便或气体泻出,是肛门随意性括约肌群减弱之故。在感到有便意时可坚持 40～60 s。

(2)紧迫性失禁:随意性括约肌群损伤而内括约肌完整,此类患者有便意须立即排便。

(3)完全性失禁:随意性和非随意性括约肌全部损伤,不论有无便意,患者均不能控制排便。

(劳霖宗)

第二节　临床表现

一、病史

发病缓慢,以中老年患者居多,多伴有肛门直肠部疾病,或有肛门直肠手术史。

二、症状

患者不能随意控制排便和排气;完全失禁时,粪便自然流出,污染内裤,睡眠时粪便排出污染被褥,肛门、会阴部潮湿;不完全失禁时,粪便干时无失禁,但控制稀便困难,尤其对腹泻不能控制。

三、体征

(一)局部视诊
内衣有粪便污染,肛周可有溃疡、湿疹、皮肤瘢痕或黏膜脱出、肛门收缩无力。

(二)直肠指诊
肛门括约肌收缩力、肛门直肠环的张力减退。

四、实验室检查

肛门失禁可以通过一些特殊检查明确诊断。

(一)肛管直肠测压
包括肛门内括约肌控制的静息压,肛门括约肌随意收缩时最大压力,舒张时刺激的知觉阈。患者静息压、收缩压降低,内括约肌反射松弛消失,直肠顺应性下降。

(二)内镜检查
观察直肠黏膜的颜色,有无溃疡、出血、肿瘤、狭窄和窦道等情况。

(三)肌电图检查
可反映盆底肌肉和括约肌的生理活动,通过量化运动单位来评价外括约肌情况,是了解神经、肌肉损伤部位和程度的客观依据。

(四)排粪造影检查
该检查是对排粪造影学方面的动态记录。通过肛直角的改变可判断耻骨直肠肌的状态和损伤程度。

(五)生理盐水灌肠试验
将细导管插入直肠,注入生理盐水 1 500 mL,记录露出量和最大保留量,了解排便自控能力。大便失禁时保留量下降或为零。

(六)超声检查
肛管直肠超声检查可以直接发现内外括约肌的损伤与否。

(七)阴部神经末梢运动潜能的测试

主要是观察阴部运动神经原的反应速度来判断有无阴部神经损伤。如阴部神经损伤,可发现潜伏期延长。但由于阴部神经两侧交叉分布于外括约肌,即使是潜伏期正常也不能排除损伤病变。

(劳霖宗)

第三节　诊断与鉴别诊断

一、诊断

(一)症状

患者不能随意控制排出粪便和气体,会阴部经常潮湿,污染内裤。

(二)查体

肛门视诊可见皮肤瘢痕、肛门畸形、皮肤缺损、肛门部粪便污染、肛周皮疹、糜烂、溃疡、用力时见直肠黏膜和内痔脱出。肛门指诊可判断失禁的状态,收缩能力,松弛程度,有无内脱、外翻等。

二、鉴别诊断

如表 11-1 所示。

表 11-1　肛门失禁的鉴别诊断

项目	克罗恩病	结直肠癌术后	直肠脱垂	肛门直肠损伤	脊髓截瘫后
肛门失禁	偶尔	偶尔	可伴有	严重时有	常见
腹泻	中度	中度	偶尔	偶尔	偶尔
腹痛	中度	中度	偶尔	偶尔	不常见
里急后重	不常见	偶尔	偶尔	不常见	不常见
粪便性质	伴有黏液血便或水样便	少数伴黏液血便	伴有黏液便	伴有血便	可伴有水样便或便秘
发热	低热	少见	少见	低热	少见
肛门会阴部病变	偶见潮湿、湿疹样改变	偶尔见潮湿、湿疹样改变	潮湿、湿疹样改变	充血、红肿	皮肤皱襞干涸样改变
肠黏膜特点	鹅卵石样	局部皱襞	放射状皱襞	充血、红肿	黏膜粗糙
病变过程	慢性表现	慢性表现	反复发作	持久不愈	持久不愈

三、并发症

肛门失禁患者最常见的并发症是会阴部、骶尾部、肛周皮肤炎症,部分患者还可导致逆行性尿路感染或阴道炎及皮肤红肿、溃烂。这是因为粪便对皮肤黏膜产生刺激,使会阴部皮肤经常处于潮湿和代谢产物侵袭的状态,加上皮肤间的摩擦,形成皮肤红肿、溃烂。

(劳霖宗)

第四节　治　　疗

一、非手术治疗

(一)内治

1.辨证论治

(1)气虚下陷证。

证候:不能控制排便排气,轻重程度不一;伴肛门坠胀,神疲乏力,食欲缺乏;舌淡,苔薄白,脉细。

治法:补气提升,收敛固摄。

方药:补中益气汤加减。

(2)脾肾亏虚证。

证候:排便排气控制难;纳呆,头昏耳鸣,腰膝酸软;舌淡,苔薄白,脉细无力。

治法:健脾温肾,补气升提。

方药:金匮肾气汤合补中益气汤加减。

2.中成药治疗

常用的有补中益气丸、金匮肾气丸等。

3.西医治疗

肛管直肠有炎症可服用抗生素。出现腹泻或便秘,口服止泻剂或润肠药对症治疗。如肛周皮肤有炎症应经常保持肛周清洁,外用药涂擦。

(二)外治

适用于各种类型的大便失禁导致的肛门疼痛不适、潮湿等。

1.熏洗法

该治疗具有活血止痛、收敛消肿等作用,常用的方剂有五倍子汤、苦参汤、止痛如神汤等。以药物加水煮沸,先熏后洗。

2.敷药法

该法有消肿止痛、收敛祛腐生肌作用,常用药有消痔膏、九华膏等。

3.塞药法

该法是将药物制成各种栓剂塞入肛内,依靠体温将其融化,直接敷于肛门直肠皮肤黏膜,起到清热消肿、止痛止血作用。常用药有痔疮栓、太宁栓等。

(三)非药物治疗

1.饮食调节

多吃含纤维素高的及富有营养的食物,避免刺激性食物。

2.排便训练

为了建立规律性排便习惯,可以根据患者以前的排便时间,在同一时间使用栓剂或开塞露,建立反射性排便,配合腹部按摩,持续3～4周。

3.肛门括约肌锻炼

嘱患者收缩肛门(提肛),每天提肛500次左右,每次坚持数秒钟,这样可增强肛门括约肌的功能。

4.刺激肛门括约肌收缩

适用于神经性肛门失禁者,将刺激电极置于外括约肌内,用电刺激肛门括约肌及肛提肌,使之产生有规律的收缩。

5.针灸治疗

主穴:长强。配穴:肾俞、命门、百会、足三里、三阴交、关元。艾灸:取上述穴位,点燃艾条,艾火距皮肤约3 cm,灸10～20 min,以灸至皮肤温热红晕,而又不致烧伤皮肤为度。

6.按摩治疗

按摩足三里、关元、长强等穴位。

二、手术治疗

对于症状明显,严重影响学习、工作、生活者,经长期饱受治疗无效者,可采用手术治疗。手术治疗应严格掌握适应证。

(一)修补术

1.经肛旁肛门括约肌修补术

(1)适应证:外伤或手术等所致肛门括约肌损伤,无功能部分未超过1/3～1/2者。

(2)禁忌证:严重的心、肝、肾疾病及糖尿病、高血压患者;凝血功能障碍与瘢痕体质。

(3)术前准备:①损伤或手术切断病例,应待创面愈合、感染控制后,方行手术修补括约肌,多在3～6月后;②术前1 d进流质饮食;③术前晚及术晨清洁灌肠,排净灌肠液后擦净肛周皮肤,备皮;④术前3 d起,口服卡那霉素和甲硝唑等。

(4)麻醉:椎管内阻滞麻醉或腰俞麻醉。

(5)体位:截石位或侧卧位。

(6)手术步骤:①以肛门括约肌附近的瘢痕组织为中心,作弧形切口。为避免术后切口感染,切口应稍远离肛门。②向肛门侧翻起皮瓣及瘢痕组织,显露肛门括约肌断端,分离松解其与周围组织粘连。③用丝线作两括约肌断端褥式或"8"字缝合。若缺损过大,可分期手术,此时应尽量拉近两括约肌断端,并固定于周围软组织上,3月后视失禁情况决定是否再次手术。④缝合皮肤切口。必要时留置皮下橡皮引流片。

(7)术后处理:①术后预防性应用抗生素,防止感染;②若置引流条应于36～48 h内拔除;③术后流质饮食3～5 d;④术后5 d开始口服液体石蜡,保持大便通畅;⑤术后肛门部保持清洁干燥;⑥如有感染形成脓肿,应及时拆线或切开引流;⑦2周内不作指诊检查,4周内不作肛门镜检查;⑧恢复后应坚持提肛运动,以增强肛门部肌肉的功能。

(8)术中注意点:①肛门直肠手术时如损伤括约肌,应立即修补,如有感染应在3～6月内修补。肛门直肠外伤后多有不同程度感染或肌肉坏死,应行乙状结肠去功能造口、肛门局部清创引流,除局部条件良好可作1期修补术外,多数应待伤口愈合,即3～6月后行2期修补。②游离括约肌断端时,应切除断端之间的瘢痕组织,可以保留少许瘢痕组织有利于缝合修补。③若内括约肌有损伤,应与外括约肌分离后先作修补,有助于恢复肛门正常功能。④缝合皮肤时,可开放伤口下部,以利引流。

2.臀大肌修补肛提肌术

(1)适应证:肛提肌损伤或肛提肌发育不良者。

(2)禁忌证:①严重的心、肝、肾疾病及糖尿病、高血压患者;②凝血功能障碍与瘢痕体质。

(3)术前准备:同经肛旁肛门括约肌修补术。

(4)麻醉:椎管内阻滞麻醉。

(5)体位:折刀位,臀部垫高。

(6)手术步骤:①麻醉满意后,常规消毒铺巾。于尾骨尖下作凹面向肛门的弧形切口,切开皮肤、皮下,术者以左手示指置肛管直肠内作引导,分离显露直肠后壁及括约肌。②继续向两侧分离,分别游离暴露左、右侧臀大肌的内侧部,每侧取血运良好、宽5 cm、厚2 cm的臀大肌肌瓣。③将切取好的左右两侧臀大肌肌瓣盖于直肠后方,拉拢两肌瓣,以直肠内手指感觉肌瓣向前推压直肠至适度,在直肠后方缝合。肌瓣的下缘固定于外括约肌环形纤维上。于肌瓣表面置橡皮引流片,缝合切口。

(7)术后处理:①术后取俯卧位,36～48 h后拔除橡皮片;②其他同经肛旁肛门括约肌修补术。

(8)术中注意点:①为避免术后切口感染,应严格无菌操作。肛管指诊后应更换已污染的手套,并重新消毒肛门。②缝合两侧臀大肌肌瓣应使直肠前移,以肛管直肠结合部最显著,使肛直肠角变锐为宜,故要求切取臀大肌肌瓣时宽度要合适,以免缝合后过松,必要时缝合前可修去多余部分。

3.Parks肛管后方盆底修补术

(1)适应证:适用于原发性失禁、扩张术后引起的失禁和肛管直肠脱垂,固定术后仍有失禁者。

(2)禁忌证:同经肛旁肛门括约肌修补术。

(3)术前准备:同经肛旁肛门括约肌修补术。

(4)麻醉:同经肛旁肛门括约肌修补术。

(5)体位:膀胱截石位。

(6)手术步骤:①麻醉满意后,常规消毒铺巾。在距离肛门2～3 cm处作肛门后方弧形切口。②向前翻转皮片,在内外括约肌之间向上分离。③将内括约肌和肛管拉向前方,向上继续分离到耻骨直肠肌上方,显露直肠后方脂肪、髂骨尾骨肌、耻骨尾骨肌。④间断缝合两侧耻骨直肠肌,使其作用弓缩短,肛直角前移。⑤同法折叠缝合松弛的外括约肌。缝合皮肤切口。

(7)术后处理:同经肛旁肛门括约肌修补术。

(8)术中注意点:①术中应识别和暴露肛门内、外括约肌间沟,沿此间沟分离可避免出血;②充分分离耻骨直肠肌及肛提肌,暴露直肠后壁及两侧约2/3周肠壁,以利缩缝,分离时避免直肠穿孔;③两侧肛提肌、耻骨直肠肌用不可吸收缝线间断缝合,缝合张力不宜过大,以免造成肌肉坏死。

(二)肛门括约肌折叠术

1.肛门前方外括约肌折叠术

(1)适应证:因肛管直肠脱垂、会阴异常下降等造成肛门括约肌松弛而无缺损的肛门失禁者。

(2)禁忌证:同经肛旁肛门括约肌修补术,妇科急慢性阴道炎。

(3)术前准备:同经肛旁肛门括约肌修补术。

(4)麻醉:同经肛旁肛门括约肌修补术。

(5)体位:膀胱截石位。

(6)手术步骤:①麻醉满意后,常规消毒铺巾,在肛门前方距肛缘 1～2 cm 处作一半圆形切口。②切开皮肤及皮下组织,游离皮片并将其向后翻转覆盖肛门,向深处分离,显露两侧外括约肌向会阴体方向,在两侧内、外括约肌之间可见一三角形间隙;③用丝线间断折叠缝合内、外括约肌,闭合原三角形间隙,缩紧肛管;④间断缝合皮下组织和皮肤,外用无菌纱布压迫,丁字带固定。

(7)术后处理:同经肛旁肛门括约肌修补术。

(8)术中注意点:①缝合两侧外括约肌时,应达到外括约肌深部,可分层折叠;②应避免过多缝合肌纤维,只缝合肌膜,以免肌肉坏死;③可行肛管内指诊调节折叠程度,达到有效折叠而无肛管狭窄,但应严格无菌原则。

2.经阴道外括约肌折叠术

(1)适应证:肛门括约肌松弛的女性患者。

(2)禁忌证、术前准备、麻醉、体位:同肛门前方外括约肌折叠术。

(3)手术步骤:①经阴道后缘黏膜与皮肤交界处作一长 4～5 cm 横切口,将阴道后壁向上剥离,显露外括约肌前部。将外括约肌向前方牵起,判断其松弛程度。②折叠缝合松弛的外括约肌,并于其上方缝合两侧肛提肌脚。③缝合阴道后壁。

(4)术后处理:①便后予 1∶10 的洁尔阴液坐浴;②术后第二天起口服缓泻剂,使排便通畅。

(5)术中注意点:①做切口前,可于阴道黏膜下注射肾上腺素生理盐水,既有利于分离,又减少渗血;②折叠时应只缝肌膜,少缝肌纤维,折叠后肛管应只能通过示指末节;③缝合直肠阴道隔时进针不宜过深,以防穿透直肠黏膜。

(三)肛门括约肌成形术

1.肛门前侧括约肌成形术

(1)适应证:分娩或外伤所致的陈旧性会阴Ⅳ度撕裂,致肛门失禁的女性患者。

(2)禁忌证:①严重的心、肝、肾疾病及糖尿病、高血压患者;②凝血功能障碍与瘢痕体质患者。

(3)术前准备:应行阴道分泌物检查,有滴虫、真菌感染者应先治疗;避开经期;其余同经肛旁肛门括约肌修补术。

(4)麻醉:椎管内阻滞麻醉。

(5)体位:膀胱截石位。

(6)手术步骤:①用两把 allis 钳夹住会阴缺损部位两侧,另在阴道后壁中线缺损的上缘上方 2～3 cm 处也置 allis 钳。将缺损两侧 allis 钳对合,判断预定修复的高度。②拉紧缺损两侧 allis 钳,使成横行,便于区分直肠与阴道间的间隙,用手术刀或电刀分离,尽量靠近阴道壁分离,以免损伤直肠。③充分分离直肠侧方及上方。常可遇到两侧凹陷处,相当于撕裂、回缩的肛门外括约肌断端,游离断端并留少许瘢痕组织。④用 allis 钳将括约肌两断端拉近,分离其覆盖组织,用 2～3 行可吸收线"U"形缝合。示指插入肛门,确定括约肌两端是否已有效地缝在一起,括约肌缝线打结后肛管应明显缩紧。⑤缝合会阴浅、深筋膜,加强会阴体。阴道后联合成形,尽可能修复前庭、阴唇外观。采用"z"形皮瓣转移法缝合会阴部皮肤,延长阴道口与肛管间的距离。

(7)术后处理:①术后预防性应用抗生素,防止感染;②术后给予流质饮食1周;③术后第9天,开始做肛门括约肌锻炼。

　　(8)手术注意点:手术一般选择在伤后3～6个月无炎症时进行。如伤后长期得不到修复,则肛门括约肌回缩、萎缩加重,对修复肛门括约肌带来困难。成年女性如有阴道炎,应请妇科会诊,先治疗阴道炎,如阴道炎不治愈,术后易发生感染而致手术失败。

　　2.股薄肌移植括约肌成形术

　　(1)适应证:适用于神经性肛门失禁,其他方法处理失败或有禁忌证者;肛管直肠发育不全、先天性无括约肌、肛门完全性失禁者;早期直肠癌患者行腹会阴联合切除,术后无局部复发及远处转移,需原位肛门重建者。括约肌损伤无法修补或多次修补失败者。

　　(2)禁忌证:严重的心、肝、肾疾病及糖尿病、高血压患者;凝血功能障碍与瘢痕体质;股薄肌及其支配神经受损或有病变者,如硬皮病等;会阴部脓肿或Crohn病者;装有心脏起搏器者;6岁以下的小儿。

　　(3)术前准备:①应向患者讲清手术的性质及失败的可能性,让患者有足够的思想准备。②肛门切除需重建原位肛门者,造口位置也应在术前选定好,并做好标记。③其余同经肛旁肛门括约肌修补术。

　　(4)麻醉:椎管内阻滞麻醉。

　　(5)体位:膀胱截石位。

　　(6)手术步骤:①麻醉满意后,常规消毒铺巾。在股上部内侧股薄肌浅面与肌肉平行开一5～8 cm切口;膝关节内侧上方与肌肉下1/3平行开一3～4 cm切口;胫骨结节下方开一3～4 cm斜切口。②由股上部内侧切口切开皮肤和皮下组织,在内收长肌内侧显露股薄肌,切开股薄肌肌膜,以示指和止血钳将肌肉游离。由肌肉深面穿过一条布带,牵起肌肉向上方游离,应注意避免损伤由后方进入肌肉的神经血管束;再向下尽量游离到肌腱部分。③由膝关节内侧上方切口以示指向深处分离,在缝匠肌后方摸到股薄肌的圆形肌腱,以纱布带牵出肌腱,向上以血管钳分离到股薄肌上部,向下分离可见肌腱绕过股骨内上髁后方,沿前弯向胫骨内侧髁。分离时应切断肌腱与关节相连的纤维组织,使肌腱游离。④牵开胫骨结节下方切口,由膝关节上方切口牵拉肌腱可见在缝匠肌肌腱下方股薄肌鱼尾状扁腱止于胫骨,将肌腱由骨膜切断。⑤将肌腱断端牵出膝上部切口,并向上将肌腱和肌肉完全游离。由股上部切口牵出股薄肌,以纱布在肌肉的深面向上分离,直到看见血管神经束为止,并避免损伤。以盐水纱布包裹,放入股上部切口内以备移植,缝合下部两个切口。⑥在肛门前方和后方,距肛门缘1.5～2.0 cm各开一纵或横切口,切开皮肤和皮下组织,并由切口向外分离。保留肛门前和后正中缝,因正中缝对移植后的股薄肌有稳定或滑车作用。⑦由肛门前方切口与股上部切口之间做一能通过二指的隧道,使肌肉在隧道松弛活动;以长血管钳由肛门前方切口,在对侧肛管外侧向后到肛门后方切口做一隧道;再由肛门后方切口到肛门前方切口在同侧做一隧道;在对侧耻骨结节开一2～3 cm切口,并与肛门前方切口做一隧道。⑧在股薄肌肌腱末端穿入牵引线,将股薄肌牵入隧道,将牵引线经过肛门前方切口,再经过对侧隧道,由肛门后方切口穿出。⑨牵拉肌腱牵引线将股薄肌肌腱由肛门后方切口牵出,再牵拉肌腱,使股薄肌牵入隧道。⑩股薄肌肌腱由肛门后方穿过同侧隧道到肛门前方,将肌腱经过股薄肌深面由前方切口牵出。⑪将肌腱经过肛门前方切口并通过耻骨结节隧道由耻骨结节切口牵出。⑫改为平卧位,让两下肢伸直,再将取肌肉的大腿内收,牵紧肌腱,确定肛管的紧度,一般伸入指尖即可,但越紧越好。对男患者需将精索推向上方,将肌腱固定于耻骨结节骨膜,一般固定2～

4针。股薄肌移植后固定于解剖部位,最后缝合各部伤口。⑬身体矮小肥胖患者的股薄肌肌腱较短,可将其固定于坐骨结节上。对着坐骨结节开一切口,显露坐骨结节和肛提肌。由该切口与肛门前方切口做一隧道,将肌腱通过隧道牵出,并将肌腱末端分为两半,一半固定于坐骨结节,一半与肛提肌固定。

(7)术后处理:①流质饮食数天,逐渐改为普通饮食。卧床2~3 d。②给全身抗生素7 d。③控制排便4~7 d,然后每天早餐后盐水灌肠,训练定时排粪。④会阴部每天无菌换药。⑤股薄肌活动训练:有排粪感觉时内收两侧大腿,手压腹下部,躯干弯向前方,增强排粪反射。外展小腿可使肛门紧缩,内收大腿和弯曲躯干可使肛门松弛。⑥第二步手术是植入波动发生器,使股薄肌保持连续压力,增加功能。第一次手术后6周,患者取截石位,在股上部股薄肌移植突出处切开皮肤,显露肌肉。在血管神经进口的远侧将发生器的阳极植入肌肉并固定。距血管神经进口的远侧2~3 cm将阴极同法植入。再将两极导线经皮下隧道由下腹切口穿出。植入后第二天开始电刺激训练,使肌肉逐渐能持续收缩。

(8)术中注意点:术中游离股薄肌时,切勿损伤股薄肌近端的主要神经血管束,是保证股薄肌成活及手术成功的重要环节。在分离股薄肌中上1/3时,应该注意勿损伤神经和血管。注意用磁控开关开启波动发生器刺激股薄肌,防止该肌肉萎缩失去控制大便的作用。

3.臀大肌移植括约肌成形术

(1)适应证:①肛门失禁不能行肛门括约肌修补术或修补后失败者;②因手术、外伤或疾病致肛门括约肌破坏或松弛造成失禁者;③直肠癌行Miles术后会阴部造口者。

(2)禁忌证:严重的心、肝、肾疾病及糖尿病、高血压患者。凝血功能障碍与瘢痕体质。

(3)术前准备:①应向患者讲清手术的性质及失败的可能性,让患者有足够的思想准备;②肛门切除需重建原位肛门者,造口位置也应在术前选定好,并做好标记;③其余同经肛旁肛门括约肌修补术。

(4)麻醉:椎管内阻滞麻醉。

(5)体位:倒置位。

(6)手术步骤:①取倒置位,在臀部两侧由中线的外侧到坐骨结节各开一斜切口。②切开一侧皮肤和皮下组织,显露臀大肌下缘。分离肌肉下部、肌腱和变厚的筋膜到骶尾止点,并由骶尾附着处切断。再由外侧分离肌肉,分离出宽3~4 cm的肌片,向外翻转肌片到伤口外,注意保护臀下神经和血管,避免损伤。③沿肌纤维将肌片下部切开,分成相等的两部分。④同法分离和切开对侧肌片,并对着两侧坐骨直肠窝,距肛门缘2~3 cm各开一弯切口。⑤围绕肛管在肛门前方和后方做皮下隧道,并由臀部切口和肛门外弯切口之间做成隧道。⑥将左右两侧下部肌肉断端通过隧道牵向会阴,并将两断端重叠缝合。上部肌肉断端牵向后方,围绕肛管重叠缝合。这样使两侧臀大肌片围绕肛管代替括约肌。⑦缝合各部伤口,放置皮片或引流管。

(7)术后处理:①术后预防性应用抗生素,防止感染;②若置引流条应于36~48 h内拔除;③术后流质饮食3~5 d;④术后5 d开始口服液体石蜡,保持大便通畅;⑤术后肛门部保持清洁干燥;⑥如有感染形成脓肿,应及时拆线或切开引流;⑦2周内不作指诊检查,4周内不作肛门镜检查,恢复后应坚持提肛运动,以增强肛门部肌肉的功能;⑧手术后数周应避免坐位,3~4周不攀登楼梯,3周后可进行生物反馈训练肛门括约肌。

(8)术中注意点:①本手术主要并发症是创口感染及臀大肌坏死,是该手术失败的主要原因。为避免术后切口感染,应严格无菌操作。肛管指诊后应更换已污染的手套,并重新消毒肛门。

②分离臀大肌肌片时尽可能保护好肌腱和神经束及血管。③缝合皮肤时,可开放伤口下部,以利引流。

(四)可控式水囊人工肛门植入术

1.适应证

①先天畸形:高位肛门直肠闭锁。②各种神经源性肛门失禁。③各种重症肛门失禁:肛门括约肌缺如超过半周的创伤性肛门失禁、产伤性肛门失禁、医源性肛门失禁。④直肠癌 Miles 术后会阴原位造口。⑤各种肛门括约肌修补术、肛门成形术失败、需行永久性结肠造口者。

2.禁忌证

①潜在感染:肛门周围组织感染未控制、肛周皮肤破溃者。②解剖异常:直肠阴道瘘、直肠阴道隔薄弱、严重会阴下降者。③肛周有广泛性疤痕者;肛管直肠狭窄;严重直肠炎者。④恶性肿瘤未根治者;近期盆腔放疗者。⑤小儿和婴幼儿患者;对医用硅胶材料过敏者。⑥能通过括约肌修补术或肛门成形术治愈的各种肛门失禁者。

3.术前准备

(1)让患者及家属了解手术的性质、人工肛门括约肌的构造和使用方法。括约带环绕肛管周围,控制泵放置在阴囊或大阴唇皮下,调压囊放置在膀胱前间隙。整个装置充满液体。正常情况下,调压囊将液体压入括约带,使肛门闭合。排便时,反复按压控制泵数次,液体自括约带回流到调压囊内,肛门开放。排便结束后数分钟,液体自调压囊自动压入括约带,肛门重新闭合。

(2)肠道准备同肛门括约肌修补术。

(3)预防性应用抗生素。

(4)慢性腹泻患者应行结肠造口转流粪便。

4.麻醉

全麻。

5.体位

膀胱截石位。

6.手术步骤

(1)人工肛门括约肌的配件的准备。人工肛门括约肌为可植入性弹性硅胶假体,主要由 3 个配件组成:括约带、控制泵、调压囊。将配件均浸入专用填充液中。用无损伤针头将括约带填满后再抽空,排出空气。将控制泵连接导管的两端均浸入填充液,反复轻轻挤压控制泵使空气完全排出。用 40 mL 左右的填充液使调压囊充满,并排出空气。

(2)植入括约带。①肛门周围皮下隧道的分离:距肛缘 2～3 cm,在肛门前方做一个弧形切口或在肛门两侧做垂直切口,切口长 3～5 cm。围绕肛门钝性做皮下隧道。②选用合适的括约带:括约带宽度有2.0 cm、2.9 cm、3.4 cm 三种型号,长度有 9～14 cm 六种型号。选择标准是宽度等于分离的肛管长度,长度等于肛管周围皮下隧道的周长。用专用的括约带量尺测量,同时行直肠指诊协助判断。③放置括约带:利用量尺作引导,将括约带围绕肛管周围,并扣好括约带,将括约带两端边缘用专用无损伤针线间断缝合数针。

(3)植入调压囊。①选用合适的调压囊:调压囊有 80～120 cm 水压压力四种型号。根据括约带大小和患者排便情况进行选择。括约带大及经常排稀液便患者,应选用压力较大的调压囊。②放置调压囊:耻骨上横切口,长 3～5 cm,分开腹直肌,钝性分离,将调压囊放入耻骨后、膀胱前方的陷窝内,注水55 mL充盈调压囊。③验证系统:调压囊与括约带通过导管相连,60 s 后括约带充盈增压,术者可通过直肠指诊或肛管测压方法检查肛管压力,从而判断能否理想地控制排便。如果肛管过紧或过松则需更换合适的括约带或调压囊。检验结束后,夹闭导管括约带保持充盈,抽出调压囊内的液体,再注入 40 mL 填充液后,夹闭导管。

(4)植入控制泵。通过耻骨上切口向阴囊或大阴唇钝性分离,形成一个间隙。将控制泵放入间隙内,注意使控制钮向前,使用时容易操作。应用专用接头将各个导管连接,按压控制泵上的关闭钮,使括约带松弛,人工肛门括约肌系统暂时不起作用。

(5)缝合切口仔细止血,按层次用可吸收缝线仔细缝合切口。一般不放置引流。

7.术后处理

(1)术后 24 h 内控制泵周围冷敷和压迫,避免血肿。

(2)术后静脉应用抗生素。

(3)未行结肠造口患者禁食 3 d。

(4)会阴部伤口每天换药。

(5)出院后会阴部应用尿垫,保持干燥,肛门周围避免压迫。

(6)3～6 周后进行随访和肛管直肠功能检查。

(7)6～8 周开始教患者如何使用人工肛门括约肌。

(8)结肠造口患者术后 3 个月左右行造口关闭术,造口期间应暂时关闭人工肛门括约肌。

(9)如果人工肛门括约肌系统内液体减少,可自皮下用无损伤针穿刺加液。

8.术中注意点

肛门前方的弧形切口可有效减少切口张力。选择括约带的型号相当重要,手术中要经常进行直肠指诊检查肛管压力,要求括约带排空时肛管可以完全张开,括约带充盈时肛管可以完全闭合。括约带最佳位置为肛管、直肠交界处,不宜过浅。整个系统均用专用填充液注满,必须排空气泡。避免用普通血管钳夹压人工肛门括约肌假体的任何配件。

三、疗效判断

(一)治愈
能随意控制气体、液体、成形粪便排出。

(二)好转
可控制成形粪便排出,不能控制气体、液体,肛门括约肌功能不全。

(三)未愈
肛门控制功能无改善。

四、预防与调护

(1)手术时应注意肛门括约肌的解剖位置,正确掌握切断内、外括约肌的原则。

(2)肛门直肠先天性畸形在做修复或成形术时,必须重视原有肛门括约肌的利用,特别是肛管直肠环的重建,是术后恢复控便功能的关键。

(3)对高位肛瘘需要切开肛门括约肌时,应注意保护肛管直肠环的完整,不能将括约肌斜行切断。

(4)对两处以上的多发性高位肛瘘行挂线治疗时,不应两处同时切开,也不宜两处同时紧线。

(5)及时正确地处理肛门直肠损伤所造成的肛门功能损害。

(劳霖宗)

第十二章

肛门直肠狭窄

第一节 概 述

肛门直肠狭窄是指由于先天性肛门直肠缺陷或者因外伤、医源性损伤、局部炎症刺激及新生物等原因引起的一种以肛门直肠管径变小为主要病理特点,以排便功能障碍(甚至不能排便)为主要临床表现的一种疾病。婴幼儿患者多是先天性缺陷,成年患者多因医源性损伤或继发于其他病症。中医属便秘、锁肛痔的范畴。

(梁经明)

第二节 病 因 病 理

一、西医学认识

(一)先天性因素

对于肛门直肠狭窄,大多数学者认为系在胚胎发育过程中,外胚层由外向内、向上形成原始肛道的融合阶段出现了障碍。这种障碍一旦出现将直接导致肛门直肠形成不完全或不充分,从而引起肛门直肠狭窄甚至闭锁。

(二)外伤因素

肛门直肠外伤,可直接导致肛门、肛管皮肤及肌肉的损害。创伤在愈合恢复过程中,由于肛门平时多呈持续收缩状态,致使局部创伤愈合面积缩小,愈合后形成的窄小、僵硬而缺乏弹性的瘢痕反过来又会制约肛门的随意开放程度,从而引起狭窄。

(三)医源性创伤

肛门直肠不正确的手术方式、注射疗法、肛门直肠部放射治疗、枯痔散的使用等均可能引起肛门、直肠的损伤,引起狭窄。

(四)新生物因素

肛门、直肠新生物(包括肿瘤、疣体等)可占据部分或全部肛门直肠腔,形成阻挡及狭窄。

（五）炎症

溃疡性结肠炎、克罗恩病、肛瘘、肛门直肠结核、放射性肠炎也可引起肛门直肠狭窄。

二、中医学认识

由于气机郁滞、肠道瘀血内阻，以致腹部胀满疼痛，肠鸣不爽，腑气不通，大便细而不畅。正如《外科大成》所云："锁肛痔，肛门内外如竹节锁紧，形如海蜇，里急后重，便粪细而带扁，时流臭水……"。

三、病理改变

肛门直肠管径变小、呈环形、镰状、管状狭窄，部分患者伴肛裂、直肠炎或结直肠溃疡。肛周瘢痕组织肿硬，弹性降低。

（梁经明）

第三节　临床表现

一、症状

（一）排粪不畅

本病患者不能随意通畅排出大便，排便时间延长，须临厕努挣方能少量排出。需长期服用泻药、灌肠、注射开塞露等帮助排便，否则不能解出大便。

（二）腹部不适

腹部不适以腹痛、腹胀为主，尤以左下腹明显。

（三）便血

肛门有裂口者便血色鲜红，量多少不等，便前、便后均可发生。溃疡及肠炎患者可有黏液样血便。

（四）疼痛

肛门、腹部疼痛，尤以排便前后明显，疼痛时间从数分钟至数十分钟不等。

（五）假性失禁

由于肛门弹性差，部分大便、肠液因肠内压的增高而被挤出肛门。

二、体征

（一）肛门狭窄

肛门仅存一小孔，或仅容一指通过甚至不能进入。

（二）直肠狭窄

直肠内可有镰状狭窄带或环形狭窄带，直肠腔因此而明显缩窄。

（三）结肠直肠炎

直肠或结肠可发生炎性水肿，溃疡形成。

（四）裂口

肛管部呈放射状存在一至数条裂口,可深达肌层。

（五）腹部体征

腹部胀满压痛,左下腹常扪及肠型积粪。

（六）粪石

直肠内存留大量粪便,甚至形成粪石。

（七）瘢痕

肛周瘢痕形成,皮肤肌肉弹性减退。

三、实验室检查

本病患者的血、尿常规一般无明显变化。

（梁经明）

第四节　诊断与鉴别诊断

一、诊断依据

(1)排便不畅或变细。

(2)有肛门直肠外伤、医疗史。

(3)足以引起排便障碍的肛门、直肠狭小。

二、鉴别诊断

（一）功能性出口梗阻

由于直肠黏膜内套叠、耻骨直肠肌痉挛、直肠前突等引起的排便不畅,肛门直肠无器质性狭窄。

（二）肛门闭锁

肛门直肠不相通,肛门不能解出大便。局部检查未见肛口形成。

三、分类

肛门直肠狭窄根据形态、病因、轻重的不同而存在不同的分类法。

（一）形态分类

(1)管状狭窄:狭窄部宽度在 2 cm 以上者。

(2)环状狭窄:狭窄部宽度在 2 cm 及以下者。

(3)镰状狭窄:狭窄部仅占据肛门直肠部分周径者。

（二）病因分类

(1)先天性狭窄:婴幼儿出生后即出现肛门直肠狭小,排便障碍者。

(2)后天性狭窄:由于后天因素(外伤、医疗、炎性、新生物等)而引起的肛门直肠狭窄。

（梁经明）

第五节 治 疗

一、保守治疗

(一)辨证施治

1.湿热下注型

排便不畅,大便黏滞,便中带血或伴有黏液,腹胀,肛门灼痛,神倦乏力,口干苦,溲黄赤,舌质红,苔黄腻,脉滑数。治宜清热利湿。用芍药汤加减。

2.气滞血瘀型

腹胀甚,排便不畅,肛门肿痛较甚,小便黄,舌红有瘀斑,苔薄黄,脉弦。治宜宽肠理气,祛瘀软坚。用翻肛散加丹参、乳香、没药等。

3.阴虚肠燥型

大便干结难解,口干苦喜饮,小便黄少,舌质红乏津,苔薄黄,脉细数。治宜养阴增液,润肠通便。用增液汤合麻仁丸加减。

4.气阴两虚型

大便干燥,排便乏力,面白无华,少语懒言,心悸气促,舌质淡,苔薄白,脉细无力。治宜益气养阴,润肠通便。用补中益气丸合润肠丸加减。

(二)扩肛疗法

对病症较轻的患者,可采用肛镜或手指进行扩肛治疗。扩肛时以患者可以耐受为度,并随着扩肛的进行逐渐增大扩肛工具的管径、延长每次扩肛持续时间。经过扩肛治疗后,患者能较顺利排出大便为佳,并注意经常复查。

(三)坐浴

坐浴采用中药苦参汤,适量加入丹参、丹皮、川芎等活血化瘀药物,除了能清热除湿外,可以活血化瘀,促进血循环,帮助软化局部瘢痕组织。

二、手术疗法

对较严重的肛门直肠狭窄,必须采取手术治疗。

(一)纵切横缝术

纵切横缝术适合于各种狭窄。

在腰俞穴麻醉下,取膀胱截石位,局部消毒、铺巾后于狭窄部做纵行切口(最好选在肛门后侧或直肠后壁),切口的长度超过狭窄部的宽度,切口深度的掌握应以切断狭窄部瘢痕组织达到松软而富于弹性的组织为佳。然后间断全层横行缝合切口,使狭窄部管径得到放大。放大的程度应以在麻醉状态下轻松放入两指为度。缝合时张力过度时,应加强切缘周围瘢痕组织的游离,以防伤口因张力过度而撕裂,影响疗效。术毕,肛内置凡士林纱条压迫,外敷纱布,胶布固定。术后进食流质饮食 3 d,控制排便 3 d,适当应用抗生素,每次便后用 1∶5 000 高锰酸钾水坐浴,用复方紫草油纱条伤口换药至痊愈。

（二）切开术

切开术适于肛管部环形狭窄。

在腰俞穴麻醉下，取膀胱截石位，局部消毒、铺巾后，沿后正中肛管做放射状切口，切断环形狭窄带，术中会立刻体会到肛门得到松解，并不断调整切口深度、长度，达到手术目的。术中应注意切口一定要呈直线，切口适当加长，利于粪渣、分泌物的排出，促进伤口尽快愈合。术毕，肛内置凡士林纱条，外敷纱布，胶布固定。术后处理同上。

（三）挂线术

挂线术多用于婴幼儿患者或较轻的肛门、直肠狭窄。

在腰俞穴麻醉下，取膀胱截石位，局部消毒、铺巾后，用止血钳在狭窄部下缘穿入，经狭窄部基底由上缘穿出，套入橡皮筋。肛管部狭窄需切开肛管皮肤。收紧橡皮筋，根部结扎固定。挂线术可使狭窄部肌肉由组织因缺血而逐渐坏死断开，而不致肌肉回缩产生失禁。术毕，肛内置凡士林纱条，外敷纱布，胶布固定。术后处理同上。

（四）V-Y 肛门成形术

V-Y 肛门成形术适用于肛门直肠管状狭窄者。

在腰俞穴麻醉下，取膀胱截石位，局部消毒，铺巾后，在肛门外周做多个或连续的"V"型切口，向肛门游离皮瓣，使切口与肛门间皮肤向肛门移行，减轻皮肤张力，"Y"缝合切口，使肛管皮肤得到补偿而扩大。术毕，肛内置凡士林纱条，外敷纱条，胶布固定。术后处理同上。

（五）Y-V 肛门形成术

Y-V 肛门形成术适用于肛门直肠管状狭窄者。

在腰俞穴麻醉下，取膀胱截石位，局部消毒，铺巾后，于肛门前后侧做 Y 型切口，游离切口中呈箭头状皮瓣，然后向肛内拉入皮瓣并缝合固定于切口顶端，使肛管管径扩大。术毕，肛内置凡士林纱条，外敷纱布，胶布固定。术后处理同上。

术后除了积极抗感染外，挂线术后注意观察橡皮筋是否松动，如产生松动应及时紧线。肛门成形术后，应注意观察皮瓣的血运情况及有无感染。拆线后可辅以中药坐浴、扩肛等治疗巩固提高疗效。

三、综合治疗方案

在肛门直肠狭窄的治疗上除了手术外，还应积极配合中药内服或外用，增强疗效。

（梁经明）

第十三章

直肠脱垂

第一节 直肠内脱垂

直肠内脱垂(internal rectal prolapse，IRP)是出口梗阻型便秘的最常见临床类型，31%～40%的排便异常患者排便造影检查可发现直肠内脱垂。直肠内脱垂指直肠黏膜层或全层套叠入远端直肠腔或肛管内而未脱出肛门的一种疾病。直肠内脱垂又称不完全直肠脱垂、隐性直肠脱垂。由于直肠黏膜松弛脱垂，特别是全层脱垂，可导致直肠容量适应性下降、排便困难、大便失禁和直肠孤立性溃疡等。最早在 1903 年由 Tuttle 提出，由于多发生于直肠远端，也称为远端直肠内套叠。虽然国内外文献对该疾病有不同的名称，但所表达的意思相同。

一、病因与发病机制

(一)直肠内脱垂与直肠外脱垂的关系

直肠脱垂可分为直肠外脱垂和直肠内脱垂。顾名思义，脱垂的直肠如果超出了肛缘即直肠外脱垂，简称为直肠脱垂。影像学及临床观察结果等均表明直肠内脱垂和直肠外脱垂的变化相似；手术中所见盆腔组织器官变化基本相似；因此，多数学者认为两者是同一疾病的不同阶段，直肠外脱垂是直肠内脱垂进一步发展的结果。

但对此表示异议的研究者认为，排便造影检查发现 20%以上的健康志愿者也存在不同程度的直肠内脱垂表现，却很少发展成为直肠外脱垂。

(二)直肠内脱垂的病因和可能机制

试图用一个公认的理论来解释直肠内脱垂的发生机制是困难的，因为目前关于直肠内脱垂的分类缺乏国际标准，不同系列的研究缺乏可比性。中医认为直肠脱垂多因小儿元气不实、老人脏器衰退、妇女生育过多、肾虚失摄、中气下陷等导致大肠虚脱所致。从解剖学的角度看，小儿骶尾弯曲度较正常浅，直肠呈垂直状，当腹内压增高时直肠失去骶骨的支持，易于脱垂。某些成年人直肠前陷窝处腹膜较正常低，当腹内压增高时，肠袢直接压在直肠前壁将其向下推，易导致直肠脱垂。老年人肌肉松弛、女性生育过多和分娩时会阴撕裂、幼儿发育不全均可致肛提肌及盆底筋膜发育不全、萎缩，不能支持直肠于正常位置。综合目前的研究，引起直肠脱垂的可能机制有如下几方面。

1.滑动性疝学说

早在 1912 年,Moschcowitz 认为直肠脱垂的解剖基础是盆底的缺陷。冗长的乙状结肠堆积压迫在盆底的缺损处的深囊内,使得直肠乙状结肠交界处形成锐角。患者长期过度用力排便,导致直肠盆腔陷窝腹膜的滑动性疝,在腹腔内脏的压迫下,盆腔陷窝的腹膜皱襞逐渐下垂,将覆盖于腹膜部分之直肠前壁压于直肠壶腹内,最后经肛门脱出。根据这一理论,可以通过修补 Douglas 陷窝达到纠正盆底的滑动性疝从而达到治疗目的。然而,术后较高的复发率证明这一理论并不是直肠内脱垂的主要因素。

2.肠套叠学说

最早由 Hunter 提出,认为全层直肠内脱垂实际上是套叠的顶端。这一理论后来被 Broden 和Snellman通过 X 线造影所证实。正常时直肠上端固定于骶骨岬附近,由于慢性咳嗽、便秘等引起腹内压增加,使此固定点受伤,就易在乙状结肠直肠交界处发生肠套叠,在腹内压增加等因素的持续作用下,套入直肠内的肠管逐渐增加,由于肠套叠及套叠复位的交替进行,致直肠侧韧带、肛提肌受伤,肠套叠逐渐加重,最后经肛门脱出。肛管直肠测压的研究支持这一理论,但临床患者的排便造影研究并不支持。

3.盆底松弛学说

一些研究者认为直肠缺乏周围的固定组织,如侧韧带松弛、系膜较游离,以及盆底、肛管周围肌肉的松弛是主要原因。正常状况下压迫于直肠前壁的小肠会迫使直肠向远端移位从而形成脱垂。

4.妊娠和分娩的因素

一些学者认为妊娠期胎体对盆腔压迫、血流不畅、直肠黏膜慢性淤血减弱了肠管黏膜的张力,使之松弛下垂。直肠内脱垂 80％以上发生于经产妇,也是对这一理论的支持。脱垂多从前壁黏膜开始,因直肠前壁承受了来自直肠子宫陷窝的压力,此处腹膜反折与肛门的距离女性为 8～9 cm。局部组织软弱松弛失去支持固定作用,使黏膜与肌层分离,是发生此病的解剖学基础。前壁黏膜脱垂进一步发展,将牵拉直肠上段侧壁和后壁黏膜,使之相继下垂,形成全环黏膜内脱垂。病情继续发展,久之则形成直肠全层内脱垂。分娩造成损伤也可导致直肠内脱垂,相关因素有大体质量婴儿、第二产程的延长、产钳的应用,尤其多胎,产后缺乏恢复性锻炼,易导致子宫移位。分娩损伤在大多数初产妇可很快恢复,但多次分娩者因反复损伤,则不易恢复。

5.慢性便秘的作用

便秘是引起直肠黏膜内脱垂的重要因素,且互为因果。便秘患者粪便干结,排出困难。干结的粪便对直肠产生持续的扩张作用,直肠黏膜因松弛而延长,随之用力排便时直肠黏膜下垂。下垂堆积的直肠黏膜阻塞于直肠上方,导致排便不尽感,引起患者更加用力排便,于是形成恶性循环。

二、临床表现

(一)性别与年龄

直肠内脱垂多见于女性,国内外文献报道的女性发病率占 70％以上。成人发病率高峰在 50 岁左右。

(二)临床表现

由于直肠黏膜松弛脱垂造成直肠或肛管的部分阻塞现象,直肠内脱垂的症状以排便梗阻感、肛门坠胀、排便次数增多、排便不尽感为最突出,其他常见症状有黏液血便、腹痛、腹泻以及相应的排尿障碍症状等。少数患者可能出现腰骶部的疼痛和里急后重。严重时可能出现部分性大便失禁等。部分性大便失禁往往与括约肌松弛、阴部神经牵拉损伤有关。但这些症状似乎并无特征性。Dvorkin 等对排便造影检查的 896 例患者进行分组:单纯直肠内脱垂、单纯直肠前突和两者兼有。对这三组患者的症状进行统计学分析发现:肛门坠胀、肛门直肠疼痛的特异性最高。

在 8％～27％的患者中,直肠内脱垂只是盆底功能障碍综合征的其中之一,患者往往可能同时伴有不同程度的子宫、膀胱脱垂以及盆底松弛。盆腔手术史、产伤、腹内压增高、年龄增加和慢性便秘都可以成为这一类盆底松弛性疾病的诱因。有研究发现这类盆底脱垂的患者存在盆底肌肉的去神经支配改变。类似的现象也表现在 Marfans 综合征患者,因为盆底支持组织的松弛,发生盆底器官脱垂和尿失禁。有报道手术治疗的直肠内脱垂患者伴有较高比率的尿失禁(58％)和生殖器官脱垂(24％)。

三、直肠内脱垂的分类

1997 年,张胜本等依据排便造影对直肠内脱垂的分类进行了详细的描述。直肠内脱垂分为套入部和鞘部。按照套入部累及的直肠壁的层次,分为直肠黏膜脱垂和直肠全层脱垂;按照累及的范围,分为直肠前壁脱垂和全环脱垂;按照鞘部的不同,分为直肠内直肠脱垂和肛管内直肠脱垂,肛管内脱垂一般为全层脱垂。

通过排便造影和临床观察,发现直肠内脱垂多发生在直肠下段,也可发生在直肠的上段和中段,直肠全层内脱垂多发生在直肠的下段。

四、诊断

根据典型的症状、体征,结合排便造影等辅助检查结果,直肠内脱垂的诊断并不难。但在直肠内脱垂的诊断过程中,必须值得注意的问题是:临床或影像学诊断的直肠内脱垂是否能够解释患者的临床症状,是否是引发出口梗阻型便秘系列症状的主要因素。特别是伴随有其他类型的出口梗阻型便秘时,区分主次就显得非常重要,与治疗方法的选择和预后密切相关。

(一)临床症状

典型的临床症状是便意频繁、肛门坠胀、排便不尽感,有时伴有排便费力、费时。多数无血便,除非伴有孤立性直肠溃疡。但包括直肠肿瘤在内的许多疾病都可能出现上述表现,因此直肠内脱垂的诊断必须排除直肠肿瘤、炎症等其他常见器质性疾病。

(二)肛门直肠指诊和肛门镜检查

指诊时可触及直肠壶腹部黏膜折叠堆积、柔软光滑、上下移动,内脱垂的部分与肠壁之间可有环行沟。也有学者报道直肠指诊只能发现括约肌松弛和直肠黏膜堆积,部分患者可触及宫颈状物或直肠外的后倒子宫。典型的病例在直肠指诊时让患者做排便动作,可触及套叠环。肛门镜检查一般采用膝胸位,内脱垂的黏膜往往已经还纳到上方,因此肛门镜的主要价值在于了解直肠黏膜是否存在炎症或孤立性溃疡以及痔疮。

(三)结肠镜及钡灌肠

检查的主要目的是排除大肠肿瘤、炎症等其他器质性疾病。但肠镜退镜至直肠中下段时,适当抽出肠腔内气体后,可以很容易地看到内脱垂的黏膜环呈套叠状,提示存在直肠内脱垂。肠镜下判断孤立性直肠溃疡必须非常慎重,应反复多次活检排除肿瘤后才能确定,而且应该定期随访,切不可将早期直肠癌性溃疡当作直肠内脱垂所引起的孤立性溃疡。

(四)排粪造影

排粪造影是诊断直肠内脱垂的主要手段,而且可以明确内脱垂的类型是直肠黏膜脱垂还是全层脱垂;明确内脱垂的部位,是高位、中位还是低位;并可显示黏膜脱垂的深度。排粪造影的典型表现是直肠壁向远侧肠腔脱垂,肠腔变细,近侧直肠进入远端的直肠和肛管,而鞘部呈杯口状。并常伴有盆底下降、直肠前突和耻骨直肠肌痉挛等。根据严重的临床症状和典型的排便造影而无器质性疾病,其诊断不难。直肠内脱垂的排便造影有以下几种影像学改变。

1.直肠前壁脱垂

肛管上方直肠前壁出现折叠,使该部呈窝陷状,而直肠肛管结合部后缘光滑延续。

2.直肠全环内脱垂

排便过程中肛缘上方6～8 cm直肠前后壁出现折叠,并逐渐向肛管下降,最后直肠下段变平而形成杯口状的鞘部,上方直肠缩窄形成锥状的套入部。

3.肛管内直肠脱垂

直肠套入的头部进入肛管而又未脱出肛缘。

(五)盆腔多重造影

传统的排粪造影检查不能区别直肠黏膜脱垂和直肠全层内脱垂,也不能明确是否存在盆底疝等疾病。为此,张胜本等设计了盆腔造影结合排粪造影的二重造影检查方法,即先腹腔穿刺注入含碘的造影剂,待其引流入直肠陷窝后再按常规方法行排粪造影检查。如果直肠陷窝位置正常,说明病变未累及肌层,为直肠内黏膜脱垂。如果盆底腹膜反折最低处(正常为直肠生殖陷窝低点)下降并进入套叠鞘部,则说明病变已累及腹膜层,为全层脱垂,从而可靠地区分直肠黏膜脱垂或直肠全层内脱垂。

(六)肌电图检查

肌电图是通过记录神经肌肉的生物电活动,从电生理角度来判断神经肌肉的功能变化,对判断括约肌、肛提肌的神经电活动情况有重要参考价值。

五、治疗

直肠内脱垂的治疗包括手术治疗和非手术治疗。研究表明,直肠内脱垂的发生、发展与长期用力排便导致盆底形态学的改变有关。因此,除手术治疗外,非手术治疗也相当重要,很多患者经过非手术治疗可以改善临床症状。

(一)非手术治疗

1.建立良好的排便习惯

让患者了解直肠内脱垂发生、发展的原因,认识到过度用力排便会加重直肠内脱垂和盆底肌肉神经的损伤。因此,在排便困难时,应避免过度用力,避免排便时间过久。

2.提肛锻炼

直肠内脱垂多伴有盆底肌肉松弛,盆底下降,甚至阴部神经的牵拉损伤。坚持定期提肛锻炼,可增强盆底肌肉及肛门括约肌的力量,从而减轻症状。特别是在胸膝位下进行提肛锻炼效果更好。

3.调节饮食

提倡多食富含纤维素的水果、蔬菜等,多饮水,每天2 000 mL以上;必要时每晚可口服芝麻香油20～30 mL,使粪便软化易于排出。

4.药物治疗

针对直肠内脱垂并无特效药物,但从中医的角度来讲,直肠内脱垂属于中气下陷,宜补中益气、升举固脱,可采用补中益气汤或提肛散加减等。临床上应根据患者的症状个体化选择用药。

(二)手术治疗

迄今为止文献报道的针对直肠脱垂的手术方法接近百种,手术的目的是控制脱垂、防止大便失禁、改善便秘或排便障碍。手术往往通过切除冗长的肠管和/或将直肠固定在骶骨岬而达到目的。按照常规的路径,直肠内脱垂的手术方式可分为经腹和经肛门手术两大类。但是,目前评价何种手术方法治疗直肠内脱垂效果较好是困难的,因为缺乏大宗的临床对照研究结果。临床上应根据患者的临床表现,结合术者的经验个体化选择手术方案。

1.直肠黏膜下和直肠周围硬化剂注射疗法

(1)手术适应证:直肠黏膜脱垂和直肠内脱垂,不合并或合并小的直肠前突、轻度的会阴下降。

(2)手术方法:患者取胸膝位,该体位利于操作,使脱垂的黏膜和套叠的直肠复位,以便于将其固定于正常的解剖位置。黏膜下注射经肛门镜,直肠周围注射采用直肠指诊引导。肛周严格消毒后,经肛旁3 cm进针,进针6 cm至肠壁外后注射。硬化剂采用5％鱼肝油酸钠,用量8～10 mL。一般2周注射一次,4次为一个疗程。

(3)手术机制:是通过药物的致炎作用和异物的刺激,使直肠黏膜与肌层之间、直肠与周围组织之间产生纤维化而粘连固定直肠黏膜和直肠,以防止直肠黏膜或直肠的脱垂。

(4)手术疗效:有医院报道了85例直肠内脱垂行注射疗法的结果,大多数患者临床症状明显改善。国外Tsiaoussis等报道了162例直肠前壁黏膜脱垂行硬化剂注射治疗的结果,有效率为51％。硬化剂注射疗法治疗后不满意的原因是会阴下降和合并直肠前突。

并发症:如果肛周皮肤消毒不严格,可发生肛周脓肿。

2.直肠黏膜套扎法

(1)手术适应证:直肠中段或直肠下段黏膜内脱垂。

(2)手术方法:患者采用折刀位或左侧卧位。局部浸润麻醉。充分扩肛,使肛管容纳4个手指以上。在齿状线上方进行套扎,先用组织钳钳夹齿状线上方1 cm左右的直肠松弛的黏膜,用已套上胶圈的两把止血钳的其中一把夹住被组织钳钳夹的黏膜根部,然后用另一把止血钳将胶圈套至黏膜的根部,为防止胶圈的滑脱,可在套扎前在黏膜的根部剪一小口。使胶圈套在切口处。

3.直肠黏膜间断缝扎加高位注射术

(1)手术适应证:直肠远端黏膜脱垂和全环黏膜脱垂,以及直肠全层内脱垂。

(2)体位:取左侧卧位。

(3)钳夹折叠缝合直肠远端松弛的黏膜:先以组织钳夹持齿状线上方3 cm处的直肠前壁黏膜,提拉组织钳,随后以大弯血管钳夹持松弛多余的直肠前壁黏膜底部,稍向外拉,以2-0铬制肠线在其上方缝合两针,两针的距离约0.5 cm,使局部的黏膜固定于肌层。以7号丝线在大弯血管钳下方贯穿黏膜,然后边松血管钳边结扎。将第一次缝合的组织稍向外拉,再用组织钳在其上方3 cm处夹持松弛下垂的黏膜,再以大弯血管钳在其底部夹持,要夹住全部的黏膜,但不能夹住肌层。继以2-0可吸收缝线在上方结扎2针,再如第一次的方法用丝线结扎黏膜。

(4)硬化剂注射:距肛门缘约 8 cm,在其相同的高度的左右两侧以 5 号针头向黏膜下层注入 1:1消痔灵液 5～8 mL,要求药液均匀浸润,然后,再将消痔灵原液注射于被结扎的黏膜部分,2 min后,以血管钳将被结扎的两处黏膜组织挤压成坏死的薄片。至此,对直肠前壁黏膜内脱垂的手术完毕。如果属于直肠全周黏膜脱垂,则在直肠后壁黏膜内再进行一次缝扎。

(5)直肠周围注射法:药物以低浓度大剂量为宜,用左手示指在直肠做引导,将穿刺针达左右骨盆直肠间隙,边退针边注药,呈扇形分布。然后穿刺针沿直肠后壁进针 4 cm 左右,达直肠后间隙,注入药物。每个部位注入药物总量 10～15 mL。

手术原理:手术的要点在于消除直肠黏膜的松弛过剩,恢复肠壁解剖结构。本手术方法中的间断缝扎,能使下垂多余的黏膜因结扎而坏死脱落,消除其病理改变。另外,肠线的贯穿缝合,能使被保留的黏膜与肌层粘连,有效地巩固远期疗效;同时也有效地防止当坏死组织脱落时容易引起的大出血。间断缝扎可以直达直肠子宫(膀胱)陷窝的底部,加固局部的支持结构。经临床观察,凡直肠黏膜脱垂多起于直肠的中、下瓣,尤以下瓣为多,下瓣的位置正好距离肛缘 8 cm 左右。在其两侧壁注射硬化剂,能使两侧的黏膜与肌层粘连,局部纤维化,与间断缝扎产生协同作用,加强固定,增强疗效。

手术疗效:本手术具有方法简单、容易掌握、创伤小、疗效佳、设计符合解剖生理学要求等优点。有报道 32 例,经 3 个月至 1 年的随访,疗效优者 16 例(50%),良者 8 例(25%),中等者 5 例(15.6%),差者 3 例(9.4%),总有效率 90.6%。

4.改良 Delorme's 手术

Delorme's 手术是 1900 年第一次报道用于治疗直肠外脱垂的一种手术方法。

(1)手术适应证:直肠远端黏膜脱垂、直肠远端和中位内脱垂。特别适应于长型内脱垂(4～6 cm)。

(2)手术方法:①术前准备同结肠手术,最好采取行结肠镜检查的肠道准备方法。②两叶肛门镜(带有冷光源)牵开肛门,在齿状线上 1.5 cm 处四周黏膜下注射 1:20 万单位去甲肾上腺素生理盐水,总量50～80 mL,使松弛的黏膜隆起。③环行切开直肠黏膜:用电刀在齿状线上 1.0～1.5 cm处环形切开黏膜层。④游离直肠黏膜管:组织钳夹住远端黏膜边缘,一边向下牵拉一边用组织剪在黏膜下层做锐性分离,显露直肠壁的肌层。环形分离一周,一直分离到指诊发现直肠黏膜过度松弛的情况消失,无脱垂存在,整个直肠黏膜呈平滑状态时为止。一般游离下的黏膜长度为 5～15 cm。黏膜管游离的长度主要依据术前排便造影所显示的直肠内脱垂的总深度而定。注意切勿分离过长,避免黏膜吻合时张力过大。⑤直肠环肌的垂直折叠缝合:Delorme's 手术要求将分离后的黏膜下肌层做横向折叠缝合,一般用 4 号丝线缝合4～6 针。如果将黏膜下肌层做垂直折叠缝合一方面加强盆底的功能,另一方面可以减少肌层出血,同时关闭无效腔。⑥吻合直肠黏膜:切断黏膜行黏膜端吻合前须再用硫柳汞消毒创面,用 0 号铬制肠线做吻合,首先上、下、左、右各缝合 4 针,再在每两针间间断缝合,针距为 0.3 cm 左右。⑦吻合完毕后:用油纱条包裹肛管,置入肛管内,可起到压迫止血的作用。⑧术后处理:术后 3～5 d 进普食后常规应用缓泻剂以防止大便干燥。患者正常排便后即可停用缓泻剂。

(3)手术注意事项:①Delorme's 手术强调剥离黏膜为 5～15 cm,有时手术操作困难,黏膜容易被撕破。对重度脱垂者剥离 15 cm,一般剥离到黏膜松弛消失为止,如果过多黏膜剥离可导致吻合处张力过大,发生缺血坏死,近端黏膜缩回等严重并发症。②Delorme's 手术强调折叠直肠肌层,在剥离黏膜长度<15 cm 时,可以不做肌层折叠缝合。这样可简化手术步骤,术中行黏膜

吻合前彻底止血,加上术后粘连,同样起到肌层折叠的作用。肌层折叠还有导致折叠处狭窄的可能。③若合并直肠前突,在吻合直肠黏膜前,用4号丝线间断缝合两侧的肛提肌,加强直肠阴道隔。④本手术严重的并发症为局部感染,因而术前肠道准备尤为重要,术中严格无菌操作,彻底止血,防止吻合口张力过大。

(韩苏杰)

第二节　直肠外脱垂

一、病因和发病学

直肠外脱垂是指肛管、直肠、甚至乙状结肠下段向外翻出脱垂于肛门之外。直肠全层脱出,因括约肌收缩,直肠壁静脉回流受阻,不及时回纳,可发生坏死、出血,甚至破裂。

(一)发病率

各种年龄均有发病,小儿1～3岁高发,与性别无关,多为直肠黏膜脱垂,5岁内常常自愈。男性20～40岁高发,女性50～70岁多见,多次妊娠妇女及重体力劳动者多发,临床并不常见。

(二)病因

直肠脱垂与多种病因有关。

1.解剖因素

年老衰弱,幼儿发育不全者,盆底组织软弱,不能支持直肠于正常位置;小儿骶骨弯曲度小、过直;手术外伤损伤肛管直肠周围肌肉或神经。

2.腹压增高

发病多与长期腹泻、习惯性便秘,排尿困难,多次分娩等因素相关,腹内压增高,促使直肠向外推出。

3.其他

内痔或直肠息肉经常脱出,向下牵拉直肠黏膜,造成直肠黏膜脱垂。

目前多数学者赞同直肠脱垂的肠套叠学说。该学说认为正常时直肠上端固定于骶骨岬附近,由于慢性咳嗽、便秘、腹泻、重体力劳动等引起腹内压增高,使此固定点作用减弱,就易在直肠、乙状结肠交界处发生肠套叠,在腹内压增强因素的持续作用下,套入直肠内的肠管逐渐增加,由于肠套叠及套叠复位的交替进行,致使直肠侧韧带、肛提肌受损,肠套叠逐渐加重,直肠组织松弛,最后经肛门脱出。

二、病理学

脱垂的黏膜常形成环状,色紫红,有光泽,表面有散在出血点。脱出时期长,黏膜增厚,呈紫色,可伴糜烂。如脱出较长,由于括约肌收缩,静脉回流受阻,黏膜红肿及糜烂。如在脱出后长时间未能回复,肛门括约肌受刺激收缩持续加强,肠壁可因血循不良发生坏死、出血及破裂等。

三、临床表现

排便时直肠由肛门脱出,便后自行回缩到肛门内,以后逐渐发展到必须用手托回,伴有排便不尽和下坠感。严重时不仅大便时脱出,在咳嗽、喷嚏、走路等腹压增高的情况下,均可脱出。随着脱垂加重,病史延长,引起不同程度的肛门失禁。常有大量黏液污染衣裤,引起肛周瘙痒。当脱出的直肠被嵌顿时,局部水肿呈暗紫色,甚至出现坏死。

检查时令患者蹲位用力,使直肠脱出。不完全性脱垂仅黏膜脱出,可见圆形、红色、表面光滑的肿物,黏膜皱襞呈"放射状"。指诊只是两层折叠黏膜。完全性脱垂为全层肠壁翻出,黏膜呈同心环状皱襞,肿物有层层折叠,如倒"宝塔状"。

四、诊断和鉴别诊断

根据病史,让患者下蹲位模拟排便,多可做出诊断。内脱垂常需排便造影协助诊断。黏膜脱垂和全层脱垂的鉴别方法有扪诊法和双合指诊法。扪诊法是用手掌压住脱垂直肠的顶端,稍加压做复位动作,嘱患者咳嗽,有冲击感者为直肠全层脱垂,否则为黏膜脱垂。双合指诊法是用示指插入脱垂直肠腔,拇指在肠腔外作对指,摸到坚韧弹性肠壁者为全层脱垂,否则为黏膜脱垂,同时注意检查脱垂直肠前壁有无疝组织。与环形内痔鉴别较容易,除病史不同外,环形内痔脱垂呈梅花状,痔块之间出现凹陷的正常黏膜,括约肌收缩有力,而直肠脱垂则脱出物呈宝塔样或球形,括约肌松弛无力。此外,肛门手术后黏膜外翻易与之混淆,但该病一般有痔、肛瘘等手术史,脱出黏膜为片状或环状,可有明显的充血、水肿和分泌物增多,用手不能回纳,色鲜红。

五、外科治疗

(一)注射疗法

直肠黏膜下注射硬化剂,治疗部分脱垂患者,按前后左右四点注射至直肠黏膜下,每点注药1~2 mL。注射到直肠周围可治疗完全性脱垂,造成无菌炎症,使直肠固定。常用药物有5％甘油溶液等。

(二)手术疗法

1.脱垂黏膜切除

对部分性黏膜脱垂患者,将脱出黏膜做切除缝合。

2.肛门环缩术

麻醉下在肛门前后各切一小口,用血管钳在皮下绕肛门潜行分离,使二切口相通,置入金属线(或涤纶带)结成环状,使肛门容一指通过,以制止直肠脱垂。

3.直肠悬吊固定术

以重度的直肠完全性脱垂者,经腹手术,游离直肠,用两条阔筋膜(腹直肌前鞘、纺绸、尼龙布等)将直肠悬吊固定在骶骨岬筋膜上,抬高盆底,切除过长的乙状结肠。常用术式包括以下几种。

(1)Ripstein手术:经腹切开直肠两侧腹膜,将直肠后壁游离到尾骨尖,提高直肠。用宽5 cm Teflon网悬带围绕上部直肠,并固定于骶前隆凸下的骶前筋膜和骨膜,将悬带边缘缝于直肠前壁及其侧壁,不修补盆底。最后缝合直肠两侧腹膜切口及腹壁各层。该手术要点是提高盆腔陷凹,手术简单,不需切除肠管,复发率及死亡率均较低。但仍有一定的并发症,如粪性梗阻、骶前出血、狭窄、粘连性小肠梗阻、感染和悬带滑脱等并发症。

(2)Ivalon 海绵植入术:此术由 Well 医师首创,故又称 Well 手术,也称直肠后方悬吊固定术。方法:经腹游离直肠至肛门直肠环的后壁,有时切断直肠侧韧带上半,用不吸收缝线将半圆形 Ivalon 海绵薄片缝合在骶骨凹内,将直肠向上拉,并放于 Ivalon 薄片前面,或仅与游离的直肠缝合包绕,不与骶骨缝合,避免骶前出血。将 Ivalon 海绵与直肠侧壁缝合,直肠前壁保持开放2～3 cm 宽间隙,避免肠腔狭窄。最后以盆腔腹膜遮盖海绵片和直肠。本法优点在于直肠与骶骨的固定,直肠变硬,防止肠套叠形成,死亡率及复发率均较低。若有感染,海绵片成为异物,将形成瘘管。本术式最主要的并发症是由植入海绵薄片引起的盆腔化脓。

(3)直肠骶岬悬吊术:早期 Orr 医师用大腿阔筋膜两条将直肠固定在骶岬上。肠壁折叠的凹陷必须是向下,缝针不得上,每条宽约 2 cm,长约 10 cm。直肠适当游离后,将阔筋膜带的一端缝于抬高后的直肠前外侧壁,另一端缝合固定骶岬上,达到悬吊目的。近年来主张用尼龙或丝绸带或由腹直肌前鞘取下两条筋膜代替阔筋膜,效果良好。

(4)直肠前壁折叠术:1953 年沈克非根据成人完全性直肠脱垂的发病机制,提出直肠前壁折叠术。方法:经腹游离提高直肠。将乙状结肠下段向上提起,在直肠上端和乙状结肠下端前壁自上而下或自下而上做数层横形折叠缝合,每层用丝线间断缝合5～6 针。每折叠一层可缩短直肠前壁2～3 cm,每两层折叠相隔 2 cm,肠壁折叠长度一透过肠腔,只能穿过浆肌层。由于折叠直肠前壁,使直肠缩短、变硬,并与骶部固定(有时将直肠侧壁缝合固定于骶前筋膜),既解决了直肠本身病变,也加固了乙、直肠交界处的固定点,符合治疗肠套叠的观点。有一定的复发率(约10%),主要并发症包括排尿时下腹痛、残余尿、腹腔脓肿、伤口感染。

(5)Nigro 手术:Nigro 认为,由于耻骨直肠肌失去收缩作用,不能将直肠拉向前方,则盆底缺损处加大,"肛直角"消失,直肠呈垂直位,以致直肠脱出,因此他主张重建直肠吊带。Nigro 用 Teflon 带与下端直肠之后方及侧位固定,并将直肠拉向前方,最后将 Teflon 带缝合于耻骨上,建立"肛直角"。手术后直肠指诊可触及此吊带,但此吊带无收缩作用。此手术胜于骶骨固定之优点是盆腔固定较好,由于间接支持了膀胱,尚可改善膀胱功能。此手术难度较大,主要并发症为出血及感染,需较有经验的医师进行。

4.脱垂肠管切除术

(1)Altemeir 手术:经会阴部切除直肠乙状结肠。Altemeir 主张经会阴部一期切除脱垂肠管。此手术特别适用于老年人不宜经腹手术者,脱垂时间长,不能复位或肠管发生坏死者。优点是:从会阴部进入,可看清解剖变异,便于修补;麻醉不需过深;同时修补滑动性疝,并切除冗长的肠管;不需移植人造织品,减少感染机会;死亡率及复发率低。但本法仍有一定的并发症,如会阴部及盆腔脓肿,直肠狭窄等。

(2)Goldberg 手术(经腹切除乙状结肠、固定术):由于经会阴部将脱垂肠管切除有一定的并发症,Goldberg 主张经腹部游离直肠后,提高直肠,将直肠侧壁与骶骨骨膜固定,同时切除冗长的乙状结肠,效果良好。并发症主要包括肠梗阻、吻合口瘘、伤口裂开、骶前出血、急性胰腺炎等。

(吴　瑄)

第十四章

结直肠肛管异物及损伤

第一节 结直肠肛管异物

结直肠肛管异物是指各种原因进入到结肠、直肠肛管的外来物。曾经属于急诊科不常见的临床问题,随着现代社会开放程度的增加,其发病率正在逐渐增高,一般男性占多数,男女比例为(17～37):1,年龄主要在 20～50 岁。根据异物与乙状结肠的关系,可有高位异物和低位异物之分;根据是否涉及性行为,又可分为性相关异物和非性相关异物。

一、异物分类/途径

结直肠肛管异物根据其数量、大小、类型、形态、位置的不同差异很大,包括陶瓷制品,性趣用品如振动棒、人造阴茎,玻璃制品如酒瓶、玻璃杯、电灯泡、试管,日用品如肥皂盒、电筒、钥匙,食物如苹果、胡萝卜。一般分为两类,一类是经口进入,多数因饮食不小心进入消化道,大部分能够顺利通过幽门、十二指肠、回盲部、结肠肝曲、结肠脾曲等病理生理狭窄或弯曲而自行排出,文献报道异物直径 5 cm 以下或长度 12 cm 以下能够自行排出体外;少数锋利和尖锐物体可滞留于消化道,引起穿孔、腹膜炎等并发症。另一类是经肛门进入,这类异物原因多种,主要是性活动或性攻击,也可由意外伤害、医源性等引起,异物引起肛门疼痛及局部炎症,使得肛门括约肌痉挛,常导致异物能够进入肛门而不能自行排出,这时常常需要内镜,甚至外科手术取出。异物可通过多种途径进入到结直肠肛管。

(一)性活动或性攻击

为常见进入途径。其中性活动占 75%～78%,性攻击占 10%～12.5%。患者病史中近期有特殊的性行为或受过性侵害。

(二)口腔意外吞入

包括动物骨头、义牙、牙具、口腔器械等,常因意外进入体内,醉酒、异食症及精神障碍或自杀倾向者等亦是重要原因。异物经全消化道进入到结直肠肛管,大多数圆钝的小形异物可自行排出。形状不规则、带有钩刺的异物不易排出,尖锐的异物即使到达直肠后,也常由于刺激肛门括约肌的收缩,难以排出体外,可引起穿孔、出血、脓肿,甚至腹膜炎等并发症。

(三)穿刺伤

患者因高处坠落尖锐物体刺入盆腔,合并多处脏器损伤,常需急诊手术处理。也有患者因交

225

通意外、建筑工地意外等引起异物进入而导致损伤。

（四）医源性

医务人员操作结直肠镜时活检器械掉入肠腔,灌肠接头滞留,外科手术滞留异物等也可引起感染致异物进入肠腔。

（五）违法藏匿

走私犯为躲避检查把毒品藏匿于直肠肛管,监狱囚犯为逃脱或安全而藏匿刀枪、匕首等。

（六）邻近器官移行

很少见。体内邻近器官的器械或异物移行至结直肠肛门,形成异物,如子宫内避孕器械穿入盆腔并可刺入直肠。

另外,根据异物进入肠道是否为意志支配可分为:①无意识的进入,或称意外进入。主要通过口腔进入,见于儿童游戏或进食时异物意外进入,老年人义牙脱落,口腔牙具意外掉入等。②有意识的进入。见于性虐者、同性恋、精神障碍者、监狱囚犯、自杀倾向者、药物或乙醇滥用者等,也有恶作剧引起的。

二、临床表现

临床症状因异物的大小、滞留时间和部位及引起的损伤而不同,多表现为便秘、下腹部及肛周不适、肛门出血,部分患者因"期待疗法"失败后无症状求诊。少数患者也会因异物导致的并发症求诊:异物导致肠道急性穿孔后可有发热、腹痛明显;异物导致慢性穿孔可形成腹腔脓肿,引起长期低热;异物嵌顿于肠管后可使肠壁缺血坏死,引起便血、腹痛加剧;大体积异物引起机械性肠梗阻可表现为下腹阵发性绞痛。

三、诊断

对多数结直肠肛管异物而言,诊断并不困难,结合病史、查体及检查一般能够诊断。

（一）病史

追问病史常常能够帮助诊断,但有意识放入异物的患者常因尴尬或者害羞隐瞒或编造病情,增加诊断难度。

（二）查体

仔细的腹部查体对于并发症的诊断有明显帮助,直肠指检作为常规体格检查,有利于诊断低位异物,直接了解异物的大小、形状、性质及与直肠肛管的关系。

（三）腹部 X 线片及 CT

对于考虑结直肠肛管异物患者常规行平卧位、腹部站立位 X 线片,尤其对于直肠指检不能扪及的高位异物,诊断价值较大,对怀疑穿孔的患者站立位 X 线片可以排除是否有膈下积气。怀疑并发症如腹膜炎、腹盆腔脓肿、肠梗阻患者应行腹部 CT。

（四）内镜检查

肛门镜和结直肠镜不仅可以明确异物的性质、数量、位置,还能帮助直接取出异物。

（五）B 超

腹部及肛周 B 超对 X 线片阴性的非金属异物有一定的诊断意义。超声探头可经肛门进入直肠直接探查,也可从肛周探查低位异物。

另外,对怀疑违法私藏毒品患者应行血清毒理学检验。

四、并发症

结直肠肛管异物较少引起并发症,有报道直肠异物发生损伤率小于5%。常见的并发症包括肠道黏膜撕裂伤,穿孔,肠梗阻,腹膜炎,腹腔脓肿,严重时可出现感染性休克。有报道牙签引起穿孔,并可进一步导致如瘘管、输尿管梗阻、化脓性肾盂肾炎、动脉-肠瘘等少见并发症,甚至可导致细菌性心内膜炎。

五、治疗

异物的取出关键在于医师对异物性质、滞留位置和时间及并发症的综合评价,患者就诊时合并感染表现者常需要外科手术干预,高位异物需手术干预的可能性是低位异物的2.5倍。对于不同异物应采取的取出方式也变化很大:玻璃瓶如电灯泡取出时应避免破碎引起肠道损伤,钩、刺、匕首等尖锐异物应注意再次引起医源性损伤。常见的异物取出方式包括以下几种。

(一)自然排出

患者无明显临床症状,经直肠镜或X线片已明确为圆钝、规则、小体积异物时可考虑等待观察,观察每次大便是否伴有异物排出。可进食高纤维素的食物促进肠道蠕动,加速异物排出。期间如果出现临床症状或观察时间超过1周,则需要停止观察,进一步取出异物。

(二)内镜下取物

自然排出失败后可考虑采用结直肠镜取物,大多数异物能够可通过此法取出,尤其对于高位异物更能够体现优势,常采用的抓取工具包括活检钳、异物钳、圈套器。操作前常规灌肠可保持取物时视野清楚。对于较难配合者可考虑适当使用麻醉,松弛肛门括约肌。

(三)经肛门取物

异物位于低位时可考虑使用此法。一般借助肛门镜或阴道窥镜直视下采用卵圆钳、产钳或其他妇产科器械取出异物,操作前注意肛门括约肌的局部麻醉,取物过程注意避免直肠黏膜及肛门括约肌损伤。

(四)全麻下剖腹探查

多数患者能够通过非手术方式取出异物,少数患者(一般小于10%)因异物较大、不规则难于从肛门取出。对于合并有穿孔、出血、腹膜炎等并发症者,应尽早剖腹探查手术,术中未见穿孔者可向下推挤异物经肛门取出,不能取出者则行肠管切开取物。术中有时需要联合结直肠镜寻找异物。少数患者一般情况差,感染严重者可行Hartmann's手术。

(五)其他特殊方法

有经验的医务人员常采用临床中的非常规器械经肛取出异物,无齿镊子、球囊、带窗无创钳、肝牵开器等都有报道用于特殊异物的取出。

经直肠异物取出后可复查结肠镜或腹部X线片,进一步确认是否有异物残留及是否存在黏膜撕裂、穿孔、出血等。精神障碍者、自杀倾向者都应建议进一步心理卫生治疗。肛门括约肌受损的患者建议至少随访3个月。

结直肠肛管异物处理具体流程可参见图14-1。

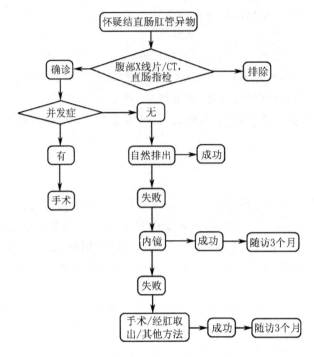

图 14-1　结直肠肛管异物处理流程

（韩苏杰）

第二节　结 肠 损 伤

一、病因和发病学

　　结肠损伤(injury of colon)是腹部钝性暴力及穿透性损伤所致的、较常见的空腔脏器损伤之一。在现代交通、工业事故、自然灾害，或现代战争、恐怖爆炸等高能量冲击、穿通伤中，结肠损伤多是复杂性创伤中的合并或伴发损伤之一，伤情复杂多变，并发症和死亡率较高。而在低速、低能量的结肠穿通伤中，如锋利器物等的刺伤，伤情相对单一，并发症和死亡率也较低。目前发生于结肠的医源性损伤越来越多，如电子肠镜检查和肠镜下微创手术的损伤、腹腔镜下的操作误伤等，应引起重视。

(一)历史沿革及发生率

　　获得单一结肠损伤的准确数据很困难，多数统计数据都包括了结肠和直肠的损伤。基于两次世界大战的大规模人员伤亡的救治经验积累，总的来说，结直肠损伤的死亡率已经从过去的100％下降到目前的10％以下。从《圣经》中记载摩押(Moab)国王伊矶伦(Eglon)被刺杀后，怀疑为结肠穿孔致死，到第一次世界大战之前，结肠损伤后几乎100％死亡。第一次世界大战中，采用一期缝合关闭损伤的办法，死亡率仍高达60％～75％。第二次世界大战及以后的40～50年时间，采用损伤肠袢外置和近端结肠造口的外科技术，同时因救护条件的改善、液体复苏和输血技术的进步、抗生素的运用等,死亡率下降到 22%～35%。近 30 年来,逐步认识到,不是所有的结肠损伤都需要造口,在可能的情况下,部分损伤可以采用一期缝合或切除吻合,总的死亡率为 0.1%～25.6%。各个报告的数据差异很大,主要是各研究纳入样本的致伤原因、损伤类型、伤情程度、受伤环境及救治条件等不相同,这些都是影响预后的独立危险因子。

在和平时期的意外伤害,不到 1% 发现有结直肠损伤,如苏格兰统计了多中心、共 11 年的资料,发生率为 0.64%。1998－1999 年两年期间,美国 95 个创伤中心,腹部因受到钝性暴力后的 227 972 名外伤患者,其中结直肠损伤发生率为 0.3%,占整个空腔脏器损伤的 30.2%。在战争时期,有 5%～10% 的患者发现有结直肠损伤,在 2003 年发生的伊拉克战争中统计了 3 442 名患者,结直肠损伤的发生率为 5.1%。

(二)病因

无论是战时,还是在和平时,弄清致伤原因和类型对判断伤情、决定诊治策略具有重要的意义。

(1)按照致伤物分类:①穿刺伤,刀刺伤和各种尖锐器物所致的穿通伤;②火器伤,枪炮、弹片和高速飞行的杀伤性异物等所致的贯通性损伤等;③钝性伤,常见于腹部受到各种摔打、撞击、坠落、挤压等伤害,剧烈爆炸所引起的气浪和水浪的冲击伤也属于钝性伤。

(2)按照物理能量释放强度分类:①高速、高能量的暴力伤,能量可在短时间内释放、聚集震荡,可以广泛破坏肠壁组织及其系膜血管、甚至邻近组织器官。如剧烈爆炸的气浪、水浪冲击伤;高空坠落、车祸撞击身体其他部位等所致的传递对冲伤;重物撞击、摔倒碰触、拳击、挤压等腹部钝性直接剧烈暴力所致的挤压牵拉伤;高速的火器弹片等所致的直接穿通伤以及对邻近组织的高速震荡伤。这类损伤的共同特点是:组织创伤的范围大,甚至大块毁损,多有复合伤,并伴有多发伤。②低速、低能量的暴力伤,短时间能量释放少,对组织的震荡轻。治安事故,如斗殴、凶杀、抢劫等冷兵器的刺伤;轻度腹部钝性暴力所致肠壁组织挫伤或轻度裂伤等,特点是组织创伤的范围比较局限。

(3)按照发生地点:可以分为重大事故伤、治安事故伤和医源性伤。现代战伤、爆炸伤、自然灾害、工农业和车祸等重大事故伤的伤情复杂而危重,结直肠损伤常常是多发性创伤的一部分。而治安事故伤和医源性伤常较单一而明确。多种原因可导致医源性结肠损伤,如结肠镜检查、结肠气钡双重造影、计算机断层结肠成像(computed tomographic colonography,CTC),结肠穿孔的发生率分别为 0.06%、0.02%～0.24% 和 0.036%。目前随着内镜下结肠肿瘤的局部切除和腹腔镜手术的广泛开展,成了医源性结肠损伤的两大主要原因,有报道结肠早期肿瘤的内镜黏膜下剥离术(endoscopic submucosal dissection,ESD)的穿孔率可高达 10.4%,当然,这与操作者的熟练程度有明显关系。其他医源性结肠损伤比较少见,比如胃手术损伤结肠中动脉、脾切除损伤脾曲,子宫切除手术损伤乙状结肠和直肠等。

总之,85%～95% 的结肠外伤发生于刀刺和火器伤,高能量钝性暴力所致的结肠损伤较重,往往合并有其他脏器的损伤。

二、组织损伤类型

由于致伤原因多种多样,所导致的结肠及其周围组织损伤类别也各不相同。准确判别组织的损伤类型,对伤情的分级评估、决定紧急处理策略的轻重缓急,以及预后判断等都具有重要的意义。

(一)穿刺性损伤

刀、刺等低速、低能量尖锐物的直接穿刺损伤,伤道比较单一明确,伤口周围组织健康无毁损。医源性的如结肠镜检查、ESD等所致的结肠穿孔,肠壁有破口,粪便溢出肠腔外,污染腹腔或腹腔外其他组织。常把穿刺伤、火器伤所造成的、有明确伤道的损伤统称为穿透性损伤。

(二)钝挫损伤(挫伤)

中高能量的钝性暴力,如打架斗殴、工业交通事故等,能量可在短时间集中释放,导致结肠壁及其系膜发生扭挫、震荡,肠壁的连续性尚存在。轻则出现血肿,重则导致肠壁浆膜撕裂、甚至结肠系膜的血管断裂,结肠血供障碍,常见于横结肠和乙状结肠。但结肠完整性好,肠内容物在受伤近期不会流出肠腔以外,对周围组织污染轻。一般多见于腹部闭合性损伤。

(三)挫裂性损伤(挫裂伤)

高速、高能量的钝性暴力或传导牵拉暴力、高速火器伤等,往往有复合性损伤。这类损伤严重而复杂,一般伴有腹内多脏器及腹部以外其他脏器的多发性损伤。钝性暴力的巨大的能量在短时间内释放、剧烈震荡,可以导致肠壁及其系膜,甚至邻近组织器官的大块毁损、结肠不全或完全穿透性破裂、横断,粪便污染重。火器伤除了伤道外,伤道的周围组织也可以因巨大能量的释放而造成挫伤或裂伤。

三、病理

与小肠相比较,结肠有其特殊的组织解剖结构,所以结肠损伤具有以下特点:结肠壁薄,属于结肠边缘支血管终末供血,血液循环差,愈合能力弱;结肠内容物含有大量细菌,易位于肠腔以外可以造成严重感染;结肠腔内压力高,肠胀气后容易从损伤处或缝合处破裂;升、降结肠属于腹膜间位器官,相对固定,伤后造成腹膜后间隙的感染。

由于致伤的原因各不相同,造成结肠损伤的类型和范围差别较大。损伤的类型包括了穿刺伤、挫伤、挫裂伤(包括肠壁不全破裂和完全破裂);损伤的范围除了结肠的肠壁,还包括系膜和周围组织,严重的同时发生结肠多段、多处的结肠损伤。同一个受伤部位、单一的致伤因素也可能会出现多种组织损伤类型。在探查的时候,尤其要注意系膜损伤和血液供应的情况,同时不要遗漏其他地方的合并伤,以免发生灾难性后果。

肠壁的穿刺伤,往往致伤原因单一,如刀刺伤、结肠镜检查和 ESD 导致的穿孔等,邻近组织的破坏轻微、对血液循环的影响小,若能及时地修补缝合,预后较好。但是损伤时间较长的穿刺伤,结肠破口会发生水肿、淤血、甚至炎症感染后,单纯缝合后很容易再次破裂。

结肠壁受到钝性暴力导致的挫伤,受伤组织的范围可能超出直接受伤的部位,一定要仔细检查。轻微的挫伤,如小的血肿、小片淤血等,通常可自行愈合。严重的大片肠壁挫伤,可能累及系膜,甚至肠壁的浆膜层或浆肌层小的撕裂,但黏膜和黏膜下层可保持完整。若血液循环不好,黏膜可坏死脱落形成溃疡,浆肌层也可能坏死,发生肠穿孔的可能性很大。挫伤部位愈合以后,也可能形成瘢痕性挛缩导致肠腔狭窄。

结肠系膜损伤常合并有系膜血管伤。没有影响血液供应的简单穿刺伤和轻中度挫伤,没有活动性出血,一般会自行愈合。但是合并了主要供应血管的挫裂、挥鞭性牵拉损伤、血管断裂形成大的血肿,可导致供应肠管发生血运障碍,可造成迟发性的结肠坏死穿孔。

结肠的挫裂伤,往往受到高能量的暴力或高速弹片等的损伤,结肠壁及其系膜组织大片毁损,严重的称为毁损性结肠损伤,即使部分患者的肠壁完整性好,但是结肠很快会缺血穿孔。在处理火器伤的时候,伤道的周围组织可能有挫伤,手术清理的范围要超出伤道。

对于医源性损伤,原因不同,后果及处理也不同,应区别对待。结肠镜检查造成的穿孔,因为肠腔内较干净,穿孔后的腹腔污染轻,常发生于直乙交界处、结肠的肝脾曲;钡灌肠导致的穿孔后果极其严重,因为钡剂进入腹腔后糊在脏器浆膜面,手术不易清除干净,可导致严重的腹腔感染和粘连;各种高能量手术切割器械(如超声刀、射频刀、电刀等)导致的结肠损伤,损伤范围会超出损伤面积,比如手术中或腹腔镜下导致的结肠误伤,即使当时未伤及全层,术后有发生迟发性穿孔的危险,ESD手术也有发现迟发性穿孔的病例。对于这一类造成的损伤,术中要注意预防,一旦误伤后,要马上修补、并且修补的范围要超出损伤的面积。

四、诊断

面对一个外伤急诊患者,特别是重大事故所导致的复杂性损伤,需要进行综合而全面的伤情分析。按照"高级创伤生命支持(advanced trauma life support,ATLS)"所推荐的流程进行紧急抢救和详细的分析评估,"四边"原则(边复苏、边调查、边评估、边处置)要贯穿整个外伤患者的紧急救治全程。可以选择各种创伤评分系统对整体或局部的损伤严重程度进行量化评定(见:五、伤情评估)。明确主要受伤原因、受伤部位和威胁生命的主要问题,才能把握好紧急处置的轻重缓急,临危不乱。

如果损伤主要集中于结肠及其系膜、不合并其他脏器的损伤,或即使有其他部位或脏器的损伤,但较轻微、不需要进行特殊干预者,称为单纯结肠损伤,常见于医源性损伤、穿刺伤、轻中度的钝挫伤。当结肠合并其他脏器损伤,称为多发损伤,常见于剧烈暴力所致,往往结肠及其周围组织本身也挫裂严重,情况危急。伴有结肠损伤的患者,如果结肠破裂,大量粪便溢出肠腔,诊断并不困难,但是结肠无破裂或者破口微小、腹部闭合性损伤的时候,初期诊断很困难,有的甚至在剖腹探查的时候才得以确诊。

(一)病史及临床表现

有明确外伤史的患者,特别是有腹部和腰背部外伤,要仔细询问受伤的原因和过程、检查身体各个部位的外部损伤的情况非常重要,查明伤口的部位,伤道的大小、方向和污染情况。分析可能涉及的腹部内脏器官,在全面查体的基础上,有重点进行查验。结肠损伤属于腹部空腔脏器损伤,临床表现主要取决于损伤的程度、部位、伤后的就诊时间及是否同时有其他脏器损伤。

盲肠、横结肠、乙状结肠及升、降结肠的腹腔内部分损伤,为腹腔内损伤,若结肠破口与腹腔相通,粪便进入腹腔内,可出现腹膜炎,有的甚至从腹部开放性伤口流出粪便样内容物。但是结肠内容物对腹膜的刺激较轻,临床表现和体征发展缓慢,往往得不到及时的诊治。年龄大的患者,临床表现出现更慢,症状和体征轻,需要特别注意。而升、降结肠的腹膜外部分,损伤破裂后粪便进入腹膜后间隙的疏松组织内,多见于腰背部的刀刺伤,无明显腹膜炎的表现,容易漏诊,感染极易扩散,病程进展迅速,侧腹壁或后腹部可有压痛,有时候可以触及皮下气肿。结肠闭合性损伤,因结肠无破口,或者破口很小、大便干结没有流入腹腔内(尤其是左半结肠),腹痛是主要表现,无腹膜炎的表现或表现轻微,立即确诊有一定困难。这类患者,有可能发生迟发性结肠破裂,腹痛症状一度好转后又出现,应警惕。

恶心、呕吐也是腹部损伤常见的症状,听诊肠鸣音减弱或消失,合并有其他脏器损伤或大出血时,早期即有休克。低位结肠损伤可有便血或果酱样便,腹部损伤要常规进行直肠指检,指套可能有染血、直肠有空洞感。医源性结肠损伤诊断容易,结肠检查过程中或检查后,突然或缓慢出现腹痛和腹膜炎表现,可以做出结肠损伤的诊断。

(二)影像学诊断

腹部空腔脏器穿孔损伤,腹部立位 X 线片可以看到膈下游离气体,超声检查可以发现腹腔内游离的液体,但是不能做出准确的定位诊断。如果患者生命体征稳定、不需要紧急剖腹探查,增强的 CT 检查对明确腹内脏器的损伤具有重要意义,可以明确气腹、腹水、后腹膜间隙有无积气积液、肿胀的肠管及周围组织,有研究报道,其敏感性和特异性达 95% 左右。

(三)诊断行腹腔穿刺和腹腔灌洗

腹腔穿刺简单易行,阳性率可达 90% 以上。根据穿刺物的性质,能够判断是否有空腔脏器破裂。高度怀疑结肠有损伤的患者,上述检查不能明确,可以行腹腔灌洗,诊断准确率高达95%,但和穿刺一样,对结肠损伤的判断无特异性。

(四)腹腔镜探查

对于腹内有多发损伤或结肠毁损,为了能直接了解腹内脏器的整个损伤情况,可以选择腹腔镜诊断性探查。对结肠损伤的部位、程度、血运及与周围脏器的关系,定性和定位的准确率可达90% 以上,对早期确诊和伤情评估有重要价值。

(五)剖腹探查

有多发的复杂性腹部外伤患者,腹内可能有多脏器的损伤,有时要准确判断是否有结肠损伤、损伤的程度、损伤的范围等比较困难,只有在剖腹探查的时候才得以明确。

五、伤情评估

对于一个结肠损伤患者,除了结肠本身损伤以外,有可能伴有其他脏器的严重损伤,需要对患者的创伤严重程度和全身情况进行全面的评估,指导临床的治疗处理。从 20 世纪 50 年代开始,逐步创立了各种各样评分系统用于评定伤员伤情程度、评估救治质量和预测预后。针对整体创伤情况,有院前和院内两大评分系统,1992 年,中华创伤学会建议院前评分运用 PHI 及CRAMS 系统,院内评分运用 AIS-ISS 系统(以 AIS-90 为标准),也可以运用 TRISS 或 ASCOT系统,ICU 应用 APACHE II 系统。针对每个受伤的解剖部位或器官,也推出了各种损伤评估系统,可以规范治疗处理策略和评估预后。每一种评价系统各有自己的优缺点,临床创伤情况千变万化,需要合理选择或综合运用,才能更准确地评估、更好地指导临床处理。针对结肠的损伤,常用的评估系统有器官损伤记分(organ injury scaling,OIS),贯通性腹部创伤指数(penetrating abdominal trauma index,PATI)和腹部创伤指数(abdominal trauma index,ATI)。各种评分评价系统的标准在相关文献和专著中都有呈现。

六、治疗

(一)结肠损伤手术治疗概论

随着院前急救的进步,受伤到就医的时间缩短,休克的处理及抗生素的发展,结肠损伤的处理方式也发生了重大的转变。但是,结肠损伤手术,在什么情况下需要粪便转流仍然存在争议。在二次世界大战及以后的相当一段时间,凡是涉及结肠的损伤,一律进行造口。1979 年,Stone等对139 例结肠穿透伤患者进行非盲法、前瞻性对照研究(同期 129 例伴有休克、失血量>1 000 mL、2 个以上腹内脏器损伤、严重腹腔污染、受伤超过 8 h、毁损性结肠损伤、巨大腹壁缺损等导致并发症的高危因素的患者未入组),一期缝合修补的术后感染率为48%、死亡率 1.5%,

而造口术后的感染率为 57%、死亡率为 1.4%,两者并没有统计学差异,这个研究结果改变了过去对结肠穿透伤的治疗模式,是一个巨大的飞跃。12 年后的 1991 年,Chappuis 等对 56 例结肠穿透伤患者(没有排除传统上认为容易导致并发症的高危因素患者)进行了前瞻性随机对照研究,发现一期缝合和造口转流的术后脓毒症发生率相似(21.4% 对 17.9%)、一期缝合并没有发生吻合口漏、传统上认为的高危因素(如多发伤、输血、污染程度、血流动力学不稳定等)与并发症发生并不相关。从 20 世纪 90 年代以来,众多研究也认为,即使毁损性结肠损伤、失血过多、粪便污染、多器官损伤的患者也不能从结肠造口中获益。21 世纪初,美国创伤外科学会(American Association for the Surgery of Trauma,AAST)组织了 19 个创伤中心,专门针对结肠毁损性贯穿伤、需要肠切除的患者,对一期吻合和造口转流进行对照研究,297 例患者中,197 例一期吻合、100 例行了造口转流手术,与结肠相关的并发症分别为 22% 和 27%,与结肠相关的死亡率是 0% 和 4%,两者之间并没有统计学差异。基于上述研究结果,结肠创伤的各种临床指南也做出了重大的调整。如早在 1998 年,美国东部创伤外科协会(Eastern Association for the Surgery of Trauma,EAST)的临床指南中,认为只有 PATI>25 的结肠毁损伤、有重大的合并疾病、血流动力学不稳定才能从粪便转流(造口)的中获益,并且肠壁周径受损小于 50% 的非毁损性结肠伤、无血供障碍、没有腹膜炎患者可以行一期修补手术,后续的研究也支持 EAST 指南的观点。

在一期修补或切除吻合的观点获得广泛支持后,对术后吻合口漏及其危险因素、并由此而导致的并发症和死亡率等进行了研究。总体上,吻合口漏的发生率:平时为 0~15%,战时为 13%~30%。Curran 等 1999 年报道 2 964 例患者的回顾性资料,吻合口漏的发生率为 2.4%。Stewart 等 1994 年对 60 例毁损性结肠伤患者,行切除后一期吻合,吻合口漏的总的发生率为 14%,而合并有严重疾病、围术期大量输血患者的吻合口漏发生率高达 42%,相反则只有 3%,一旦发生漏后,1/3 的患者死亡。因此,毁损性结肠伤、重度的腹腔污染、休克、失血过多、多次输血、伴随腹内多脏器损伤、就诊或手术延迟、严重合并疾病等,是发生吻合口漏的高危因素。其中,休克或血流动力学不稳定与术后感染相关的并发症呈正相关,持续的低血压是死亡的预测因子。Meta 分析也表明,一期修补或切除吻合的患者,术后感染相关并发症、切口裂开、创伤有关的并发症等都明显要高。所以很多人主张,存在高危因素的患者,造口转流仍然必要。

目前,对于 PATI<15、结肠穿刺伤和简单的切线伤或切割伤、轻度的腹腔污染、无低血压的患者,行一期原位缝合或切除吻合达成了共识。而对于复杂的、伴有高危因素的结肠损伤患者,要根据医师的经验、救治的条件、患者的情况等,到底选择一期手术、还是选择造口的分期手术,要赋予医师的自由裁量权,规定统一的处理模式并不能适合每一种情况。但是,在当前的救治水平和条件下,建议尽量选择一期手术。现在,一期修补或切除吻合的成功率,平时达到了 85%,战时也达到了 73% 左右。

(二)损伤控制技术

针对复杂多发伤的重症患者,近来提出了"损伤控制外科"的概念,并且运用于结肠损伤的处理。所谓损伤控制技术,就是对于循环不稳定、低体温、凝血功能障碍的患者,首要的目标是纠正低体温、凝血功能障碍和酸中毒,初期手术主要控制出血、肠内容物的污染,待患者体温暖和、循环稳定和完全苏醒后,延后 12~48 h 进行二次彻底性手术。对于重症创伤,并伴有结肠严重损伤、全身情况差的患者。首先按照简单有效、创伤最小的原则,控制住活动性大出血和严重的腹腔粪便污染,施行"损伤控制性剖腹探查术"。治疗的重点集中于改善全身情况,如恢复体温、稳定循环、纠正凝血功能及酸中毒等。当一般情况稳定后再次手术,切除损伤肠段,一期吻合或造口。这样缩短了手术时间、减轻创伤、降低死亡风险,避免医师在手术时纠结于选择一期吻合还是造口转流。这方面的研究资料不多,Miller 等在 2007 年第一次报道了 11 例采取损伤控制技术和 33 例首次即进行彻底性手术的结肠毁损伤患者的比较研究结果,认为在感染相关并发症、吻合口漏和结肠相关的死亡率上,两者没有统计学差异。Ordonez 等在 2011 年的报道中也认为延迟吻合是安全可行的。但是,Weinberg 等在 2009 年报道了 7 年的研究资料,发现运用损伤控制技术的患者,在并发症、吻合口漏及死亡率上高于首次即进行彻底性手术的患者,统计差异显著。这些研究结果差异较大,样本量小,对结肠损伤程度、手术指征等方面存在选择性偏倚,还需要深入研究。

(三)围术期的处理

对于创伤患者,围术期要积极进行复苏治疗,包括液体复苏,维护循环的稳定和器官功能;去除加重损伤的病因;减轻创伤应激反应;预防可能出现的并发症。而对于伴有结肠损伤的患者,当结肠破裂穿孔,结肠内容物污染腹腔,粪便中有大量的细菌,会导致感染及其相关并发症。目前,与结肠损伤相关的感染并发症发生率为 10%～30%。有研究证明,如果从术后才开始预防性使用抗生素,腹内脏器损伤的感染发生率为 30%,一旦合并有结肠损伤,感染率可达 70%,但是如果术前即开始预防性使用抗生素,感染率可降低到 11%。如果广谱抗生素覆盖了厌氧菌,感染率可从 27%降低到 10%以下。所以,手术之前即选择覆盖厌氧菌在内的广谱抗生素静脉运用很重要,使用预防性抗生素的持续时间从术前到术后 24 h 内,超过 24 h 以后继续使用,并不能降低感染的发生率。

(四)手术处理原则

随着现代创伤外科理论技术的进步、治疗重症水平的提高,对于结肠损伤手术的处理原则也做出了重大调整:①对于简单轻症、生命体征平稳、全身状况良好的患者,积极进行早期彻底手术,而对于复杂重症患者,可以遵循损伤控制外科的理念,选择损伤控制性的分次手术。②控制活动性出血和腹腔的进行性污染是手术的初期目标,减轻手术创伤、降低术后感染并发症和死亡率是手术的基本原则,恢复结肠的连续性是结肠损伤手术的最终目的。③手术中需要全面系统的探查辨别,除了明确结肠本身损伤的严重性,还要明确供应血液的系膜损伤情况及周围组织的创伤程度,对于判明创伤原因、决定治疗策略和判断预后等具有重要的意义。④决定采取修补缝合或切除吻合的一期手术或者造口转流的二期手术,要根据结肠损伤的严重性和患者的危险因素而定,医师根据自己的经验和救治条件,尽量选择一期手术方式。⑤术中要预想到术后并发症发生的可能,清除失活或失能的结肠及周围组织,干净彻底地冲洗污染的腹腔,充分引流腹腔,做好预防和治疗并发症发生的补救性措施,如腹腔持续灌洗管和结肠腔内减压管的预置。⑥对于重症创伤患者,要为术后早期肠内营养支持治疗创造条件,可以在术中行胃或者空肠造瘘,置入营养管。

(五)手术方法

根据医院条件和患者情况,可以选择腹部正中切口的剖腹手术或者腹腔镜下实施手术。复杂的创伤需要开腹,而简单的刀刺伤或医源性的结肠损伤,腹腔镜下施行手术基本都能完成。

1.腹腔探查

任何腹部创伤的探查手术,都要想到结肠损伤的可能性。进入腹腔后首先迅速吸除血液和肠内容物,边吸引边设法控制威胁生命的大出血(纱布填压或用手控制出血部位),根据受伤的原因、受伤的类型和腹内积液的颜色性质等,初步判断空腔脏器穿孔的部位;然后暴露出穿孔部位,用肠钳控制住穿孔肠道的远端和近端,阻止肠内容物继续外溢;在出血和肠瘘都得以控制的前提下,用清水冲洗干净腹腔,从上到下依顺序进行消化道的探查,到结肠的时候,从盲肠开始,依次进行升、横、降及乙状结肠的检查。当发现后腹膜有血肿或穿刺伤等,要打开侧腹膜,检查十二指肠、升结肠、降结肠的腹膜后间隙部分有无损伤,以免遗漏。在结肠损伤的部位明确后,一定要仔细探查损伤的范围和程度,尤其是受到了高能量的损伤、腹膜后及系膜内有出血或血肿的时候,格外小心结肠系膜及其邻近区域的供应血管损伤。很多情况下,在手术中认为结肠的血运正常,但是术后却发生迟发性的结肠缺血坏死。探查完成后,明确了损伤的部位、范围和程度,以及系膜血管的损伤情况等,可对结肠损伤的分级进行评估,以便选择合适的处理措施。

2.结肠手术处理方式

分为损伤结肠的手术和粪便转流(造口)手术。如果没有造口或施行了永久性造口而不考虑还纳,称为一期手术;如果施行了考虑二次还纳的造口,称为二期手术。损伤控制技术中采用的分次手术,不属于分期手术的含义,注意区别这些概念。除了前面讲到的PATI<15、结肠穿刺伤和简单的切线伤或切割伤、轻度的腹腔污染、无低血压的患者适宜选择一期手术外,即使伴有一些高危因素(毁损性结肠伤、重度的腹腔污染、腹内多器官损伤、轻中度休克、超过8 h的延迟手术等),也可以选择一期手术方式(无造口条件下的修补缝合或切除吻合),甚至在运用损伤控制技术的二次手术中可以施行一期吻合、无造口手术。过去把受伤后6~8 h内作为一期手术的指征之一,而现在只是作为一个高危因素。虽然很多文献都积极主张一期手术,但是具有以下情况之一,还是要考虑选择安全稳妥的造口手术:①遭受了复杂而严重的创伤,血循环不稳定持续时间较久、难以纠正的休克、大量输血。②受伤后时间较长,肠壁重度水肿,或者出现了感染性腹膜炎。③合并严重的内科慢性疾病、高龄、全身状况很差。④怀疑吻合口漏的可能性大。⑤救治条件限制,医师的经验不足,缺乏处理复杂问题的能力。造口的方法,可以选择损伤肠段的直接造口(双口或单口),或者将损伤的部位修补或吻合后,行近端结肠或回肠的预防性造口(双腔或单腔),前者主要用于横结肠或乙状结肠比较游离部位的损伤,后者主要用于升结肠、降结肠等比较固定部位的损伤。

(1)缝合修补手术:局部缝合修补简单易行,适用于刀刺伤、低速暴力所致的顿挫伤、破口不大(<50%的环周破口)、肠系膜血管没有损伤的患者,将局部清洗干净后,结肠破口边缘适当修剪,见到活动性渗血,然后做双层间断缝合即可。

(2)切除吻合手术:当存在以下情况的时候,要考虑肠切除。①结肠损伤破口大而修补缝合困难(>50%的环周破口,沿纵轴裂口>2 cm)。②结肠系膜缘损伤可能有血液循环障碍。③结肠伤口组织受到高能量的创伤,周围组织有震荡挫伤。④结肠及其系膜和周围邻近组织的毁损性损伤。⑤支配结肠的血管及其周围组织发生损伤,结肠血液循环障碍。⑥估计可能发生结肠血液循环障碍,如在某些情况下,结肠血管因暴力震荡、牵拉或扭转等,虽然连续性完整,但内膜已经受损,术后发生血栓,发生迟发型缺血及静脉回流障碍,需要把损伤血管所支配结肠的整个肠段切除(如发生右结肠动脉损伤,需要切除整个右半结肠)。切除结肠的时候,不要像做结肠癌根治手术一样从血管根部离断,而是紧贴结肠离断系膜,把失活坏死组织清理干净即可,注意保留好吻合端的边缘血管弓,吻合前能够看到断端有活动性渗血。可以选择手工吻合,也可以用吻合器吻合。保证吻合口松弛无张力,关闭系膜孔的时候不要缝合损伤供应血管支,以免发生吻合口缺血。

(3)预防性造口:当结肠局部修补或切除吻合后,患者存在高危险因素,怀疑发生吻合口漏的可能性大,可以在近端做预防性转流造口手术。常选择乙状结肠、横结肠或回肠等。

（4）肠段切除后，远端封闭、近端造口（Hartmann 手术），或者两侧端端均造口：适宜于结肠内容物多，患者存在高危险因素，而且患者情况又不稳定，为了减少手术时间和创伤，尽快结束手术，可以选择该术式。

（5）损伤肠管的外置：若患者情况较差，为减少手术时间和创伤，将有破损的肠管置于腹腔外，破损处作为造瘘口，或者因为结肠修补缝合或吻合不可靠，可能出现吻合口瘘，将肠袢置于腹外观察6～14 d，若成功就回纳于腹内，若失败则切开改为外置造瘘。这种手术的术后护理麻烦，外置修补容易裂开，有效性也不可靠，所以现在较少采用。

（6）实施损伤控制性技术中的结肠处理：需要采用损伤控制性技术的患者创伤严重、病情非常危急，所以要遵循简单有效的原则，在最短的时间内迅速控制住结肠破裂处即可。简单清理腹腔内的血液和肠内容物，适度游离，将破损的结肠远端和近端用直线切割闭合器离断（没有条件的时候可以用粗线结扎），移出毁损的肠段。

（六）预防吻合口漏、腹腔感染等并发症的措施

因为结肠外伤患者往往伤情复杂而多变，而且多数术前不能进行良好的肠道准备，肠内充满了内容物，所以一期手术后的吻合口漏及由此引起的并发症和死亡率仍然比较高。复杂性结肠损伤患者，腹腔污染也比较重，全身情况比较差，术后感染相关的并发症高达 10％～30％。所以必须在术中考虑周全，做好防范措施，以免术后被动。根据有学者的经验，可以采取如下方法，在患者情况允许的前提下，灵活选择。当然，这些方法的循证医学证据还需要深入研究。

1.结肠灌洗

如果患者肠内容多，可以在术中从肛门内置入或者从结肠破口处置入冲洗管，大量的生理盐水将结肠的宿便清洗干净，然后再缝合修补或吻合。

2.结肠全程减压

因为吻合口漏的原因之一是结肠内容物多、术后肠胀气、结肠腔内压力高。当对修补缝合或吻合的地方不满意，担心术后出现吻合口漏的时候，可以在术中从肛门插入一根质软的、全程有侧孔的硅胶管（24# 内径以上）直达盲肠部位、甚至进入回肠内 15 cm 左右，术后5～10 d 拔除。

3.腹腔内冲洗管放置

腹腔污染严重或术后出现吻合口漏，腹腔感染和脓肿的发生率很高。术中要用大量的水进行彻底清洗，充分引流。除了在所有的间隙和低凹处、吻合口旁放置多根引流管外，还可以在术中预置腹腔持续冲洗套装、吻合口旁的双套管负压冲洗系统。可以在术后立即或等出血停止稳定以后进行腹腔的持续冲洗。当发现吻合口漏的时候，经双套管持续冲洗，95％的吻合口漏可自行愈合。

（韩苏杰）

第三节　直肠肛管损伤

一、病因及发病学

直肠、肛管是为消化道的终末部分，紧贴盆腔的骶骨凹，有坚实的骨盆保护，所以临床上单独

的直肠肛管损伤比较少见。在战争的时候占腹部外伤的 $5.5\%\sim12.9\%$，平时为 $0.5\%\sim5.5\%$。在普通的穿刺性损伤、医源性损伤和异物损伤中，伤情单一，并发症和死亡率较低。但是，在现代战争、恐怖爆炸、交通工业事故、自然灾害中所发生的损伤，合并伤很多，伤情复杂，且容易被忽略或漏诊，临床处理困难，由此导致的并发症和死亡率较高。

正如在前面所描述的损伤原因一样，按照致伤物可分为穿刺伤、火器伤和钝性暴力伤，按照物理能量释放强度可分为高能量暴力伤、低能量暴力伤，按照发生地点可分为重大事故、治安事故伤和医源性伤。弄清楚致伤物、致伤的能量特性、受伤地点等，对于判断伤情、决定诊治处理策略具有重要的意义。常常按照致伤因子的物理特性分为如下三类。

(一)穿透伤

(1)各种锐器的刺伤和火器伤，可以看到会阴或下腹部有外伤的入口，伤口小，伤道深。

(2)肛门插入伤，从高处坠落、跌坐时，地上的木棍、酒瓶、铁条等棒状物直接从肛门插入直肠内，多伴有肛门括约肌的损伤。

(3)直肠异物伤：多见于有精神障碍、被违法伤害和性游戏的人。

(二)钝性暴力伤

高速、高能量外界钝性暴力所导致的挤压、冲击、牵拉性损伤，如爆炸、自然灾害、重物挤压、工业交通事故等。这类损伤伤情严重而复杂，多伴有骨盆骨折、盆腔内多脏器损伤。骨盆骨折的碎片可戳穿直肠；腹部钝性暴力的冲击可将结肠内的气体瞬间挤压如直肠内，导致直肠爆裂，大便污染重；骑跨性损伤，可导致会阴撕裂并延及肛管直肠。

(三)医源性伤

多见于直肠镜检查、直肠内局部肿物或活检手术等，盆腔会阴手术、妇科手术及膀胱镜手术等均可导致直肠肛门损伤。

95% 的直肠肛门损伤属于穿透性损伤，其中在西方国家 70% 为枪弹伤，在我国多为事故性伤和刀刺伤，约 4% 的为钝性暴力伤，1% 为其他原因导致的。但是，近年来，医源性和性游戏导致的直肠损伤逐渐增多。

二、病理

如上所述，从致伤因子的物理特性上导致的损伤主要包括穿透性损伤和钝性损伤，引起的组织损伤类型包括刺伤、挫伤、挫裂伤等。不同原因所导致的直肠肛管及周围组织损伤类型不一样，但一个致伤因素可能会合并多种不同的组织损伤类型。直肠肛管部位的损伤具有以下特点：直肠内容物细菌多，直肠周围间隙的疏松间隙内的组织血液循环差，损伤后极容易感染；钝性暴力损伤或复杂性穿透等，常伴有骨盆骨折、泌尿生殖系统损伤和大出血等，紧急处理上极为复杂；复杂性损伤的后期并发症很多，如畸形、内外瘘、大小便失禁和肛门尿道狭窄等，严重影响生活质量。

病理变化随损伤原因、程度、性质、累及的范围和器官、时间等各不相同。简单的刺伤、医源性损伤、直肠异物伤等的损伤轻微，范围局限。复杂的刺伤、火器伤、肛门插入伤等，可以导致盆腔内的膀胱、尿道、阴道等穿透性损伤，甚至盆腔内的大血管、骶前静脉丛等破损。钝性暴力导致的直肠肛门区域的损伤性质复杂，穿刺伤、挫伤和挫裂伤等多种组织损伤并存，往往伴有骨折、多器官伤和大血管破裂等，甚至出现组织的毁损，发生大出血、休克，盆腔内巨大血肿，粪便和尿液严重污染。腹膜返折以上的直肠损伤,粪便、血液、尿液等可以进入腹腔,导致腹膜炎。腹膜返折以下的直肠损伤可以导致直肠周围间隙感染、脓肿,很容易导致蜂窝组织炎、坏死性筋膜炎、脓毒血症等。会阴肛管损伤可以导致肛门括约肌损伤,出现肛门失禁。直肠外瘘、直肠膀胱瘘或直肠阴道(尿道)瘘是直肠损伤后的常见并发症。

三、诊断

对于直肠肛管损伤患者,特别是有盆腔受到钝性暴力损伤的重危患者,在初期诊断评估的时候,同样需要按照"高级创伤生命支持(advanced trauma life support,ATLS)"所推荐的流程进行紧急抢救和详细的分析评估,"四边"原则(边复苏、边调查、边评估、边处置)贯穿整个外伤患者的紧急救治全程,选择各种创伤评分系统对整体或局部的损伤严重程度进行量化评定。腹膜返折以下的开放性损伤,诊断不难。但是闭合性的损伤或伴有盆内其他脏器的损伤,往往容易被其他脏器的损伤症状所掩盖,容易忽略而延误诊治。

(一)病史及临床表现

在询问收集病史的时候,要尽可能了解清楚致伤的原因、地点,有利于分析受伤的程度、范围和严重程度。腹膜返折以上的直肠损伤有腹膜炎的表现,而局限在腹膜返折以下的直肠、肛门部位的损伤一般表现为肛门区域所谓疼痛、伤口内流血或流出粪便。有大出血的时候,并可能伴有休克,有合并伤的时候可有相应脏器损伤的表现。

(二)伤情检查

包括下腹部和会阴骶尾区域的视诊、检查伤口和伤道、直肠指检等。伤道的入口、出口、方向、大小和行径等可以帮助判断有无直肠伤和损伤程度,还有助于了解膀胱、尿道等有无损伤。直肠指检是最有价值的检查方法,可以发现直肠损伤的部位、伤口大小、周围间隙的积血积液情况,可以了解骶尾骨骨折、膀胱、前列腺的损伤。

(三)肛门直肠镜检查

在患者情况允许的情况下,可以用直肠镜或乙状结肠镜等直视下检查,可以看清损伤的部位、范围及严重程度。

(四)影像检查

腹部立位片可以查看腹腔内游离气体。超声探查腹腔内和盆腔陷凹内的积液。骨盆的X线片可以判断骨盆骨折的情况、存留的金属异物等。平扫加增强的CT检查可以发现骨折部位、盆腔间隙和软组织内的气体影、血肿或积液等。MRI检查对诊断肠壁、膀胱、前列腺、尿道等的破损等具有重要意义。

(五)其他

局限在腹膜返折以上的直肠损伤,可以选择腹腔穿刺、腹腔灌洗,甚至腹腔镜和剖腹探查。

(六)伤情评估

直肠肛管损伤,尤其是合并有其他脏器损伤的重症患者,同样需要进行整体的和局部的伤情评估。选择各种评估工具进行量化评分,包括 PHI、CRAMS、AIS-90、TRISS、ASCOT、APACHEⅡ等。针对直肠的损伤,常用的评估系统有器官损伤记分(organ injury scaling,OIS)。每一个损伤的器官都有相应的评估标准,如果合并骨盆骨折的也有相应的评价工具。

四、治疗

(一)直肠肛管损伤手术治疗概论

相对于结肠损伤来说,直肠损伤比较少见,所以这方面的研究资料比较少,仅有的十余篇研究文献,也多为回顾性分析,样本量少,证据水平低。治疗原则、治疗方法的理念更新没有结肠损伤的变化大。过去对于直肠损伤手术总结出了"4D"原则:粪便转流(Diversion),引流(Drainage),直接修补(Direct repair),直肠冲洗(Distal washout)。现在有作者对早期的造口转流提出了质疑,主张非造口的直接修补。但是因为研究少,大多报道的还属于个人经验,没有被广泛接受。一般认为,伤情简单的穿透伤可以做非造口的修补缝合,位于腹膜返折以上的直肠损伤可以按照结肠损伤的处理原则和方法,但是腹膜外的复杂性直肠损伤,因为发生感染后所导致的并发症严重、死亡率高,所以还是应该遵循原来的"4D"手术原则,尤其是强调早期造口的重要性。在4D的手术方法中,针对每一个患者的具体情况进行选择运用,如很多直肠的损伤,做粪便转流以后,并不需要缝合修补直肠的破口,旷置损伤部位待其自行愈合。对于重症直肠肛管损伤患者,运用损伤控制技术的理念,可以减低并发症和死亡率。患者病情危重、休克,紧急情况下控制大出血和粪便污染,患者稳定后才进行二次彻底性手术。

(二)手术处理原则

腹膜返折以上的直肠损伤,原则上同结肠损伤的处理原则。腹膜返折以下的直肠肛门损伤,手术原则:①积极进行早期彻底手术,而对于复杂重症患者,遵循损伤控制外科的理念,选择损伤控制性的分次手术;②清除失活或失能的组织,干净彻底地冲洗污染,充分引流;③手术方式的选择要考虑到所有的高危因素,存在高危因素的患者要积极施行粪便转流手术(造口),而直肠修复、引流和冲洗可以根据患者情况、医师经验选择。

(三)手术方法

累及腹膜返折以上的直肠损伤,采用结肠损伤的手术和处理方式。这里仅介绍在腹膜返折以下损伤(没有腹膜炎和感染)的手术选择。

1.损伤的处理

(1)对毁损性的直肠会阴损伤,这种患者的病情往往比较危重,多伴有骨盆骨折、盆腔内大出血和多个器官的损伤,所以要选择损伤控制手术,紧急情况下止血、并控制大便的继续污染,经复苏抢救后,延迟12~48 h再次进行二次手术,毁损组织要予以清除或切除,可选择Hartmann手术方式。

(2)对比较严重的直肠穿透性损伤,存在高危因素和盆腔内多个器官损伤(如膀胱、尿道、阴道等),要考虑粪便转流(造口),减少术后并发症,损伤局部可以修补或旷置。

(3)对较轻的直肠穿透性损伤,如医源性损伤,可以经肛门进行修补。

(4)单纯性的肛管括约肌的断裂或撕裂,可以一期将断端缝合、置引流,一般效果满意。

(5)如果括约肌损伤严重、挫裂,将局部清创以后,行乙状结肠造口,为二期修补创造条件。

2.粪便转流

直肠和会阴的损伤,多选择乙状结肠造瘘,并且是严重损伤治疗成败的关键措施。也有人选择横结肠和回肠造口。粪便转流的指征有:严重的直肠毁损伤;严重的会阴肛门括约肌损伤;存在高危因素(休克、输血量大、重度污染、受伤时间已较长、有合并疾病、高龄等)的直肠肛门部损伤;有骨盆骨折、盆腔内大血肿、膀胱及阴道等损伤并与直肠相交通等。

3.骶前引流

当有直肠及周围组织器官严重损伤、骨盆骨折、粪便污染重,除了要彻底清洗、祛除坏死组织,良好的引流也很重要,可以预防盆腔脓肿、感染坏死性筋膜炎、脓毒血症等严重并发症。可以从两侧的坐骨直肠窝戳开,置入 2～3 根引流管到骶前间隙内,紧邻直肠破损修补的地方。

4.冲洗

术中的直肠冲洗和术后的骶前间隙的冲洗,可以减少感染的机会。直肠冲洗的方法:从乙状结肠造口的远端置入一根冲洗管,扩肛后用肛门镜撑开肛门,在术中将直肠内的粪便彻底冲洗干净。在安置骶前引流管的时候,可以置入负压双套管,术后持续用生理盐水冲洗污染的间隙。

（韩苏杰）

第十五章

结直肠息肉及息肉病

第一节　结直肠息肉

一、概述

　　肠息肉是指一类从黏膜表面突出到肠腔内的隆起状病变。肠息肉是一类疾病的总称。1981年,全国大肠癌病理专业会议参考了国外对大肠息肉的分类,结合我国病理学家的实践经验,按照病理性质的不同分为以下几种。①腺瘤性息肉:包括管状、绒毛状及管状绒毛状腺瘤;②炎性息肉:黏膜炎性增生、血吸虫卵性及良性淋巴样息肉;③错构瘤性息肉:幼年性息肉及色素沉着息肉综合征(Peutz-Jeghers综合征,P-J综合征);④其他:化生性息肉及黏膜肥大赘生物。不同性质的息肉,其预后和处理亦不相同。息肉在形态上可分为有蒂、无蒂、广基、扁平状等。在数目上又有单发与多发两类(图15-1)。息肉病是指息肉数目在100枚以上(仅P-J综合征除外),反之,则称散发性息肉。本节仅限于讨论单发的各种息肉,多发的息肉将在下一节讨论。

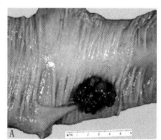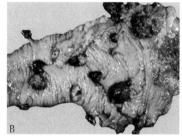

图15-1　单发与多发肠息肉

A.结肠单发息肉;B.结肠多发息肉

二、病因

　　结直肠息肉的病因及发病机制目前仍不清楚。研究证明,影响腺瘤性息肉与结直肠癌发病的危险因素基本一致。目前初步证实,腺瘤的发生是多个基因改变的复杂过程,而环境因素改变致基因表达异常或突变基因在环境因素作用下表达形成腺瘤;而增生性息肉或炎性息肉则与感染和损伤相关。有研究已经证实,息肉与 CD44 基因 mRNA 的表达明显相关。散发性结直肠肿瘤中,结直肠息肉和癌组织 *APC* 基因突变率无显著差异,而在正常结直肠黏膜、炎性息肉和增生性息肉中均无突变。

三、发病

结直肠息肉的发生率各国不同,总的肠镜检出率为 10% 左右。其发病率随年龄的增长而增加,30 岁以上结直肠息肉开始增多,60～80 岁的发病率最高,尤以腺瘤增加显著,女性略低于男性。以腺瘤性息肉为多见,约占 70%,其次是增生性息肉和炎性息肉,错构瘤性息肉主要见于幼年性息肉和 P-J 综合征(Peutz-Jeghers 息肉)。我国肠息肉发病率较低,成人多为腺瘤性息肉,好发于乙状结肠、直肠,占全结直肠息肉的 70%～80%。大小一般为 0.5～2.0 cm。

四、组织学分类

(一)腺瘤性息肉

腺瘤是息肉中最常见的一种组织学类型。腺瘤在病理切片中除可见管状腺体结构外,还常伴乳头状成分,亦即绒毛状成分,根据组织学中两种不同结构成分所占比例决定腺瘤的性质。Appel 提出管状腺瘤中绒毛状成分应<5%,当绒毛状成分达 5%～50% 时属混合性腺瘤,>50% 者则属绒毛状腺瘤。Shinya 则认为管状腺瘤中绒毛状成分应<25%,在 25%～75% 者属混合性腺瘤,>75% 者属绒毛状腺瘤。鉴于标准不同,各家报道腺瘤中各种腺瘤的比例可有较大差异,且无可比性。为此,1981 年我国第一次大肠癌病理会议上建议统一标准为,绒毛状成分<20% 者属管状腺瘤,>80% 者为绒毛状腺瘤,介于 20%～80% 者则属混合腺瘤。

1.管状腺瘤

管状腺瘤是最常见的组织学类型,占腺瘤的 60%～80%,发病率随年龄增加而增加,在小于 20 岁的年轻人中极少存在。多为带蒂型(占 85%),亚蒂、无蒂少见。常多发,小于 0.5 cm 的小腺瘤多由正常的黏膜覆盖,多数管状腺瘤为 1.0～2.0 cm 大小,少数大于 3 cm,腺瘤的恶变与其大小直接相关。常有蒂、呈球状或梨状,表面光滑,可有浅沟或分叶现象,色泽发红或正常,质地软。活组织学检查管状腺瘤由密集的增生的腺体构成,腺体大小、形态不一致,常见有分支和发芽(图 15-2)。多数管状腺瘤仅表现为轻度不典型增生。然而,可以有高达 20% 的表现为重度非典型增生、原位癌或浸润性癌,仅 5% 管状腺瘤是恶性的。

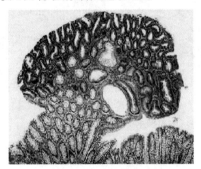

图 15-2 管状腺瘤

2.绒毛状腺瘤

较少见,又称乳头状腺瘤,这是一种癌变倾向极大的腺瘤,一般癌变率为 40%,故被认为是一种癌前病变,其发病率仅为管状腺瘤的 1/10,好发于直肠和乙状结肠,临床所见绝大多数为广基型,呈绒毛状或粗颗粒状隆起,伴有宽广的基底,有时可侵占肠周径的大部分,其表面可覆盖一层黏液,质地较管状腺瘤为软(图 15-3)。在少数病例中绒毛状腺瘤可以有蒂,活动度极大。体积大,一般直径大于 3.0 cm,可达 10～20 cm。活组织检查见绒毛结构占据腺瘤的 80％以上。

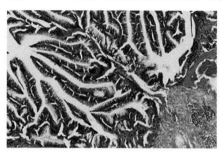

图 15-3　绒毛状腺瘤

3.绒毛状管状腺瘤

这类息肉兼有管状腺瘤和绒毛状腺瘤两种组织学特点(图 15-4)。即有分支状的腺体,同时也有像手指一样突起的长长的腺体。绒毛状管状腺瘤是 10～20 mm 息肉中最常见的一种。其恶变率介于管状腺瘤与绒毛状腺瘤之间。

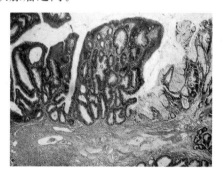

图 15-4　绒毛状管状腺瘤

(二)炎性息肉

炎性息肉是由对炎症反应的再生上皮组成。可以继发于任何一种炎症反应,但是最常见的原因是溃疡性结肠炎。炎性息肉也可以继发于感染性疾病,如阿米巴性结肠炎、慢性血吸虫病或细菌性痢疾。炎性息肉没有恶变倾向,但是,对溃疡性结肠炎患者,可以有某些部位的异型性改变或恶性变同时存在。

1.假息肉病

主要发生于慢性溃疡性结肠炎或克罗恩病,由于慢性炎症刺激,形成多发性肉芽肿。在其形成的早期,如炎症能获控制,肉芽肿有可能随之消失。但如慢性炎症不能得到有效的控制,而呈持久的慢性刺激,肉芽肿就有恶变的可能。癌变率与病程长短往往呈正相关。病程超过 30 年时癌变率高达 13％～15％。慢性溃疡性结肠炎具有极高的癌变率,是公认的癌前病变之一。因此,对这些假息肉病应慎重处理。

2.炎性息肉

指单发的非特异性炎症所引起的息肉,组织结构与上述相同,但不会癌变。往往炎症消退后,息肉可自行消逝。

3.血吸虫性息肉

在慢性血吸虫病时,大肠黏膜下常有血吸虫卵沉着,其周围伴纤维组织增生,或形成虫卵结节。当虫卵多时,固有膜内亦可有虫卵沉着,并破坏腺管和引起增生。一般血吸虫卵结节体积不大,呈小球状或条索状,并常呈簇状分布,外观中央呈橘黄色,周围呈灰白色。在长期慢性、反复感染的病例,这类息肉可进一步发展成炎性肉芽肿,具有很大癌变倾向,也是一种癌前病变。

4.良性淋巴样息肉

直肠具有丰富的淋巴组织,在肠道炎症时,直肠黏膜下的淋巴滤泡即可增生并形成息肉而突入肠腔。因此,所谓息肉实质上是增生的、高度活跃的淋巴样组织。细胞分化成熟,其上覆盖有正常的直肠黏膜上皮,是一种良性病变,应与恶性淋巴瘤区分。因为本病不会恶变,无须做肠段切除。

(三)错构瘤性息肉

幼年性息肉是一种错构瘤,属大肠黏膜上皮的错构瘤,又称先天性息肉,主要发生于儿童,以10岁以下多见,尤以5岁左右为最多。息肉好发于直肠和乙状结肠,多数发生在距肛缘5 cm以内的直肠内。

息肉多呈圆球形或椭圆形,鲜红、粉红或暗红色,表面光滑,如继发感染可呈现粗糙颗粒状或分叶状。其大小平均1 cm左右,多数有蒂。组织学上息肉蒂为正常结直肠黏膜,当形成息肉时,结直肠黏膜上皮即转为慢性肉芽组织,由大量结缔组织、血管组织、单核细胞和嗜酸性粒细胞浸润,其中还有许多黏液腺增生和含有黏液囊肿组成。因此,组织学上这不是肿瘤,也不属肿瘤性质,而是正常组织的异常组合,故称为错构瘤。

关于错构瘤形成的机制尚不清楚。有人认为其发生与黏膜慢性炎症、腺管阻塞、黏液滞留相关,故又有滞留性息肉之名。肠道错构瘤有恶变可能。为进行组织学检查和去除症状,应当切除。多数可以经内镜切除,需特别小心将其富含血管的蒂处理好。在直肠下端或从肛门脱垂出的病变可以经肛门切除。切除后复发非常少见。

(四)增生性息肉

增生性息肉是在结肠和直肠内发现的最常见的非肿瘤性息肉,常常是多发的,多无蒂,直径多小于5 mm;大于10 mm的增生性息肉非常罕见。在无症状患者的结肠镜检查中,可以发现增生性息肉约占10%。这些病变一般可以保持大小不变和无症状。然而,由于它们从外表与肿瘤性息肉不能区分,因此常常将其切除并活检。

组织学方面,增生性息肉表现为黏膜隐窝拉长的正常乳头状的表现。没有细胞异型表现。隐窝基底可见有丝分裂,表现为正常的成熟过程。其发生机制尚不清楚,可能与正常细胞在成熟过程中未脱落有关,演变成了一大的增生区。对这些病变不需要特殊的治疗。仅仅有增生性息肉存在也不需要进行结肠镜随访。

五、临床表现

大多数息肉并无任何自觉症状,而在纤维结肠镜检查或 X 线钡剂灌肠造影时无意中发现。大肠息肉约半数无临床症状,仅当发生并发症时才被发现,其表现:①肠道刺激症状,腹泻或排便次数增多,继发感染者可出现黏液脓血便;②便血可因部位及出血量而表现不一,高位者粪便中混有血,直肠下段者粪便表面附有血,出血量多者为鲜血或血凝块;③肠梗阻及肠套叠,以盲肠息肉多见；④位于直肠内较大的有蒂息肉可随排便脱出肛门外，甚至需反复手法帮助回纳，偶尔蒂细长的息肉可发生蒂部扭转、坏死而自行脱落。

炎性息肉主要表现为原发疾病如溃疡性结肠炎、肠结核、克罗恩病及血吸虫病等的症状，炎性息肉乃原发疾病的表现之一。

六、诊断

发生在直肠中下段的息肉，直肠指检可以触及，发生在乙状结肠镜能达到的范围内者，也易确诊，但国内已较少开展这种简便、经济的乙状结肠镜检查方法，这可能与当前社会的医患关系紧张、恐漏诊引起纠纷有关。位于乙状结肠以上的息肉需做钡剂灌肠气钡双重对比造影，或纤维结肠镜检查确认。结直肠息肉明确诊断并无困难，重要的是应认识结直肠腺瘤呈多发性者及与癌肿并存者并不少见，临床检查时切勿因在某一段结肠或直肠内发现病变后，忽视全面的结肠检查。

结直肠腺瘤性息肉被认为是结直肠癌的癌前病变，但并非所有腺瘤都会癌变。一般认为腺瘤的大小对癌变的可能性具有很大影响。<1.0 cm 的腺瘤未见有发生浸润性癌者，>1.0 cm 者癌变机会增大，1～2 cm 腺瘤的癌变率在 10% 左右，>2 cm 腺瘤的癌变率可高达 50%。息肉数目越多，越密布，癌变率越高。有文献认为，多发性息肉患者体内可能存在基因突变，因此，即使息肉切除仍易癌变。统计表明，息肉数目少于 3 枚，癌变率为 12%～29%；等于或超过 3 枚，癌变率增至 66.7%。腺瘤中绒毛状成分的多少对确定癌变的可能性则是另一个重要因素。绒毛状腺瘤的癌变率明显高于管状腺瘤，绒毛状管状腺瘤（混合腺瘤）的恶变率则居于两者之间。另一个因素是腺瘤的形态，广基腺瘤的癌变率比有蒂腺瘤高，而且广基腺瘤发展为浸润型癌的机会也比有蒂腺瘤为高，因为有蒂腺瘤癌变罕有侵入其蒂部者。

七、治疗

肠镜下息肉电切术安全、有效、简单，已经基本取代了传统的开腹手术。其中高频电息肉切除术是最成熟也是最普及的肠镜治疗方法，还可以选择行内镜下黏膜切除术或内镜下黏膜剥离术。腺瘤肠镜下治疗的关键是保证治疗的彻底性。对于广基或巨大息肉，有条件的单位可以双镜联合（内镜与腹腔镜）行息肉切除，以保证切除彻底性并减少并发症。术后应行全瘤病理检查并特别注意观察标本边缘有无癌组织浸润。对腺瘤癌变的处理应根据癌变浸润深度和腺瘤部位来决定，凡符合下列情况者应追加外科根治性切除术：①腺瘤基底部发生癌变已浸润至黏膜下层者；②癌细胞分化程度包括低分化与未分化癌；③癌细胞已浸润淋巴管、血管、神经周围或血管内发现癌栓；④切缘有癌组织。

如息肉位于腹膜反折下直肠内时（距肛缘 6～8 cm 内，直肠指检可触及范围内），可经肛门直视下予以局部切除。对位于黏膜内的局灶性癌或原位癌，局部切除已经足够。黏膜下癌则在局部切除后可加做术后辅助性放疗，对已经浸润至肌层的病例，则应追加根治性经腹直肠切除术。对位于腹膜反折以上直肠或结肠内的广基腺瘤癌变，因为不涉及切除肛门和永久性结肠造口的问题，多以经腹病变肠段切除为首选。现在有条件的医院对距肛缘 16 cm 以内的适合局部切除的肿瘤可采用经肛内镜显微手术（TEM）。

八、随访

由于腺瘤性息肉具有复发和恶变的潜能,息肉切除术后必须进行结肠镜随访。腺瘤性息肉术后的复发往往与腺瘤的数目、大小、病理类型及不典型增生程度相关。息肉数目大于 3 个、直径≥10 mm、绒毛状结构、重度不典型增生是息肉复发和癌变的高危因素。对已经进行结肠镜下腺瘤切除的患者进行随访要遵循个体化的原则。息肉进行内镜下切除后,在 3～6 个月内要进行结肠镜随访检查,以确保切除干净。所有残留的息肉应当切除,同时再随访 3～6 个月。在经过 2～3 次随访后,仍没有切除干净的患者,多数应行手术切除。在完全切除后,多数患者应在 1～3 年后重复结肠镜检查。随访中没有发现异常的患者可以自此每 5 年检查一次。

（高　宇）

第二节　息肉病和息肉综合征

一、概述

结直肠息肉病与结直肠息肉的区别在于息肉数目的多少。根据 Morson 等的标准,结直肠息肉数目 100 个以上属息肉病范畴。结直肠息肉病又分为错构瘤型与腺瘤型,其外科治疗原则不尽相同。本节内容主要讲述腺瘤型息肉病。

二、病因

家族性腺瘤性息肉病(familial adenomatous polyposis,FAP)又称家族性结肠息肉病(familial polyposis coli,FPC)或腺瘤性结肠息肉病(adenomatons potyposis coli,APC)。FAP 是一种常染色体显性遗传病,是由于定位于染色体 5q21 上的 *APC* 基因发生胚系突变引起的。男女患者具有相同遗传性,外显率接近 100%。75%～80% 的 FAP 有家族史。20%～25% 的 FAP 无家族史而为基因突变的新患者,其后代仍延续常染色体显性遗传。FAP 发病罕见,每 10 000 个新生儿中大约有 1 人或每 30 000 人群中有 1 人患 FAP。

三、临床表现和诊断

本病患者的结直肠一般在 5～10 岁开始出现腺瘤,至 25 岁时约 90% 已有腺瘤发生。大多数息肉大小为 1～3 mm,形态多为无蒂半球型。很少有蒂,表面光滑。颜色多同正常黏膜,亦可发红。大于 1 cm 的息肉可能带蒂。如不治疗,几乎所有患者都将发展为结直肠癌(20 岁时约 50%,至 45 岁约 90% 恶变),占所有结直肠癌的 1%。从息肉出现到癌变的平均时间为 15 年。FAP 平均癌变年龄 39(34～43)岁,平均死亡年龄 40 岁。

临床上息肉病可分为三期,即临床前期、腺瘤期与癌肿期。腺瘤诊断时的中位年龄为 16.5 岁。腺瘤期又可再分为隐匿期和有症状期,最初出现的症状为出血、腹泻、黏液便,少数甚至发生肠梗阻、穿孔或严重贫血、恶病质等并发症时才就诊。最初症状出现的中位年龄为 29 岁,诊断息肉病的年龄为 33 岁。癌肿期是指从诊断结直肠癌至死于结直肠癌。结直肠癌的中位诊断年龄为

36 岁,中位死亡年龄则为 40 岁。

　　Gardner 综合征和 Turcot 综合征与家族性腺瘤病属同一性质疾病,但其可有肠外表现。Gardner 综合征的肠外表现:①骨瘤好发于腭骨、头盖骨、长管骨;②硬纤维瘤好发于手术后。③皮脂囊肿,多发生于头背、颜面和四肢。Turcot 综合征的肠外表现为中枢神经系统肿瘤,而非结直肠癌脑转移,如脑胶质细胞瘤、髓母细胞瘤、垂体瘤等,无论伴有何种肿瘤,预后都较差。

四、治疗

　　至目前为止,手术是预防和治疗 FAP 及其癌变的首选和最有效的手段。因为其腺瘤都有发生癌变的危险,所以治疗原则就是要尽可能把已发生及可能再发生癌变的结直肠全部切除,去除发病靶器官,阻断结直肠癌的发生,并且在保证根治的前提下尽量保证患者的生活质量。但具体手术方式和手术时机的选择目前仍然存在争论。一般认为,预防性手术应在 20 岁之前进行。对息肉密集、数量多于 1 000 个或有单个息肉大于 1 cm,应在诊断后尽快手术,对不愿立即接受手术者应严密监测,定期行结肠镜检查并肠镜切除,以免延误治疗,发生癌变,已有腺瘤恶变的FAP 是手术的绝对适应证。治疗时间最好不要超过30 岁。手术方式主要有以下几种。

(一)部分肠段切除

　　手术切除腺瘤密集的部分肠段,或已发生癌变的肠段。这种术式切除了腺瘤密集的肠段和最可能癌变的部位,手术范围小,对患者打击小,但最大的缺点是残留部分长有腺瘤的肠段,以后还有癌变的危险,必须定期严密随诊、结肠镜下切除再生的腺瘤,且最终仍需切除全部结直肠。所以目前这种术式已不被推荐,仅适用于腺瘤集中于某一肠段,其余肠段正常,患者不接受全结直肠切除者;或腺瘤癌变、病期较晚、无法根治性切除、估计生存时间不长或身体状况差、无法耐受全结肠切除者。

(二)全结直肠切除、回肠造口术

　　该术式切除了全部结直肠,无残留结直肠腺瘤癌变的危险,但是有 20%～30% 的患者存在术后并发症,而且回肠造口给患者带来诸多不便。加之盆腔内解剖易损伤神经而影响膀胱功能和性功能,患者的生活质量下降明显,尤其对年轻人实属不宜。目前除 FAP 合并低位直肠癌、无法保留肛门者或肛门括约肌无功能外,此术式已不作为首次手术采用的术式。

(三)全结肠切除、回肠直肠吻合术

　　该术式保留了部分直肠,操作简单安全、并发症少,术后排便功能和性功能保持良好,目前在基层医院仍有采用。然而,该术式将残留了部分直肠腺瘤,而且再发也不可避免,尽管可对残留直肠腺瘤电灼切除,但仍有癌变危险。文献报道,约 50% 的患者因并发直肠息肉或癌而需再次手术。因此,该术式亦不被推荐,仅适用于直肠内腺瘤较少(20 枚以下)、结肠息肉少于 1 000 枚、保肛要求迫切且能坚持定期复查者。行此手术后,残留直肠发生癌变的危险因素包括就诊时已发生癌变、结肠腺瘤多于 1 000 枚、患者年龄大于 30 岁及残留直肠过长(10～15 cm)者。

(四)全结直肠切除、回肠肛管吻合术

　　随着对 FAP 认识的深入、手术技术的进步、手术对性功能损伤的减少以及吻合器的广泛应用,全结直肠切除、回肠储袋肛管吻合术(IPAA)已成为主流术式。然而此式较 IPAA 更简单,同时又保留了肛门括约肌的控便功能。手术需要游离至肛提肌水平,用闭合器在齿状线水平闭合,用管状吻合器进行回肠肛管吻合。无须黏膜剥离,手术安全、简捷省时,术后并发症较少,肠道功能恢复较好。缺点是应用闭合器时如欠熟练仍可能残留 1～2 cm 直肠黏膜,今后癌变的可

能仍将存在,而且部分患者由于缺乏直肠感觉,排便控制能力差。手术要点是切缘要达齿状线。预防性回肠造口使患者术后舒适度较不造口者高。

(五)全结直肠切除、直肠下段黏膜剥除、回肠储袋肛门吻合术(IPAA)

该术式从发病机制、功能保全上讲是最合理的术式,目前应用较多。保留肛管括约肌及直肠肌鞘有控制排便的功能,回肠储袋有储存粪便的功能。但该手术比较复杂、费时费力,且回肠储袋的并发症发生率相对较高。近年来随着实践经验的积累、手术技术的改进和吻合器的广泛应用,并发症发生率已明显降低。但事实上该术式亦会残留少量黏膜,这些残留黏膜和回肠储袋也存在癌变的可能,所以术后仍应定期复查。目前普遍认为,当直肠息肉多于 20 枚、结肠息肉超过 1 000 枚、直肠腺瘤超过 3 cm 或有重度不典型增生,或结直肠其他任何部位有癌变者,都应行 IPAA 术。

(高　宇)

第十六章

结直肠梗阻性疾病

第一节 结 肠 扭 转

结肠扭转是以结肠系膜为轴的部分肠祥扭转及以肠管本身纵轴为中心扭曲。其发病在世界各地很不一致,以非洲、亚洲、中东、东欧、北欧和南美等地多见,西欧和北美少见,Halabi 等报道,在美国结肠扭转约占所有肠梗阻的 1.9%;在巴基斯坦占 30%;巴西占 25%;印度占 20%。国内报道其发生率为 3.6%~13.17% 不等,以山东、河北等地多见。本病可发生于任何年龄,乙状结肠扭转多见于平均年龄大于 70 岁的老年人,男性居多,男与女之比,据统计,在 9:1~1:1之间,平均发病年龄 40~69 岁,而盲肠扭转多见于年轻女性。乙状结肠是最常见的发生部位,约占 90%,其次是盲肠,偶见横结肠和脾曲。该病发展迅速,有较高的死亡率,为 9%~12%,术后并发症多,应早期诊断,早期治疗。

一、病因

结肠扭转常由于肠系膜根部较窄,且所属肠段冗长,活动度大,如乙状结肠。冗长的肠段随着年龄的增长而延长 。此外,Kerry 和 Ransom 归纳了 4 个诱发因素:①肠内容物和气体使肠祥高度膨胀,如长期慢性便秘等;②肠活动的增强和腹内器官位置的变化,如妊娠和分娩;③有过腹腔手术病史而使腹腔内粘连;④先天性异常如肠旋转不良或后天因素造成远端肠管梗阻。盲肠正常固定在后腹壁,正常盲肠可以旋转 270°,不会发生扭转,但约有 10%~22% 的人群在胚胎发育期间盲肠与升结肠未完全融合于后腹膜,形成游动盲肠,因活动范围大,其中有 25% 的人会发生盲肠扭转。此外,东欧与非洲扭转多与高纤维饮食有关,西欧与北美多与慢性便秘、滥用泻药与灌肠有关。

二、病理

乙状结肠扭转多为逆时针方向,但也有顺时针方向扭转,扭转程度可由 180°~720°。旋转少于 180°时,不影响肠腔的通畅,尚不算扭转,有自行恢复可能,特别是女性,盆腔宽大,更易恢复,当超过此限,即可出现肠梗阻。肠扭转造成的主要病理改变是肠梗阻和肠管血运的改变。乙状结肠扭转后,肠祥的入口及出口均被闭塞,因此属闭祥性梗阻,肠腔内积气、积液、压力增高,也会影响肠壁血运。除扭转的肠袢外,扭转对其近侧结肠也造成梗阻。乙状结肠扭转后发生肠管血运障碍来自两个方面:一是系膜扭转造成系膜血管扭转不畅,另一方面是肠袢的膨胀,压力高而影响肠壁血循环,先影响毛细血管,然后是静脉,最后是动脉,引起肠腔内和腹腔内出血,肠壁血管发生栓塞、坏死和穿孔。大致可分为3个阶段。①肠淤血水肿期:淤血水肿致肠壁增厚,常发生在黏膜和黏膜下层。②肠缺血期:在肠壁血运受阻时,肠壁缺血缺氧致张力减低或消失而扩张,除肠腔内大量渗液外,常伴有腹腔游离液体。③肠坏死期:肠缺血时间过长,导致组织缺氧、变性,黏膜面糜烂坏死。但由于肠腔内大量积气,高压气体常能循糜烂面溢出,溢出的气体可仅存留在黏膜下层或浆膜下层,此少量气体呈线状围绕肠壁排列,形成肠壁间积气。

盲肠扭转常以系膜为轴呈顺时针方向扭转,也偶见逆时针方向扭转。盲肠扭转是由于盲肠没有固定而具有高度活动性,这种高度活动性更有利于肠管迅速而又过紧地扭转,血管突然闭塞,扭转后盲肠迅速膨胀,压力增高,引起浆膜破裂、血运障碍,出现高比例的肠坏死。肠扭转不包括盲肠折叠,后者又称 盲肠并合。是游离盲肠向前向上翻折,虽可发生梗阻,但不影响系膜血管,也不发生盲肠坏死。

三、临床表现

乙状结肠扭转的表现多样化,可呈急性发作,也可呈亚急性或慢性发作。早期肠坏死出现腹膜炎、休克等严重表现,亚急性、慢性发作发病缓慢,多有发作史,腹痛轻,偶为痉挛性,但腹胀严重,以上腹明显,常偏于一侧。腹部体征除明显腹胀外,可有左下腹轻压痛及肠鸣音亢进,有时可扪及腹部包块且有弹性。指诊直肠空虚。

盲肠扭转的临床症状、体征与小肠扭转基本相同,而且病情进展更为迅速,发病急,腹中部或右下腹疼痛,为绞痛性质,阵发性加重。并可有恶心呕吐,开始尚可排出气体和粪便。查体见腹部膨隆,广泛触痛,肠鸣音亢进并有高调,叩诊鼓音。在腹中部或上部可摸到胀大的盲肠,如发生肠系膜血循环障碍,短时间内可发生肠壁坏死,腹膜刺激征明显。

四、诊断

结肠扭转的诊断并不困难,腹痛、腹胀、便秘或顽固性便秘为 扭转三联征。盲肠扭转或急性结肠扭转常出现恶心、呕吐。查体有腹胀,腹部压痛、腹部包块、肠鸣音亢进、体温升高、休克、腹膜炎体征。再结合病史、诱发易患因素,腹痛、腹块的部位,一般可做出结肠扭转的诊断。Stewardson选择"持续腹痛""发热""心动过速""腹膜炎体征""白细胞数增高"5个经典表现作观察,发现约90%的肠绞窄患者同时具有2种或2种以上的表现。

腹部X线片对诊断帮助很大,应作为怀疑结肠扭转的常规检查,乙状结肠扭转的典型X线表现是显著充气的孤立肠袢,自盆腔至上腹或膈下,肠曲横径可达10~20 cm,立位片可见两个巨大且相互靠拢的液平。其他各段小肠和结肠也有胀气与液平,钡灌肠见钡剂止于直肠上端,呈典型的鸟嘴样或螺旋形狭窄。盲肠扭转时腹部X线片显示单个卵圆形胀大肠袢,有长气液平面,如位于上腹可误诊为急性胃扩张,但胃肠减压无好转,可以此鉴别。后期在盲肠扭转上方常可见小肠梗阻的X线征象。并可在盲肠右侧见到有气体轮廓的回盲瓣。钡剂灌肠充盈整个左侧结肠和横结肠,可与乙状结肠扭转鉴别。当怀疑有坏疽时,严禁做钡灌肠,因为有坏死段肠管穿孔的危险。横结肠扭转扩张,肠曲于中上腹呈椭圆形扩张,中间也可见双线条状肠壁影,降结肠萎陷。

CT 也是急腹症常规的检查,是目前诊断结肠扭转最有意义的诊断方式,Delabrousse 等认为,随着螺旋 CT 不断应用于急腹症的检查,使肠梗阻的诊断准确性明显提高,在明确结肠扭转的病因、梗阻位置及病情的严重程度方面具有极其重要的作用。结肠扭转 CT 表现主要有以下特征。①"漩涡征":"漩涡征"为肠曲紧紧围着某一中轴盘绕聚集,大片水肿系膜与增粗血管同时旋转,漩涡中心尚见高密度系膜出血灶,CT 上呈"漩涡"状影像。若 CT 片示漩涡征出现在右下腹,多提示盲肠扭转。②"鸟喙征":扭转开始后未被卷入"涡团"的近端肠管充气、充液或内容物而扩张,其紧邻漩涡缘的肠管呈鸟嘴样变尖,称之为"鸟喙征",盲肠扭转时,其鸟嘴尖端指向左上腹。③肠壁强化减弱、"靶环征"和腹水。④闭祥型肠梗阻常见肠管呈 C 字形或"咖啡豆征"排列。现在增强 CT 及 CT 的三维重建也逐步推广于临床,使得结肠扭转的诊断更准确,更直观。

对于肠梗阻的诊断,虽然超声的敏感性及特异性低于腹部 CT,但因其实施动态、诊断快速,也是常规检查方法之一。急性肠梗阻的超声表现如下。①一般表现:近端肠管扩张(93.7%),明显的内容物反流,远端肠管多空虚。②并发症表现:当肠管发生坏死、穿孔时,穿孔近端肠壁明显增厚,腹水增多,并可探及游离气体。且超声对判断肠系膜血管有无血流以及有无栓塞都有较高的准确率。

低压盐水灌肠即是治疗手段之一,也是一种重要诊断方法,如不能灌入 300～500 mL 盐水,则提示梗阻在乙状结肠。此外,随着内镜技术的发展,乙状结肠镜和纤维结肠镜也日益成为结肠扭转常规的诊断及治疗方法。

五、治疗

结肠扭转的治疗,除禁食、胃肠减压、输液等肠梗阻的常规治疗措施外,根据病情进展程度的不同、有无并发症等情况而采取非手术治疗或手术治疗。

(一)非手术治疗

非手术治疗一般用于乙状结肠扭转,且为发病初期,而盲肠扭转和晚期病例怀疑有肠坏死时禁用这种疗法。具体方法如下。

1.高压盐水灌肠和钡剂灌肠

温盐水或肥皂水均可,灌肠时逐渐加压,如有气体和粪便排出、腹胀消失、腹痛减压,表示扭转复回,成功率分别可达 66.7%～78.6%。

2.乙状结肠镜或纤维结肠镜插管减压

由于镜管细,镜身软,光源强,视野清晰,不易损伤肠壁,可清晰地观察黏膜水肿程度,且患者耐受性好,故多采用纤维结肠镜复位。内镜循腔经直肠进入乙状结肠,如发现黏膜出血、溃疡或由上方流出脓血,提示肠壁已部分坏死,不宜继续插管,如检查无异常,将软导管通过结肠镜,缓慢经梗阻处远端,进入扭转肠祥,若顺利可排出大量气体和粪便,扭转自行复回,症状好转,插管全程要细致轻柔,不可用力过猛,注意此软管不要立即拔出,要保留 2～3 d,以免扭转短期内复发,还可通过观察导管引出物有无血性物质,以判断扭转肠祥有无坏死。内镜检查作为一种微创治疗,能够有效缓解梗阻症状,避免急诊手术,使外科医师获得充分时间全面评估和判断患者病情,选择最佳的个体化治疗方案,以达到更好的疗效。

尽管非手术疗法复位成功率高达 77%,死亡率和并发症率均较手术治疗为低,但由于发生扭转的根本原因依然存在,复发率高达 46%～90%。因此,国内外学者近年均主张,若患者无手术禁忌证,在非手术疗法复位后,短期内应行根治性的手术治疗。

(二)手术治疗

如果非手术疗法失败,或出现弥散性腹膜炎并怀疑有肠坏死、穿孔时,均应及时手术,术中根据有无肠管坏死、腹腔污染情况及患者自身状况,再决定做姑息性手术,还是根治性手术。主要手方术式包括固定术、造口术和切除吻合术等。

1.固定术

由于单纯乙状结肠扭转复位术后复发率可达 28%,单纯盲肠复位术有 7% 的复发率,故术中逆扭转方向复位后,若肠管血运良好,肠壁色泽正常、有蠕动,多加以固定术。手术方法有乙状结肠腹壁固定术,乙状结肠系膜固定术,乙状结肠横结肠固定术,乙状结肠腹膜外被覆术。盲肠扭转多采用后腹膜盲肠固定术。

2.结肠造口术

结肠造口术一般用于手术时发现肠壁明显水肿、肠腔过度扩张、腹腔污染严重、肠壁已坏死、穿孔或全身情况较差的病例。可将坏死肠管切除吻合后在其近侧造口;也可行 Hartmann 手术即坏死肠管切除,近端造口,远端缝闭放回腹腔内旷置;或者做双腔结肠造口术,坏死肠管可切除或暂不切除而外置。以上手术都需要行二期手术。

3.切除吻合术

切除吻合术一般用于肠管有坏死或血运不好,腹腔污染较轻;或者乙状结肠特别冗长,估计行固定术效果不佳,则可将乙状结肠切除行根治性治疗。由于两断端管腔内径差别较大,在切除肠管后,多行一期端-侧吻合。在非手术治疗有效后,为防复发也可择期行肠道准备后,行肠切除吻合术。

扭转性结肠梗阻是急性闭祥性肠梗阻,易发生坏死穿孔,应以急诊手术为主。对于右侧大肠梗阻的术式选择意见较为一致,可行梗阻病变的一期切除吻合术。对左侧大肠梗阻的术式选择则有分歧。传统的治疗方法是分期手术,即先行病灶切除和肠造口,然后再择期关闭造口的二次手术方案。这种方法虽能减少腹腔感染和肠漏发生的机会,但却需要二次手术创伤,使术后恢复期延长、整体治疗费用增加。近年来,随着抗生素发展、手术进步,以及对结肠梗阻病理生理认识的提高,越来越主张行一期切除吻合术。为提高一期切除吻合术的成功率,要求术中肠道排空、灌洗,但延长了手术时间,术后肠功能恢复慢,术后并发症发生率高达 40%～60%,因此,当出现急性大肠梗阻时,如果用非手术的方法缓解肠梗阻并改善一般状况,就可以变"急诊手术"为"限期手术",从而最大限度降低手术风险,显然是治疗急性大肠梗阻的最理想方案。

六、评述

扭转性肠梗阻有较高的发病率,其发病急,病情进展快,病死率高。通过询问病史、详细体格检查和辅助 X 线、CT 检查可明确诊断。此病保守治疗大部分可以复位,病情得到缓解,但复发率较高。对于保守治疗无效的患者,应及早进行手术治疗。手术方法有两种:①术中复位后行结肠及系膜进行固定,但术后疗效并不确切;②术中结肠灌洗及一期结肠切除肠吻合术,此手术方式可以达到根治目的,但可能出现一定的术后并发症如吻合口漏、腹腔感染等。当扭转的肠管出现坏疽、穿孔,并发腹膜炎或高龄患者有严重伴随疾病或肠管缺血、水肿明显,而且远近端肠管口径相差悬殊时,应行扭转肠管切除,同时行临时性近端肠管造口术,待病情稳定,度过危险期后,在充分进行术前准备后可择期进行二期手术。

（劳霖宗）

第二节　肠　套　叠

一、概述

肠套叠是一段肠管以及与其相连的肠系膜（套入部）被套入与其相邻的另一段肠管内（鞘部），引起内容物通过障碍所致的肠梗阻。成人肠套叠缺乏典型的临床表现，最常见的症状有腹痛、恶心、呕吐。在我国，肠套叠在全部肠梗阻中占 15%～20%。儿童肠套叠多见，居急性肠梗阻首位，约占 50%。成人肠套叠较为少见，仅占肠梗阻的 1%，占所有肠套叠的 5%。

二、病因

成人肠套叠与小儿不同，常有明确的病因，80%～90%的成人肠套叠继发于其他肠管疾病。肿瘤是成人肠套叠最常见的病因之一，其中良性或恶性肿瘤约占 65%。非肿瘤性病变占 15%～25%，特发或原发的套叠约占 10%。在各种继发病因中，良性病变有脂肪瘤、平滑肌瘤、血管瘤、神经纤维瘤、腺瘤样息肉、感染性病变、梅克尔憩室、术后粘连及肠动力性病变等；恶性病变有转移癌、腺癌、类癌、淋巴瘤、平滑肌肉瘤等。肠道各种炎性疾病，如溃疡性结肠炎、肠型过敏性紫癜、克罗恩病、阑尾炎、梅克尔憩室等均可引起肠套叠。先天性因素，主要有盲肠过长、活动度大，少数为肠重复畸形所致。HIV 感染患者由于免疫功能低下，易并发各种肠道炎症性及肿瘤性病变，包括感染性肠炎、Kaposi 肉瘤及非霍奇金淋巴瘤等，因此 AIDS 患者合并肠套叠的报道较多见。成人术后肠套叠通常较少发生。原因不明的特发性肠套叠病因不十分清楚，任何可致肠蠕动失去正常节律、肠行环肌局部持续痉挛的因素均可引起肠套叠。

三、病理

目前成人肠套叠的发病机制尚未阐明，以老年人多发。由于肠壁上某一处病变，如肿瘤、息肉、憩室、粘连、异物等，使肠蠕动的节律失调，近端肠管强有力地蠕动，将病变连同肠段同时送入远端肠管中从而形成肠套叠。肠套叠由 3 层肠壁组成：套叠的最外层称鞘部，进入里面的部分称套入部，由最内壁和反折壁组成，套入部最前端称顶部，又称头部（图 16-1）。

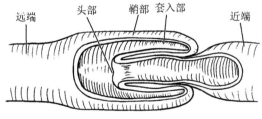

远端　　头部　　鞘部　套入部　　　近端

图 16-1　肠套叠模式图

(一)根据病理变化分类

1.急性肠套叠

急性肠套叠的病理变化主要在套入肠段。当套入部肠系膜血管受鞘部挤压时，早期使静脉回流障碍,而套入肠管充血水肿。由于缺血时间延长,血流完全阻断,最终可能出现套入肠段坏死。鞘部变化轻,浆膜下有纤维素渗出。鞘部痉挛,又使套入部受压而肠腔缩小出现肠梗阻。套叠发生后,只要肠系膜够长且肠管可活动,套入部还可以继续向前推进,甚至到左侧结肠或直肠。如鞘部破裂或穿孔,套叠还可能从顶部钻出。

2.慢性肠套叠

慢性肠套叠的病理变化,套入肠管的顶部组织水肿、变硬,鞘部肠管同样增厚,形成不完全性肠梗阻。套叠以上肠管蠕动增强,可引起代偿性肥厚。

(二)根据套入部位不同分型

1.回盲型

此型临床最多见,占50%～60%。回盲瓣是套入的头部,带领回肠末端进入升结肠,盲肠、阑尾也随之翻入升结肠内(图16-2)。

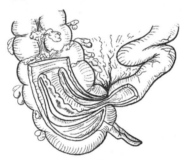

图16-2　回盲型肠套叠

2.回结型

较多见,约占30%。回肠套入回肠末段,穿过回盲瓣进入升结肠,但盲肠和阑尾一般并不套入。

3.回回结型

此型占10%～15%。回肠先套入远端回肠内,然后再整个套入结肠内。

4.小肠型

比较少见,即小肠套入小肠。按套入部位不同又可分为空-空肠、回-回肠、空-回肠三种类型。其中,回-回肠型占肠套叠总数的6%～10%。

5.结结型

此型少见,占2%～5%。是一段结肠套入相邻一段结肠内。

6.多发性肠套叠

本型极为罕见,仅占1%左右。如回结套加小肠套,或小肠上有两个套叠。

四、临床表现

成人肠套叠缺乏典型的临床表现,最常见的症状有腹痛、恶心、呕吐,较少见的症状有黑便,体质量减轻,发热和便秘。少数患者可扪及腹部肿块。发作时仍以阵发性腹痛为主,同时伴有恶心、呕吐,一般在右上腹或右下腹摸到肿块。多数表现为症状反复发作,病程可从几周到几个月不等,儿童肠套叠的特异性"三联征"在成人很少见。成人肠套叠的临床表现还受头端部肿瘤的影响。头端部无肿瘤的肠套叠常表现为弥漫性腹痛,多在CT检查中偶然被发现。通常只是短暂发作,不会引起邻近肠段的梗阻。头端部有肿瘤的肠套叠常间断发作,通常不会表现为套叠本身特异性的症状,而表现为腹痛、恶心、呕吐等部分肠梗阻的症状,也可表现为与肿瘤发展相关的临床症状,包括便秘、体质量减轻、黑便,或者体检时可触到的腹部肿块。不同部位的肠套叠其临床特点也有所不同:回回型肠套叠发作时,多表现为阵发性腹痛伴呕吐,间歇时可无症状;回结型腹痛多为持续性,阵发加重,可伴肿块;结结型则常有腹痛、腹部肿块、血便等。

五、诊断

本病诊断较小儿肠套叠困难,临床上遇到下列情况应考虑本病:①成人突然发作的腹部绞痛,伴有可消散或随腹痛而出现的腹部肿块者;②急性腹痛伴腹部包块和/或黏液血便;③原因不明反复发作的慢性肠梗阻;④腹部手术或外伤后恢复期出现急慢性肠梗阻者。当怀疑有肠套叠时,应多次反复进行腹部检查和直肠指诊。尚需进行相关影像学检查,以明确诊断。

(一)超声检查

B超检查对肠套叠诊断敏感性较强,声像图具有典型的"靶环征""同心圆征"或"假肾型征",并且超声检查迅速、无创、简便、可反复检查,因此可以作为肠套叠的首选辅助检查。但B超检查受患者肥胖和气体干扰较大,和操作者手法及熟练程度关系很大,诊断有很大的局限性。

(二)X线检查

腹部透视往往缺乏典型的肠梗阻表现,因此早期临床诊断常有困难。钡剂灌肠造影在评估成人肠套叠中很少应用。因为成人肠套叠多数为继发性,使用钡剂灌肠可能使套叠复位,而且肠道有肿瘤时会表现出套叠的影像,假阳性较高,并且在上消化道造影中典型的"弹簧征"并不多见,灵敏度不高。目前在成人肠套叠的术前诊断中较少采用。

(三)CT检查

螺旋CT不受气体影响,可清晰显示腹内肠道病变的情况,病变检出率高,是目前应用最广的影像学检查手段,在诊断成人肠套叠中的作用已越来越受到重视。肠套叠可以通过CT上特异性的影像确诊,直接征象有靶形征和彗星尾征或肾形征。靶形征见于各型肠套叠,而肾形肿块和彗星尾征主要见于小肠型肠套叠。这三种典型的表现,可反映疾病的不同进程及严重程度。有时头端部的肿瘤可在逐渐变细的套入部远端见到,在CT上显示为特异性肠内肠的征象,伴有或不伴有脂性密度和肠系膜血管。除了直接征象外,间接征象的显示也很重要,表现为肠袢扩张、积气及气液平面、腹水等。如果肠壁节段性环形增厚超过2～3 mm,肠系膜结构模糊、腹水,螺旋CT增强扫描肠壁强化减弱或不强化,延迟扫描强化正常,说明肠缺血水肿。由于原发病变和套叠肠管的肿块常混为一体,其形态大小及强化特点判断困难,而且原发病变种类多,故原发病变诊断困难。良、恶性肠套叠在CT上表现的直接征象无明显差异,但间接征象可帮助诊断。CT可观察邻近器官有无受侵、转移、腹膜后淋巴结肿大等,如肠壁不规则增厚或见密度小、均匀的软组织块影,伴周围系膜及筋膜浸润、腹膜后淋巴结增大,则提示病因是恶性肿瘤。

(四)MRI

MRI采用HASTE成像技术在诊断肠套叠中具有独特的作用,在T_2加权像中能够通过高信号腔内水和低信号肠壁间的强烈对比,清楚地显示肠套叠的范围及可能存在的病灶。但MRI检查费用昂贵、易受呼吸等多种因素影响,目前还不宜作为常规检查方法。最近超快多翼机技术可以使图像基本不受肠道运动的影响。

(五)内镜检查

纤维结肠镜可发现结肠套叠及引起套叠的原因,起到定性和定位的作用。胃镜仅对术后空肠胃套叠有诊断价值。纤维结肠镜在有的病变段进入困难,且不能了解病变肠管周围情况,但可取病变组织活检。随着诊断性腹腔镜在临床上越来越广泛地应用,这项技术有望成为成人肠套叠确诊手段之一。

六、鉴别诊断

(一)胃肠道肿瘤

胃肠道肿瘤也可出现类似"靶环征"和"假肾征"的超声征象,但其形态多不规则,肠壁厚薄不均,肿瘤中心部呈现较强的气体反射,长轴段面多无对称的多层回声,而肠套叠鞘部形成的外圆轮廓规整,中心部环状高回声直径较大,多较稳定、整齐,同时两者病史也有区别。

(二)肠梗阻

肠梗阻患者也可表现为腹痛、腹胀及腹部包块,超声检查梗阻部位以上肠管扩张明显,并伴有积气、积液,成人肠套叠的套叠部位以上肠管可无扩张,但要注意的是成人肠套叠可合并肠梗阻。

(三)急性阑尾炎

急性阑尾炎超声上也可表现为腹部包块,形似"假肾征",但其常位于右下腹麦氏点附近,合并有积气或粪石时有助于诊断。

(四)Crohn 病

Crohn 病超声纵切面形似"假肾征",但其外层为增厚的肠壁,厚度范围在 $1 \sim 2$ cm,超声表现为均匀一致的低回声,病变周围可见肿大淋巴结,合并内瘘时可出现肠周围脓肿,而成人肠套叠纵切面外层为鞘部,其外圆直径与肠套叠类型有关,病变周围一般无肿大淋巴结。

七、治疗

成人肠梗阻由于多继发于肠管其他疾病,非手术治疗不能发现病因和并发症,不易确定是否完全复位,即使复位成功,难免遗漏恶性肿瘤的可能。因此,应首选手术治疗。

(一)非手术治疗

1.保守治疗

持续胃肠减压,纠正水、电解质紊乱和酸碱失衡,抗感染,抑制消化液分泌(生长抑素及其类似物),对症治疗(镇静、解痉)等。

2.结肠充气复位法

利用向结肠内注入气体所产生的压力,将套叠顶点推向回盲部,迫使套入段完全退出。适用于回盲型和结结型套叠的患者,且未超过 48 h,一般情况良好,体温正常,无明显腹胀,无腹膜刺激征,无中毒、休克等表现。

3.钡剂灌肠治疗

少数病例在行 X 线钡剂造影检查时,套叠肠管可解除套叠,但由于成人肠套叠多继发于肠管原发病,钡剂灌肠有可能延误病情甚至加重病情可能,因此,无论是在诊断或者治疗成人肠套叠时钡剂灌肠要慎重考虑。

(二)手术治疗

成人肠套叠多继发于肠管原发病变引起,常难以自行复位,一经确诊,应及早手术治疗。手术治疗不仅可解除肠套叠引起的梗阻,而且可祛除存在的器质性病变。手术方法应根据肠套叠的部位、类型、引起套叠的病因、受累肠管的情况、患者的一般情况,决定治疗的方法和手术方式。

1.手术方式

(1)术前或术中探查明确为恶性肿瘤引起肠套叠者,不应手法复位,应行包括肿瘤、引流淋巴在内的根治性切除术。

(2)术中发现套叠严重、复位困难及有明显肠壁血供不良或坏死者,应直接行相应肠段切除。

(3)肠管易于复位且血供良好,可先行复位,再根据探查情况决定是否行肠切除术。

(4)对于回结肠型套叠,如手法复位后未发现其他病变以切除阑尾为宜。

(5)盲肠过长者则应作盲肠固定术。

2.手术步骤

(1)切口:可采用右中腹部旁正中或经腹直肌纵切口或横切口进腹。

(2)探查:进腹后应先仔细探查,找到病灶所在部位,观察套入肠管的局部情况,以及全身情况选择适当的手术方法。

(3)对外观无肠坏死的肠套叠,可采用挤捏外推的手法,注意用力持续,将套入的肠管轻轻地、缓缓地加大挤压力量,渐渐地将肠管退出,完全复位。由于肠管套入后,肠壁水肿,组织脆弱,不能承受牵扯的拉力,若采用牵扯的方法,容易造成肠管肌层撕裂甚至肠管全层断裂,而导致腹腔感染、肠瘘发生。

(4)当套叠的肠管复位后,如发现肠壁有较广泛的出血或破损、坏死,或套叠系由肿瘤、局部肠管病变等引起,则根据病变的性质进行手术治疗。

(5)套叠部位处理结束后,根据腹腔的污染程度进行清洗,如果有肠坏死或污染程度较重,还考虑是否需要放置腹腔引流。

八、预后

成人肠套叠多为继发性,其预后多取决于原发疾病的处理。

(劳霖宗)

第三节　炎症性肠病性梗阻

一些肠道炎症性疾病在发展过程中出现增生、纤维化或肉芽肿等病理变化,会引起肠腔的狭窄甚至闭塞,引起肠梗阻,有时还须外科手术治疗,炎症性肠病是其中比较常见的一种。

一、病因及病理

炎症性肠病一般指其"狭义",即溃疡性结肠炎(ulcerative colitis,UC)和克罗恩病(Crohn's disease,CD),是反复发作的非传染性肠道炎性反应疾病。病因不明,可能与免疫异常、病毒感染和遗传因素有关。虽然两者临床表现有一定的相似之处,但由于溃疡性结肠炎和克罗恩病发病机制不同,导致疾病的发展和转归差异,溃疡性结肠炎仅累及结肠黏膜,而克罗恩病可发生于消化道各个部位的肠壁全层并且常呈节段性分布。炎症性肠病并发肠梗阻的情况有两种,一是在急性炎症期,由于炎症改变和充血水肿,使管腔狭窄,但常为部分性肠梗阻,多可用非手术方法缓解;另一种情况是慢性增生性肠管狭窄,肠管壁增厚,比正常厚3~4倍,呈皮革样,并可互相粘连成团,加剧了梗阻。有的会同时并发肠管微小穿孔,并发内瘘形成。

二、临床表现

未发生梗阻时可表现为消化障碍、腹痛、稀便、营养不良、发育迟缓等,当出现梗阻时可表现为发热、腹痛、便血和腹部肿块等。

三、诊断

体格检查可见腹胀和肠型,可触到韧性团块,肠鸣音亢进。腹部 X 线片检查可确诊肠梗阻。如为部分梗阻,可口服有机碘液或气钡灌肠的肠道对比检查,纤维结肠镜检查、活检可协助诊断结肠病变的性质。

近年来随着影像设备、技术的发展,为提高肠梗阻诊断的准确性,不少学者对 CT 在肠梗阻诊断中的价值和应用进行了研究,特别是 CT 仿真内镜成像技术的应用,能清晰显示出黏膜皱襞及肠腔内表面情况,在理想的条件下能显示 0.3 cm 大小的息肉。其与纤维内镜相比有显著优点:①为非侵入性检查,安全无痛苦;②从梗阻两侧观察病灶及对比观察;③能观察纤维内镜无法到达的管腔;④可观察肠管内外情况。因此,CT 在机械性和麻痹性肠梗阻的鉴别、判断肠梗阻原因、有无绞窄存在及决定治疗方案方面,均可提供更多的信息,可作为腹部 X 线片检查的重要补充手段。

四、治疗

炎症性肠病患者多已有较长的病史,营养、免疫等整体生理状况都受到损害,愈合、抗感染、代谢等功能都有障碍,接受较大创伤的手术能力下降,所以在梗阻早期多采用保守治疗。为减少肠内容物导致的肠膨胀,除禁食、胃肠减压外,还应该使用足量的生长抑素减少消化液分泌和丢失。肠壁水肿也是造成肠梗阻的重要原因之一,通过利尿、输注血浆或清蛋白等方式提高血浆胶体渗透压有助于缓解肠壁水肿,扩大肠管内径,改善肠黏膜氧供;消除腹水有助于改善肠道动力。营养支持,通过改善营养状况提高血浆胶体渗透压,并能够为机体提供所需的营养物质,是肠梗阻患者必需的选择。

对于内镜可及的结直肠狭窄,如果狭窄肠管长<4 cm,可先考虑于内镜下行球囊扩张,Williams 等人应用直径 25 mm 的 Riglex TTS 球囊实施了狭窄扩张术,术后症状明显改善。还可经内镜放置肠梗阻导管用于急性大肠梗阻的减压治疗。在内镜引导下,将导丝插过梗阻部位,然后在透视下行扩张和导管置入,不仅降低了大肠穿孔的风险,并且可以进行术前的肠腔灌洗。为此,日本发明了一种大口径导管,即 Dennis 导管,可以成功地进行大肠减压和冲洗,无论梗阻部位,减压成功率高达 97%,且大多数患者经积极的术前准备后,成功实施了梗阻病变的一期切除吻合。还可以通过内镜放置自膨式金属支架,理论上认为,结肠任何部位梗阻均可行支架术,但近段结肠(脾曲以上部位)梗阻的支架释放成功率低于左半结肠。乙状结肠过长、盘曲及结肠直径较大、部分肠段游离和下垂、结肠蠕动活跃、支架推送器材质过硬和盘曲后操作顺应性不佳等多重因素

均是影响成功操作的原因。Neufel 等还经内镜下电刀切开治疗纤维性的肠管狭窄，也取得了良好的疗效。

　　无论是溃疡性结肠炎、还是克罗恩病并发完全性肠梗阻，保守治疗无效时都应行手术治疗。对溃疡性结肠炎和克罗恩病行急诊手术治疗时应区别对待，选择急诊手术方式的决定性依据是病理学诊断结果。以结肠切除为主的手术（包括结肠次全切除术和结肠全切术等）可能成为溃疡性结肠炎的治愈性手术。而克罗恩病可发生于消化道各个部位的肠壁全层并且常呈节段性分布，单纯结肠切除术对于克罗恩病则意义有限。更为重要的是，经手术切除大部分结肠后，残余乙状结肠和直肠的溃疡性结肠炎病变就会逐渐缓解而进入静止期。与之不同的是，手术后的克罗恩病则可能在消化道其他部位，特别是手术吻合部位复发，使得患者不得不面临多次肠切除手术。至今，克罗恩病仍被认为是不可治愈的，我们对其选择术式和实施急诊手术时必须更加慎重。20 世纪 90 年代提出的"损伤控制性手术"的原则，也适用于这些患者。在选择溃疡性结肠炎的急诊手术方式时不需犹豫，首选结肠切除和回肠单腔造口术。该术式耗时少，危险低，效果理想。可根据具体情况斟酌结肠的远端切除范围和直肠（乙状结肠）残端的处理方式，可选择全结肠切除术（直-乙状结肠交界处切断）或次全结肠切除术（腹膜反折上方切断，保留部分乙状结肠）。溃疡性结肠炎一般由发生部位向近侧肠管连续发展，因此，可根据最远端的病变部位，保留部分正常的乙状结肠以利于二期还纳重建手术。简而言之，切缘可向近侧调整，但不能向远侧移动而过多切除直肠。应为彻底去除溃疡性结肠炎的靶器官的手术创造机会和条件。溃疡性结肠炎的治愈性手术目前仍认为是全结、直肠切除，回肠与肛管吻合术。

　　结肠切除和回肠造口术前无须肠道准备，但应预防性给予抗生素并维持应用类固醇激素，患者术后基本恢复后才能逐渐减量激素。术中要点包括：①可从病变较轻的一侧开始游离结肠。切开侧腹壁的腹膜反折后，注意找到结肠系膜后层与后腹壁筋膜之间的间隙并在其中分离。②近端在距回盲部 5 cm 处切断回肠，注意保留肠系膜上动脉的终末支以便于二期回肠贮袋的构建；远端注意保留直肠上动脉并且避免过多分离直肠。这样即使不需要额外固定，直肠残端也不会回缩入盆腔，有利于再次手术中寻找。③ 手术结束前适当扩肛门并在直肠残端腔内经肛门置入一引流管如气管导管并于 1 周左右拔除，可避免积血感染和黏液瘘。在正确的解剖间隙中操作，以减少出血，尽可能避免不必要的分离与缝合固定，目的在于减少腹腔、盆腔粘连，这对于未生育女性尤为重要。

　　除此之外，由于全结直肠切除联合回肠造口术未留下二期手术关闭造口的余地，还会增加盆腔感染和盆腔神经丛损伤等多种术后并发症，现已很少采用。除非术中探查发现直肠病变严重，如直肠溃疡大出血或病程大于 7 年，直肠伴有重度不典型增生，高度怀疑癌变者。另外，也不推荐在急诊手术中完成回肠直肠吻合或直肠肛门吻合，全身应用激素会大大增加吻合口瘘的危险。

　　与溃疡性结肠炎相比，克罗恩病的外科治疗思路更复杂。由于手术并不能治愈克罗恩病，若手术时机和手术方式选择不当，将会导致患者的肠道越来越短，易发生吻合口溃疡和术后并发症。有学者认为，对某些患者而言，不适当的初次手术或术后严重并发症对患者的不良影响甚至超过了克罗恩病本身。

　　因此，确诊为克罗恩病的患者，急诊手术原则为切除发生并发症最严重的病变肠段。即只解决需要急诊手术的完全性梗阻、出血和穿孔。而对于未发生严重并发症的病变肠段，需仔细探查和记录，不做急诊切除。手术方式以肠切除和造口为主。有观点甚至认为不需切除病变肠段，仅完成短路手术即可。另一方面，克罗恩病患者肠道吻合口瘘的发生率极高，这是因为克罗恩病由于 Th1 淋巴细胞非正常激活并导致巨噬细胞增加和肿瘤坏死因子-α 释放引起,吻合口的修复机制决定了肠吻合口即是克罗恩病的主要复发部位。此外,患者往往发生多节段性炎性病变,腹腔内粘连严重,解剖结构复杂,而肠壁增厚变硬,容易发生医源性肠管损伤。一旦克罗恩病并发肠瘘,自愈率极低。因此,只有在患者一般情况好,腹腔病变局限且污染极轻微、全身无明显炎性反应的情况下可考虑肠切除后一期吻合。针对回盲部病变行回盲部切除术和回肠-结肠双腔造口术。正确的造口位置对获得满意的手术效果非常重要,最好选择右侧腹直肌表面,皮带束扎平面以下的无皮肤皱褶区,须在术前预留标记。

临床工作中令外科医师更加为难的是未确诊的炎症性肠病。分为两种情况:一种是患者患病后未接受活检和病理诊断,或者经过一定时间的内科治疗后仅能做出经验性诊断;另一种是患者已经接受了结肠镜和病理学诊断,但是标本同时具有溃疡性结肠炎和克罗恩病的组织学特征,又被称为“不典型结肠炎”或“慢性炎症性肠病未分类型”。对于这种未确诊的炎症性肠病,术前必须全面了解病情、病史,结合既往内科治疗反应、影像学资料、结肠镜及病理报告等。应再次行肛门指检,观察患者有无肛门周围溃疡、高位瘘管和直肠阴道瘘等。手术可选择膀胱截石位,宜行正中切口,以留下可能的造口位置和今后可能多次的腹部手术。进腹后首先全面探查从胃至直肠的全部肠道和系膜。若发现小肠或肛门病变,则可按照克罗恩病处理。对于发生在结肠、特别是回盲部的病变,推荐行术中冰冻活检。但应注意,在回盲部重度炎症情况下,也可出现溃疡性结肠炎的病变被认为是克罗恩病特征的小幅跳跃性病变和透壁性溃疡,冰冻活检的意义受到一定影响。取活检组织应包括炎症最严重部位的周围区域和完整的淋巴结等。

未确诊的炎症性肠病急诊手术既要尽可能明确诊断,又要尽快处理病灶,手术方式推荐分期手术,急诊仅行病灶结肠切除和回肠造口,其后根据病理诊断选择二期手术方式。

五、评述

炎症性肠病性梗阻主要是慢性炎性疾病反复发作,导致肠壁增厚、肠腔狭窄,而引起不完全或完全性肠梗阻。行纤维结肠镜取病理多可明确病变性质;行结肠造影及 CT 仿真内镜可明确病变位置、形态。多数患者经非手术治疗可缓解;保守治疗无效时行手术治疗。溃疡性结肠炎手术疗效确切;而针对克罗恩病的手术治疗应当慎重,肠梗阻时宜一期病灶切除和肠造口术,再行二期手术是其首选方案。

(劳霖宗)

第四节　粘连性肠梗阻

腹部手术或腹腔感染后患者多有腹腔内粘连,部分患者出现粘连性肠梗阻,占所有肠梗阻的40%。粘连性肠梗阻绝大多数为小肠梗阻,结肠梗阻少见,后者可见于盆腔手术或感染之后,多为不完全性肠梗阻。

一、发病机制

肠粘连是胃肠道对外来刺激的保护性反应,手术翻动肠管浆膜损伤、缺血、吻合口漏、缝线、血肿及腹腔感染等均可引起炎症反应,局部纤维蛋白原及纤维蛋白积聚,诱发蛋白性粘连。此种粘连可被纤溶系统和巨噬细胞清除,再由间皮细胞覆盖创面而达到生理性修复。在壁腹膜及脏腹膜损伤严重情况下,纤溶系统功能低下,蛋白性粘连不能溶解,逐渐为纤维组织细胞所替代,形成胶原纤维,间皮细胞无法覆盖损伤面,即导致纤维性粘连。开腹手术大部分患者会出现肠粘连,其中约30%的患者会发生肠梗阻。发生肠梗阻的解剖因素包括粘连成团、粘连成角、粘连带压迫、内疝、以粘连带为轴心小肠旋转及肠管粘连或被误缝于腹壁切口。在体位转变、暴饮暴食及胃肠道功能紊乱的情况下,即诱发肠梗阻。

二、病理生理

粘连性结肠梗阻时,由于回盲瓣关闭,阻止结肠内容物倒流入回肠,成为闭袢型肠梗阻,肠腔极度膨胀,另外结肠血液供应远不及小肠,容易导致肠壁坏死和穿孔。由于结肠梗阻早期小肠依然可吸收大量液体,水、电解质、酸碱平衡紊乱相对较轻。长期结肠不完全性梗阻,可导致近侧结肠壁逐渐肥厚,肠腔扩张。并发小肠梗阻时,可导致体液丧失、水、电解质及酸碱平衡紊乱,胃肠道每天约8 000 mL分泌液,肠梗阻时难以再吸收,积存在肠腔或经呕吐排出;肠腔过度的扩张还可导致血液回流障碍,肠液通过肠壁向腹腔渗出增加;如果出现绞窄、坏死,则可丢失部分血液;其结局是导致血容量不足及酸碱平衡紊乱。大多数小肠梗阻,因丢失大量碱性肠液,缺氧导致酸性产物积聚,加之尿量减少,患者易出现代谢性酸中毒。扩张肠袢内的细菌繁殖活跃,产生大量毒素,易导致患者细菌毒素中毒;在肠梗阻时间过长或肠壁坏死情况下,发生细菌移位,引起化脓性腹膜炎和菌血症。患者出现严重缺水、血容量减少、酸碱平衡紊乱、细菌感染中毒等,易诱发休克,病情多较严重,晚期出现MODS甚至多脏器功能衰竭而死亡。

三、临床表现

粘连性结肠梗阻患者可出现腹部胀痛,疼痛程度不及小肠梗阻,阵发性绞痛少见,除非出现绞窄或穿孔。呕吐少见。闭袢型结肠梗阻可导致高度腹胀。患者停止排便排气,绞窄时出现血便。查体可见腹部切口瘢痕,腹胀,不对称,肠蠕动波少见;绞窄时出现腹肌紧张、压痛、反跳痛;叩诊腹部四周鼓音;肠鸣音可亢进。白细胞计数可增加,中性粒细胞比例上升伴核左移。X线少见小肠"鱼骨刺"样改变或液平面,腹部四周可见高度扩张的结肠袢,结肠袋显影。怀疑结肠梗阻者,可给予低压钡灌肠检查,对诊断有一定的帮助。

四、治疗

(一)非手术治疗

1.胃肠减压

此为肠梗阻的最基本的处理方法,通过胃肠减压清除积聚的气体及液体,降低胃肠腔内压力,改善胃肠壁血液循环,减少细菌繁殖与毒素吸收,促进局部及全身状况改善。尽量用较粗的鼻胃管,前端10 cm多剪侧孔,插入深度应达幽门部,以起到良好的吸引减压作用。但是对于结肠梗阻,胃肠减压效果不理想。

2.纠正水、电解质及酸碱平衡紊乱

这也是肠梗阻治疗的重要方法,根据梗阻部位、生化检查、血气分析、引流量、尿量、心脏功能及肾功能等,决定输液量及种类,绞窄性坏死者,根据血红蛋白检测结果,酌情给予补充红细胞,但大多数情况下,并无输注红细胞的必要。

3.应用抗生素

肠梗阻多半有细菌繁殖及毒素吸收,应给予静脉抗生素,目前第三代头孢菌素应用效果较好,由于肠腔内尚有厌氧菌存在,可加用抗厌氧菌药物如甲硝唑等。

4.解痉止痛

肠梗阻早期由于梗阻以上肠管收缩加强,患者多有剧烈阵发性腹痛,可给予解痉剂如屈他维林,阿托品或654-2由于存在口干等不良反应,患者耐受性不及屈他维林。哌替啶及吗啡必须在排除绞窄性肠梗阻之后应用。

5.抑制胃肠道液体分泌

减少胃肠道液体分泌必然减轻胃肠道负担,促进康复,生长抑素效果较好,胃肠引流量可减少300～500 mL/d,效果确切。

6.肠外营养支持及维持水、电解质及酸碱平衡

禁食期间,应给予 104.5～125.4 kJ/kg(25～30 kcal/kg)体质量非蛋白热量的营养支持,可以减少负氮平衡,促进合成代谢,改善患者身体状况。根据生化和血气分析,补充电解质,防治水、电解质及酸碱平衡紊乱。

7.温盐水低压灌肠

一方面可以清洗梗阻以下肠管内残存粪便,另一方面可以促进肠蠕动,利于肠道功能早期恢复,但切记必须排除绞窄性肠梗阻,否则可导致穿孔。因此,灌注压切勿过高。

8.润滑肠道

特别是术后单纯性不完全性肠梗阻最为适合,给予液状石蜡 30～50 mL 自胃管注入,夹管30 min 后开放,对肠梗阻的解除颇有裨益。

9.下床活动

肠腔内容物的排空动力,一方面来自肠腔蠕动,一方面来自重力作用,因此,在病情允许的情况下,患者应坚持下床活动。

(二)手术治疗

1.手术适应证

出现腹肌紧张、压痛、反跳痛、肠鸣音消失等腹膜炎体征者;腹腔穿刺、胃肠减压或排出物为血性液体者;脉搏、体温、白细胞及中性粒细胞持续上升,血压下降者;经 24～48 h 积极的非手术治疗后,未见好转反而加重者;腹部绞痛剧烈,腹胀不对称,局部隆起者;X 线发现孤立胀大肠袢者;对于多次反复发作者,可于最后一次发作开始即予以手术探查。

2.手术策略

(1)肠梗阻导致肠道细菌过度繁殖并分泌毒素,有肠道细菌移位的可能性,因此,围术期必须应用抗生素。

(2)尽量不经原切口进腹,因其下方多存在严重粘连之肠袢,易于损伤。如果经原切口,首先需要在原切口上方或下方 5 cm 进腹,可降低手术损伤肠管的可能性。上腹部有肝脏和胃壁间隔,很少与腹部粘连,因此,最好在切口上方延长切口并于此处进入腹腔。用 Allis 钳钳夹提起腹部切口,术者示指绕至粘连肠管和腹壁之间,小圆刃刀或薄组织剪锐性解离粘连;如肠管与腹壁粘连严重,难以分离,可切除部分腹膜,以保护小肠。

(3)腹腔内可能存在广泛粘连,先分离容易分离之处,然后逐步过渡至严重粘连肠管。粘连成团的肠管可从其近侧和远侧肠管开始解离,直至完全汇合。也可沿梗阻远侧肠管向上方探寻梗阻部位,可直视下分离松解粘连肠管。需注意有时粘连造成的肠梗阻不止一处,应全面探查,以防遗漏。

(4)分离粘连的理想方法是术者将示指置于肠管间粘连下方,轻轻抬举,分开肠管,薄组织剪剪断粘连(图 16-3)。粘连解除以锐性分离为主,薄组织剪及小圆刃刀都是较好的器械。短的粘连予以切断,长的粘连带必须完全剪除,预防其游离缘形成新的粘连带。一般不要用手指钝性分离,以免撕裂浆膜层。

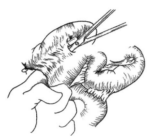

图 16-3 分离粘连

(5)避免肠内容物污染腹腔是肠梗阻手术必须遵循的基本原则。如果近端肠腔大量积气积液,可先行肠管减压处理,以免肠壁破裂,肠液污染腹腔,而且利于关腹和术后恢复。于扩张肠壁做 2 个直径约 1 cm 同心圆荷包缝合,将此处肠管用湿纱布垫环绕保护;粗针头于同心圆中心刺入肠腔,将其内气体吸除;切开肠管,置入吸引器,收紧 2 个荷包缝线;非常耐心地将远、近侧肠管内的气体和液体推移至吸引器周围,尽量全部吸除;去除吸引器,安尔碘消毒,荷包线打结,外加浆肌层包埋;撤除保护用纱布垫,术者更换手套,所用器械不再继续使用。

(6)术中浆膜层损伤,务必立即用 4-0 可吸收线或 1 号丝线间断缝合,损伤面积较大者,必须采用横形缝合,以免肠腔狭窄梗阻。切忌等待粘连分离完毕后再修补的错误做法,一方面可能遗漏浆膜损伤;另一方面损伤处也可能在随后手术过程中破裂导致肠液污染腹腔。

(7)肠梗阻患者可能存在弥散性多处粘连,包括肠管、大网膜、系膜和腹膜等之间的粘连,因此,术中应全面探查,包括自胃至直肠的全部消化道,粘连处予以锐性分离。

(8)在可能发生漏的肠管附近留置双腔引流管,虽有引起新的粘连之虞,但可通过引流液性状早期发现肠漏,尽早处理更危险的并发症。

(9)单纯性粘连性结肠梗阻,可行粘连松解术。对肠壁坏死变黑、蠕动丧失、血管搏动消失及生理盐水纱布热敷或 1% 利多卡因封闭 30 min 未见好转者,需行手术治疗。手术方法包括 Hartmann 切除术、部分结肠切除一期吻合术、部分结肠切除一期吻合+近侧结肠或回肠造口术以及术中全结肠灌洗一期吻合术。术中全结肠灌洗为一期吻合提供保障。常规 Hartmann 切除术后造口关闭需行二次开腹手术,末端-袢式造口术(End-loop stomas)不需开腹即可完成造口关闭术,方法为:近侧结肠断端常规造口,远断端切割闭合器闭合,经同一造口通道的肛侧,将对系膜缘侧角拉出腹壁外,剪除侧角少许,并与切口和近侧造口肠管缝合固定(图 16-4)。术毕行大量温生理盐水冲洗腹腔,吻合欠佳者,应留置引流管。行近侧结肠或回肠造口者,一般术后 3 个月行造口关闭术。

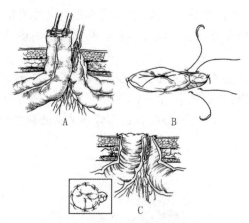

图 16-4　结肠末端-袢式造口术

（10）对于伴有小肠广泛粘连且反复手术者，可行 Baker 管小肠排列术，肠管间虽然亦存在粘连，但不至于梗阻。此术式经 Stamm 胃造口插入 18F 的 Baker 管，管长 270 cm，头端一个长 5 cm 的气囊，此管有两个腔：一个用于吸引肠内容物，行术后小肠减压，另一个用于控制顶端气囊的打开与关闭（图 16-5）。全部小肠松解完毕，行 Stamm 胃造口，消毒 Baker 管，自胃造口处置入胃腔，通过幽门后，气囊充气达半充盈状态，利于将导管在肠腔内向下运行，同时间断负压吸引清除肠内容物。气囊进入盲肠后，完全充气。将全部小肠和 Baker 管拉直，再将小肠行多个"S"形阶梯状排列。如果患者为全胃切除术后等无法经胃造口置管，可行逆行置管：盲肠 Stamm 造口；置入 Baker 管并引入空肠内；气囊半充气，逐渐推送至梗阻近侧肠管，间断吸引清除肠内容物；放空气囊，以免气囊导致肠梗阻；Baker 管引出体外，将造口盲肠壁固定于侧腹壁。

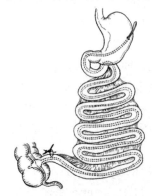

图 16-5　Baker 管小肠排列术

（11）文献报道 1 例患者共接受多达 22 次肠粘连手术，促使外科医师不断探索预防肠粘连的有效方法。在腹腔留置防粘连药物虽然研究较多，但目前尚无任何一种药物值得信赖。因此，术中应采取如下措施以减少肠粘连的发生：严格无菌操作，避免肠内容物污染腹腔；手术操作轻柔，避免浆膜面损于切口和小肠之间。

（12）手术医师丰富的临床经验无疑是手术成功的重要保障。粘连性肠梗阻在很多时候相当复杂，手术耗时耗力，术者必须戒骄戒躁，耐心细致地完成每一步操作，否则将会给患者带来灾难，也给自己留下终身遗憾。

（劳霖宗）

第五节　粪石性肠梗阻

粪石性肠梗阻是一类由肠腔内粪块、胆石、异物或蛔虫团堵塞肠腔所引起的机械性肠梗阻，临床并不多见。近几年随着饮食结构的变化，发病率有上升趋势。另外，随着社会老龄化，老年性粪石性肠梗阻日益增多，因其病理生理的特殊性，病情发展快，病死率高。粪石性肠梗阻早期临床多表现为不完全性肠梗阻，若不能及时正确诊断和选择合理治疗方案，当堵塞物持续压迫肠壁时间过长，肠腔压力升高和肠壁水肿会出现肠壁血液供应障碍，发生绞窄性肠梗阻，肠管可出现坏死和穿孔，出现严重的腹膜炎和腹腔感染，若处理不当，患者会出现死亡。

一、病因

(一)粪块堵塞

对于瘫痪、长期便秘、骨折牵引、大手术后长期卧床或重病等体虚无力排便的患者，因排便困难或无力或肠蠕动差，排便次数明显减少，每5～6 d排便一次或十余日排便一次，积存在肠腔内的粪便中水分渐被吸收，粪便聚集成硬团块状，随着时间推移，粪块越来越多，堵塞肠腔，造成肠梗阻。这种堵塞性肠梗阻，发生的部位多在结肠，其中乙状结肠和降结肠最多见。另外，还有一种特殊的新生儿胎粪性肠梗阻，这是由于胎粪过于稠厚，淤积在末段回肠所造成的梗阻。

(二)胆石堵塞

本病发病率较低，在欧美为0.6%～3%，我国较少见。由于胆囊结石或胆总管结石长期压迫邻近器官如十二指肠、空肠、横结肠等，再加以反复发作的炎症，可使这些器官局部发生坏死形成胆肠内瘘，通过内漏口结石可进入肠腔内，一般直径小于2.5 cm的结石，不易发生肠腔堵塞，若直径大于2.5 cm时，可堵塞肠腔发生肠梗阻。这种患者多既往有胆囊炎、胆囊结石病史，而且发病年龄多在60岁以上的老年人，女性多于男性。

(三)异物堵塞

异物堵塞性肠梗阻常因胃石或肠石所致。食用柿子、山楂(糖葫芦)、黑枣等含鞣酸较高的食品是胃石或肠石形成的主要原因。这些食品与胃酸混合后形成胶样物质，再与未能消化的果核、果皮和植物纤维互相掺杂，水分吸收后形成硬块状异物团块，引起胃或肠管的堵塞。异物堵塞多引起小肠梗阻，少见结肠梗阻病例的报道。

二、临床表现

患者具有腹痛、腹胀、呕吐和肛门停止排便排气等典型肠梗阻表现，结肠梗阻的腹痛多为阵发性且位于下腹部，但腹胀出现较早，呈倒U形位于腹部周围，这是因闭袢梗阻及结肠产气较多所致；腹部触诊较软，沿左侧腹部可触及条索状肿块样粪块，可移动，表面光滑；患者可有间歇性排出少量黏液粪便史；直肠指诊可在直肠内触及硬性干粪团块，以区别肿瘤性梗阻。当回盲瓣关闭作用失控后，结肠内容物逆流到小肠后才发生呕吐，呕吐发生的时间较晚而且也不频繁，呕吐物具有臭味。部分梗阻严重的老年患者，可因结肠穿孔而出现急性腹膜炎；追问病史，这些肠梗阻的患者常有胆石症和慢性胆囊炎病史。

三、诊断

粪石性肠梗阻多发生在老年人,缺乏典型的肠梗阻临床表现,部分老年人平时有习惯性便秘,常忽略肛门停止排气、排便这一重要症状,导致就诊时间通常较迟,由于常并存其他系统疾病,易出现严重的代谢紊乱。老年人肠梗阻的病理生理变化迅速,易导致肠绞窄、坏死,并发症发生率及病死率较高。所以在治疗肠梗阻的同时,也应重视对并存疾病的诊断及治疗,应详细询问病史,认真进行体格检查,并请相关学科会诊,进行系统治疗,为手术及保守治疗提供最佳状态。

粪石性肠梗阻以腹胀为主要临床表现,腹痛不显著,可于左下腹部触及条块状粪块,并可移动。再结合患者长期便秘病史、易患因素等可得出诊断。由于胆石性结肠梗阻病例少见,所以早期诊断比较困难。

腹部 X 线和 CT 检查可明确诊断。腹部 X 线见全结肠或降结肠、乙状结肠、直肠充满粪石影像;中腹部可见阶梯状液平面。腹部 CT 对于诊断胆石性肠梗阻更有意义,除了可以判断结石所在的位置和大小外,还可以显示胆囊的炎症范围、胆囊结肠瘘的位置等,同时于胆道系统内可见气体影。

四、治疗

(一)保守治疗

粪块堵塞肠梗阻一般为单纯性不完全性梗阻,多为老年人,主要采取保守治疗,其方法如下:服用各种润肠剂如液状石蜡、生豆油和 33％硫酸镁液等;也可用肥皂水或温生理盐水等润滑剂低压保留灌肠;必要时用手指或器械破碎粪块后掏出;予以禁食、水和胃肠减压、补充水和电解质、营养支持和全身应用抗生素等对症支持治疗。保守治疗期间应严密观察患者的体征和全身情况的变化,严格掌握保守治疗的时间,以及需要手术的指征。

(二)手术治疗

当粪石性肠梗阻怀疑有肠管绞窄者才考虑手术治疗。在手术前,要正确评估患者的一般状况,详细检查明确各个脏器功能状态,并及时处理使其达到或者接近手术的要求。由于老年人多合并其他系统的并存疾病,术前降低由并存疾病造成的手术风险是决定手术成功的重要一环,短时间内尽量进行充分的术前准备,如纠正水、电解质紊乱和酸碱失衡、必要的营养支持、有休克者要进行抗休克治疗等,最大限度地增加患者对手术的耐受性,提高手术成功率。据报道老年粪石性肠梗阻若发生肠穿孔,其总病死率可高达 47％,应引起临床医师的足够重视。

胆石性结肠梗阻由于诊断困难,易耽误诊治,故并发症率和死亡率均较高。由于胆石多位于乙状结肠或直肠与乙状结肠交界处,早期可经纤维结肠镜检查取出,但成功率较低;手术可切开肠管取石或行肠切除肠吻合。另外,在手术中要仔细探查胆囊、胆总管和内瘘的位置,视患者的具体情况可进行胆囊切除、胆总管探查及瘘管的切除和修补等。但由于本病好发人群多为老年女性,她们常伴有心、肺疾病及糖尿病等,入院时多有水、电解质紊乱,全身营养状态较差,手术耐受性较差,术中和术后死亡率较高,所以,建议采取最简单的手术方式如单纯结肠切开取石、胆囊造口,使患者度过危险期,待充分术前准备后再进行二期胆瘘修补或切除术。

五、评述

粪石性肠梗阻多发生于长期便秘的老年人,病程发展缓慢,偶有胆石阻塞引起的急性肠梗阻。早期临床表现主要为腹胀,后期可出现腹痛和呕吐;常因不够重视而导致诊治延迟;一旦发生穿孔,预后极差。以非手术治疗为主,梗阻多可缓解;但肠梗阻不缓解,怀疑有肠绞窄发生时,应及早手术治疗,手术方式应视当时病情而定。由于此病主要发生于老年女性,多同时伴有多种伴随疾病如慢性肺部疾病、高血压、冠心病和糖尿病等,而且术前一般状态较差,多有水电解质紊乱、营养不良等,手术耐受性较差,故建议手术方式不宜复杂,应简单快捷较好。

(劳霖宗)

第六节 肿瘤性肠梗阻

肿瘤性肠梗阻亦称癌性肠梗阻,顾名思义是由癌肿导致的肠梗阻,癌肿可以来自肠道本身,也可来自肠道外如胃癌种植转移,卵巢癌腹腔转移等。癌肿发展到一定程度可阻塞肠道内腔或外压肠壁导致肠腔狭窄或闭塞,出现肠道内容物排除受阻或完全不能通过而产生不全或完全性肠梗阻。虽然小肠的长度占胃肠道的 75%,但原发小肠的肿瘤仅占消化道肿瘤的 1%~6%,因此由小肠肿瘤所致的梗阻较为少见,另外,由其他肿瘤如胃癌、卵巢癌和腹腔内其他组织或脏器恶性肿瘤导致的肠梗阻则更为罕见。据报道癌性肠梗阻为结直肠梗阻的首要原因,约占 78%,其中右半结肠梗阻占 17%;左半结肠梗阻占 9%~27%。近年来,结直肠癌发病率有明显上升趋势,相应结直肠癌所致的梗阻也随之增高。

结直肠癌并发肠梗阻是临床较常见的外科急腹症之一,成人中的 53% 的急性机械性肠梗阻的原因是由肿瘤所引起,结直肠癌占这些肿瘤中的 84%,以肠梗阻就医者占 8%~29%。由于结直肠癌的发病比较隐匿,发展缓慢,易被人们所忽视,一旦出现梗阻,病情发展常比较迅速,而且这部分患者以老年人为主,常有多种伴随疾病如心脏病、高血压,肺部疾病和糖尿病等,临床处理非常棘手,选择处理方法是否正确直接关系到患者的预后。

一、发病率和病因

(一)发病率

随着疾病发病谱的变化,肠梗阻的病因构成会发生明显的变化。国内 1999 年报道肠梗阻原因前三位依次是肠粘连、肿瘤和嵌顿性腹股沟疝;2001 年报道肠梗阻原因前三位依次是肿瘤、肠粘连和腹外疝,肿瘤原因跃居第一。

在消化道肿瘤所致的梗阻中,以结直肠肿瘤梗阻多见,尤其在老年低位肠梗阻中有 73.8% 的原因是结直肠癌。

(二)梗阻的病因

1.肠腔肿块阻塞

结直肠肿瘤相对生长较为缓慢,一般直肠癌癌肿浸润肠壁一周需要 1~2 年。当肿瘤生长到一定大小时会阻塞肠腔,粪便无法排除,则出现肠梗阻,常见于肿块型结直肠癌。

2.肠腔环形狭窄

肿瘤沿肠壁浸润生长,肠腔越来越窄,最终导致肠腔闭塞,肠内容物无法排除而出现肠梗阻,主要见于浸润型和溃疡型结直肠癌。

3.肠套叠或肠扭转

由于肿瘤的存在,结肠的蠕动发生了改变,可于肿瘤区域的近端或远端肠管发生肠套叠而出现肠梗阻;另外,肿瘤的周围可出现肿瘤性炎症而出现粘连,粘连的肠管可发生扭转或成角而发生肠梗阻。

二、临床表现

(一)腹痛、腹胀和排气排便停止

一般结直肠癌合并肠梗阻时通常需要较长的时间,早期主要是大便习惯改变如便频或大便次数减少,可有血便或黏液血便,也可同时出现腹胀,间歇性腹痛或排气过多,有时出现明显的食欲减退、体质量减轻或乏力等。一旦出现梗阻则表现为低位肠梗阻特点如腹胀、阵发性腹痛、伴排气和排便停止。

(二)呕吐

结直肠癌合并梗阻早期,由于阵发性腹痛可反射性出现恶心和呕吐,呕吐物为胃内容物;稍晚些时候,由于结直肠梗阻,粪便无法排除,导致结肠内压力持续性升高,回盲瓣防反流功能丧失,结肠吸水能力下降,可使结肠内的粪便逆流至回肠、空肠和胃内,患者可出现溢出性呕吐,呕吐物为粪便样物。

(三)发热

由于结肠肠壁较薄,血液供应相对较差,内含大量的细菌,而且有防反流作用的回盲瓣存在,一旦出现梗阻,常为急性闭袢性梗阻,结肠腔内压力会迅速增加,肠壁缺血水肿,细菌出现移位。有研究表明,急性肠梗阻 6 h 后细菌移位至肠系膜淋巴结,24 h 后进入肝脾和血液,并且与肠道中革兰阴性菌增殖同步。由于细菌移位,毒素吸收入血,患者会出现心率过快和发热等中毒症状,严重者结肠肠壁可出现坏死穿孔,出现粪性腹膜炎,此类腹膜炎死亡率高达 25%～45%。

(四)肠型、蠕动波和肠鸣音亢进

在梗阻早期,腹部查体可发现肠型和蠕动波,并可闻及肠鸣音亢进和气过水声;在晚期,由于高度腹部胀气遮掩或肠管出现坏死,肠型和蠕动波消失,甚至不能闻及肠鸣音。

(五)腹部压痛、反跳痛和肌肉紧张

由于梗阻时,肠腔扩张,肠壁水肿,可出现腹水;细菌移位可出现粪性腹膜炎,因此可出现腹部压痛、反跳痛和肌肉紧张等腹膜炎体征。

三、诊断和鉴别诊断

(一)诊断

癌性肠梗阻主要发生于结肠和直肠,以左半结肠、老年人和晚期病例多见。这部分患者常伴有一种或多种并存疾病,如慢性肺部疾病、高血压和糖尿病等。发生梗阻时,由于回盲瓣的存在,梗阻一旦发生,很快进入急性闭袢性肠梗阻,若诊断不及时和手术时机选择不当,会出现肠坏死和肠穿孔,发生严重的腹膜炎,导致患者死亡。癌性肠梗阻由于缺乏特异性临床表现,常与粘连性肠梗阻、粪石性肠梗阻或其他肠道疾病相混淆,因此临床上若遇到不明原因的低位肠梗阻,而且是老年患者,应考虑为结直肠癌性梗阻,应及时诊断和治疗。

1.病史

一般结直肠癌患者病程发展比较缓慢,在出现梗阻之前,常表现为大便习惯改变,如腹泻和

便秘交替出现、里急后重、便意频、排便不尽和排便困难等;可出现大便染血和黏液,血可以为暗红或鲜红色,血可与大便相混或位于大便表面,便血有时误诊为"痔疮";间断出现腹痛或腹胀;无明原因出现食欲缺乏、体质量减轻和乏力。出现梗阻时,患者出现腹胀、腹痛、排气排便停止,伴有或缺少呕吐。

2.体格检查

腹部圆隆,可见肠型和蠕动波;腹壁较韧,有压痛,叩诊鼓音,肺肝界可消失,严重者可出现反跳痛和肌肉紧张;肠鸣音亢进,可闻及气过水声或高调肠鸣音;腹水时移动性浊音可出现阳性。

3.辅助检查

(1)纤维结肠镜和X线钡剂灌肠检查:若病情允许,反复进行灌肠,清洗远端肠道内容物后,可进行钡剂灌肠和纤维结肠镜检查。纤维结肠镜是结直肠癌最直接最准确的检查方法,它不但可以发现病变的部位,还可以在结肠镜下对病变进行活体组织检查,通过病理学明确病变的性质。但有时病情严重或无法清除远端肠管内积存的粪便时,无法进行结肠镜检查。虽然钡剂灌肠法可以发现病变部位,但检查的实施明显受到病情和肠道清洁度的影响,对病变的性质判断远远逊色于结肠镜检查。腹部X线检查可发现多处液气平面,有时可见宽大的积气肠袢,但由于X线提供的信息量有限,易受肠腔内大量积液、拍片曝光条件过低等因素影响,有20%~50%腹部X线片无法肯定诊断,而且无法明确病变的性质。

(2)CT检查:当肠梗阻发生时,随着肠腔内液体和气体积存,肠腔不断增宽,梗阻时间越长,部位越低,肠腔扩张越明显,梗阻以下肠腔萎陷、空虚或仅存少量粪便。CT表现为肠管扩张,管径明显增大,其内可见液气平面,肠壁变薄。梗阻远近端肠管直径的差异是判断梗阻部位非常有价值的征象。CT扫描可以鉴别梗阻的类型和部位,如闭袢性肠梗阻时,由于扭转使输入端逐渐变细,输出段由细变粗,在CT图像上表现为"鸟嘴征"。绞窄性肠梗阻时,由于肠壁血运障碍,肠壁出现分层改变,表现为"靶征"或称"双晕征";增强扫描时,病变处肠壁不强化,或强化明显减弱;肠系膜密度增高、模糊,呈云雾状,血管失去了正常结构;肠壁坏死时,可见肠壁内积气。粘连性肠梗阻时,可发现导致粘连的索条、部位及与周围肠管和腹壁的关系;低位结肠梗阻时,可见扩张的结肠袋及半月皱襞,小肠多无扩张或扩张较轻。CT扫描可以进行病因诊断,可以较准确地发现肿瘤的发生部位及其与周围组织器官的关系和浸润范围,也可以发现恶性肿瘤的其他征象,如肝脏转移病灶、淋巴结肿大等。

(3)超声检查:超声对肠梗阻检查价值不如CT,但优于X线检查。超声检查方便灵活,而且费用较CT检查低。超声可以测量扩张肠壁厚度和肠管的内径,观察梗阻的病情变化;也可以动态监测肠管的蠕动情况及肠壁血供情况,可及时发现肠壁坏死;能区分机械性和功能性肠梗阻;可以确定一些患者出现梗阻的病因和发生梗阻的部位。

(4)直肠指诊:是简单而重要的临床检查方法,对及早发现直肠癌意义重大。据统计,70%左右的直肠癌可以在直肠指诊时被发现,而且直肠癌延误诊断的病例中85%是由于未做直肠指诊。由直肠癌导致的低位肠梗阻,通过直肠指诊就可以诊断,为肠梗阻的进一步治疗赢得了时间。

(二)鉴别诊断

癌性肠梗阻主要由结直肠癌和少见的小肠肿瘤所引起,但由于临床上癌性肠梗阻表现无特异性,缺乏相应的、准确的和特异性诊断手段和方法,因此,需要同以下几种类型的肠梗阻相鉴别。

1.粘连性肠梗阻

在临床上粘连性肠梗阻较为常见,其发生率占肠梗阻的 20%～40%。多发生在以往有过腹部手术、损伤或炎症史的患者,可发生于任何年龄段,临床以高位肠梗阻(回肠上段)多见。一部分患者既往可有多次肠梗阻发作史,经保守或手术治疗"痊愈";癌性肠梗阻多为低位肠梗阻(回肠末端和结肠),发病年龄常大于 50 岁;腹部 CT 检查可以判断梗阻的类型、发现梗阻的病因、确定梗阻的部位和监测病情变化等;在病情允许和肠道可清洁(通过灌肠)的条件下可进行纤维结肠镜检查,有助于结直肠癌的诊断。

2.肿瘤性小肠梗阻

小肠肿瘤一般无特异性临床表现,除腹部隐痛和少数消化道出血外,约有 1/3 的患者以肠梗阻就诊,腹部检查多可触及包块。由于小肠肿瘤中约 80% 为恶性,临床表现为进展较快的腹部包块和不完全性肠梗阻,常伴有不同程度的腹痛。无论小肠肿瘤良性或恶性,一部分病例因肿瘤所在部位不同可表现为上消化道或下消化道出血,一旦伴发肠套叠或肠扭转,可发生急性肠梗阻。临床上若发现腹部包块,伴有慢性不全小肠梗阻应高度怀疑小肠肿瘤。消化道钡餐检查,可发现与腹部包块相应部位的肠管狭窄和近端肠管扩张。B 超和 CT 检查可发现肿瘤的位置,大小,与周围脏器关系等征象,诊断多无困难。

3.结核性肠梗阻

肠结核是结核杆菌侵犯肠道引起的慢性特异性感染。病理形态上可表现为溃疡型和增生型两类。由于增生型肠结核的病变多局限在回盲部,可导致肠腔狭窄和梗阻,出现低位肠梗阻症状易与癌性结直肠梗阻相混淆,故需要进行鉴别。

本病多见于 20～40 岁的青年和中年;患者可有体弱、消瘦、午后低热、盗汗、食欲缺乏等结核病的全身症状;常有肺部或其他部位结核病灶;X 线钡餐或钡剂灌肠检查有助于诊断;纤维结肠镜检查可看见结肠乃至回肠末端的病变,并可做活组织检查,以确定诊断。

4.粪石性肠梗阻

由肠腔内粪块、胆石、异物或蛔虫团所引起的堵塞而引起的一类肠梗阻,这类肠梗阻临床上并不多见。早期多表现为不完全性肠梗阻,若诊断和治疗不及时,堵塞物压迫肠壁时间过长,肠腔压力过高,肠壁扩张水肿会造成肠管血运障碍,引发绞窄性肠梗阻。

粪石性肠梗阻多为老年人,一部分患者平时可有习惯性便秘史,临床主要表现为腹胀,腹痛不显著,左下腹触及条块状粪块;胆石性结肠梗阻病例少见,既往常有胆石症和慢性胆囊炎病史;腹部 X 线和腹部 CT 检查可发现全结肠或降结肠、乙状结肠、直肠充满粪石影像。

5.乙状结肠扭转

乙状结肠扭转是乙状结肠以其系膜为中轴发生旋转,导致肠管部分或完全梗阻。乙状结肠是结肠扭转最常见的发生部位,占 65%～80%,其次为盲肠和横结肠。60 岁以上老人是青年人发病率的 20 倍。

临床发病多见于男性老年人,常有便秘习惯,或以往有多次腹痛发作经排便、排气后缓解的病史;临床表现除腹部绞痛外,有明显腹胀,而呕吐一般不明显;腹部 X 线片显示马蹄状巨大的双腔充气肠袢,圆顶向上,两肢向下;立位可见两个液平面;钡剂灌肠检查见扭转部位钡剂受阻,钡影尖端呈"鸟嘴"形。

四、治疗

目前,对消化道肿瘤的有效治疗,仍然以手术切除为主,其次辅助化疗、放疗和生物治疗等。肿瘤合并肠梗阻时应急诊采取手术治疗,其目的:解除梗阻,尽可能根治或切除肿瘤,延长患者生命。

(一)术前准备

1.及时纠正水、电解质紊乱和酸碱平衡失调,必要的营养支持

小肠肿瘤梗阻,由于大部分梗阻位置较高,呕吐比较频繁,会丢失大量肠液和胃液;低位结肠梗阻一般由结直肠癌所致,由于肿瘤的存在,患者处于高消耗状态,一般都存在营养不良;术前禁水禁食时间较长,减少了患者对水、电解质和营养物质的摄入量;由于梗阻的存在,肠道对水和电解质吸收能力下降,大量肠液积聚在肠腔内,进一步加重了体液丢失;另外,即将进行的手术必然会增加患者的体液丢失量,同时手术创伤应急也会使患者对营养物质需量明显增加。为了减少术中和术后并发症的发生,对梗阻患者要给予静脉营养、充足的能量、水和电解质等;低位肠梗阻常见代谢性酸中毒,应适当补充碳酸氢钠溶液,纠正酸中毒;除非有急性大出血或慢性失血使血红蛋白值达 80 g/L 以下时,才予以输血,一般不主张术前输血。

2.有效的胃肠减压

小肠肿瘤所致的梗阻,由于梗阻位置相对较高,近端小肠明显扩张,肠腔内有较多的积液,随着梗阻时间的延长,小肠液可通过幽门反流胃内,此时的胃肠减压可吸出大量胃液和小肠液,使患者的频繁呕吐和腹痛腹胀症状有所缓解。但结肠或直肠癌合并梗阻时,由于梗阻位置比较低,且为闭袢性肠梗阻,大量肠液积聚在结肠腔内。此时的胃肠减压只能吸出少量胃液和吞咽入胃内的气体,由结肠梗阻所致的腹痛腹胀不会有明显的缓解。若梗阻进一步加重,回盲瓣防反流功能受损,结肠内容物会反流小肠内,导致近端小肠扩张,此时胃肠减压才会起到降低肠腔内压和预防肠壁坏死的作用。另外,有一少部分患者可通过有效的胃肠减压,变急诊手术为限期手术,使术前准备更加充分。

3.防治感染

结直肠梗阻时,肠腔内细菌大量繁殖,由于肠壁血液循环障碍,导致肠黏膜屏障功能障碍,肠腔内细菌移位至肠外,导致肠源性感染(也称细菌移位)。移位的细菌以大肠埃希菌为主,同时有多重革兰阳性、革兰阴性及厌氧细菌。因此,结直肠癌合并急性梗阻应及早使用针对需氧和厌氧菌的抗生素。

4.维护或改善重要脏器的功能,防止围术期重要脏器功能衰竭

由于急性结直肠癌性梗阻多发生于老年患者,这些患者常伴有一种或多种伴随疾病如慢性肺部疾病、高血压、冠心病和糖尿病等,大部分患者的心、肺、肾等脏器功能处于代偿或失代偿状态,因此,在急性梗阻的围术期要密切监测这些脏器的功能变化,及时纠正或维护这些脏器的功能,降低患者的术中和术后死亡率,提高手术成功率。

5.术前肠道准备

结直肠癌性梗阻行一期根治切除吻合术是外科医师追求的目标,在手术前使用非手术方法缓解肠梗阻是实现这一目标的理想方案。无论是从增加手术安全性、减少患者痛苦,还是从卫生、经济学价值的角度去考虑,该方案都是最优的。下面是几种术前肠道准备的方法。

(1)食物、药物、泻剂和灌肠:结直肠癌手术的术前肠道准备十分重要。通常采用术前 2 d 控制饮食、口服肠道抗菌药物、泻剂和术前清洁灌肠四种措施。急性结直肠肠梗阻患者由于禁水禁食，不能经口服用肠道抗生素和泻剂进行肠道准备，若服用泻剂可使肠梗阻肠病情恶化，出现肠坏死和穿孔，甚至加速患者死亡。术前灌肠也要慎重，因为结直肠癌合并急性梗阻多为闭袢性肠梗阻，肿瘤的存在使梗阻不能缓解，梗阻时肠管明显扩张，肠壁变薄，黏膜缺血水肿，甚至出现溃疡和坏死。此时灌肠，灌入的液体无法排除，反而进一步增高肠腔内压力，增加了肠穿孔和腹膜炎发生的可能。

（2）支架置入：是近 20 年来新兴的一种治疗方式。通过放入金属、类金属的支架以达到快速缓解梗阻的作用。应用支架置入后治疗肠梗阻可明显降低术后并发症和死亡率。目前，较多采用的方法是气囊导管扩张术，即经导丝，在 X 线引导下插入双腔气囊导管或通过内镜插入导管进行扩张。研究表明：有 70% 的患者在行支架治疗后，肠梗阻得到了较长时间缓解；部分患者仅获得了短期缓解。支架置入为肿瘤的分期诊断、择期手术创造了条件。支架常见的并发症：①支架偏移；②肠穿孔；③再梗阻。

（3）肠梗阻导管：其结构是由硅橡胶制成，不透 X 线，长 3 m，外径 5.4～6.0 mm；由外管、内管和 2 个气囊构成，管腔壁有亲水涂膜；导管的头端还有一个起引导作用的前端子，为含 45% 硫酸钡的念珠状导管，有重量，会弯曲，可沿肠管壁滑动。未充盈时 2 个气囊与管腔紧密贴合，当导管前端通过幽门进入小肠后，充盈前气囊可引导导管在肠腔内蠕动到达梗阻部位的近端。①置管方法和先后步骤：吸出胃内容物；胃镜经口置入十二指肠降部；由钳道插入导丝，在直视下确认到达十二指肠降部；确认不拔出导丝的情况下拔出胃镜，由鼻腔插入内拉通道，由口腔引出；经鼻插入肠梗阻导管至十二指肠降部。另外，肠梗阻导管也可经肛门或联合经鼻置入，其临床效果更好。②肠梗阻导管治疗效果评价：腹痛、腹胀缓解；自主排气；可有稀水样便排出；腹围缩小；腹部立卧位 X 线片液平面减少，肠管扩张程度减轻。③应用肠梗阻导管的优点：有效引流肠内容物，较早地缓解腹痛和腹胀，并能减轻或消除肠壁水肿；精确计算出入水量，有利于维持水、电解质平衡；经导管可注入导泻剂或肠道抗生素，缓解梗阻，为手术创造良好的条件；通过此导管补充术中肠道灌洗；术后继续留置小肠内，引流消化液充分，有利于吻合口愈合；导管可起到内固定肠排列的作用，对预防术后早期炎性和粘连性肠梗阻的发生有预防作用；提高一期肠切除肠吻合的成功率，降低了并发症的发生。

（二）手术方式的选择

1.一期切除吻合术

小肠肿瘤合并肠梗阻一旦诊断应积极手术探查，以免延误治疗。具体手术方法意见比较一致：肿瘤肠段和相应系膜及区域淋巴结一期切除，行离断肠管一期吻合。具体要求：肠切缘距肿瘤要大于 5 cm；若肿瘤突破浆膜层与周围肠袢或大网膜时，应将侵及或粘连的肠袢和大网膜整块切除；术中对肿物进行快速病理学检查，根据其性质进行一定范围的系膜和淋巴结清扫。

结直肠癌合并肠梗阻时，手术应以解除梗阻为前提，尽可能进行根治性手术。慢性不全肠梗阻，经较充分的术前和适当的肠道准备后进行根治性一期切除吻合术效果良好。但急性完全性肠梗阻时，由于结肠肠壁较薄、血运供应差、易出现闭袢性肠梗阻（有回盲瓣存在）、结肠内容物多为半固态和固态、细菌含量高、菌种多样，易出现感染和吻合口漏。再加上结直肠癌梗阻的患者多为老年人，常伴有多种慢性疾病如慢性肺气肿、高血压病和糖尿病等，其重要脏器处于代偿或失代偿状态下,大多数患者免疫功能低下,对急诊手术耐受力极差,易出现术中和术后并发症,死亡率较高。因此,未经全身和肠道准备的完全性急性肠梗阻行一期肠切除肠吻合术是非常危险的。在 20 世纪50 年代以前不主张急诊一期手术;20 世纪60 年代以后,随着强力广谱及针对性强的各种抗生素的问世和使用,术中肠道减压和灌洗技术的运用,手术技术的进步和经验积累,结肠梗阻行急诊一期切除吻合成功的报道越来越多,至 20 世纪 90 年代初右半结肠癌合并梗阻行一期切除吻合率已达 80% 以上,但对左半结肠合并急性肠梗阻是否行一期切除吻合术仍存在分歧。

(1)右半结肠癌一期切除吻合术:右半结肠合并急性梗阻时的手术处理方式数十年没有明显变化,通常采用的式式为一期右半结肠切除术,回肠-横结肠吻合术。

(2)左半结肠及直肠癌一期切除吻合术:由于左半结肠肠壁薄,血运差,肌层欠发达,因而愈合能力差。再加上梗阻后肠壁水肿,粪便堆积,细菌大量繁殖,若肠道不经过特殊清洁处理,直接进行肠切除肠吻合,术后吻合口漏发生率很高。因此传统手术方式是先行梗阻的近端结肠造口解除梗阻,在充分肠道准备条件下,二期进行肿瘤切除,同时进行肠吻合。这种手术方式不但让患者遭受了多次手术的痛苦和治疗费用,而且部分患者未能按计划完成二期手术就出现了癌肿转移,失去了根治机会。

近些年来,越来越多的学者主张急性左半结肠癌梗阻行一期切除吻合术。术中结肠充分的减压和有效的灌洗是保证一期肠切除肠吻合成功和避免吻合口漏的前提,合理的围术期处理是手术成功的重要措施。

为保证吻合口愈合,防止吻合口漏的发生,要坚持"上要空、口要松、下要通"三原则。术中具体采用肠道灌洗的方法如下:切除肿瘤后,先经切除的阑尾根部或远端回肠置入长塑料管(直径2.0 cm)对近端结肠进行充分的灌洗,直至灌洗后的肠液变清亮,一般需要液体 3~6 L,在最后1 000 mL灌洗液中放入甲硝唑 1.0 g 和卡那霉素 1.0 g。用络合碘消毒肠管断端,然后进行结肠-结肠(直肠)吻合;手术操作时,要注意保留或不损伤预吻合肠管断端处的血管,保证吻合口血液供应;充分游离预吻合的肠袢,使吻合口无张力;术后定期扩肛门,必要时留置肛管;吻合完毕后,用含有络合碘的盐水冲洗腹腔,避免术后发生腹腔感染;吻合最低处放置引流管,引流时间7~9 d,度过吻合口最易发生漏的时间;术后应用抗生素、肠外和/或肠内营养支持,必要时应用生长激素。

(3)一期切除造口术或一期切除吻合临时造口术:当直肠癌合并急性肠梗阻时,传统采用的手术方式是 Hartmann 手术。该术式一期切除了肿瘤,避免了因分期手术而失去的肿瘤根治机会。近几年来,很多学者对其式式进行了改革,在吻合不困难的情况下,进行适当的肠道减压和灌洗后,行结肠-直肠一期吻合术,同时行横结肠或回肠末端袢式造口术。这两种临时造口关闭时较 Hartmann 二次手术时的结肠-直肠吻合技术难度小得多,而且对患者手术创伤会更小。

2.二期(分期)手术

分期手术的原因如下。

(1)吻合口易出现漏:结肠为一个贮粪器官,是人体最大的细菌库,其中细菌种类繁多;梗阻时结肠近端肠壁扩张水肿;结肠腔内粪便为固体或半固体;近端扩张的结肠口径与梗阻远端结肠相差悬殊。

(2)患者一般状态较差:常有水、电解质紊乱和酸碱平衡失调;贫血;营养不良,低蛋白血症;

273

多种伴随疾病。患者手术耐受能力极差,死亡率较高。分期手术的缺点:延误手术时机,减少根治的可能性;术后 5 年生存率明显下降;加大患者的痛苦,影响患者的生活质量,增加患者的经济负担。

3.捷径手术和单纯造口术

患者一般状态极差,通过简单手术有希望挽救生命者可采用捷径手术和单纯造口术。具体术式如下。

(1)回肠与结肠梗阻远端吻合术,此术式也可发生吻合口漏。

(2)回肠末端造口术。

(3)乙状结肠袢式造口或其他梗阻近端结肠肠袢(盲肠)袢式造口术。

另外,当肿瘤无法切除或腹腔广泛转移时也采用上述简单术式。

五、癌性肠梗阻的预后

急性结直肠癌肠梗阻患者的预后明显差于一般结肠直肠癌患者。一方面是由于急性梗阻时有较高的手术死亡率,另一方面认为急性梗阻性结肠癌时,其癌肿多已侵及肠壁全层,加之近端肠管的强烈逆蠕动可造成肠穿孔,引起肿瘤细胞扩散加速。大规模回顾性研究表明,在排除围术期死亡病例后,普通结直肠癌患者 5 年生存率为 60%,而合并急性梗阻的患者仅为 20%～30%。国内其他报道术后随访 1～5 年的生存率:一期切除吻合者 1 年为 95.0%;2 年为 86.1%;3 年为 67.7%;5 年为 58.3%。二期(分期):1 年为 50.0%;2 年为 33.3%;3 年为 33.3%;5 年为 0%。

六、评述

结直肠癌是癌性急性肠梗阻发生的主要原因,其临床特点主要表现为低位肠梗阻,发病年龄和梗阻部位以老年和左半结肠多见,病程多为晚期,而且发病急,病情危重,死亡率较高。早期积极的手术态度、正确的诊断、适时恰当的手术时机把握、合理的手术方式选择、正确的手术操作和围术期处理是提高癌性急性肠梗阻疗效的重要手段和措施。其中,根据患者具体情况,术中选择合理的手术方式是决定患者病程转归的关键。

右半结肠癌所致的肠梗阻,术式可选择一期肠切除肠吻合,手术安全性高,临床效果好;左半结肠癌包括直肠癌所致的肠梗阻,在术中要充分地进行肠腔减压和灌洗,遵循“上要空、口要松、下要通”的肠吻合原则,同时正确地进行围术期处理如水、电解质紊乱和酸碱失衡的及时纠正、营养支持和抗生素适时使用等,大部分患者可进行左半结肠一期切除吻合术。但对一些病情危重、高龄且有多种伴随疾病如慢性肺部疾病、高血压、冠心病和糖尿病的患者,由于不能耐受较复杂手术,选择分期(二期)的手术方式比较理想。虽然分期手术 5 年生存率不如一期手术,但可明显降低术中和术后死亡率,为二期手术赢得了机会。另外,为了扩大一期手术的适应证,若患者病情允许,在术前进行肠梗阻导管和支架内置治疗,可使一定数量的肠梗阻得以缓解,取得肠道充分准备的时间,提高手术安全性。

(劳霖宗)

第七节 血管障碍性肠梗阻

一、前言

血管障碍性肠梗阻是由于肠系膜血管阻塞,导致相应肠管缺血继而发生肠麻痹与肠坏死所致。由于肠管可能在短时间内广泛坏死,术前诊断困难,术中需切除大量肠管,术后营养吸收障碍,故病情较一般绞窄性机械性肠梗阻更为严重。随着人口老龄化、心脏疾病,以及动脉硬化等疾病增多,该病发病率呈上升趋势,约占住院患者的0.1%,病死率可达40%以上。

二、病因与病理

(一)动脉性梗阻

1.急性肠系膜动脉栓塞

约占血管性障碍性肠梗阻疾病的50%,栓塞累及血管以肠系膜上动脉多见。栓子多来自心脏,如风湿性心脏病及慢性心房纤颤的左心房、心肌梗死后的附壁血栓、心瓣膜病、心内膜炎、心脏瓣膜置换术后,少数栓子也可来自主动脉壁上的粥样斑块。

2.急性肠系膜动脉血栓形成

约占血管性障碍性肠梗阻疾病的20%,多见于动脉硬化的患者。栓子通常堵塞在肠系膜上动脉自然狭窄处,如结肠中动脉分支处或者更远部位;而血栓形成多发生在有粥样硬化的肠系膜上动脉主干近端约1 cm长一段范围内,因此急性肠系膜上动脉血栓形成所致的急性血管障碍性肠梗阻预后比肠系膜上动脉栓塞差。不论是栓塞或者血栓形成,堵塞血管的远端分支即可发生痉挛。肠黏膜不耐受缺血,急性肠系膜动脉闭塞10 min后,肠黏膜的超微结构即有明显改变,缺血1 h后,组织学上的改变即很清楚。黏膜坏死脱落,肠壁血流瘀滞,出现发绀、水肿,大量富含蛋白质的液体渗出至肠腔和腹腔。缺血后近段时间内动脉血流恢复,小肠仍可具有活力,但将有明显的再灌注损伤。缺血持续长时间后,肠管肌肉与浆膜将坏死,并出现腹膜炎。患者很快因中毒、大量体液丢失及代谢性酸中毒而休克甚至死亡。

3.急性非闭塞性肠缺血症

较少见,主要病因是一些间接引起血管广泛收缩的因素,如心肌梗死、充血性心力衰竭、心律不齐、主动脉瓣关闭不全、休克、利尿剂引起的血液浓缩等因素导致心排血量下降,血容量降低,肠道处于低灌注状态。

非闭塞性肠缺血的肉眼观察与显微镜所见与急性肠系膜上动脉阻塞相似,但病理学检查无肠血管阻塞,其肠管病变广泛,可累计整个结肠与小肠,患者肠黏膜广泛坏死伴溃疡形成、腹膜炎,最后因休克死亡。

4.慢性肠系膜缺血症

又称慢性肠系膜动脉闭塞症,病变多发生于肠系膜上动脉、腹腔干及肠系膜下动脉的起始部,主要病因是动脉粥样硬化导致动脉管腔狭窄或闭塞,由于病变发展缓慢,一般可有丰富的侧支循环建立,患者多表现为间歇性腹痛,即餐后腹痛。

(二)静脉性梗阻

肠系膜上静脉血栓形成,约占血管性障碍性肠梗阻疾病的 20%,原发性肠系膜上静脉血栓与先天性凝血障碍有关,常见病因有抗凝血酶原Ⅲ、C 蛋白及 S 蛋白的缺乏等。继发性肠系膜上静脉血栓多见于门静脉高压致血流瘀滞、腹腔感染、腹部外伤或手术造成血管损伤、血液高凝状态以及真性红细胞增多症等。临床上 90% 的患者存在高凝状态。

静脉血栓形成后,受累肠管的静脉回流受阻、肠壁发黑、充血水肿,浆膜下出现点片状淤血、肠壁及肠系膜水肿增厚,肠腔及腹腔可有血性液体渗出。大量的体液渗出导致血容量急剧下降,患者可出现低血容量休克,甚至死亡。

三、临床表现

腹痛、恶心、呕吐、腹泻及便血是血管障碍性肠梗阻的常见症状,但病因不同,具体症状与体征亦有差别。

(一)症状

1.腹痛

所有患者均有腹痛,多为全腹或脐周疼痛,偶有局限于上腹或剑突下腹痛,腹痛起初为肠缺血痉挛性绞痛,出现肠坏死后,腹痛转为持续性,多不为一般止痛剂缓解。慢性肠系膜缺血症由于病情发展缓慢,侧支循环常已建立,患者平时多无症状,但进食后胃肠道需要更多的供血时,侧支循环不能满足内脏血液需求,表现为进食后腹痛。

2.恶心、呕吐

超过 50% 的患者可有恶心呕吐,呕吐频繁,呕吐物多为暗红色血性液。

3.腹泻与便血

约 1/3 的患者可有腹泻与便血表现,急性栓塞时可有鲜血便,慢性栓塞时则表现为暗红色血便。

4.发热

部分患者病情发展迅速,表现为发热症状,体温可达 38 ℃以上,提示病情恶化。

5.体质量下降

由于餐后腹痛,慢性肠系膜缺血症患者为减轻症状而减少进食量,从而导致体质下降,肠缺血越重,体质量下降越明显。

(二)体征

发病早期查体可见患者表情痛苦,腹痛剧烈,但因发生肠坏死,此时腹部多无固定压痛与腹肌紧张,肠鸣音正常或稍亢进,这种腹痛剧烈而腹部体征轻微的现象即所谓症状体征分离,易误诊为其他疾病而未予重视。Bergan 等将临床上出现的剧烈而没有相应体征的上腹和脐周疼痛、器质性和并发房颤的心脏和动脉硬化病史、胃肠道异常排空表现(包括肠鸣音亢进、恶心、呕吐、腹泻等)称为急性肠系膜血管闭塞三联征(即 Bergan 三联征),这是早期诊断的主要依据。随着病情的发展,患者查体可出现腹部压痛、反跳痛和肌紧张,甚至出现休克体征。

四、诊断与鉴别诊断

血管障碍性肠梗阻的诊断较困难,往往出现肠梗阻腹膜刺激征,或者出现血性腹水、血便时才考虑本病。

(一)既往疾病史

(1)急性肠系膜动脉栓塞及急性肠系膜动脉血栓形成患者既往可有心脏病、心脏瓣膜病、心脏手术等病史。

(2)肠系膜上静脉血栓患者可有肝硬化、腹腔感染、腹部外伤以及真性红细胞增多症等病史。

(3)急性非闭塞性肠缺血症患者可有心肌梗死、充血性心力衰竭、心律不齐、主动脉瓣关闭不全、利尿剂药物使用史。

(二)实验室检查

常规化验检查对该病早期诊断缺乏特异性,多数患者白细胞升高,严重者可达 $20 \times 10^9 / L$,半数患者血清淀粉酶、乳酸脱氢酶、肌酸磷酸激酶等血清酶学升高,但和其他急腹症鉴别帮助不大。

(三)超声检查

腹部彩色多普勒超声检查方便、快捷、无创,可作为本病的首选筛查方法。彩超检查可发现肠系膜动静脉内有无血流回声信号,对于早期诊断有一定诊断意义,但当病情发展,肠管积气扩张时,受肠气干扰,超声诊断精确度将下降,而且超声诊断的精确度受超声医师的经验、技术影响较大。

(四)腹部 X 线检查

腹部 X 线检查早期无特异性,随着病情的进展可表现为腹部液气平改变,与其他类型肠梗阻难以鉴别。

(五)腹腔穿刺

腹腔穿刺如抽出血性液体,提示病情重,有肠管坏死可能。

(六)CT 检查

CT 平扫及增强扫描因为无创、快捷、准确度高,目前已取代血管造影成为血运性肠梗阻确定性诊断的首选方法,CT 诊断敏感性可达 90%。

(1)直接征象:肠系膜血管充盈缺损。平扫可见肠系膜血管增粗,内见稍高密度影,CT 值约 47 Hu。病变部位血管边缘欠清。增强扫描可见肠系膜血管内完全或不完全充盈缺损。肠系膜上动脉栓塞部分病例显示血管显影严重狭窄,管腔变细,伴管壁钙化。肠系膜静脉栓塞病例显示病变部分血管内见软组织密度。

(2)间接征象:①病变部位小肠管壁增厚,截断面见"双环征"。②肠管扩张、肠腔积液,病变范围广泛,肠腔直径最宽达 4 cm 以上,内可见大量积液。③肠管壁薄纸样改变:动脉血栓患者管壁变薄,增强扫描延迟强化。④肠系膜水肿:肠系膜密度均不同程度强化呈"云絮状"。⑤肠系膜血管"缆绳样"改变:肠系膜静脉血栓患者血管增粗、边缘模糊,呈"缆绳样"改变。⑥腹水。

(七)动脉血管造影检查

动脉造影理论上不仅可以迅速诊断急性肠系膜上动脉闭塞,还可同时取栓溶栓,还可以避免不必要的手术探查,但是耗费时间,可能延误剖腹探查手术,因此,是否动脉造影应该根据病情决定。如果病史提示急性肠系膜上动脉栓塞或血栓形成,缺血肠道尚未梗死时,应立即手术挽救肠管而不宜费时造影;如果病情迁延或提示非闭塞性肠系膜缺血,可以在剖腹探查前先行动脉造影。

五、治疗

(一)动脉性梗阻的治疗

急性肠系膜动脉栓塞患者非手术治疗的痊愈可能几乎为零,故患者一旦确诊或高度怀疑本病时,即应积极手术探查。

肠系膜动脉栓塞治疗原则是迅速去除血管内的栓子,恢复肠系膜动脉的血液灌注,并切除坏死肠管。如经肠系膜动脉灌注罂粟碱扩张血管以及灌注尿激酶溶栓等,其中溶栓治疗适用于腹痛发病 8 h 以内且无腹膜刺激征者,可避免肠管的切除或缩小坏死的范围,但溶栓治疗仍存在观察困难、错失最佳手术时机的风险。用口径大、带有扩张管的动脉长鞘作为取栓工具,负压抽吸取栓,取栓同时可给予罂粟碱解痉和尿激酶溶栓,具有一定的效果。

多数患者剖腹探查时已有部分肠管梗死,但是梗死范围难以明确。部分缺血肠管似无活力,一旦血供恢复,仍然可以恢复。因此,在手术恢复肠系膜血供之前,不宜先切除坏死肠管,应宜先行取栓,即使患者已发生肠坏死也应先行取栓术。开腹迅速探查肠管后,即应检查肠系膜上动脉,尽快恢复动脉血流,取栓成功后重新评估受累的肠段,根据缺血肠管的血运恢复情况再确定肠管的实际切除范围。

手术方式的选择:经肠系膜动脉切开用 Fogarty 球囊导管取栓是主要的手术方法。如患者有较严重的动脉粥样硬化、管腔狭窄,应同时行动脉内膜切除血管成形。手术取栓后小肠血供不尽理想时,说明近端动脉有阻塞性病变,可施行动脉搭桥旁路,防止肠供血不足或血管腔内压力过低再次血栓形成。常用术式有肠系膜上动脉-右髂总动脉侧侧吻合、肠系膜上动脉-腹主动脉侧侧吻合。

肠管活力的判断:术中肠管活性的判断有时甚为困难,尤其是肠管淤血水肿,色泽暗红,边缘动脉搏动不明显时,术者往往犹豫不决,肠管切除范围不足后果严重,切除范围过多则导致短肠综合征。对于肠管颜色暗红尚有弹性者,经过热敷后颜色有好转表明肠管活性尚存。肠管呈紫黑色,边缘动脉无搏动,肠管塌陷无弹性,蠕动消失,说明肠袢已坏死,此时肠切除是唯一有效的方法。切除时须将已有栓塞的系膜一并切除。切除范围不足可致术后肠管再次坏死,发生吻合口漏。若剩余小肠长度大于 2 m,可适当放宽肠切除的范围。部分点片状坏死的肠管,可间断缝合正常浆肌层,将坏死部位翻入肠腔。如剩余肠道长度不足,则应严格限制切除范围,对于不能完全肯定肠管是否仍有活力者,可先保留肠管 24～36 h 后进行二次探查手术(second-look operation),或腹腔镜观察。

(二)静脉性梗阻的治疗

肠系膜静脉血栓形成以保守治疗和介入治疗为主:与以往的认识不同,肠系膜静脉血栓形成患者不是都需要手术探查。抗凝治疗是目前首选治疗方案。早期积极的抗凝治疗可防止血栓的进一步蔓延,促进侧支循环的开放和建立,有效降低肠道缺血和坏死的概率。全身静脉溶栓已被证实对肠系膜静脉血栓形成无任何临床实际意义,反而会增加出血的风险,目前已被列为禁忌。介入治疗包括将导管放置于肠系膜动脉局部灌注药物治疗、经皮经肝门静脉、肠系膜静脉溶栓治疗和经颈静脉经肝穿刺门静脉溶栓治疗等。经皮经肝穿刺门静脉插管方法溶栓临床应用时间较长,但腹水、凝血机能低下者发生出血的风险较高。将经颈静脉经肝穿刺门静脉途径用于清除肠系膜静脉内血栓,临床治疗效果还有待于更多的病例加以验证。

如在保守治疗过程中,病情加重出现腹膜炎征兆,往往提示存在肠道缺血坏死,则应立即手术探查,切除坏死肠管并应用 Fogarty 取栓导管清除肠系膜上静脉主干和门静脉内的血栓。应先切除坏死的肠管,后行肠系膜静脉取栓。反之,因为肠管坏死导致大量的毒性代谢产物潴留,一旦肠系膜上静脉恢复血流后可引起大量的代谢毒素回吸收入血液,从而发生严重的中毒反应甚至中毒性休克或多器官衰竭。

静脉血栓形成并非静止的疾病,手术后仍有可能进一步形成血栓,所以术后维持抗凝治疗十分重要。一般无诱发因素引起者术后抗凝 3 个月,继发性引起者术后抗凝 6 个月,有些患者甚至需要终身抗凝。

六、预后

肠梗阻是外科急症,血管障碍性肠梗阻较其他类型肠梗阻具有起病急、病因诊断困难、发展迅速的特点,因此无法保证准确及时的治疗,预后差,病死率高。

(劳霖宗)

第八节　急性结肠假性梗阻

一、病因和发病学

急性结肠假性梗阻(Acute colonic pseudoobstruction,ACPO)是指在无任何机械性梗阻原因的情况下,出现急性结肠梗阻的症状、体征和影像学表现,易导致大肠缺血、坏死和穿孔,病死率可达25%～31%。该病于 1948 年由 Ogilvie 首先报道,故又称为 Ogilvie 综合征,也有人称为非梗阻性结肠扩张、无动力性结肠梗阻等。

(一)发病率

本病发病率不详,占大肠梗阻的至少 20%。可在任何年龄段发病,其中尤以 60 岁以上中老年为多见,男性发病多于女性。

(二)病因

少数 ACPO 病例无明显病因,属特发性疾病(约占 5%)。多数为继发性,患者原有相关的疾病,如心血管疾病、严重创伤、腹部大手术后、重度感染、呼吸道疾病、代谢性疾病、神经性疾病及药物反应等。近年有文献报道,剖宫产、自然分娩和骨科手术亦是引起 ACPO 不可忽视的因素之一。ACPO 的确切发病机制尚不清楚。研究发现,常态下交感神经兴奋时肠道运动受抑制,副交感神经兴奋时肠道运动增强。解剖生理学研究已经证实,支配结肠脾曲以上胃肠道的副交感神经来自迷走神经,而支配脾曲以下结肠的副交感神经发自骶 2、3、4 神经($S_{2\sim4}$)。一种推测认为,如果来自 $S_{2\sim4}$ 的副交感神经被阻断,左半结肠则弛缓无力,最后将导致结肠功能性梗阻。临床工作中可以见到,无论是手术或病变影响到盆腔或腹膜后时,均可导致 $S_{2\sim4}$ 阻断和功能紊乱,而引起左结肠运动障碍。胃肠道肌电生理研究则表明,交感神经兴奋性增强可能是引起结肠抑制的主要原因。在部分实验动物模型中研究发现,结肠自律性功能的减退导致了 ACPO 的发生,而其分子机制是大量细胞依赖性渗透的改变和胆碱能活性的减弱。综上所述,多种原因引起的支配结肠的交感、副交感神经系统自主性功能失调均可导致 ACPO 的发生。

279

二、病理学

ACPO 患者肠壁组织学检查一般无明显的病理学改变。也有部分患者显微镜下见肠壁内神经节细胞数减少，神经细胞有退行性变。

三、临床表现

(一)腹胀

腹胀是本病的常见症状，其中大部分表现为无痛性、广泛性的对称腹胀，迅速发生且呈进行性加重，腹胀明显时可引起呼吸困难。

(二)腹痛

少数病例会伴有痉挛性腹痛，多见于全腹部或仅限于下腹部。

(三)便秘

仅个别病例伴有停止自肛门排气排便，多数表现为排便减少或便秘。

(四)全身症状

恶心、呕吐、厌食等，发热较多见于伴肠缺血或穿孔者。

体格检查除有明显腹部隆起外，无其他明显体征，少数病例可伴有腹部轻压痛。腹部隆起部位常因结肠扩张部位不同而异，有时可见结肠肠型。肠鸣音可正常或减弱。对于已有结肠坏死、穿孔者还可表现出明显腹膜炎体征，尤以下腹部明显，可同时伴有体温和白细胞计数的升高。直肠指检时多为空虚感。

四、诊断和鉴别诊断

典型的急性结肠假性梗阻可根据病史、临床表现、X 线检查等做出诊断。

(一)影像学检查

1.X 线表现

腹部立位 X 线片可显示明显结肠扩张，以积气为主，小肠扩张不明显。

2.钡剂灌肠检查

钡剂灌肠检查可排除机械性肠梗阻，但对怀疑有结肠坏死、穿孔者禁止使用。

(二)内镜检查

纤维结肠镜检查不仅可除外机械性结肠梗阻，而且可同时吸尽结肠内积气、积液，达到减压治疗目的，但疑有结肠坏死、穿孔者也同样禁用。

(三)实验室检查

没有特定的实验室检查可以诊断 ACPO，白细胞、C 反应蛋白增高提示缺血或脓毒症。呕吐可导致低钾血症、低氯血症和代谢性碱中毒等。红细胞压积、血尿素氮增高提示严重脱水。

(四)鉴别诊断

ACPO 临床表现有时多种多样，不易与机械性肠梗阻相互鉴别，一旦出现了术后早期肠梗阻，是动力性还是机械性是必须要考虑的。仅从临床表现很难鉴别 ACPO 与机械性结肠梗阻，如临床上怀疑 ACPO 应行水溶性钡剂灌肠造影或纤维结肠镜检查来鉴别，水溶性钡剂灌肠造影能够区分真、假结肠梗阻，明确梗阻的部位、类型、程度及估计可能并存的近端结肠病变。比如可区别造口旁疝、盆底疝、粘连成角等机械性梗阻。纤维结肠镜一旦见到肠腔扩张，有大量的气体和粪水,肠壁张力高,蠕动减少,黏膜充血水肿,血管纹理不清等症状时即可明确诊断,而且纤维结肠镜在检查的同时能行肠腔减压,起到治疗作用。另外,需要注意的:①在没有排除机械性肠梗阻或有腹膜炎的时候进行新斯的明实验性治疗会有一定的风险;②水溶性钡剂灌肠造影及纤维结肠镜在怀疑有肠穿孔、肠缺血坏死时禁用;③如有右髂窝压痛、腹膜炎、发热、白细胞增高应怀疑盲肠缺血、坏死或穿孔。

五、治疗

ACPO是功能性的、可逆性疾病,原则上,其治疗以非手术治疗为主,其中最重要的是要早期诊断和早期有效的治疗,有效率可达77%。在结肠梗阻未能明确病因,X线显示结肠膨胀明显,结合患者邻近有大的创伤、盆腔手术或严重感染等情况时,应及时想到该病的可能。

(一)内科治疗

1.一般治疗

禁饮食、行持续胃肠减压、抗感染、纠正并维持水、电解质平衡、消除诱发因素,并注意观察腹部体征及胃肠减压液体、排便的性状,及时复查腹部X线片或腹部CT,了解有无肠绞窄,肠坏死。此外,应注意有些药物会影响结肠的蠕动,引起或加重假性肠梗阻,如精神类药物及抗胆碱药等,治疗中应当避免使用。

2.营养支持治疗

一般假性肠梗阻患者均有不同程度的营养不良,尤其急性发作期,在禁食水期间,进行TPN是必要的,提倡使用谷氨酰胺营养保护胃肠道黏膜,促进肠功能的恢复。

3.药物治疗

(1)促动力药:红霉素、甲氧氯普胺和西沙必利对治疗ACPO均效果不佳,只有新斯的明效果较好。新斯的明抑制乙酰胆碱的水解,通过促进神经肌肉接头神经冲动的传递增强胆碱能活性,增强肠道平滑肌的收缩。新斯的明静推对大约80%的患者有效,严重不良反应包括支气管痉挛、心动过缓、低血压等,因此,应用时最好有心电监护。推荐缓慢静推[1 mg/(3~5 min)]以减少不良反应。用药后复发率在8%~38%,常需二次用药,可使成功率增加至40%~100%。

(2)奥曲肽:为生长抑素的衍生物,通过减少肠道消化液的分泌能在一定程度上减轻腹胀的症状。

(3)抗生素:预防细菌移位感染,重点针对革兰阴性杆菌及厌氧菌的治疗。

(4)减压治疗:ACPO易并发结肠自发性穿孔,死亡率可高达50%。其治疗的关键在于能否进行及时有效地减压。减压的方法包括以下几种。

纤维结肠镜减压并且放置减压管:腹胀是由于结肠运动功能下降,患者吞咽下的气体以及肠内液体大量积聚不能排出所致,即使经一次肠镜减压后,在肠管运动功能恢复前,患者反复吞咽的气体和肠道分泌的液体会引起腹胀会反复存在。所以,纤维结肠镜减压后患者还会反复、再次进行结肠镜减压,一般患者较难接受。结肠镜减压后再经肛门放置一根胃肠减压管至结肠肝曲进行持续负压吸引,使得结肠膨胀缓解,结肠水肿逐步消退,效果较好。对于那些对新斯的明有禁忌证的患者及药物治疗失败的患者,建议尽早行结肠镜置管减压。只要没有腹膜炎体征及局部固定压痛,肠壁质量容许的情况下(结肠黏膜没有缺血、坏死等)都可以进行肠镜减压。结肠缺血也不是绝对禁忌证。注意:在结肠粪便较多时,操作前低压盐水灌肠及轻柔操作,可减少穿孔发生;减压术后应即拍腹部X线片,观察其效果及防止气腹征的发生。

硬膜外麻醉:通过封闭内脏神经降低交感神经的张力也可达到结肠减压的目的,此法对于无穿孔征象的急性假性肠梗阻的患者是一种安全且耐受性较好的方法。

(二)外科治疗

急性结肠假性肠梗阻最严重的并发症是盲肠或结肠穿孔,自发穿孔后死亡率又较高。所以,在内镜和药物治疗无效的情况下,可考虑手术。手术适应证包括:①腹膜炎体征;②盲肠直径>12 cm;③保守治疗无效者;④腹胀严重影响呼吸者;⑤诊断有疑问者。

手术方式一般包括盲肠造口术和结肠切除术,视情况行一次性局部切除吻合或外置造瘘术。但无论从发病率还是死亡率上看,手术的风险比结肠镜减压大得多。盲肠直径和结肠减压的时机与死亡有直接关系。有资料表明,盲肠直径>14 cm 时,坏死、穿孔发生率达 23%,病死率为14%;而直径<14 cm 时,坏死、穿孔和病死率均为 7%。发病后 7 d 以上进行结肠减压的病死率比发病后 4 d 内手术者高出 5 倍。当结肠坏死或穿孔而行急诊手术时,病死率高达 10%~50%。因此,早期诊断,及时减压,可降低病死率。Pham 研究了 24 例 ACPO 经纤维结肠镜减压后盲肠的腹部 X 线变化,减压后 4~24 h 盲肠大小只缩小 2 cm 左右,没有想象中好,这是值得注意的。ACPO 经适当治疗,于 3~6 d 内恢复,但老年患者或有严重基础疾病者预后较差,即使已行满意的结肠减压,病死率仍较高。ACPO 非手术治疗的死亡率为 14%,手术治疗的死亡率为 30%,而盲肠插管造口减压的手术死亡率为 15%,与保守治疗相似。患者的年龄、有无盲肠缺血或穿孔、结肠减压是否及时均对预后有明显影响。据报道,盲肠穿孔的发生率为 14%~40%,若发生穿孔,病死率可达 40%~50%。因此,除年龄外,所有其他的危险因素均应及时控制。

(劳霖宗)

第十七章

排便障碍性疾病

第一节　直　肠　前　突

　　直肠前突即直肠前壁突出,亦称直肠前膨出。为出口梗阻型便秘之一。患者直肠阴道隔薄弱,直肠壁突入阴道内。本病多见于中老年女性,也可见于青年女性。

　　女性直肠前壁由直肠阴道隔支撑,该隔主要由骨盆内筋膜构成,内有肛提肌的中线交叉纤维组织及会阴体。女性尿生殖三角区的肌肉筋膜不其坚固,骨盆出口宽度和长度又较大,当老年人全身组织松弛、多产妇、排便习惯不良、会阴部松弛时,则直肠阴道隔松弛,直肠前壁易向前凸出,此时排便时直肠内压力朝向阴道方向,而不向肛门,粪块积存于前突内,从而引起排便困难。

　　由此可见,任何可以降低直肠阴道隔结构强度的因素均能导致直肠前膨出。例如,阴道分娩、粪便干硬排便过度用力等可使交织的肛提肌纤维撕裂,直肠阴道隔松弛;而发育不良、筋膜组织退变等可致直肠隔组织结构薄弱、松弛。粪块下行的水平分力作用于直肠前壁,使之经过度松弛的直肠阴道隔向阴道内突出。直肠前壁突入阴道后,通过以下机制导致排便困难。

　　(1)前突顶部成为排便时的最低点,沿骶曲下行的粪块首先进入前突。如粪块干硬难以变形或盆底不能同步松弛,则排便动力主要作用于前突而被消耗,粪便排出困难。患者感到会阴部胀满不适,进一步用力排便,使前突不断加深,盆底不断下降,从而导致恶性循环。

　　(2)排便力量主要作用于直肠前壁,直肠后壁受压减少,位于此处的排便感受器得不到充分刺激,盆底肌不能充分松弛,肛管上口不能开通,粪便难以进入肛管。

　　(3)粪便排出困难时,患者过度用力排便使盆底下降,牵拉阴部神经和分布于肛提肌直肠附着部、耻骨直肠肌的大量内脏神经纤维,造成器质性或功能性损伤,引起直肠收缩压下降、直肠壁张力降低、直肠感觉功能减退、反射性收缩迟钝和便意产生障碍,粪便难以排出。盆底神经受损进一步引起盆底功能失调,加重排便障碍。形成恶性循环。

　　盆底神经肌肉受损后,盆底及其所支持的盆腔组织器官下降,盆底松弛。引发多种其他类型的盆底松弛性病变,如肠疝、膀胱脱出、直肠脱垂等。直肠前突是盆底松弛综合征的一种表现,盆底松弛可以导致直肠前突,而直肠前突又加重盆底松弛,两者互为因果。

　　根据排粪造影结果将直肠前突分为3型。Ⅰ型:指状前突或直肠阴道隔孤立疝出。Ⅱ型:大的囊袋状前突,直肠阴道隔松弛,直肠前壁黏膜脱垂,Douglas窝凹陷,常伴有阴道后壁疝。

Ⅲ型:伴有黏膜脱垂或直肠脱垂。

国内医学界根据排粪造影检查,将其分为轻中重三度。轻度,深度在 0.6～1.5 cm;中度,深度在 1.6～3.0 cm;重度,深度在 3.0 cm 以上。该分度法在临床上普遍被采用。

有学者按照解剖位置把直肠前突分为低位(阴道下 1/3)、中位(阴道中 1/3)和高位(阴道上 1/3)3 种。

一、病史与体检

(一)病史

(1)排便困难,排便费力,便不尽,肛门堵塞感。

(2)患者用手托起会阴部或将手伸入阴道以阻挡直肠前壁突出能改善症状。

(3)部分患者排便时肛门和会阴部有坠胀感,或有肛门疼痛。

(二)体格检查

(1)做排便动作时可见阴道后壁呈卵圆形凹陷。

(2)直肠指诊在肛管上方的直肠前壁可触及膨出的薄弱区,做排便动作,可使薄弱区向前方突出更明显,重者可将阴道后壁推至阴道外口。

二、辅助检查

(一)排粪造影

诊断直肠前突的首选检查。力排相直肠前下壁向前突出呈囊袋状,边缘光滑。如前突深度超过2 cm,其囊袋内多有钡剂潴留;如合并耻骨直肠病变,则多呈鹅头征。直肠前突分为轻中重三度。轻度,深度在 0.6～1.5 cm;中度,深度在 1.6～3.0 cm;重度,深度在 3.1 cm 以上。该分度法在临床上较常用。

(二)球囊逼出试验

球囊排出时间延长,常超过 5 min(正常 1 min),或不能排出。

(三)直肠测压

直肠前突患者多表现为直肠顺应性增大,感觉阈值升高。

三、鉴别诊断

高位直肠前壁膨出应与阴道后疝鉴别。阴道后疝是指阴道和直肠之间的腹膜囊疝,其内容物为小肠、乙状结肠或大网膜等。患者多有盆腔的坠胀感,站立式症状可加重。

鉴别要点:嘱患者做 Valsalva 动作,做双合诊检查可鉴别。方法:患者站立有下坠感时用拇指和示指同时做直肠和阴道的检查,若两指间感觉饱满,表明有阴道后疝。

四、非手术治疗

直肠前突有症状者,首先采用保守治疗,主要为饮食疗法如下述。

(1)多食粗粮或富含植物纤维的水果、蔬菜。

(2)多饮水,每天达 2 000～3 000 mL。

(3)多运动,以促进肠蠕动。必要时可口服乳果糖等缓泻剂。

五、手术治疗

手术的原则是修补缺损,消灭薄弱区。

(一)适应证

(1)有典型的出口梗阻型便秘症状,并有手助排便病史。

(2)排粪造影中直肠前突≥3 cm,并且前突内钡剂有一半潴留。

(3)经规范保守治疗 3 个月以上无效。

(二)术前准备

(1)完善术前常规检查。

(2)术前一天口服聚乙二醇电解质散进行肠道准备。

(3)术晨清洁灌肠。

(三)手术方式

直肠前突修补手术自 20 世纪初开展以来,国内外学者报道的术式较多。根据修补手术入路的不同可分为经直肠、经阴道、经会阴和经腹部四类。综合国内外报道对四种入路手术的病例选择和疗效上均无显著性差异。近年来也有一些如痔吻合器直肠黏膜环切术(PPH)、直肠黏膜下注射、直肠黏膜胶圈套扎等手术疗法的报道,但远期疗效多不尽满意。多数学者认为应同时治疗其他肛肠伴随疾病,以改善症状,提高疗效。

1.经直肠入路直肠前突修补

(1)经直肠闭式修补:该术式于 20 世纪初最早采用于保守治疗无效的直肠前突患者,由于操作简便,并发症少等优点而一直被传承使用,并不断得到改进。主要适用于中低位中度直肠前突。Block 术为常用的改良术式:用连续锁边缝合的方法,在直肠前壁薄弱区缝合黏膜和黏膜下肌层,使之压榨后坏死、形成新鲜创面,有利于伤口愈合。须注意缝合必须紧密,自齿状线上 0.5 cm 向上纵行连续缝合黏膜及肌层,直至耻骨联合水平,两侧包括肛提肌边缘,在直肠前突缺损以外正常组织处进针,上窄下宽,使折叠组织呈塔形,以免在上端形成黏膜瓣。

(2)经直肠开放式修补:该术式具有便于同时治疗伴随其他肛管疾病以及易于重建肛管直肠角等优点而被广泛推广。

(3)经直肠黏膜补片修补:由于直肠内粪便和分泌物的污染,容易造成创口感染,以至于手术失败和直肠阴道瘘的发生,故该术式临床采用较少。

2.经阴道入路直肠前突修补

(1)经阴道后壁切开修补:经阴道后壁切开修补直肠前突的方法因具有手术野显露清楚、肠道准备简单、感染率低、恢复排便快、操作方法简单等优点而迅速在国内外推广。但又因不便同时处理其他伴发肛肠疾病以及并发症较高等因素而在临床选择中受到一定的限制。因该术式更有利于改善前突症状,近年来临床上推荐采用较多。由于医师的习惯和经验不同,切开缝合的方式各异,但疗效上无显著差异。国内外采用经阴道后壁切开修补治疗直肠前突的病例较多。手术一般采用截石位,置入阴道撑开器,用 1∶20 万单位的肾上腺素盐水浸润阴道上皮,纵切口或横切口,锐性分离皮瓣,上至盆底腹膜外,两侧暴露肛提肌角。荷包缝合关闭 Douglas 陷窝。用慢吸收缝线缝合肛提肌至中线,并加强耻骨直肠肌,并且要牵带部分直肠肌层,加强重建直肠前壁。因产伤导致的肛门内外括约肌损伤需同时行括约肌成形术,如果直肠前突伴有内括约肌失弛缓症则可行内括约肌部分切断术。直肠前突伴有阴道后壁疝需将阴道后穹隆固定至骶棘韧带上。

（2）经阴道闭式修补：通过阴道后壁黏膜折叠或荷包缝合的方法加固直肠阴道隔，从而缩小前突的囊袋，以缓解症状。

（3）经阴道补片植入修补：该术式临床开展时间短，尚缺乏远期疗效和大量病例的报道，远期疗效和手术并发症还有待于进一步观察。

3.经会阴入路直肠前突修补

（1）经会阴直肠阴道隔折叠加固法：该法具有无菌切口，恢复快等优点；但因手术损伤大、术野暴露欠佳、操作难度较大等因素而受到临床推广限制。

（2）经会阴补片植入法：经会阴补片植入法治疗直肠前突临床开展时间不长，国内外相关研究报道不多。

4.经腹腹腔镜直肠阴道固定术

采用腹腔镜下缝合固定直肠后壁和松弛的阴道黏膜，以缩小或消除直肠前壁囊袋。

5.痔吻合器直肠黏膜环切术

采用痔吻合器行直肠黏膜环切术（PPH）治疗直肠前突是近几年兴起的新技术，通过切除一定宽度直肠黏膜及黏膜下层，缩小了直肠前突的宽度和深度而改善症状。该术式操作简便、创伤小、痛苦轻、术后恢复快；同时可解决部分直肠黏膜脱垂及内痔，因而在临床上得到较为普遍的推广应用。

（四）其他手术疗法

1.注射治疗

采用硬化剂直肠黏膜下注射的方法治疗直肠前突国内外报道较多，其对改善出口梗阻症状有积极意义。临床多作为手术修补的辅助疗法。

2.直肠黏膜点状结扎及胶圈套扎术

行直肠黏膜点状结扎及胶圈套扎治疗能缓解直肠黏膜松弛状态，减少直肠潴留，改善临床症状，多作为辅助手术治疗或暂时改善临床症状使用。式术把经直肠闭式修补术和内括约肌闭式切断术有机结合，从而有效改善直肠前突症状。

3.结扎注射切开三步组合法

通过同时进行直肠前突区黏膜点状结扎、直肠黏膜下硬化剂注射、直肠前壁闭式潜行切断内括约肌下缘三步治疗直肠前突。该法通过多种方法共同干预前突症状，而提高疗效，但目前报道病例尚少，有待进一步研究

（五）手术后并发症

（1）直肠前突修补的并发症报道较少，以尿潴留最多见。

（2）少有并发直肠阴道瘘的报道。

（3）经阴道修补因未切除多余直肠黏膜，故手术后易导致直肠黏膜脱垂；经肛门手术由于多余黏膜切除不足也有导致直肠黏膜脱垂的发生。

（4）黏膜瓣感染及坏死的比例在 $0.2\%\sim5.5\%$，而硬化剂直肠黏膜下注射最需要关注的是局部组织的感染和坏死。

（5）PPH 术及直肠黏膜结扎术的主要并发症是术后出血，术前充分作好阴道和肠道准备以及术中术后充分止血对预防该项并发症的发生有重要临床意义。

六、诊治要点

(1)直肠前突的手术并不复杂,但术前谨慎地进行鉴别诊断非常重要。

(2)术前应行结肠传输试验以除外慢传输性便秘,另外,应详细询问病史以除外患者精神及药物等因素导致的便秘。

(3)单纯直肠前突较少,多合并有直肠内套叠、耻骨直肠肌综合征、会阴下降等。治疗时应同时治疗合并疾病,否则将影响疗效。

七、注意事项

(1)经直肠闭式修补直肠前突手术时,仅需在直肠前壁薄弱区缝合黏膜和黏膜下肌层,切勿贯穿阴道,避免造成直肠阴道瘘。

(2)注射治疗时,硬化剂注射应于直肠黏膜下,注射药量不宜过多,避免局部组织的感染和坏死。

(3)采用痔吻合器行直肠黏膜环切术治疗直肠前突时,注意荷包缝合,将所要切除的直肠黏膜完整拉入钉仓,避免形成直肠口袋症。

八、健康教育

(1)建立良好的生活习惯,勿食用辛辣刺激食物,注意多饮水,多食含粗纤维食物。

(2)养成定时排便的习惯,每天做腹部按摩:以肚脐为中心,顺时针按摩腹部 10～15 min,3 次/天,以帮助肠蠕动。

(王　庆)

第二节　功能性便秘

一、功能性便秘的临床表现

便秘是一种常见的肠道功能紊乱,患者常主诉为排便困难或费力、排便疼痛不畅、便次太少、粪便干结且量少、排空困难。最常见的症状是排便困难和大便干硬。临床上慢性便秘多指功能性便秘,它并没有一个确切的定义,许多英美的流行病学研究中通常将其定义为排便稀发,指每周排便次数少于 3 次。但有 60% 的患者表示即使每天排便仍有排便费力或排便不尽感等便秘的主诉。2006 年发布的罗马Ⅲ标准定义了功能性便秘的最新诊断标准,见表 17-1。

表 17-1　功能性便秘的诊断标准

1.以下情况满足 2 项或 2 项以上 a*	(1)排便费力的情况超过 1/4
	(2)粪便为干球粪或硬粪的情况超过 1/4
	(3)排便不尽感的情况超过 1/4
	(4)肛门直肠有梗阻/堵塞感的情况超过 1/4
	(5)排便需要手法辅助(如用手指协助排便、盆底支持)的情形超过 1/4
	(6)每周排便少于 3 次

2.不用泻剂时很少出现稀便	
3.诊断肠易激惹综合征的证据不足	

a＊:诊断前症状出现至少6个月,近3个月符合以上诊断标准

功能性便秘是功能性胃肠病的一种,在成年女性中有极高的发病率,现有资料提示便秘的发生率为2％～28％。我国成年女性功能性便秘的患病率为12.8％。年龄、饮酒、产程延长、盆腔手术、慢性盆腔痛、低教育水平、低收入可能是女性功能性便秘的危险因素。

女性盆底疾病与便秘关系密切。北京协和医院曾对201名盆腔器官脱垂的住院手术患者进行肠道功能的问卷调查,应答率为60.7％,其中符合功能性便秘罗马Ⅱ诊断标准者为28.7％,病程2～43年。有症状的盆腔器官脱垂患者梗阻型便秘的发生率比没有脏器脱垂的患者要高2.3倍。而对出口梗阻型排便障碍的患者进行刺激排便,其中约18％存在会阴过度下降。

二、功能性便秘的检查及特殊检查

(一)病史

详尽询问病史有助于诊断便秘及其病因。现病史询问应重点关注便秘症状出现和持续的时间,排便用力的情况,排便不尽症状以及是否需要推压肛周、会阴体或阴道后壁协助排空粪便。如果患者对正常排便习惯没有明确的认识,建议记录2周的排便日记作为参考。应确认有无继发性原因导致的便秘,特别是近期发生、持续性的排便习惯改变,需要进一步评估,除外肠道结构性改变或其他器质性疾病,对于有排便费力或排便不尽感,或贫血或隐匿性消化道出血的老年女性尤为重要。最后还要询问用药史,特别是服用某种可能影响排便的药物与便秘发生的关系。诊断功能性便秘必须除外所有其他疾病导致的便秘,表17-2示慢性便秘的原因。

表17-2　慢性便秘的原因

全身性因素	解剖/结构异常
代谢/内分泌	盆腔出口梗阻
糖尿病	盆腔器官脱垂
甲状腺疾病	会阴下移综合征
高钙血症	盆底失弛缓综合征/直肠
低钾血症	括约肌失调
神经因素	肠套叠,直肠膨出
中枢性神经系统疾病	肠扭转
多发性硬化	肿瘤
脊髓损伤	良性狭窄
帕金森病	痔疮
外周神经系统疾病	功能性
先天性巨结肠	肠动力异常
自主神经病变	完全性肠动力异常
阴部神经病变	结肠无力/慢传输型便秘

续表

全身性因素	解剖/结构异常
血管胶原/肌肉异常	肠易激惹综合征
系统性硬化	功能性便秘
淀粉样变性	行动受限
药物	认知障碍

（二）体格检查

值得注意的几点：全身查体在大多数功能性便秘患者中的意义不及大便失禁、肛门直肠检查更为重要。它能明确瘘或痔疮导致的便秘，或者其他疼痛明显的病变导致患者排便潴留从而继发便秘。应注意探查直肠的柔软度，有无包块、狭窄和粪便。如果能够触及粪便应感觉其质地。注意肛门括约肌的完整性，如果发现肛门缺损、不对称提示可能为神经系统病变损伤肛门括约肌功能。感受肛门括约肌静息时和收缩时的张力。检查时，嘱患者做用力排便动作，检查者右手评估患者耻骨尾骨肌及肛门括约肌的反应，有无肛门直肠排便失协调，必要时用左手挤压患者腹部帮助排便运动。正常情况下，腹肌收缩时应伴随外括约肌、耻尾肌舒张和会阴下降。对于存在肛门直肠排便失协调的患者，可表现为无法收缩腹肌、或无法放松肛门括约肌，或肛门括约肌矛盾收缩，或者会阴体不下降。直肠指诊在诊断"肛门排便失协调"的敏感性和特异性分别为 75% 和 87%。

（三）特殊的辅助检查

1.消化道动力检查

（1）球囊逼出试验：是一项简单的生理功能检查，评估患者的直肠排出功能。放置一个 50 mL 充水或充气的球囊在受检者的直肠内，嘱其用力排便，记录排出所需时间，同时监测直肠和肛门处的压力变化。如果排出时间小于 1 min，功能障碍的可能性小，敏感性为 90%，但有症状且测压、影像学证实为功能性排便障碍的患者也可能试验结果正常。因此，球囊逼出试验在临床上多作为功能性便秘的筛选检查，还需与其他肛门直肠功能检查相结合来解释。

（2）肛门直肠测压法：有关评估方法已在大便失禁部分中介绍。该检查方法除能提供肛门括约肌的功能，还能测量直肠的感觉功能、顺应性，观察模拟排便时压力变化的类型。在便秘患者的评估中，可用于判断是否存在肛门直肠排便失协调、直肠感觉功能障碍以及评价生物反馈治疗的效果。正常排便时，直肠内压力升高同时肛门松弛；排便不协调时，直肠内压力升高，肛门括约肌矛盾收缩、不松弛或松弛不充分（<20%）。

2.结肠传输试验

结肠传输试验是慢性便秘最有价值的评价方法，可区分不同机制导致的便秘，为保守治疗（如泻剂）无效的患者提供有用的生理信息。结肠传输时间定义为粪便通过结肠的时间。临床上常用的方法是嘱患者吞服不透射线标志物，吞服后一天到数天时间拍摄腹部平片，计数标志物在不同的部位分布的数目。如在右侧或左侧结肠传输延迟提示慢传输型便秘；如标志物正常通过近端结肠但滞留在直肠提示出口梗阻型便秘。需要注意的是，很多慢性便秘患者的结肠传输试验（colonic transit test, CTT）为正常，因为该检查结果在功能性便秘和慢传输型便秘之间存在相当大的重叠。

3.排粪造影

排粪造影是一项动态影像学技术,评估排便过程中直肠肛管和盆底的活动。当肛门直肠测压与球囊逼出试验结果不一致时,可借助排粪造影寻找潜在的解剖异常(如直肠前突、肠疝、肠套叠、直肠脱垂和巨直肠)。该方法是将 150～300 mL 硫酸钡与增稠剂混匀达到软粪的稠度,灌入直肠,在静息和用力排便过程中,分别摄取侧位像(≥2 张/秒),评估结构性参数包括静息和用力排时的肛门直肠角、会阴下降、肛管直径、耻骨直肠肌压迹以及直肠排空程度。

磁共振排粪造影提供了一个替代的方法,可在无射线暴露的情况下实时观察整个盆底解剖、肛门直肠活动和直肠排空的影像变化,为诊断提供更多信息。但该检查昂贵,无法普遍使用,检查价值尚值得评价。

三、功能性便秘的治疗

治疗前首先应排除潜在的全身性疾病相关的功能性便秘及选择针对这些疾病的最佳治疗。强调手术治疗前应先尝试保守治疗。若保守治疗症状仍不缓解,需要进一步评价结肠和肛门直肠的功能。有些保守治疗失败后实行手术可能取得好的效果。

以下是对各种治疗方法及其疗效的总结。同大便失禁一样,由于缺乏一致的疗效衡量标准,所以也很难比较各种治疗的效果。

(一)非手术治疗

重点是通过改变粪便的性状或排便行为以增强肛门直肠的功能。

1.饮食调整

便秘是由于摄入液体量过少造成的,多年来普遍的观点是可通过增加饮水量改善便秘。目前的资料不支持增加液体摄入可以治疗便秘,除非事先存在脱水的证据。

增加纤维摄入可能通过以下几种机制改善便秘:增加吸收水分使粪便体积增加、改变粪便密度;还增加细菌繁殖和产气。这些作用的结果是增加结肠的运动、降低传输时间和增加排便频率。纤维摄入对于憩室类疾病、妊娠性便秘及肠易激综合征可能有治疗作用,产气增加的不良反应可能会降低患者的依从性,因此使用时应该慢慢增加用量。

2.药物治疗

(1)泻剂普遍用于便秘的治疗。根据作用机制不同分为以下几种。①增便泻剂:来自天然(洋车前子)或人工合成(洋车前草亲水胶浆、车前草籽壳提取物),是最安全的泻剂。它们的作用机制和不良反应与纤维相同。②高渗性泻剂:如不吸收的糖(乳果糖和山梨糖醇)、甘油和聚乙二醇。③润肠泻剂:如多库酯酸钙、多库酯酸钾和多库酯酸钠,可以渗透和软化粪便。长期应用会导致脂溶性维生素 A、D、E、K 的吸收减少。应避免在年老和虚弱的患者以及有食管运动障碍的患者使用矿物油,有发生吸入性肺炎的潜在可能。④盐水泻剂:包括柠檬酸镁、氢氧化镁、硫酸镁、磷酸钠和磷酸氢盐(磷酸钠、磷酸氢钠混合物,一种快速灌肠剂)。⑤刺激性泻剂:包括三种基本类型:蓖麻油、蒽醌和二苯基甲烷。当增便泻剂或渗透性泻剂无效时,可以短期应用这些强效的泻剂。

(2)促进肠动力药物:通过乙酰胆碱水平对胃肠道运动进行神经调节的药物包括甲氧氯普胺、西沙比利、胆碱能激动剂(氯贝胆碱)、胆碱酶抑制剂(新斯的明)和 5-羟色胺激动剂。甲氧氯普胺对上消化道动力障碍的效果更好,而西沙必利更适于结肠水平的动力障碍。

3.行为疗法

生物反馈和规律排便行为可能对某些功能性便秘是有效的。生物反馈对于盆底失弛缓综合征的治疗有重要作用。研究提示单独采用膈肌训练、模拟排便训练、肛门测压或肌电图引导的肛门括约肌和盆底肌肉放松训练或结合其他方法治疗,能使 60％～80％的患者症状改善。规律排便行为结合泻剂、栓剂和灌肠可以加强胃结肠反射、促进蠕动,有助粪便排空。

4.子宫托-盆腔器官脱垂

子宫托是盆腔器官脱垂的一种非手术治疗方法,填充型和支撑型子宫托(牛角形托)应该有效,但缺乏研究数据证明子宫托可减轻排便困难。

(二)盆腔器官脱垂外科治疗

治疗直肠膨出的手术包括阴道后壁修补术、局部定点修补、后壁筋膜替换、经肛门修补和经腹骶骨阴道固定术。出现小肠膨出时通常选择直肠后陷凹成形术。对于伴有会阴下移的患者,建议行开腹阴道会阴骶骨固定术。如果伴有直肠脱垂,可联合进行直肠固定术与骶骨阴道会阴固定术。虽然这些都是常规术式,但其对排便情况改善的资料有限。有关这些手术操作的具体细节在第十七章中有详细介绍。此部分着重手术效果的阐述,包括膨出的解剖学治愈情况、排便功能失调的改善情况和手术的并发症。

1.阴道后壁修补术

妇科医师采用阴道后壁修补术治疗直肠膨出已经有 100 多年的历史。传统的阴道后壁修补通过折叠阴道直肠隔,使阴道径线变窄,通常同时行会阴缝合修补缩窄阴道口。虽然此种术式广泛应用,但术后长期的解剖学疗效、症状的改善和性功能的资料很少。现有的研究资料显示 76％～90％的患者可达到解剖学治愈;但阴道修补术对便秘、排便困难和大便失禁无效。加或不加肛提肌重叠缝合的患者术后性生活不适的发生率是 8％～26％。

2.局部定点修补

直接修补缺陷或特定部位缺陷修补的目的是恢复正常的解剖。如有必要可同时进行会阴体的重建手术,但不常规进行会阴缝合。现有研究显示的解剖学治愈率为 82％～100％,但改善排空障碍、阴道膨出和用手辅助排便等症状的效果有限,似乎稍好于后壁修补术。所有研究均显示术后有较好的解剖学疗效和功能改善,且新发性交痛的发生率较低,但长期疗效不明。

(1)经肛门直肠膨出修补术:是经肛门切口进行直肠膨出的修补术,包括切除多余的直肠黏膜,将阴道直肠隔和直肠壁折叠缝合。最初,该术式在肛肠外科主要用于治疗低位或远端直肠膨出相关的便秘或梗阻性排便障碍。还可治疗其他肛管直肠病变如痔疮或直肠前壁脱垂。缺点是不能修补高位的直肠膨出、小肠膨出、膀胱膨出、子宫脱垂和会阴体或肛门括约肌的缺陷。主要的并发症是感染(6％)和直肠阴道瘘(3％),发生率低。解剖学治愈率在 70％～98％,便秘、排空障碍和手法辅助排便的症状都有改善。

目前的研究显示经阴道途径修补直肠膨出的疗效优于经肛门途径。小样本随机对照研究显示经阴道的修补术的主观失败率和客观失败率均低于经肛门修补。

(2)植入补片阴道后壁修补术:目前并没有确切的证据证明植入补片阴道后壁修补术优于标准的术式。可用的替代物有自体移植物、同种异体生物补片、异种生物补片和合成网片。目前缺乏比较各种材料优劣的资料参考来选择理想的移植物;应用移植物经阴道或经腹修补直肠膨出的解剖学治愈率较高达 92％,对便秘、排空困难和阴道膨出等症状也有改善。

(3)经腹直肠膨出修补:对于严重直肠阴道筋膜缺损同时伴有小肠膨出、子宫脱垂或穹隆膨出的患者经腹进行直肠膨出修补是有意义的。目前关于经腹直肠膨出修补术疗效的资料有限。一项来自盆底障碍性疾病网络评估的研究显示行骶骨阴道固定术的患者,其大多数的肠道症状在术后1年随诊时都得到治愈,与是否同时行直肠膨出修补没有关系。

(4)阴道会阴骶骨缝合术修复会阴下移:阴道会阴骶骨缝合术是阴道骶骨固定术的改良,是在骶骨的前纵韧带与会阴体之间放置一块合成网片或生物补片,旨在修复伴有直肠膨出和会阴下移的穹隆膨出。可经腹或经腹会阴联合完成。短期随访结果表明对阴道顶端、阴道后壁膨出和会阴下移有较好的解剖学疗效,66%的患者排便障碍的症状完全缓解。在一项关于阴道骶骨固定术和阴道会阴骶骨缝合术 Mersilene 合成补片腐蚀的研究中,不打开阴道时,骶骨阴道固定术和骶骨阴道会阴缝合术补片侵蚀的发生率大致相同,分别为 3.2% 和 4.5%。

(三)直肠脱垂外科治疗

手术治疗直肠脱垂的术式有多种,通常分为经腹和经会阴途径。经腹途径的复发率低,因此临床多采用该类术式;对于一般情况差的患者则采用经会阴途径。

1.经腹途径

根据直肠活动程度不同,经腹途径采用不同的直肠固定术式,包括或不包括肠道的切除。如缝合直肠固定的方法是将直肠的筋膜缝合固定于 $S_{1\sim3}$ 的骶骨骨膜上。乙状结肠切除的直肠固定术[经腹直肠后固定术加左侧结肠切除(Frykman-Goldberg)术]是在分离松动后、缝合前切除部分肠道。理论上切除直肠乙状结肠的优点包括:在缝合吻合线和骶骨之间形成一个纤维密集区域;去除多余的直肠乙状结肠,避免肠扭转;通过拉直左侧结肠减少脾结肠韧带活动性;部分患者可减少便秘的发生。直肠缝合术通常不植入补片,因为会增加并发症和肠切除时放置异物感染的风险。有两种基本的放置补片的直肠固定术式:后路网片直肠固定术和前路悬吊直肠固定术。该术式可采用多种材料,包括可吸收的和不可吸收的网片。术后可能发生梗阻性排便障碍,从侧后方包绕直肠的改良措施可解决此问题。

关于疗效,目前的研究结果显示缝合直肠固定术、后路补片直肠固定术、前路吊带直肠固定术、肠切除固定术术后的成功率为 88%～100%,对于大便失禁有改善作用,对便秘的疗效不一致或不确定。

腹腔镜途径被证实与开腹途径有相近的安全性和疗效。对于大便失禁和便秘的疗效反映了直肠固定术的类型。随机试验证明腹腔镜直肠固定术与开腹直肠固定术相比有明显的近期优势。

2.经会阴途径

经会阴途径比开腹途径更易耐受。因此,此术式适于存在围术期及术后出现并发症、死亡高危因素的患者。有两种基本术式:Delorme 术式和经会阴直肠乙状结肠切除术(Altemeier手术)。

Delorme 术式最早在 1900 年提出,包括从括约肌和固有肌层分离直肠黏膜、切除远端直肠壁的直肠黏膜及固有层。文献提示复发率为 4%～38%,死亡率为 0～4%,对大便失禁和便秘通常都有改善。该术式适合于脱垂部分短于 3～4 cm 或无整个肠壁全层脱垂的患者,后者会增加经会阴直肠乙状结肠切除的难度。

经会阴直肠乙状结肠切除术(Altemeier 术)已成为经会阴途径术式的一种选择。实行全层直肠乙状结肠切除的成功率为 84%～100%,死亡率为 0～5%。通常患者疼痛较轻,没有严重的术后并发症。大多数人认为经会阴直肠乙状结肠切除术同时行肛提肌成形缝合术是年老患者和有严重并发症患者的最佳术式。该术式也适合于脱垂组织有嵌顿、绞窄或甚至有节段性坏死肠管的患者,因为她们不适合行开腹直肠固定术。主流的观点是开腹直肠固定术优于经会阴直肠乙状结肠切除术,二者的复发率无明显异常,但前者大便失禁发生较少,且获得更好的生理功能恢复。

(王 庆)

第三节 结肠慢传输型便秘

结肠慢传输型便秘(slow transit constipation,STC)主要是由多种疾病引起的一组症状,结肠内容物传输缓慢所引起的便秘,结肠、直肠未发现明显器质性病变为特征的一种排便障碍。

慢传输型便秘患者的结肠常规的病理检查发现结肠肌间神经变性、黏膜炎症和肌萎缩是主要的病理变化,分别为 7%～7.3%、约 5.0%、4%～7.7%。已有研究证明长期滥用蒽醌类刺激性泻剂可以损伤肠壁内神经丛,导致肠神经节、神经纤维、神经递质异常改变,最终导致慢传输性便秘。所以,慢传输性便秘患者的大多数结肠有不同程度的形态学异常,这是出现传输减慢的病理基础,也是应用全结肠切除术治疗慢传输性便秘的理论依据。

一、病因

(一)肠道功能性病变
(1)先天性或者继发性巨结肠。
(2)结肠无力、憩室病、巨直肠等。

(二)肠道外病变
(1)抑郁症、精神病。
(2)神经性疾病:帕金森病、脊髓损伤等。
(3)内分泌与代谢性疾病:甲状腺功能低下、糖尿病、垂体功能减退、脱水等。
(4)医源性因素:长期服用刺激性泻药、抗抑郁药、抗胆碱药等。
(5)饮食与生活习惯不良:饮水少、缺乏锻炼、食物中粗纤维少,旅行、忽视便意等。

二、病史及体检

(一)临床表现
症状为大便次数减少,便意消失,伴腹胀。病因不清,症状顽固,多发于育龄期妇女,而且随着时间的推移其症状逐渐加重。流行病学调查发现功能性便秘在我国的发病率约为 10%～15%,而其中慢传输型便秘占 4%～5.5%。

(二)体检
(1)体格检查。
(2)肛门直肠检查。
(3)结肠传输功能实验:为诊断的首要方法,也是最重要的依据。
(4)电子结肠镜:排除肠道器质性疾病。

(5)排粪造影、肛管直肠压力测定、盆底肌电图检查:鉴别是否合并有出口梗阻型便秘。

三、诊断标准

(1)罗马Ⅲ诊断标准——符合下列中的 2 项以上:①超过 1/4 排便需用力;②超过 1/4 排便为硬便或块状便;③超过 1/4 时间有排便不净感;④超过 1/4 排便时有肛门直肠堵塞感;⑤超过 1/4 排便需人工方法辅助;⑥每周少于 3 次排便。

如果不使用泻药,稀便很少见到。诊断肠易激综合征依据不充分。在诊断前 6 个月出现症状,最近的 3 个月满足诊断标准。

(2)罗马Ⅱ诊断标准符合下列中的 2 项以上:①超过 1/4 排便需用力;②超过 1/4 排便为硬便或块状便;③超过 1/4 时间有排便不净感;④超过 1/4 排便时有肛门直肠堵塞感;⑤超过 1/4 排便需人工方法辅助;⑥每周少于 3 次排便。症状要求时间是 1 年内累积达 12 周。

四、治疗

(一)一般治疗

对于 STC 患者的治疗多以保守治疗为主,在治疗原发病的同时,纠正不良生活饮食习惯及排便习惯。

(二)内科药物治疗

1.容积性通便剂

容积性通便剂又称为膨松剂,主要为含纤维素和欧车前的各种制剂、小麦麸皮、玉米麸皮、魔芋、琼脂、甲基纤维素、车前子制剂等。吸水后增加容积,轻度刺激肠蠕动;抵达结肠后被肠道内细菌酵解,增加肠内渗透压和阻止肠内水分被吸收,增强导泻的作用。服后 1 d 至数天即起作用,无全身作用,可长期使用,尤在低纤维膳食、妊娠期、撤退刺激性泻剂时应用为宜。

2.渗透性泻药

主要有盐类和糖类渗透性泻药。口服盐类渗透性泻药后,肠内形成高渗环境,能吸收大量水分并阻止肠道吸收水分使肠中容积增大,如口服时同时多量饮水,可迅速增加容积,加强对肠黏膜产生刺激,增强肠管蠕动,促使排便。但临床上多用于肠道检查前的清肠准备。过量或反复服用盐类泻剂,可引起高镁血症、高钠血症以及高磷血症。如有粪便嵌塞、肠梗阻、先天性巨结肠、电解质紊乱等情况时,应避免长期使用。糖类渗透性泻剂如乳果糖,由于在肠腔内被细菌酵解成单糖,增加渗透压,而山梨醇本身呈高渗状态,能携带大量水分,引起腹泻,也常有增加产气和腹胀等不良反应。聚乙二醇(PEG)由氧化乙烯聚合而成,不被酶解或细菌分解,其相对分子质量增至 3 000 以上时肠道内吸收量几乎为零,不被肠内细菌代谢,其氢键之间能携带水分,增加容积,软化粪便。与乳果糖、山梨醇等相比,较少引起腹胀和腹痛。

3.刺激性泻药

包括含蒽醌类泻药(大黄、番泻叶、芦荟等)、果导、蓖麻油和比沙可利等,这些药物本身或其代谢物刺激结肠黏膜、肌间神经丛、平滑肌,增进肠蠕动和黏液分泌,促进排便。连续应用这些刺激性泻药可引起水泻和腹痛,出现低钠血症、低钾血症等电解质紊乱。这一类药物很少作为临床试验的观察药,但如仍不排便时,常用于临时加用的通便药物。滥用刺激性药物,容易依赖和耐药,引起"泻剂结肠"。不主张将其作为治疗慢性便秘的常用药物。但必要时可间断使用,帮助清除远端结肠的积粪。临床上常用于肠道检查前的清肠准备。

4.润滑性通便药

如液体石蜡、甘油和多库酯钠等。液体石蜡有软化粪便作用,适用于避免排便用力的患者,例如年老体弱伴有高血压、心力衰竭、动脉瘤以及痔、疝、肛瘘等便秘患者,但易发生脂质吸入性肺炎和肛周渗漏。长期使用会导致脂溶性维生素缺乏,影响胡萝卜素、钙、磷吸收。甘油制剂如开塞露对通便疗效是基于其刺激和软化粪便,尤其对感觉阈值增高的出口梗阻性便秘有效。

5.消化道促动力药

代表药物为选择性的 $5-HT_4$ 受体激动剂。

6.微生物制剂

双歧杆菌、枯草杆菌、乳酸菌、嗜热链球菌制剂等。

(三)生物反馈治疗

通过生物反馈系统使患者学会识别自身正常和异常的电信号,教会患者如何正确地排便,建立起正常的排便习惯,从而改善便秘。

结肠水疗:可以有效增加患者疗效的持续时间,并改善结肠动力。

(四)外科治疗

1.手术方式

(1)全结肠切除、回-直吻合术。

(2)保留回盲瓣的结肠次全切除、盲直肠端-端吻合术。

(3)肠段切除术。

(4)结肠旷置术。

(5)阑尾切除后经盲肠插管顺行结肠灌洗。

(6)回肠或乙状结肠造口等。

2.手术适应证

对于 STC 患者手术治疗应严格掌握手术适应证,一般认为只有在内科治疗无效,患者便秘症状严重,影响正常的生活工作学习,患者强烈要求手术的情况下,才考虑手术。陈斌等对 13 例 STC 患者行结肠次全切除术,术后症状明显改善,大便 1～3 次/天,成形。6 例短期内大便次数增多,4～8 次/天,对症治疗 2～3 个月后大便成形,便次减少。随访 3～5 个月,大多恢复正常工作和生活。全结肠切除后 83.3%(25/30)患者在术后半年大便次数正常,主要原因是结肠慢传输性便秘患者可能全胃肠道传输功能都减慢。因此,全结肠切除是治疗慢传输性便秘的有效方法。近年来,腹腔镜全结肠切除术具有创伤小、疼痛轻、住院短和恢复快的优点,在国外已广泛采用。

五、注意事项

(1)慢传输型便秘往往是某种原发病的症状,解决原发病才是主要的问题。

(2)慢传输型便秘有时是不可逆的,需要长期的关注,手术指征必须严格把握。

(3)术前应与患者沟通完善,告知手术愈后的各种情况,待患者充分理解后再行手术比较稳妥,操之过急的手术,若患者症状改善不明显造成的痛苦不言而喻。

六、健康教育

(1)避免长期口服刺激性泻剂、抗胆碱药物,避免引起医源性慢传输型便秘。

(2)纠正不良生活饮食习惯及排便习惯,此题目几乎是所有排便困难相关性疾病的老生常谈,越是反复强调的问题,却经常被忽视。鼓励患者制定安排饮水及摄入纤维素的计划表,直观且量化的表格从某种程度上能够提高患者的依从性。

(王　庆)

第四节　盆底失弛缓综合征

排便时,盆底肌(主要由肛门外括约肌、耻骨直肠肌组成)不能反射性松弛,导致排便困难者,称为盆底失弛缓综合征。临床主要包括盆底痉挛综合征与耻骨直肠肌综合征。盆底痉挛综合征(spastic pelvic floor syndrome,SPFS)是指用力排便(力排)时,肛门外括约肌、耻骨直肠肌不但不松弛反而呈反常的过度收缩,使粪便在直肠内滞留难以排除,导致顽固性便秘。其与排便不良习惯有关,属于神经肌肉调节紊乱。耻骨直肠肌综合征是一种以耻骨直肠肌痉挛性肥大,致使盆底出口处梗阻为特征的排粪障碍性疾病。组织学改变为耻骨直肠肌肌纤维肥大。病理生理学变化是耻骨直肠肌反常收缩和耻骨直肠肌肥厚,两种病理生理学变化同时存在。

目前,高分辨率肛管直肠测压技术应用于临床。其使用高分辨率直肠肛管3D测压通过256个传感器可检测到肛管括约肌各个方向的压力值,形成三维空间轮廓图,结合时空地形图,完整地记录直肠肛管动力数据,可提供动力学的生理图和分析曲线,有助于评价括约肌的功能,三维空间结构在界面中可呈现360°旋转,哪个方位有收缩或松弛障碍,均可准确定位。目前国内外作者使用的测压仪器,方法不一致,故所报结果亦不一致,但总体上看,盆底痉挛综合征及耻骨直肠肌综合征的患者肛管的静息压、最大收缩压明显高于正常人,肛管的长度增加,直肠括约肌的松弛反射消失、减弱或异常。

一、病史和体检

(一)临床症状

患者均有排便困难,多为缓慢的、进行性加重的排便困难。在排便时需过度用力,往往越用力粪便排出越困难,部分患者在排便时大声呻吟,大汗淋漓;排便时间较长,有些需半个小时以上。每次排便量少,患者在排便后仍有便意,下坠感和直肠下段重压感,部分患者便次频繁;部分患者借助泻剂排便,泻剂的用量随病程延长而越来越大;部分患者用手指插入肛门刺激或用水灌肠才能排便。

(二)体检

直肠指诊发现肛管张力较高(指套样感觉),有时手指插入肛门较困难,需用力方能通过肛管。肛管直肠环较肥大,肛管较长。做提肛动作时,耻骨直肠肌后缘向前上方收缩,肛直角进一步缩小。做排便动作时,耻骨直肠肌后缘不松弛反而向前上方收缩,停止排便动作后肛管可松弛。

二、辅助检查

(一)盆底肌电图

盆底肌电图检查是用针电极、柱状膜电极或丝状电极分别描记耻骨直肠肌、外括约肌在静息状态下、用力收缩肛门、模拟排便时肌电活动特征。用于了解盆底肌肉的功能状态及神经支配情况。

耻骨直肠肌痉挛及肥厚的患者,肌电活动减弱,动作电位下降,时间缩短,肌纤维放电密度增加。耻骨直肠肌痉挛及肥厚伴有直肠前突、直肠内脱垂的患者肌电图表现复杂,呈混合型损害,既有神经损害特征,又有肌源性损害的表现,治疗困难,预后较差。

(二)球囊逼出试验

球囊逼出试验的测试方法:将导尿管插入球囊内,用线扎紧球囊末端,球囊外部浸水润滑,将球囊插入直肠壶腹部,注入 37 ℃温水 50 mL 或 50 mL 空气,用夹子夹住导管。在注水(气)过程中,询问患者有无便意感,刚开始引起便意时,记录注入的水(气)量(直肠感觉阈值)。嘱受试者取习惯排便姿势尽快将球囊排出,同时记录排出的时间(正常在 5 min 内排出)。球囊逼出试验临床多用于鉴别出口处阻塞和排便失禁。

球囊逼出试验是可用来判断直肠的感觉是否正常,又可判断肛门括约肌的功能。如肛门括约肌受损无括约功能,而球囊可自行滑出肛门,或轻微的增加腹压后即可将球囊排出。该检查有助于判断直肠及盆底肌的功能有无异常。

球囊试验阳性者,应怀疑是否为耻骨直肠肌痉挛、会阴下降综合征、直肠前突及直肠黏膜脱垂。

(三)结肠传输试验

该检查是了解结肠传输功能的一种动力学检查方法。检查前 3 d 禁服泻药及对肠功能有影响的药物和刺激性食物。于检查前 1 d 上午 8 点口服含 20 粒标志物胶囊 1 枚,此后每隔 24 h 拍腹部平片 1 张至第 3 天为止。检查期间生活及饮食习惯不变,每天记录存留在右、左半结肠及直肠、乙状结肠的标志物粒数。诊断标准是以 72 h 后大肠仍存留 4 粒(20%)以上标志物为运输异常。

传输标志物在直肠上段和/或乙状结肠停留的时间延长,在排除了其他出口梗阻型便秘的情况下,能较好地反映耻骨直肠肌综合征的严重程度。

(四)排粪造影

排粪造影是诊断盆底痉挛综合征和耻骨直肠肌综合征的重要手段,特别对肛直角的大小变化有重要的诊断意义。肛直角主要代表的是耻骨直肠肌的活动度。静息状态下,耻骨直肠肌呈轻度收缩状态,肛直角约成 90°左右。力排时该肌松弛,肛直角增大,为 140°左右,以利排粪。若力排时耻骨直肠肌不松弛反而加强收缩,甚至持续痉挛,则肛直角不增大,或者反而变小,即可诊断为盆底失弛缓综合征。力排时肛直角不增大、耻骨直肠肌压迹和搁架征是盆底失迟缓综合征的典型 X 线征象。

(五)CT

可以测量肌肉的厚度。耻骨直肠肌综合征患者的耻骨直肠肌厚度与正常人相比较,两者相差非常显著。

三、鉴别诊断

(一)便秘型肠易激综合征

这类患者的便秘与腹痛和腹部不适相伴随,可表现为发作性或持续性,结肠传输试验多为正常,患者的便秘与内脏高敏感和肠道动力紊乱有关。

(二)产后便秘

产后便秘是指由于产后胃肠道蠕动减慢、直肠肛门末端淤血水肿、会阴侧切或撕裂疼痛、精神压力增大等多种原因引起的排便次数减少或粪便干燥难以排出。便秘的原因中医认为与血气虚和气机阻滞等有关系。

四、治疗

(一)保守治疗

对于症状较轻、病史短,特别是耻骨直肠肌痉挛、肥厚伴有反常收缩者,应先采取非手术治疗。包括增加粗纤维饮食、足够量的饮水、缓泻剂、生物反馈疗法、药物注射等。

1.饮食疗法

适用于症状轻、病史短、耻骨直肠肌痉挛或肥厚伴有反常收缩者,增加食物纤维摄入量,多吃富含纤维的食物,增加饮水量。

2.生物反馈治疗

主要包括压力介导的生物反馈、肌电介导的生物反馈和排粪造影介导的生物反馈,其中肌电反馈介导的治疗方法应用最多。此法可有效改善患者生理和心理健康状态,配合生活方式的调整和药物,属于盆底失弛缓及大便失禁的一线治疗。

3.肉毒杆菌毒素治疗

肉毒素能阻滞神经肌肉传导。该法可用在生物反馈治疗耻骨直肠肌综合征失败后,目前效果不确切。有报道将肉毒杆菌素 A 局部注射于耻骨直肠肌,临床观察远期效果不满意,并且有大便失禁的风险。

4.扩肛治疗

对于轻、中度的耻骨直肠肌综合征可进行局麻扩肛治疗,此阶段如进行生物反馈治疗能收到更好的效果。除手法扩肛,国外也有报道用扩肛治疗仪或扩张棒行扩肛术成功改善便秘症状的报道。

5.阴部神经阻滞治疗

将含有局部麻醉剂的药物注射至双侧阴部神经,测定阴部神经诱发电位,可发现诱发电位消失。有报道此法的总有效率达 90% 以上,但远期疗效不明确。

(二)手术治疗

保守治疗无效,可考虑手术治疗。手术效果多不确切,因排便是整个盆底肌协调运动的结果,所以治疗排便困难单独切断或处理某一肌肉效果较差,且术后瘢痕有可能使症状加重。

1.耻骨直肠肌部分切除术

(1)麻醉:蛛网膜下腔麻醉、骶管麻醉或连续硬膜外麻醉。

(2)体位:折刀位。

(3)手术步骤:自尾骨尖向下至肛缘方向做切口,长 4～5 cm。逐层切开皮肤、皮下各层,显露尾骨尖(耻骨直肠肌上缘标志)。术者左手示指伸入直肠,扪及后正中位肥厚的耻骨直肠肌,并向切口方向顶起。仔细辨别耻骨直肠肌与外括约肌深部,弯止血钳游离耻骨直肠肌,达外括约肌深部上缘,同时注意止血。用弯血管钳将耻骨直肠肌上缘分离出约 5 cm,自尾骨尖处将耻骨直肠肌用止血钳钳夹约 4 cm,在止血钳内部切除部分耻骨直肠肌,呈 V 形,尖端向下。断端缝扎止血。冲洗伤口后,观察无活动性出血,放橡皮片引流,逐层缝合皮下及皮肤各层。

2.闭孔内肌移植术

(1)麻醉:骶管麻醉或连续硬膜外麻醉。

(2)体位:折刀位。

(3 手术步骤:距肛缘 1.5 cm 处的坐骨直肠陷凹左右两侧各做一长约 5 cm 的切口。逐层切开皮肤、皮下组织及坐骨直肠陷凹的脂肪组织,术者左手示指插入直肠,在坐骨结节上 2 cm 处触摸到闭孔内肌下缘,用拉钩牵开坐骨直肠陷凹内的组织,在左手示指的引导下用尖刀切开闭孔内筋膜。用锐性和/或钝性的方法游离闭孔内肌的下缘和后下部。将游离的闭孔内肌后下部,闭孔内肌筋膜缝合在肛管的每一侧的耻骨直肠肌、外括约肌深部和浅部之间。每侧缝合三针,即前外侧、正外侧和后外侧各缝合一针,三针缝合后一起打结。

3.改良肛直环闭孔内肌缝合术

(1)适应证:盆底痉挛综合征。

(2)体位:折刀位。

(3)手术步骤:用两条胶布,胶布的一端分别粘贴在两侧臀部坐骨结节外侧皮肤。牵拉胶条的另一端并固定于手术台,使肛周充分显露。先于右侧坐骨结节内侧 0.5～1.0 cm 做一凹面向内的弧形切口,长约 3 cm。分离脂肪组织,直至显露括约肌的环形纤维,术者左手示指深入肛管内,触及肛管直肠环同侧肌组织,至耻骨直肠肌后出针,暂不打结,另取两个无损伤针线,在据此上下 1.0 cm 处各做一相同缝合,深度达黏膜下层,误穿透黏膜。左手示指沿右侧坐骨结节,向深部顺其坐骨支找到闭孔内肌,右手持夹无线空针持针器,带上从耻骨直肠肌穿出的线端,于同侧闭孔内肌的深部进针,向浅部腱膜处出针,待其余两针缝合完毕后,再与穿入肛直环的另一相应线端各自结扎,针距为 1.0 cm。用同样方法行左侧手术,两侧完成后直肠指诊肛管压力明显下降。骶管麻醉或蛛网膜下腔麻醉

4.耻骨直肠肌切断加皮下组织与直肠浆肌层缝合术

(1)麻醉:蛛网膜下腔麻醉。

(2)体位:俯卧位,稍屈髋,腰麻。

(3)手术步骤:从尾骨尖处向下做正中切口,长 3～4 cm,逐层切开,暴露尾骨尖。术者左手示指插入直肠,向上顶起耻骨直肠肌,以弯钳挑起此肌束,不做分离而直接钳夹切断,残端结扎止血,冲洗伤口。将两侧的皮下组织经耻骨直肠肌残端与直肠浆肌层间断缝合。然后缝合皮肤切口。

耻骨直肠肌部分切除术是切除部分耻骨直肠肌以达到解除其痉挛性肥大,使便秘症状得以缓解的一种手术。但需要注意的是,耻骨直肠肌切断或部分切除术后的瘢痕可能进一步加重排便困难。

闭孔内肌移植术可以建立肛管扩张机制,可以对抗反常收缩的耻骨直肠肌和外括约肌,达到使排便困难症状缓解或消失的目的。该术切断闭孔内肌后不影响髋关节的内旋内收动作,也不会影响直肠的感觉和排便的节制肌肉。改良肛直环闭孔内肌缝合术则更加注重了盆底肌的整体概念,避免了只对一种肌纤维进行治疗的弊端,达到较好的临床效果。

耻骨直肠肌切断加皮下组织与直肠浆肌层缝合术避免了分离切除耻骨直肠肌,能够消灭切口内死腔,减少切口内积血、感染及窦道的形成几率,防止耻骨直肠肌断端粘连而引起症状复发。

由于手术指征、手术方式及疗效评价标准的不尽相同,故文献报道手术显效率差别较大,但疗效是显著的。耻骨直肠肌部分切除术后并发症包括大便失禁、切口感染及瘘管形成等。会阴

下降牵拉损伤支配外括约肌的阴部内神经,导致随意缩肛功能明显减弱,此时切断耻骨直肠肌易发生大便失禁。耻骨直肠肌周围脓肿未处理好,则术后易形成肛瘘。单纯耻骨直肠肌切断或切除长度不够时,术后可因断端粘连复发。多次手术致瘢痕化严重或感染破坏了肛管直肠的顺应性导致术后效果不佳。长期便秘导致的黏膜内套叠、会阴下降等因素不能同时处理,则不能解除症状。

五、注意事项

(1)盆底失弛缓综合征易于诊断却难以治疗,手术治疗应该慎重,建议首选生物反馈治疗或生物反馈结合扩肛治疗。

(2)目前有关生物反馈疗法的文献资料中治疗方案不统一,所用设备存在差异,纳入标准以及评价标准也存在不同之处,尽管研究报道生物反馈疗法治疗盆底失弛缓综合征是有益的,但尚缺乏高质量的研究。

(3)心理因素导致盆底动力异常,并影响治疗效果,因而心理干预在盆底失弛缓综合征中的治疗中不容忽视,仍需要进一步研究。

六、健康教育

(1)建议患者不要抑制便意,养成按时排便习惯。如果经常抑制排便,排便反射会逐渐减弱,同时粪便积聚,水分减少,硬度增加,加重便秘症状。

(2)纠正不良生活饮食习惯,适量增加膳食纤维和饮水量,并遵循逐渐加量的原则。

(3)适度增加体育活动,可以增加腹肌和盆底肌的力量,增加腹内压力,促进肠蠕动。

(4)对合并心理障碍的患者,在使用通便药的同时,要指导患者纠正心理问题,给予支持性的心理护理。

(5)生物反馈治疗前跟患者的沟通,加强患者治疗的信心对愈合也有一定影响,本病的治疗周期长,需要医务工作者和患者均坚持,良好的沟通在排便困难性疾病中是非常必要的。

(王　庆)

第五节　会阴下降综合征

会阴下降综合征(descending perineum syndrome,DPS)是一种盆底疾病,由于各种原因导致盆底肌肉变性、功能障碍,患者在安静状态下会阴位置较低,或在用力排便时,会阴下降程度超过正常范围,而临床上表现为出口性便秘或粪便失禁。常作为直肠内套叠、直肠脱垂的伴随病变出现,近年来随着排粪造影的广泛应用,对会阴下降综合征的报道日益增多。

一、病因

本综合征由 Parks(1966 年)首先提出,他们在观察直肠脱垂时发现患者盆底肌系统的张力减退、肌肉萎缩,直肠前壁过度脱垂,从而影响直肠排空。多数学者同意会阴下降综合征是直肠内套叠或直肠脱垂的伴随病变。Johansson 和 Berman 认为会阴下降综合征与直肠内套叠是同一疾病,与肥胖、高龄、分娩、肛门手术或炎症后狭窄等有关。其中长期过度用力排便和分娩损伤阴部神经是主要原因。

二、发病机制

可能的发病过程:直肠狭窄→过度用力排便→黏膜脱垂→直肠孤立性溃疡综合征和会阴下降综合征→直肠套叠。Parks 认为腹壁收缩用力时直肠前壁通常更紧密地覆盖在肛管上口,但不突入其中,有利于维持瞬间自制,即活瓣自制理论。若由于某种原因直肠排空不正常,则求助于进一步的腹壁用力,长期可致盆底肌肉弹性下降甚至消失,整个盆底下降。由于耻骨直肠肌和括约肌上部被拉长而变成漏斗形,下端直肠中的粪便被压于漏斗形的肛门直肠区,排出粪便的力量通过推开直肠前壁而开启活瓣,粪便落入肛管,再经腹部用力通过直肠前壁将粪便压入肛管而排出,而排空直肠后正常有反射性盆底肌收缩使直肠下端前壁退回,盖于肛管上方,活瓣恢复而关闭肛管,此即为便后的复位反射,并恢复肛直肠角。如果仅用腹壁用力加压排便长达数年以上,则便后的盆底收缩效果下降,直肠前壁黏膜陷入肛管不易复位,并刺激产生坠胀感,使患者更用力排便,形成恶性循环,最终使会阴持续下降而形成会阴下降综合征。

Swash 提出分娩可引起支配盆底横纹肌的阴部神经损伤,相关的危险因素有大体质量儿、延长的第二产程、产钳的应用,尤其是多胎,多数初产妇的损伤可很快恢复,而多次分娩者因反复损伤而不能恢复,造成排便困难至用力排便,反复会阴下降牵拉阴部神经而造成恶性循环,从而导致直肠套叠,甚至肛门失禁。即阴道分娩→括约肌神经性变性←→会阴下降←→顽固性排便用力←→直肠套叠。

当异常会阴下降 2 cm 时,阴部神经就被拉长 20%,超过了可复性损伤的 12%,导致不可逆的阴部神经损伤,引起肛门括约肌神经性变性。

关于会阴下降综合征与肛门失禁的关系,Read 测定 30 名会阴下降综合征患者,发现存在抑制内括约肌张力恢复所需直肠容积下降,盐水灌注试验 40% 有 1 500 mL 时的溢漏,明显高于对照组,认为会阴下降综合征有肛门自制功能损害,应慎行扩肛或黏膜切除术。针对会阴下降综合征既可见于特发性肛门失禁,又可见于出口性便秘,1983 年 Bartolo 研究有异常会阴下降的 32 例失禁者和 21 例便秘者,发现两组会阴下降程度、外括约肌运动单位潜伏期的增加、直肠肛门抑制反射异常和肛直肠角变钝等类似,但失禁者有肛管压力降低,而便秘者正常。认为只要括约肌压力正常,会阴下降综合征者就可无失禁。以后 Kiff 进一步比较了病程长和短的会阴下降综合征患者的测压和肌电图结果,发现病程长的患者阴部神经和外括约肌病变较重。以后 Womack 和 Vila 也证实会阴下降综合征维持自制的关键是内括约肌的功能正常。

三、病史和体检

(一)临床症状

由于本综合征常为直肠内脱垂或直肠脱垂的伴随病理变化,故本综合征可表现直肠内套叠、直肠脱垂的各种症状,主要症状有以下几种。

(1)便不尽感,肛门坠胀,排便困难,便次增多。

(2)会阴部疼痛,部分性失禁。

(3)部分患者有应用各种泻剂的病史,少数有黏液血便,排便或行走后肛门有肿物脱出等。

(二)体检

(1)查体当患者进行模拟排便动作时可见会阴呈球形膨出,肛管下降程度超过 2 cm,并有明显的肛管黏膜和痔外翻。

(2)肛管指诊检查肛门括约肌张力降低,嘱患者收缩肛管时力量明显降低,直肠前壁可能扪及孤立性溃疡。

(3)伴直肠脱垂时可见直肠脱垂出肛门。

(4)伴直肠前突时肛管上方前壁可扪及薄弱区。

四、辅助检查

(一)内镜

多数可见直肠前壁黏膜松弛,用肛门镜可见其堵塞镜端。

(二)排粪造影

排粪造影是诊断会阴下降综合征的可靠方法,不但可测定静息时的会阴位置,而且可测定排便过程中会阴的下降程度。另外,可诊断会阴下降综合征常伴随的其他盆底松弛性疾病,如直肠内套叠、直肠脱垂、直肠前突等。

会阴下降综合征的排粪造影诊断标准如下述。

(1)以耻骨直肠肌压迹中点代表会阴位置,以坐骨结节下缘水平线为参照,排便前静息相会阴位置低于坐骨结节下缘 2 cm,和/或排便中会阴下降大于 3 cm 者。

(2)以肛管上部,即肛管直肠结合部中点代表会阴位置,以耻骨联合下缘至尾骨尖的连线,即耻尾线为参照;正常静息时,肛管上部正好位于耻尾线下缘,经产妇肛管上部低于耻尾线 3.5 cm,其他人低于 3 cm;或排便中下降大于 3 cm。

(三)肛管直肠测压和肌电图测定

(1)有肛管压力的降低,外括约肌运动单位潜伏期延长等。

(2)会阴下降综合征患者中常伴有肛管静息压、最大收缩压和肛管咳嗽压显著降低。

(四)盆底肌活检

Parks 和 Henry 对会阴下降综合征患者行括约肌活检证实括约肌有变性,如肌纤维肥厚。

五、诊断

根据患者长期用力排便史,检查发现会阴可呈气球样膨出,肛管张力降低可初步诊断,行排粪造影可明确诊断。但应判断是否伴随直肠脱垂、直肠内套叠或直肠前突等盆底疾病,有无肛门失禁,女性应判断有无子宫内脱垂及后倾等。

六、治疗

(一)非手术治疗

1.养成良好排便习惯

养成定时排便的良好习惯,避免过度用力排便,避免每次排便时间过长,不超过 10 min 为宜;可适当应用纤维制剂帮助排便,从而避免进一步加重盆底肌损害。

2.加强提肛锻炼

盆底肌的功能集中体现在肛门的收缩和舒张,这一运动由肛门内外括约肌、肛提肌等通过复杂的机制协调完成。锻炼方法可采取胸膝位或其他体位,配合呼吸与肛提肌运动,吸气时盆底肌收缩,呼气时盆底肌放松,如此一呼一吸,一松一缩,20～30分钟/次,2～3次/天,是减轻会阴下降、恢复盆底肌张力、改善症状的基本方法。

3.积极治疗伴随病变

为减轻症状,避免盆底肌的进一步损伤,对伴随直肠内套叠或直肠脱垂的会阴下降综合征应积极治疗脱垂,打断会阴下降综合征、过度用力排便、脱垂间的恶性循环。首先采用注射治疗,加强提肛锻炼。

(二)手术治疗

(1)经注射治疗无效,或为肛管内直肠套叠者,可行手术纠正直肠内套叠。

(2)但由于会阴下降综合征伴随盆底肌功能障碍,即使行经腹直肠固定或悬吊术,术后仍然可能遗留部分症状。

(3)由于会阴下降综合征均伴有某种程度的盆底肌功能障碍,故临床医师应避免行扩肛治疗,以免加重括约肌损害,导致术后肛门失禁。

七、注意事项

(1)本病把握手术指征很关键,目前治疗的主流是非手术治疗。

(2)本病女性发病率高于男性,女性患者多属退行性变,更需要把握手术指征。

八、健康教育

(1)养成良好排便习惯,告知患者排便的过程及时间应该在规定的范畴。

(2)口服纤维素能够避免错误排便带来的进一步损伤,并不能缓解症状,但有必要,基本等同于盆底肌肉的锻炼。

(3)必要的生物反馈治疗也是有益的。

(4)加强患者治疗的信心,对愈合有一定的帮助。

(王　庆)

第六节　耻骨直肠肌综合征

耻骨直肠肌综合征是一种以耻骨直肠肌痉挛性肥大,致使盆底出口处梗阻为特征的排便障碍性疾病。组织学改变以耻骨直肠肌肌纤维肥大为特征。

一、病因

发病机制尚不清楚。目前认为发生耻骨直肠肌综合征的病因有两种:①耻骨直肠肌肥厚;②耻骨直肠肌痉挛。

二、常见诱因

(一)耻骨直肠肌周围感染

粪便通过引起的局部疼痛造成耻骨直肠肌反射性收缩,久而久之形成痉挛的同时耻骨直肠肌水肿瘢痕化并刺激肌纤维肥厚,使之舒张能力下降,从而导致出口梗阻性便秘。

(二)排便习惯不良

长期用力排便;慢性腹泻等也可导致耻骨直肠肌或肛管外括约肌痉挛,使排便时肌肉不能有效舒张而形成自相矛盾的收缩,致直肠压力升高,引起排便困难。

三、病史和体检

(一)临床症状

(1)缓慢、进行性加重的排便困难。

(2)排便需灌肠协助或服泻剂,泻剂用量逐渐加大。

(3)排便时过度用力,常大声呻吟,大汗淋漓。

(4)排便时间过长,每次常需 0.5～1 h。

(5)便次频繁、有排便不畅感。

(6)排便前后常有肛门及骶后疼痛,或直肠下段有重压感。

(二)体检

直肠指诊:可见肛管紧张度增高,肛管长度延长,耻骨直肠肌较肥大,有时呈锐利边缘,常有触痛。

四、辅助检查

(一)肛管压力测定

静止压及收缩压均增高,括约肌功能长度增加,可达 5～6 cm。

(二)气囊逼出试验

50 mL 气囊自直肠排出时间延长(常超过 5 min)或不能排出。

(三)盆底肌肌电图

耻骨直肠肌有显著异常肌电活动。

(四)结肠传输功能检查

有明显的直肠滞留现象。

(五)排便动态造影

各测量值尚正常,但静止、摒便及排便相显示肛直角变小,肛管变长,造影剂不排或少排和耻骨直肠肌"搁架征",即静坐、提肛和力排时耻肌直肠肌部均平直不变或少变呈搁架状。

五、诊断

患者有慢性便秘史,表现为进行性加重的排便困难、排便频繁、排便时间延长;直肠指诊,耻骨直肠肌明显肥大、触痛;肛管测压排便反射曲线异常,括约肌长度增加,排粪造影显示"搁架征"等,可明确诊断。Haligans 提出耻骨直肠肌综合征的诊断应常规行肛管压力测定、盆底肌肌电图及排粪造影。

六、鉴别诊断

耻骨直肠肌综合征应与盆底肌痉挛综合征相鉴别：后者是以盆底肌群痉挛性收缩为主的一种功能性疾病。

正常人在静息时，耻骨直肠肌呈收缩状态，而在排便时该肌松弛，以利粪便排出。若摒便时，耻骨直肠肌不松弛反而收缩加强，将影响排便。此时在排便动态造影中可见肛管直肠角在摒便时不增大，仍然保持原来的 90°左右或更小。Kujipers 认为，摒便期间这种持续的收缩代表盆底肌的肌肉功能障碍，而不是排便动态造影期间出现的一种随意收缩，他把这种持续性收缩取名为盆底肌痉挛综合征。这种功能性障碍的原因尚不清楚，与其他功能紊乱的原因相似，心理因素可能也起作用。该综合征也常与会阴下降、直肠的套叠、直肠前突合并存在。治疗以恢复正常肌肉的功能为主。与耻骨直肠肌综合征的鉴别是，前者表现为盆底痉挛而无肌纤维肥大，肛直角虽小，但排便动态造影时各状态 X 线片上有变化，且无"搁架征"。后者多可见"搁架征"，肛管较长，肛直角小，在整个排便动态造影过程中钡剂常不排出或少量排出。诊断有困难时，直肠指诊可协助鉴别。也有人认为，这两者可能是一种疾病不同阶段的表现。

七、治疗

(一)一般治疗

对于症状轻、病史短的患者，可先行一般治疗，如下述。

1.饮食调节

足量(2 000～3 000 mL)饮水，膳食富含纤维素(如麦麸 30 g)，每天至少 15 g，饮水＞1 500 mL。

2.生活调理

增加运动，养成定时排便如早餐后排便习惯。

3.必要时使用泻药

泻药只能用容积性和润滑性，有结肠刺激症状时只可偶尔使用。

4.功能锻炼

自行膝胸位肛提肌锻炼，帮助恢复耻骨直肠肌的松弛。

(二)生物反馈疗法

生物反馈疗法即训练患者排粪时松弛耻骨直肠肌，正确用力排便。它介于生理治疗和心理治疗之间，是目前耻骨直肠肌综合征的首选治疗方案，主要包括肛内肌电图反馈训练(EMG)，直肠内气囊感觉训练(BT)和家庭挤压-放松训练(HT)。

(三)渐进性肛管扩张术

Maria(1997)报告用渐进性肛管扩张术治疗耻骨直肠肌综合征，能改善自主排便的频率。因肛管扩张器能阻止外括约肌和耻骨直肠肌静止期生理性收缩，从而降低耻骨直肠肌矛盾性收缩。

1.方法

采用 3 种扩张器(直径为 20 mm、23 mm 及 27 mm)，每天对患者行渐进性肛管扩张，由小到大，每次扩张 10 min，为期 3 个月。

2.结果

13 例耻骨直肠肌综合征经以上治疗效果满意，自然排粪增加到 0～6 次/周，无 1 例出现排粪失禁。12 例治疗前需用缓泻剂平均 4.6 次/周，治疗后仅 2 例用缓泻剂 1 次/周。8 例治疗前需灌肠平均 2.3 次/周,扩张后仅 3 例需灌肠 1 次/周。

3.结果判定

(1)肛管直肠测压:治疗前为 12.4 kPa(93 mmHg)。扩张后下降至 7.6 kPa(57 mmHg),6 个月后平均压力为 8.3 kPa(62 mmHg)。

(2)排粪造影检查:肛管直肠角测量,扩张前为 95°,扩张后增加至 114°,6 个月后为 110°。

该法费用低,操作简便,能在家中治疗,并根据需要可多次重复扩张,也有助于生物反馈训练。

(四)A 型肉毒素(BTX-A)治疗

BTX-A 为一复合物,含神经毒素和血凝素,但仅神经毒素有临床治疗作用。毒素作用于神经肌肉连接处以及自主神经末梢,通过突触前抑制阻碍神经末梢释放乙酰胆碱,引起受胆碱能神经支配的骨骼肌麻痹,产生软瘫和麻痹现象,对抗和缓解肌肉痉挛,使各肌肉间的力量达到新的平衡,从而改善一系列与肌肉痉挛有关的临床症状。但其作用仅维持 6～8 周。Hallen 等报道 7 例盆底肌痉挛综合征(Anismus),经 BTX-A 局部注射治疗后,4 例临床效果明显,临床症状得到完全改善;2 例症状有所改善,但出现短期大便失禁,1 例无效。Joe 报道 4 例盆底肌痉挛综合征,经 BTX-A 治疗后 2～4 d 内症状得以缓解,疗效良好,但 2 月后有 2 例症状复发,无大便、失禁。BTX-A 一般直接注射于耻骨直肠肌肉处,每块肌肉选择 2～8 个注射点,通常用 6 U(0.04 ng/U)。不良反应有暂时性大便失禁,但多可恢复。本疗法仍需继续观察其大宗病例的长期效果。

(五)耻骨直肠肌部分切除术

若耻骨直肠肌有病理性改变,如肥厚、炎性增生致肛管狭窄,则需采用耻骨直肠肌部分切除术,以解除肛管狭窄引起的梗阻。1964 年 Wasserman 首次报道本综合征的手术治疗 4 例,其中 3 例行耻骨直肠肌部分切除术,效果良好,病理切片有明显肌纤维肥大。1969 年 Wallance 总结 44 例耻骨直肠肌部分切除术经验,认为疗效满意而极力推荐。

手术方法:术前按结直肠手术要求进行准备。采用腰麻,患者取俯卧位,屈髋至 135°,从尾骨尖向下作正中切口至肛缘上方,长 3～4 cm,切开至深筋膜,暴露尾骨尖,即为耻骨直肠肌上缘标志。术者左手示指伸入直肠,向上顶起耻骨直肠肌,弯血管钳沿肠壁与耻骨直肠肌之间的间隙小心分离,注意不要损伤直肠壁。用两把止血钳相距 1.5～2.0 cm 夹住游离好的耻骨直肠肌,在两钳间切除 1.5～2.0 cm 宽的耻骨直肠肌肌束,两断端缝扎止血。切除后,在直肠内可扪及 V 形缺损,若仍能触到纤维束,则应予以切除。伤口冲洗后置橡皮片引流,缝合皮下组织及皮肤。术后禁食 3 d,使用抗生素,保持术区清洁。一般术后 24 h 拔除引流橡皮片;注意切口是否有出血、裂开,避免感染及窦道形成。术后一般无大便失禁发生,因肛门自控机制十分复杂,并非单一耻骨直肠肌的功能;当耻骨直肠肌后方肌束切断后,两残端仍紧密附于直肠壁两端,而不会全部退缩,仍能部分控制肛门,加之尚存肛管外括约肌全层,故行耻骨直肠肌部分切除不会引起肛门失禁。

耻骨直肠肌分离或切断术后,由于术后瘢痕粘连形成可致肛管狭窄而需再次手术。Kamm 报告 44 例因严重特发性便秘行结肠切除术,术后有 3 例需再行耻骨直肠肌分离术治疗便秘,其中有 1 例共做了 3 次分离术。喻德洪等有 3 例耻骨直肠肌肥厚行耻骨直肠肌部分切除术,术后近期疗效佳,但 1～2 年后便秘复发,经排粪造影又有"搁架征",经再次行瘢痕切除及上部耻骨直肠肌切除,而获得好转,其中有 1 例共作了 3 次耻骨直肠肌切除及瘢痕切除。因此,耻骨直肠肌切除要足够,特别是其上部。术后早期用气囊扩肛,可防止瘢痕早期粘连。

八、注意事项

避免耻骨直肠肌周围感染,遇到感染初期尽早治疗,避免感染引起疼痛,避免排便习惯不良,引起长期用力排便及慢性腹泻等,避免引起耻骨直肠肌或肛管外括约肌痉挛,使排便时肌肉不能有效舒张而形成自相矛盾的收缩,致直肠压力升高,引起排便困难。

九、健康教育

耻骨直肠肌综合征的治疗中生物反馈训练是盆底失弛缓综合征首选的一线治疗方法,自1973 年开始使用,其有效率在 73%。疗效的保证与患者的选择、训练方案、治疗师指导以及设备等因素密不可分。治疗前需要保证患者有很好的认知和沟通,有主动治疗的意愿,主要以肌源性和部分神经源性障碍为主的患者,同时配合家庭训练强化。

（王　庆）

第七节　肠易激综合征

肠易激综合征(irritable bowel syndrome,IBS)是一种常见的功能性肠病,以腹痛、腹胀或腹部不适为主要症状,排便后可缓解,常伴有排便习惯(频率和/或性状)的改变,缺乏临床常规检查可发现的能解释这些症状的器质性病变。我国普通人群 IBS 总体患病率为 6.5%,女性患病率略高于男性,各年龄段均有发病,但中青年更为常见,老年人患病率有所下降。饮食因素可诱发或加重症状;肠道感染是国人 IBS 的危险因素。IBS 可影响患者的生活质量。

IBS 的病因和发病机制尚未完全阐明,目前认为是多种因素共同作用的结果。肠道动力学异常、内脏高敏感、中枢神经系统对肠道的感知异常和脑-肠轴调节异常、肠道微生态失衡、肠道感染和免疫因素及精神心理因素等均与 IBS 的发病有关。

一、诊断标准

推荐采用罗马Ⅲ标准 * ,IBS 主要基于患者的症状。

反复发作的腹痛或腹部不适[#],最近 3 个月内每月发作至少 3 d,伴有以下 2 项或 2 项以上。

(1)排便后症状改善。

(2)发作时伴有排便频率的改变。

(3)发作时伴有粪便性状(外观)改变。

注:[#]腹部不适是指不舒服的感觉,而非疼痛; * 诊断前症状出现至少 6 个月,近 3 个月符合以下诊断标准。

以下症状未列入诊断标准,但对诊断有支持意义,包括排便频率异常(①每周排便少于 3 次,或②每天排便多于 3 次);粪便性状异常(③干粪球或硬粪,或④糊状粪/稀水粪);排便费力;排便急迫感、排便不尽、排黏液便以及腹胀。

二、鉴别诊断

(一)排除器质性疾病

对有警报征象的患者,要有针对性地选择进一步检查排除器质性疾病。警报征象包括年龄>40 岁、便血、粪便隐血试验阳性、贫血、腹部包块、腹水、发热、体质量减轻、结直肠癌家族史。

(二)便秘型 IBS 与功能性便秘有所不同

前者腹痛、腹部不适表现突出,且排便后腹痛症状改善。IBS 常与功能性消化不良、胃食管反流病(gastroesophageal reflux disease,GERD)等重叠。IBS 严重程度和肠道症状、肠道外症状、精神心理状态和生命质量有关,应从多方面评估 IBS 的严重程度。

三、治疗

IBS 的治疗目标是改善症状,提高患者的生命质量。需要制订个体化治疗策略。

(一)一般治疗

1.认知治疗

认知治疗是 IBS 治疗中的重要环节,建立良好的医患关系。对患者进行健康宣教、安慰和建立良好的医患关系是有效、经济的治疗方法。

2.饮食治疗

健康、平衡的膳食有助于减轻患者的胃肠功能紊乱症状。应避免过度饮食、大量饮酒、咖啡因、高脂饮食、某些具有产气作用的蔬菜和豆类、精加工的食物和人工食品(便秘者)、山梨醇及果糖(腹泻者)、个体不耐受的食物等。增加膳食纤维主要用于便秘为主的患者。避免诱发或加重症状的食物,调整相关的生活方式对改善 IBS 症状有益。

(二)药物治疗

1.解痉剂

可以改善腹泻型 IBS 患者总体症状,对腹痛疗效较明显。抗胆碱药物如阿托品、溴丙胺太林、东莨菪碱等,可作为缓解腹痛的短期对症治疗,但应注意不良反应。选择性胃肠道平滑肌的钙离子通道拮抗药如匹维溴铵(用法为每次 50 mg,3 次/天)、奥替溴铵(用法为每次 40 mg,3 次/天),或离子通道调节剂马来酸曲美布汀(用法为每次 100～200 mg,3 次/天)均具有较好的效果和安全性。

2.止泻药物

可以有效缓解 IBS 腹泻症状。洛哌丁胺或地芬诺酯止泻效果好,适用于腹泻症状较重者,但不宜长期使用。轻症者宜使用吸附止泻药如蒙脱石等。

3.利福昔明

利福昔明是一种非吸收性抗生素,可以清除约 70% 的菌群。可改善非便秘型 IBS 总体症状以及腹胀、腹泻症状。

4.渗透性泻剂

可用于缓解便秘型 IBS 的便秘症状。便秘型患者酌情使用导泻药,宜使用作用温和的轻泻剂以减少不良反应和药物依赖性。常用的有容积性泻药如欧车前制剂和甲基纤维素,渗透性轻泻剂如聚乙二醇、乳果糖或山梨醇等。

5.益生菌

对改善 IBS 症状有一定疗效。如双歧杆菌、乳酸杆菌、酪酸菌等制剂对于改善症状具有一定疗效。

6.抗抑郁焦虑药物

可试用于 IBS 的治疗,对腹痛症状重而上述治疗无效、特别是伴有较明显精神症状者可试用。

(三)中医药疗法

中药、针灸、气功等对改善 IBS 的症状有一定的疗效。

(四)心理和行为疗法

症状严重而顽固,经一般治疗和药物治疗无效者应考虑予以心理行为治疗,包括心理治疗、认知疗法、催眠疗法和生物反馈疗法等。

四、注意事项

(1)诊断需要排除器质性疾病。

(2)认定所表现的症状属于肠易激综合征的范畴。

五、健康教育

(1)调整生活节奏,缓解紧张情绪。

(2)避免过度饮食,一天三餐定时定量。

(3)避免刺激性饮食,对可疑不耐受或过敏的食物如虾、蟹、牛奶、花生等尽量不食用。

(4)避免高脂饮食。

(5)少吃产气食物,如碳酸饮料、豆类、薯类、苹果和葡萄等。

(王　庆)

第十八章

肠感染性疾病及炎性疾病

第一节 急性肠炎

一、概述

急性肠炎是由各种细菌、病毒引起的急性肠道炎症,临床以急性腹泻为主要特征。本病起病急骤,可伴有腹痛、恶心、呕吐、发热等,严重者可致脱水、电解质紊乱、酸中毒、休克等。临床上与急性胃炎同时发病者,又称为急性胃肠炎。

急性肠炎是常见病、多发病,夏、秋两季发病率高,无性别差异,并且可以发生在任何年龄阶段,若能得到及时治疗,一般不会危及生命。

目前疫苗是预防腹泻病最经济有效的手段,现有细菌性腹泻病疫苗分为灭活全菌体疫苗、亚单位疫苗和减毒活疫苗3大类,正在研究中的细菌性疫苗主要是产毒性大肠埃希菌类。目前,肠毒素性大肠埃希菌(ETEC)疫苗中仅 rCTB-CF ETEC 在流行区开展了成人及婴幼儿现场保护效果研究,新近出现的菌蜕疫苗、DNA疫苗、转基因植物疫苗技术为疫苗的研制提供新的思路。轮状病毒活疫苗是我国自主研制开发的一类新药,又是预防轮状病毒所致急性肠炎唯一经济有效的手段。

急性肠炎主要是由细菌及病毒等微生物感染所引起。常见病毒有轮状病毒、诺瓦克病毒、肠道腺病毒、副轮状病毒等。细菌感染主要为大肠埃希菌感染,常见致病性大肠埃希菌菌株如产肠毒素性大肠埃希菌、肠致病性大肠埃希菌、肠侵袭性和出血性大肠埃希菌等。其他还有肠炎沙门菌、空肠弯曲菌、副溶血性弧菌、金黄色葡萄球菌感染等。其中轮状病毒是婴幼儿急性腹泻的常见病因,而产肠毒素大肠埃希菌是成人急性肠炎的主要病原。多与饮食不节或误食被污染的食物有关,部分患者会因食物过敏引起。

细菌感染后,主要通过以下3种机制引起腹泻。一为肠毒素作用。多数病原菌进入肠道后,并不侵入肠上皮细胞,仅在小肠内繁殖,并黏附于黏膜,释放致病性肠毒素。肠毒素与肠黏膜上皮细胞的受体结合,活化腺苷环化酶,从而使由三磷酸腺苷转变而来的环磷酸腺苷大量聚集。环磷酸腺苷可刺激隐窝处细胞分泌氯离子、碳酸氢根离子和肠液,并抑制小肠绒毛上皮细胞对氯离子、钠离子等的正常吸收,当分泌量超过肠道吸收能力时可发生水样腹泻。二是通过黏附作用。

如黏附性大肠埃希菌,通过其菌毛抗原的定居因子,黏附于上皮细胞刷状缘,可瓦解微绒毛,并使之变钝、扭曲、变形、甚至液化,使肠黏膜吸收面积减少,刷状缘表面酶的减少,造成吸收障碍,可致吸收障碍性腹泻及渗透性腹泻。三是侵入固有层。沙门菌属可侵入肠上皮细胞,通过吞饮囊穿过细胞,进入肠壁的固有层,引起固有层大量多形核白细胞的趋化反应和炎性病变,导致渗出性腹泻。临床上可见发热、腹痛等症状。

病毒进入胃肠道后,直接感染小肠黏膜的上皮细胞及绒毛,使柱状上皮细胞变平或脱落,被从隐窝部上移的立方形上皮细胞取代,未成熟的立方形上皮细胞导致电解质运送紊乱及吸收不良,从而引起腹泻。由于含有丰富的 Na^+-K^+-ATP 酶的绒毛顶部细胞受损,细胞对钠离子的吸收转运发生障碍,造成大量水分与电解质在肠内积聚,引起吸收障碍性腹泻。绒毛上皮细胞的病变,又使刷状缘表面的双糖酶活性减少,双糖不能水解为单糖,以及木糖、乳糖、脂肪等的吸收障碍,肠腔内渗透压增高,水分大量渗入导致渗透性腹泻的发生。临床常伴低热、恶心、呕吐,少数患者会出现咳嗽、流涕等呼吸道症状。

急性肠炎主要表现为排便次数增多,粪质稀薄,在中医学古代医籍中与"泄泻病"相对应。本病首载于《黄帝内经》,《素问·气交变大论》对其病因病机等有较全面论述,指出风、寒、湿、热皆可致病;陈无择在《三因极一病证方论》中提出外邪可导致泄泻,这都与现代医学中细菌及病毒感染引起急性肠炎一致。

二、病因病机

(一)致病因素

急性肠炎在中医学中属"泄泻"范畴,中医学认为其主要致病因素为感受外邪、饮食所伤,这与西医学中细菌、病毒感染的观点不谋而合。六淫之邪均能使人发生泄泻,其中以暑、湿、寒、热较常见,尤以湿邪致泻者甚。饮食过量,化为积滞;或恣食肥甘,滋生湿热;或过食生冷,寒湿伤中;或误食不洁,化生浊邪等均可导致脾胃受损,引发泄泻。其次,情志不畅导致肝脾不和、脾胃虚弱、年老虚损而命门火衰等内因也是泄泻的常见病因,脾胃虚弱乃其主要的发病基础,这与临床上免疫力低,易感染相对应。

(二)病机特点

本病病位在肠,脾失健运是病机关键,同时与肝、肾密切相关。小肠的分清化浊、大肠的传导变化,都是在脾的主导下进行的,无论外邪、内伤,只有影响到脾的运化,才能导致泄泻,因此张景岳有"泄泻之本,无不由于脾胃"之说。脾喜燥而恶湿,湿邪最易困阻脾土,以致脾失健运,清浊不分,水谷混杂而下,发为泄泻。其病理因素主要为湿。外邪夹湿令湿邪偏盛,临证可见泄泻黏腻、脘腹满闷、身重、口不渴或渴而不欲饮、苔腻、脉滑等。若风寒夹湿,一则损伤脾胃,见泄下清稀,甚如水样,且寒主收引,可伴腹痛肠鸣;一则侵袭皮毛肺卫,可有恶寒发热、肢体酸痛、鼻塞流涕等。湿与热邪相兼,则热迫肠道而泻下急暴;湿热蕴结、气机不畅,则泻而不爽;湿热下注可致肛门灼热、大便黄而臭、小便短赤;热伤津液而见烦热、口渴。另外,饮食不洁(节),宿食湿浊内停,阻滞肠胃,传化失常,故腹痛肠鸣,脘腹胀满;浊气上逆,则嗳腐吞酸;宿食下流,则泻下臭如败卵;泻后腐浊外泄,故腹痛减轻。

素有脾气虚弱者,清阳不升,不能受纳水谷、运化精微,湿滞内生,清浊不分,遂成泄泻。因此可见完谷不化或稍进油腻则泄泻;脾虚精微不能化血,见面色萎黄,肢倦乏力。土虚而肝木易于相对偏旺,一有变动便可致土气受阻,而发为泄泻。肝气郁结、失于条达,则见腹痛攻窜、每因情志变化而易发,常伴嗳气、胸胁胀闷等症。年老体衰、阳气不足,或久病之后,或房事无度,多可肾阳受损、命名火衰,而致釜底无火、脾失温煦、运化失权而成泄泻。因五更之后,阳气未复、阴气极盛,故易于泄泻,又称"五更泄"。阳气不足、阴寒极盛,故腹部冷痛、形寒肢冷、腰膝酸软等。然内因而致脾胃虚弱者,又易受外邪侵袭,发为泄泻。

三、诊断与鉴别诊断

(一)西医诊断

1.疾病诊断

(1)临床表现有以下几点。

多有不洁饮食史,潜伏期一般几小时,急性起病,病程较短。

发热:有不同程度的发热,多为轻、中度。

腹泻:每天3~4次,多者可达10次以上,大便性状不一,多为水样便,或少量黏液血便,但无里急后重,肠出血性大肠埃希菌感染24 h内可出现血便。

腹痛:以脐周为主,呈隐痛或阵痛,便后腹痛无明显缓解。

可出现呕吐,为胃内容物或混有胆汁。病情较重者可出现不同程度的脱水。

(2)辅助检查如下。

血常规:白细胞总数轻度升高,以中性粒细胞增多为主。

粪便检查:常规镜检下可见少量白细胞、红细胞或黏液,粪便培养可发现病原体。

(3)诊断:诊断主要靠临床表现,病原学诊断较为困难。

2.鉴别诊断

(1)细菌性痢疾:应与急性轻型细菌性痢疾区别。细菌性痢疾表现为腹痛腹泻、里急后重、典型脓血便或黏液便。本病常为水样大便,少有脓血,亦无里急后重,粪便培养有助于鉴别。

(2)霍乱:霍乱为肠道传染病,以急性腹泻起病,多伴呕吐,常为喷射性,呕吐物先为胃内容物,后为米泔水或清水样。本病一般无呕吐,细菌学检查及血清学检测等可鉴别。

(3)肠易激综合征:患者以中青年为主,女性偏多。粪便可有黏液,粪常规检查正常,部分患者可见腹泻与便秘交替,多伴有腹痛,腹痛部位不固定,情绪变化时易发。

(4)阿米巴肠炎:患者可有腹痛腹泻,粪便不成形或稀便,混有黏液和未消化的食物,臭味较大。粪便或结肠镜取溃疡渗出物检查可找到溶组织阿米巴滋养体或包囊。血清抗阿米巴抗体阳性。抗阿米巴治疗有效。

(5)肠结核:多有肠外结核病史或临床表现,部分患者有低热、盗汗、消瘦、乏力等结核中毒症状。病变好发于回盲部,有腹泻为其主要症状之一,偶可见便秘与腹泻交替出现。内镜下溃疡浅表、不规则,呈环形。组织病理学检查对鉴别诊断最有价值,肠壁和肠系膜淋巴结内大而致密的、融合的干酪样肉芽肿和抗酸杆菌染色阳性是肠结核的特征。可做结核菌培养、血清抗体检测或采用结核特异性引物行聚合酶链反应(PCR)检测组织中结核杆菌DNA。

(6)其他:其他感染性肠炎(如真菌性肠炎、出血坏死性肠炎、抗生素相关性肠炎)、放射性肠炎等应与本病鉴别。

(二)中医诊断

1.病名诊断

以粪便稀溏或完谷不化,甚如水样,并多伴有排便次数增多为主的病症。泄指大便溏薄而势缓;泻指大便清稀如水而势急,临床一般将两者统称泄泻。

2.辨证要点

(1)辨轻重缓急:急者多发病急、病程短,或兼见表证,多以湿盛邪实为主,夏季多发;若泄泻者不能食,形体消瘦,泻下无度,或久泻滑脱不禁,致津伤液竭,则每有亡阴亡阳之变,多属重症。缓者多起病缓、病程长,易因外感、饮食、情志、劳倦等导致急性发作,多以脾虚为主;若脾胃不败,饮食如常,多为轻症。

(2)辨泻下之物:大便稀溏,其色黄褐,气味臭秽,泻下急迫或泻而不爽,肛门灼热者,多为湿热之证;大便清稀,甚如水样,气味略腥,多见于寒湿之证;大便溏垢,臭如败卵,多为伤食积滞;大便完谷不化,无腥无臭,常为虚寒之证。

(3)腹痛情况:泄泻伴腹痛者,应辨明其寒热虚实、在气在血。寒痛多拘急而痛,腹中作冷,得温则减;寒实者坚满急痛,虚寒者痛势绵绵,热痛多灼热而痛,或伴口干喜冷饮,得冷则舒。实痛多腹部坚满、拒按;虚痛多痛势缠绵、经久难愈、按之则缓。气滞作痛多为胀痛、攻窜不定,或攻撑作痛,得嗳气或矢气则舒;素有胸胁胀闷,腹痛每因情志变化而加剧,且伴见肠鸣者,多为肝郁脾虚;瘀血作痛多为刺痛,痛处固定、拒按,多伴舌质紫黯、有瘀斑等。

3.证候诊断

(1)寒湿内盛证。

主症:腹痛便溏,大便清稀,甚如水样;舌淡红,苔白腻。

次症:腹痛拘急;肠鸣;脘闷食少;肢体倦怠头重如裹;脉濡缓。若兼外感风寒,则恶寒发热,头痛,肢体酸痛,苔薄白,脉浮。

(2)湿热内蕴证。

主症:腹痛泄泻交作,泻下急迫或泻而不爽,大便或稀或溏,色黄褐而臭;舌质红,苔黄腻。

次症:肛门灼热;烦热口渴,小便短赤;脉滑数或濡数。

(3)食滞肠胃证。

主症:腹痛腹泻,泄后痛减,泻下臭如败卵;苔垢黄或黄腻。

次症:腹部胀满疼痛、拒按;不思饮食,嗳腐吞酸,呕吐酸馊食物,吐后胀痛得减;脉滑或沉实。

(4)肝气乘脾证。

主症:腹痛即泻,泻后痛减;常因情志变化诱发;苔薄白。

次症:腹部胀痛,攻窜不定;肠鸣矢气,嗳气食少;情绪抑郁或急躁易怒;舌质淡红;脉弦或弦细。

(5)脾胃虚弱证。

主症:大便时溏时泻,迁延反复,完谷不化;苔白。

次症:腹痛绵绵,喜按;稍进食油腻则大便次数明显增多;食少纳呆;面色萎黄,神疲倦怠;舌质淡有齿痕;脉细弱。

(6)肾阳虚衰证。

主症:五更之前腹痛肠鸣即泻,完谷不化,泻后痛减;苔白。

次症:形寒肢冷;腰膝酸软;小便清长;舌质淡脉沉细。

上述证候确定:主症必备,加次症 2 项以上即可诊断。

四、治疗

(一)中医治疗

1.治疗原则

《素问·阴阳应象大论》指出"湿胜则濡泄",因此健脾化湿为其总的治疗原则。同时也要审证求因,辨证论治。一般起病急、病程短者多以湿盛为主,多见于寒湿内盛、湿热内蕴,治疗首重化湿,治以散寒化湿、清热利湿;夹有表邪者,佐以解表;夹有暑邪者,佐以清暑;夹有伤食者,佐以消导。久泻以脾虚为主,当以健脾;肝郁脾虚者,应抑肝扶脾;肾阳虚衰者,应温肾健脾。久泻者不可分利太过,以防伤其阴液。

2.辨证论治

(1)寒湿内盛证。

治法:芳香化湿,解表散寒。

主方:藿香正气散(《太平惠民和剂局方》)加减。

药物:藿香、半夏曲、陈皮、白茯苓、白术、大腹皮、厚朴、白芷、紫苏、桔梗、炙甘草、生姜、大枣。

加减:兼见表证、寒热身痛显著者,可加荆芥、防风;湿邪偏重者,可酌加苍术、佩兰等;寒邪重者,加合用纯阳正气丸。

中成药选用:藿香正气水,口服,每次 5~10 mL,每天 2 次。

(2)湿热内蕴证。

治法:清热利湿,升清降浊。

主方:葛根芩连汤(《伤寒论》)加减。

药物:葛根、黄芩、黄连、甘草、车前草、苦参。

加减:大便欠爽、腹胀满痛者,加木香、大腹皮、枳壳;热邪偏重者,加蒲公英、连翘。

中成药选用:葛根芩连片,口服,每次 3~4 片,每天 3 次。胃肠宁冲剂,口服,每次 8 g,每天 3 次,小儿酌减。枫蓼肠胃康颗粒,口服,每次 1 袋,每天 3 次。

(3)食滞肠胃证。

治法:消食导滞,通因通用。

主方:保和丸(《丹溪心法》)合枳实导滞丸(《内外伤辨惑论》)加减。

药物:山楂、焦六曲、半夏、白茯苓、陈皮、连翘、莱菔子、枳实、大黄、黄芩、黄连、泽泻、白术。

加减:兼见脾虚者,可加白术、白扁豆。

中成药选用:保和丸,口服,每次 8 丸,每天 3 次。健胃消食片(口服液),口服,每次 2.4 g 或 1 支,每天 3 次。

(4)肝气乘脾证。

治法:益肝宁神,健脾扶土。

主方:痛泻要方(《丹溪心法》)合四逆散(《伤寒论》)加减。

药物:陈皮、炒白术、炒白芍、防风、炒柴胡、炒枳实、党参、茯苓、炙甘草、茯神、远志。

加减:腹痛明显者,加延胡索、路路通;胸胁胀闷、嗳气者,加柴胡、旋覆花。

中成药选用:逍遥丸,口服,每次 8 丸,每天 3 次。柴胡舒肝丸,口服,每次 9 g,每天 3 次。

(5)脾胃虚弱证。

治法:健脾渗湿,益气止泻。

主方:参苓白术散(《太平惠民和剂局方》)加减。

药物:党参、白茯苓、炒白术、山药、炒米仁、西砂仁(后下)、陈皮、桔梗、白扁豆、莲子、炙甘草。

加减:腹痛位于少腹脐周为主,加小茴香、乌药;久泻不止、泻下无度者,加诃子、肉豆蔻等;脾阳虚衰者,合用附子理中丸;久泻致中气下陷脱肛者,加补中益气汤。

中成药选用:参苓白术丸,口服,每次 6 g,每天 3 次。补脾益肠丸,口服,每次 6 g,每天 3 次,儿童酌减,重症加量或遵医嘱。补中益气丸,口服,每次 6 g,每天 2～3 次。

(6)肾阳虚衰证。

治法:温补脾肾,固涩止泻。

主方:四神丸(《内科摘要》)加减。

药物:补骨脂、吴茱萸、五味子、肉豆蔻。

加减:兼见脾虚者,可合用四君子汤;阴寒内盛、命名火衰者,合用附子理中丸。

中成药选用:四神丸,口服,每次 3 g,每天 3 次。附子理中丸,口服,每次 3 g,每天 3 次。

3.其他疗法

(1)单方验方。

丁果散:丁香 20 个(约 2 g)、草果 1 枚(4 g)、白面 250 g、红糖或白糖 200 g,将丁香、草果炒黑并研细末,再炒白面粉至焦黄,把红糖或白糖加入,趁热在锅内将药末、面粉、糖搅拌均匀,糖遇热微溶后与药末、面粉相粘形成颗粒状,装瓶备用。成人每次 2～3 匙,小儿 1～2 匙,每天 3～4 次,调水糊服或干吃(《中国中医秘方大全》)。

水泻速效茶方:粳米、绿茶、干姜、食盐,取 14 g 用开水 200 mL 冲闷,待温后取上清液服,也可连药渣一起服下,小儿剂量减半,每天 3 次(《中国中医秘方大全》)。

扁豆,研末和醋服,止泻;鲜扁豆叶捣碎,加入少量醋浸泡,取其汁服用,治疗腹痛(《食疗本草》)。

(2)针灸治疗。

针灸治疗:主穴为神阙、大肠俞、天枢、上巨虚、三阴交。寒湿内盛加脾俞、阴陵泉;湿热内蕴加合谷、下巨虚;食滞肠胃加中脘、建里;肝气乘脾加太冲、期门;脾胃虚弱加脾俞、足三里;脾气下陷加百会;肾阳虚衰加肾俞、关元、命门。

耳针:取大肠、小肠、脾、胃、腹、神门。每次 3～5 穴,毫针浅刺;或用王不留行籽贴压。

穴位注射:取天枢、上巨虚,用小檗碱注射液或维生素 B_1、维生素 B_{12} 注射液,每穴注射 0.5～1.0 mL。

脐疗:取五倍子适量,研末,用食醋调成膏状敷脐,以伤湿止痛膏固定,2～3 d 一换。适用于久泻。

(3)推拿:患者仰卧位,先用一指禅推法由中脘至天枢、气海、关元往返 5～6 遍,然后摩腹。患者俯卧位,用㨰法施于脊柱两侧,重点在脾俞、胃俞、肾俞、大肠俞,并按揉上述穴位及长强。

4.临证要诀

(1)化湿为主,辨明健运:"湿"为泄泻的主要病理因素,临床治疗泄泻应注意"健脾"与"运脾"的灵活运用。脾虚失健则运化失常,湿邪内生,故当健脾以化湿;脾为湿困,则当以运脾胜湿为主,运脾者,燥湿之谓,即芳香化湿、燥能胜湿之意,药如藿香、佩兰、白豆蔻、苍术等。

(2)暴用分利,久宜升提:暴泻多外邪夹湿,治疗上应重用化湿,佐以分利之法,利小便而实大便。寒湿者宜温化寒湿,湿热者应清利湿热。久泻者多见脾虚,应首重健脾,久泻而见脾气下陷者,应健脾升清。

（3）注重邪滞，慎用收涩：暴泻以邪盛为主，因此不可骤用补涩，以免闭门留寇。积滞内停者，可通因通用，攻下积滞，使邪去正安。久泻而兼见虚实夹杂，不宜过早使用收涩药，以免邪气留恋，而应通补兼施。对于久泻滑脱，元气大亏者，应以固涩为要，以免滑脱不禁，延误病情。

（二）西医治疗

1.治疗原则

包括一般治疗、对症治疗和病原治疗。

2.治疗方法

（1）一般治疗：休息，禁食6～12 h后，给予易消化的流质或半流质饮食。

（2）对症治疗：腹痛严重者可肌内注射阿托品0.5 mg或山莨菪碱（654-2）10 mg，也可口服溴丙胺太林片15～30 mg，每天3次。腹泻频繁者，予复方苯乙哌啶（地芬诺酯），每次1～2片，每天2～3次，首剂加倍，饭后服。呕吐频繁者肌内注射甲氧氯普胺10 mg。至腹泻控制时，应即减少剂量。发热者可给予物理降温或肌内注射复方氨基比林2～4 mL。另外，蒙脱石散对消化道病菌、病毒及细菌所产生的毒素有极强的选择性固定和抑制作用，一般每次3 g，每天3次服用。

（3）病原治疗：由于肠道细菌感染引起者，如病情较重或有并发症者应及时抗感染治疗，以针对病原体的治疗最为重要。细菌感染者，首选喹诺酮类，如大肠埃希菌、沙门菌感染应用依诺沙星、氧氟沙星、环丙沙星等喹诺酮类药物及复方新诺明均有效。

对于病毒感染所致急性肠炎者，临床尚无确切的抗肠道病毒用药，以一般治疗和对症治疗为主。

（4）其他：由于大量腹泻造成水电解质的丢失，造成脱水、电解质紊乱、酸碱平衡失调者，应及时补充水、电解质。包括口服补液和静脉补液。口服补液适用于预防脱水和治疗轻度脱水，可予WHO推荐的口服补液配方（ORS）：葡萄糖20 g，氯化钠315 g，碳酸氢钠215 g，氯化钾115 g，用500 mL水配制。口服原则：应缓慢、逐渐饮用，以口渴消失为度。静脉补液适用于中重度脱水，不能经口摄入，严重电解质紊乱及酸中毒。可予等张液，补液原则：补充累计损失、继续损失及生理需要量3部分。

3.注意事项

（1）慎用止泻剂：对于感染严重的急性肠炎，一般不主张使用止泻剂，尤其是侵袭性腹泻更不宜使用。使用止泻剂，不利于菌体及毒素的排出，往往加重病情。因此止泻剂要慎用。

（2）正确选用抗生素，并注意药物的不良反应：喹诺酮类是广谱抗菌药，是目前治疗感染性腹泻的常用药，对致病性大肠埃希菌及沙门菌属均有效，因可引起未成年人的关节肿胀和疼痛，故不宜在少儿中使用。氨基糖苷类对肠道杆菌有较好的抑制作用，且耐药性低，但其对耳、肾毒性应重视，尤其对小儿应慎用。三代头孢菌素对大肠埃希菌、沙门菌等敏感，适用于耐氟喹诺酮类的肠道细菌感染。大环内酯类如红霉素、阿奇霉素，仅适用于空肠弯曲菌所致急性肠炎。另外，半合成广谱类青霉素如哌拉西林对大肠埃希菌属、变形杆菌属均产生较高活性。

（三）中西医结合治疗的选择与应用

急性肠炎为常见、多发病，轻症者一般不需治疗。对于严重的细菌感染所引起的，抗生素的作用优于中药，此类患者可首选西药治疗。随着抗生素的广泛应用，细菌的耐药性越来越严重，因此在临床治疗中应注意细菌的耐药性；并且大多抗生素都有不良反应，如磺胺类的肾毒性，某些抗生素的变态反应以及免疫干扰作用等。急性腹泻导致脱水、水电解质紊乱甚至休克者，应及时采用相应西医抢救措施，以免延误病情，危及生命。

然而，对于平素脾胃虚弱，易因外感、饮食不当而引起此病者，可充分利用中医学整体调节的优势，补益脾胃，减少复发。感染不严重的患者，亦可考虑中药治疗。

因此在治疗急性肠炎的过程中，应该根据病情，发挥中西医的各自优势，进行优势互补。感染情况不严重，而临床表现症状较重者，可考虑中西医结合治疗。

五、饮食调护

急性肠炎主要因饮食不当所引起，发病期要注意合理安排饮食，以防加重病情；治疗好转后，应养成良好的饮食及生活习惯，避免复发。

(一)合理饮食

饮食宜清淡，以柔软、易消化、富含营养、有足够热量、低脂及少纤维为原则。供给充足的营养，限制机械性刺激，保护肠道功能。同时应避免食用刺激性和纤维多的食物，忌食生蔬菜、水果及带刺激的调味品，尽量限制食物纤维。排气、肠鸣过强时，应少吃蔗糖及易产气发酵的食物，如土豆、黄豆、牛奶、萝卜等。

(二)预防肠道感染和食物中毒

患者须保持环境清洁，注意个人卫生及饮食卫生，不食不新鲜的食物，不饮不洁冷水，防止肠道感染及食物中毒。

(三)增强体质

合理作息，避免过度劳累导致体质虚弱，可适当体育锻炼，增强体质，增强抗病能力，减少复发。

六、转归与随访

急性肠炎若能得到及时治疗，预后好。若不能及时治疗，大量急性腹泻可导致脱水、水和电解质紊乱甚至休克等，严重者可危及生命；感染较重者可伴全身中毒症状；急性肠炎未能得到正确治疗者，可迁延不愈，发展为慢性肠炎。

因此，及时、正确的治疗是治疗急性肠炎的关键。

(张广峰)

第二节　急性出血性结直肠炎

一、病因

急性出血性结直肠炎（acute hemorrhagic rectocolitis，HRC）是结直肠的急性炎性病变，起病急，相对于空肠或回肠病变，结直肠发病相对较少。目前确切病因及发病机制尚未明确，多数学者认为与细菌感染有关，以产 β 毒素的 C 型魏氏（Welchii）杆菌为主。通常肠道中的蛋白酶可使β 毒素灭活。当长期营养不良、糖尿病或主食中缺乏蛋白质的个体食用受 C 型魏氏杆菌污染或变质的食物时，由于胰蛋白酶的减少，导致 β 毒素不能被灭活而发病。此外，肠道蛔虫也可分泌胰蛋白酶抑制物，使患蛔虫病患者也可发病。本病多见于夏秋季，新生儿、儿童及青少年发病较高,男性多于女性,经济不发达地区报告较多。

二、病理

病变多呈节段性、跳跃性发生,病变与病变之间可有分界明显的正常肠管,但严重时也可融合成片。受累肠管肠壁充血水肿,黏膜有炎性细胞浸润,可有广泛出血、坏死和溃疡形成,肠腔内可见暗红色血性液体和坏死组织。肌层还可见纤维断裂、玻璃样变及坏死。血管壁有纤维素样坏死,并常伴有血栓形成。肠壁肌神经丛细胞可有营养不良性改变。重者可向浆肌层发展累及肠壁全层。

除肠道病变外,亦可见肠系膜局部淋巴结肿大,肝脂肪变性,急性脾炎,间质性肺炎及肺水肿等。

三、临床表现

多数患者开始以急性腹痛为主,呈阵发性绞痛或持续性痛伴阵发加重,疼痛或可波及全腹部。随之有腹泻,多数为血水样或果酱样便。部分患者以血便为主要症状。此外,还可伴有发热、寒战、恶心呕吐等症状,严重者就诊时已呈中毒性休克状态。

体格检查:可有不同程度的腹胀、腹肌紧张及压痛。当发生肠坏死或肠穿孔,可有明显腹膜炎征象。肠管充血水肿明显时腹部可触及包块。肠鸣音减弱或消失。

根据病变程度与病情发展的速度,临床可分为以下四型。

(一)血便型
以便血为主要症状,出血量不一。也可有腹痛、发热等其他症状。

(二)中毒性休克型
有高热、寒战、嗜睡、谵妄、休克等表现。

(三)腹膜炎型
受累肠管有坏死或穿孔,表现为腹痛、恶心呕吐、腹胀及腹膜炎的征象,腹腔内有血性液体,重者可出现休克。

(四)肠梗阻型
有腹胀、腹痛,频繁呕吐,肛门停止排便排气等症状,肠鸣音消失,腹部可见肠型。

四、诊断和鉴别诊断

根据患者症状,结合不洁饮食史,突发腹痛、腹泻、便血,伴发热,或突然腹痛后出现休克症状,应考虑本病的可能。

(一)实验室检查
1.血常规

白细胞数增多,以中性粒细胞增多为主。红细胞及血红蛋白常降低。

2.粪便检查

外观鲜红或暗红色,隐血试验强阳性。镜下可见大量红细胞。

3.粪便培养

多无细菌生长,少数可培养出梭状芽孢杆菌、大肠埃希菌、变形杆菌等。魏氏杆菌需做厌氧菌培养。

（二）X 线检查

腹部立位 X 线片可见肠腔内多个细小液平面,肠穿孔者可见气腹征象,肠坏死时可见不规则的致密阴影团。一般禁钡灌肠检查,以免诱发肠穿孔。

（三）结肠镜检查

可见肠腔内有大量新鲜血液,但未见明显出血病灶。本病需与活动期克罗恩病、溃疡性结肠炎、绞窄性肠梗阻等相鉴别。

五、治疗

本病应以非手术治疗为主。早期联合使用抗生素,纠正水、电解质及酸碱紊乱,积极防治中毒性休克及其他全身并发症。

（一）一般治疗

有腹痛、发热、便血者应卧床休息,有肠梗阻者应禁食。

（二）纠正水、电解质及酸碱紊乱

患者失水、失钠、失钾等较常见,可给予输液补充。如失血量较大,可少量多次输血。

（三）改善休克

补充有效循环血容量,可适当输入血浆或清蛋白等胶体,预防脓毒症、中毒性休克的发生。

（四）抗生素

应用广谱抗生素、甲硝唑等以控制肠道细菌特别是厌氧菌的生长。

（五）应用全肠外营养

对于重症及严重贫血、营养不良的患者,可给予全肠外营养(total parenteral nutrition,TPN),在提供营养的同时可使肠道得到休息,患者恢复进食后可辅以肠内营养。

当非手术治疗不能缓解,患者全身中毒症状持续加重,或有明显腹膜炎表现者则需要手术治疗,具体手术指征:①肠道大量出血,非手术治疗病情仍无法控制;②因肠坏死或肠穿孔有腹膜刺激征象;③肠梗阻、肠麻痹;④急腹症,诊断未能确定。

经剖腹探查后,可有以下手术方式:①如有肠坏死、肠穿孔,病变局限者可行肠管部分切除,患者全身状况和肠管条件满意时可做肠吻合或穿孔修补术,患者全身状况或肠管条件不佳者应做肠造口术;②如无肠坏死及穿孔,可于肠系膜根部注射普鲁卡因等血管解痉药进行封闭,改善肠管血供。

（张广峰）

第三节　缺血性结肠炎

缺血性结肠炎(ischemic colitis,IC)是由各种因素导致某一段结肠供血不足,或血液回流受阻引起的病变。可发生于全结肠,病变呈节段性,以结肠脾曲和乙状结肠多见。其早期病变局限于黏膜层和黏膜下层,临床表现为突发性腹痛、便血及腹泻,可伴有恶心、呕吐、食欲缺乏,有时可触及腹部假包块,严重者可致肠坏死、穿孔、腹膜炎及感染性休克。是下消化道出血的常见原因之一,早期确诊较为困难。本病与急性肠系膜缺血(acute mesenteric ischemia,AMI)、慢性肠系膜缺血(chronic mesenteric ischemia,CMI)统称为缺血性肠病。

缺血性结肠炎是西医学的概念,中医学古代医籍中没有明确对应的病名,但根据其临床表现,可归属于中医学"腹痛""血症""肠风"等范畴,进行辨病、辨证治疗。患者主要证候表现为腹痛、便血,伴有恶心、呕吐、食欲缺乏,以及腹胀、腹泻。由于年老脏腑虚损,气虚运血无力,血脉运行不畅,肠脉骤闭;或脾虚,气血生化乏源,肠之脉络失荣,或脾虚运化失健,湿浊内生,郁久化热,湿热壅滞,腑气不通所致,不通则痛或不荣则痛,故症见腹痛。湿热内蕴,气机不畅则里急后重;热灼伤血络则见出血。

根据临床表现,可参照中医"腹痛""血证""肠风"进行辨病、辨证治疗。血栓性疾病中医辨证多为"血瘀证",如本病临床多见腹痛痛有定处,拒按;便血色黯或夹有血块;舌质紫黯,或有瘀斑,脉涩等,《血证论·瘀血》曰:"瘀血在中焦,则腹痛胁痛;瘀血在下焦,则季胁、少腹胀满刺痛,大便色黑",故本病的病机多为瘀血阻络,不通则痛;血不循经,血溢脉外。本病多急性发病,病情发展迅速。

一、病因病机

(一)致病因素

缺血性结肠炎属非炎症性肠病,中医学认为其主要发病因素在于内因,即年老气虚,无力推动气血,气滞血瘀、瘀血阻络,或阴血不足,血脉瘀阻,伴有气机失调、阴阳失和。这与西医学以血栓性疾病为发病内因的观点相一致。本病临床多见腹痛痛有定处,拒按;便血色黯或夹有血块;舌质紫黯,或有瘀斑,脉涩等,符合中医对"血瘀证"的认识,瘀血阻络,不通则痛,发为腹痛;血不循经,血溢脉外,则便血。

(二)病机特点

本病病位在大肠,但病机根本在气血,多与热、瘀相关。疾病过程中可产生热、毒、瘀等病理产物。血瘀是缺血性结肠炎基本病机,多属本虚标实,病程较久,后期可出现虚实兼夹证。急性期患者多以为气虚血瘀或湿热壅滞,腑气不通,亚急性期及慢性期则可兼见气血不足、阴阳不和等证。

缺血性结肠炎不同阶段病机均有血瘀病理基础,急性期病机重点多为热毒炽盛、腑气不通、热滞伤络,慢性期病机为气阴两伤,邪热未净。总之,血瘀是其基本病机,或为年老脏腑虚损,气虚运血无力,血脉运行不畅,肠脉骤闭;或脾虚,气血生化乏源,肠之脉络失荣,或脾虚运化失健,湿浊内生,郁久化热,湿热壅滞,腑气不通所致,不通则痛或不荣则痛,故症见腹痛。湿热内蕴,气机不畅则里急后重;热灼伤血络则见出血。

二、中医诊断

(一)病名诊断

本病首发症状多为腹痛、便血、泄泻,根据其临床表现,可称为"腹痛""血证""肠风"等。

(二)辨证要点

1.辨轻重缓急

掌握病情的轻重缓急对制订治疗方案和判断预后十分重要,如腹痛剧烈,便下鲜血较多,或纯下鲜血,或伴发热,或腹痛突然加重,属急症、重症。腹痛隐隐,便血量少,病情较缓,属于轻症。

2.辨正邪虚实

虚则补之,实则泻之,不辨虚实,易犯虚虚实实之戒。一般而言,急性期见突发腹痛,伴腹胀、腹泻、恶心、呕吐,便下鲜血,里急后重,肛门灼热,舌红或黯红,苔黄或腻,脉弦滑者,多属实证;亚急性期及慢性期腹痛、腹胀缓解,腹泻减少,便血量减,色转淡,面色萎黄,乏力倦怠,苔薄或少,脉沉细或弦细者,多属正虚邪恋。

3.辨寒热阴阳

热则寒之,寒者热之,临证宜详辨之,如便血鲜红量多,味腥恶臭,肛门灼热,里急后重,小便短赤,苔黄厚腻,多属湿热证;腹痛、腹泻,大便棕褐水样或鲜血便,口干口苦,纳呆,舌红苔黄,多为热滞伤络;腹痛隐隐,大便溏软,夜间低热,气短乏力,舌苔花剥少津,多为阴伤邪热未退。

4.辨脏腑气血

腹痛、腹泻、肠鸣者,多为脾虚木乘,或为湿阻气滞,不通则痛;便溏久泻者,多为脾虚。以便血为主者,病在血分,多属热毒或湿热炽盛,动血入络,亦有湿热伤阴,虚火内炽,灼伤肠络者。

5.辨腹痛

腹痛游走,肠鸣腹胀,便后则缓,多病在气分;痛处固定,缠绵反复,多为瘀血入络,病在血分;病久而腹痛隐隐,多属气虚血瘀。

(三)证候诊断

(1)湿热壅塞,腑气不通证。

主症:阵发性剧烈腹痛拒按,大便黯红或鲜红色糊状,味腥恶臭;舌质红,苔黄厚燥或腻。

次症:恶心、呕吐;腹胀;肛门灼热;里急后重;小便短赤;脉滑数或弦滑。

(2)热滞伤络证。

主症:腹痛腹泻,大便棕褐水样或鲜血便;舌质黯红,苔黄。

次症:口干口苦;烦渴;腹部灼热感;纳呆;脉滑数或弦滑。

(3)热毒炽盛证。

主症:腹痛剧烈,便血鲜红,气味腥臭;舌质红绛,舌苔黄燥。

次症:恶心、呕吐;口渴引饮;壮热头痛,烦躁,甚则神昏、谵语、抽搐;脉滑数。

(4)邪盛正脱证。

主症:腹痛,发热,冷汗淋漓,四肢厥冷,脉微细欲绝,神志恍惚模糊。

次症:面色苍白;口淡不渴;利下不止;动则喘促。

(5)气阴两伤,邪热未净证。

主症:腹痛隐隐,大便溏软或秘结,气短乏力;舌苔花剥少津。

次症:热退神疲,间有低热,或五心烦热,骨蒸盗汗;四肢疲软;劳则乏甚或气喘;脉濡细或沉细无力。

上述证候确定:主症必备,加次症2项以上即可诊断。

三、中医治疗

(一)治疗原则

本病临床以虚实夹杂证多见,血瘀基本贯穿整个疾病过程,治疗总体以扶正祛邪、标本兼顾为原则,同时应注意分清缓急、标本、虚实、寒热。一般病程急性期病机重点多为湿热壅塞、热滞伤络、热毒炽盛,治疗以清热利湿、调气通滞、化瘀通络为主;慢性期病机为气阴两伤,邪热未净,兼有血瘀,治疗宜益气养阴、清热散瘀。

（二）辨证论治

（1）湿热壅塞,腑气不通证。

治法:清热解毒,急下存阴。

主方:黄连解毒汤（《外台秘要》）合小承气汤（《伤寒杂病论》）加减。

药物:黄连、枳实、大黄、黄柏、栀子、厚朴、蒲公英、槐花、甘草等。

（2）热滞伤络证。

治法:清热解毒,凉血止血。

主方:黄连解毒汤（《外台秘要》）加减。

药物:黄连、地榆、槐花、黄柏、黄芩、栀子、丹皮、茅根、甘草等。

（3）热毒炽盛证。

治法:清热凉血,解毒止痉。

主方:犀角地黄汤（《小品方》）加减。

药物:水牛角、赤芍、生地黄、牡丹皮、黄芩、栀子、玄参、花蕊石、茜草根、地榆炭等。

（4）邪盛正脱证。

治法:回阳固脱。

主方:参附汤（《圣济总录》）加味。

药物:红参、熟附子、丹参、金显著、白芍、炙甘草等。

（5）气阴两伤,邪热未净证。

治法:益气养阴,兼清余热。

主方:生脉散（《医学启源》）合清骨散（《证治准绳》）加减。

药物:人参、麦冬、五味子、莲子肉、白芍、炙甘草、石斛、天花粉、银柴胡、胡黄连、地骨皮等。

在辨证的基础上可考虑随症加减:腹痛较甚者,加徐长卿、延胡索;便血明显者,加仙鹤草、紫草、槐花、地榆;伴发热者,加金银花、葛根;里急后重者,加槟榔、炒枳壳;久泻气陷者,加炙升麻、柴胡、荷叶;排便不畅者,加制大黄、麻子仁、冬瓜仁。

（三）其他疗法

（1）单方验方。

大量便血者,云南白药0.5 g,每天3次。

大黄30 g、槐花30 g,水煎至200 mL,保留灌肠,1次/天,10 d为1个疗程。

白芍30 g,甘草6 g,水煎,腹痛时服。

大黄、连翘各10～15 g,厚朴、枳实、桃仁、红花、木香、槟榔各5～10 g,赤芍10 g,金银花15～30 g。水煎服,每天1剂,分2次服。适应于热毒炽盛者（《胃肠病治疗特效方》）。

黄芩、大黄（后下）、炒地榆、炒槐花、白头翁、牡丹皮、枳实各10 g,黄连6 g,甘草3 g。水煎服,每天1剂,分2次服。适应于湿热壅盛者（《胃肠病治疗特效方》）。

熟大黄、金银花、蒲公英各6 g,牡丹皮、桃仁、没药、地榆、三七各3 g,红藤10 g。水煎服,每天1剂,分2次服。适应于热毒血瘀者（《胃肠病治疗特效方》）。

（2）针灸:针灸常用取穴有足三里、合谷、中脘、天枢、气海、内关、曲泉、阴陵泉、内庭、公孙等。

（四）临证要诀

（1）治疗应以活血化瘀为主：中药治疗本病，应以活血化瘀为主，配合辨证论治，方可用少腹逐瘀汤加减，常用药物如小茴香、干姜、元胡、乳香、没药、当归、川芎、丹参、蒲黄、五灵脂等。如伴身热不扬、胸闷不饥、四肢怠惰、舌苔黄腻者，可加用清热利湿化浊解毒之品，如藿香、连翘、黄芩、菖蒲、半夏、茯苓等。

（2）凉血化瘀，宁络止血：缺血性结肠炎可归于中医血证范畴，清代名医唐容川认为，血证的用药，应严格掌握其适应证以及用药的禁忌，《血证论》提出治血四法中的"消瘀""宁血"，亦颇符合本病的治疗。

（3）邪实兼顾，标本兼顾：邪实正脱或血热妄行致气血亏虚者，当标本兼顾或固脱扶正。大多数的血证患者，在补益脾肾之气的基础上，兼用活血化瘀、调气利水，或者是调和阴阳等方法，有利于疾病的痊愈。

四、饮食调护

缺血性结肠炎的复发是综合因素造成的，文化因素、对疾病的认识程度、经济因素、治疗情况、饮食因素、精神情绪因素、环境因素、体质因素以及一些未知因素等影响疾病复发。慢性期要对本疾病及基础疾病以外的影响因素也加以干预，方能维持缓解，防止复发。健康宣教、节制饮食、保持心情舒畅、增强体质，对于有基础疾病患者发病及慢性期预防本病的复发可起到一定的作用。

（一）加强健康宣教

IC 发病多为老年人，且有基础疾病，当患者出现反复腹部隐痛、腹胀，服用消化药无效时，应警惕本病发作，注重对患者的教育，及早发现、及早治疗，以便提高治疗的依从性，积极避免诱发因素。

（二）控制饮食

患者应控制动脉硬化，低盐低脂，饮食尽量清淡，避免暴饮暴食，戒烟少酒、控制体质量，减少服用咖啡因，一般宜进食适量新鲜的低纤维、低脂肪、高维生素、高蛋白饮食，进食时尽可能细嚼慢咽，并保持大便通畅。

（三）解除不良情绪和重视心理治疗

临床研究发现肠易激患者中 IC 发病率明显升高，可以看到久病患者常伴有不同程度的精神神经症状，如焦虑、忧郁、睡眠质量不好等，可能是 IC 潜在的复发诱因。患者可通过看电视或阅读杂志等，以分散注意力，解除思想顾虑。另一方面可以给予心理疏导，帮助其减轻压力；精神神经症状较重时，可以配合柴胡、合欢皮、茯神、百合或甘麦大枣汤等方药以解郁安神。

（四）增强体质

避免过度劳累导致体质虚弱，而适当的运动锻炼可以强身健体，愉悦心神，增强体质。

（张广峰）

第四节　放射性肠炎

　　放射性肠炎是西医学概念,在中医古代医籍中并没有相对应的病名,但可根据其早期腹泻、便血为主要特点,同时可伴有里急后重、恶心呕吐等临床表现,文献中关于"便血""泄泻""肠风""下痢""便秘"等病证的论述为我们提供可借鉴的辨证治疗规律。

　　《伤寒论》中有桃花汤证、《普济本事方·肠风泻血痔漏脏毒》及历代对肠风下血的论述均与本病急性期便血情况相类似,本病可归为"便血"。本病的另一个临床症状便为腹泻,常可伴有里急后重之感,故本病又可归于"泄泻"范畴辨证论治。因本病以病情迁延不愈为特点,在疾病后期本病又以排便不畅为特点,故又与中医的"便秘"相似。

一、病因病机

(一)致病因素

　　放射性肠炎是盆腔、腹腔、腹膜后恶性肿瘤经放射线治疗后而引起的肠道损害,先有恶性肿瘤在前,又有放射损伤在后。因此中医学认为其病为本虚标实,又可因病情迁延日久造成气血阴阳亏虚。既存在正气亏虚之本,又有癌毒结聚之实性包块,外加放射线之"热毒"侵犯,故脾气亏虚,水湿不化,痰瘀互结。且肠络灼伤而湿热毒邪结聚,血瘀痰凝,湿热下注,腐肉败血,以及泻下所致水液丢失,津气耗伤。后期若热毒耗伤津液,气血生化乏源,则致身体羸瘦,肠腑津液失司,水不载舟,造成糟粕排出不畅。

(二)病机特点

　　本病病位在肠腑,而根本在脾,与肝、肾、肺三脏有关。疾病过程中可产生湿、热、瘀、毒、痰等病理产物,使病情迁延难愈。正气虚弱,热毒蕴结,湿浊壅滞,气滞络瘀,蕴积肠腑,是放射性肠炎基本病机。

　　故本病属本虚标实之证,急性期以标实为主,主要为湿热蕴肠,气血不调;后期属本虚标实,主要为正虚邪恋,运化失健,"射线"之热毒邪气先伤太阴之本,太阴本虚则无力运化水谷,故外证显现太阴之标病,太阴阳明互为表里,太阴本伤阳明燥化失司,故症见泄泻。脾胃为后天之本,后天气血生化无源,久病必及肾,故在疾病后期多有肾虚表现。此病初伤在气,久病入络,反复出血,瘀血固着。

　　放射性肠炎不同症状的病机侧重点有所不同,急性期时以脓血便为主。病机重点是湿热蕴肠,热极伤络。以泄泻为主症者分别虚实,实证为湿热蕴肠,大肠传导失司;虚证为脾胃气虚,运化失健。以便血为主者,实证为湿热蕴肠,损伤肠络,络损血溢;虚证为湿热伤阴,虚火内炽,灼伤肠络,两者的病机关键均有瘀热阻络,迫血妄行。腹痛实证的主要病机是湿热蕴肠,气血不调,肠络阻滞,不通则痛;虚证为土虚木旺,肝脾失调,虚风内扰,肠络失和。脓血便伴发热者的主要病机是热毒内盛,血败肉腐。后期便秘与便血交替出现,为热邪耗伤津液,导致津液不布,大便难于排出,邪热内炽,灼伤肠络,迫血妄行。

二、中医诊断

(一)病名诊断

根据本病不同的临床症状特点,中医诊断可参照"下痢""便血""泄泻""便秘"等病证辨证论治。以黏液脓血便、腹痛、里急后重为主要表现者,可诊为"下痢";以大便带血为主者,可诊断为"便血";以排便次数增多,粪质稀薄,或夹黏液为主者,可诊为"泄泻";以大便秘结,排便不畅为主要表现者,可诊为"便秘"。

(二)辨证要点

1.辨轻重缓急

在急性期,如便下脓血,或纯下鲜血,或水样便,大便日行十数次,腹痛、腹胀较剧,或伴发热,属急症、重症。大便虽烂而每天次数不多,腹痛、腹胀不甚,则病情较缓,属于轻症。

2.辨正邪虚实

一般来说,急性期症见便下脓血,下痢腹痛,里急后重,肛门灼热,舌红,苔黄厚腻,脉弦滑者,多属实证;慢性期便稀泄泻,或夹黏液,或便秘难排,肠鸣腹胀,面色萎黄,乏力倦怠,舌边齿痕,苔薄腻,脉沉细或弦细者,多属正虚邪恋。

3.辨脏腑气血

本病病位在肠腑,又与脾、肝、肾功能失常与气血失调关系紧密。便溏泄泻为主者,病多在脾;腹痛肠鸣者,多为脾虚木乘,或为湿阻气滞,不通则痛;久痢久泻者,多脾肾两亏;黏液便为主者,多为脾虚痰湿下注,肺气失调。以便血为主者,病在血分,多属湿热炽盛,动血入络,亦有湿热伤阴,虚火内炽,灼伤肠络者。

4.辨脓血便、黏液便

放射性肠炎辨证应结合病势、病程等综合考虑,急性期血色鲜红多属热,若久病气亏、气不摄血,多血色淡稀;血黯多属瘀,然血瘀的病机亦可有虚实之异;急性期湿热酿毒可入络成瘀,多血色紫黯凝块腥臭;久病脾肾阳虚,运血无力可气虚为瘀或寒凝为瘀,多血色淡黯。

(三)常见证候诊断

1.湿热内蕴证

主症:腹痛,腹泻,便下黏液脓血;舌质红,苔黄腻。

次症:肛门灼热;里急后重;身热,小便短赤;口干口苦,口臭;脉滑数。

2.脾胃虚弱证

主症:不思饮食,大便溏泻,四肢乏力;舌苔白腻。

次症:形体消瘦,面色萎黄,精神萎靡,不思饮食,睡卧不宁,脉象细缓。

3.脾阳不足证

主症:大便溏薄,黏液白多赤少,或为白冻;舌质淡红,边有齿痕,苔白腻。

次症:腹痛隐隐;脘腹胀满,食少食欲缺乏;肢体倦怠,神疲懒言;脉细弱或细滑。

4.肝脾不和证

主症:腹痛即泻,泻后痛减;常因情志或饮食因素诱发大便次数增多。

次症:大便稀溏,或黏液便;情绪抑郁或焦虑不安;嗳气不爽,食少腹胀;舌质淡红,苔薄白;脉弦或弦细。

5.肾阳虚衰证

主症:久泻不止,夹有白冻,甚则完谷不化,滑脱不禁;形寒肢冷。

次症:腹痛喜温喜按;腹胀,食少食欲缺乏;腰酸膝软;舌质淡胖,或有齿痕,苔薄白润;脉沉细。

6.阴虚火旺证

主症:排便困难,粪夹少量黏液脓血;舌红少津,少苔或无苔。

次症:腹中隐隐灼痛;午后低热,盗汗;口燥咽干;头晕目眩,心烦不安;脉细数。

三、中医治疗

(一)治疗原则

(1)本病临床以正虚邪恋、虚实夹杂证多见,治疗总体以扶正祛邪、标本兼顾为原则,同时应注意分清缓急、标本、虚实、寒热。以清热解毒、补虚除湿、涩肠止泻立法。急则治标,缓则治本。部分患者体内水液短时间丢失甚多,有失津乃至亡阳之变,证候凶险,急应止泻。一般病程急性发作期,病以标实为主,多为湿热蕴结,气机阻滞,肠络损伤,治宜重祛邪,以清热燥湿、调气和络止血为主;疾病后期,以肠燥津枯、气阴两虚为主,表现为便秘、排便困难,常伴消瘦、疲乏,同时应注意,本病是继发于肿瘤正气亏虚之本,同时有癌毒结聚之实性包块,加之外邪放射线"热毒"侵犯,因此治疗时应注意本病是继发于肿瘤放疗之后,应从患者整体情况出发考虑病情,其核心总以固护人体真阳元气为主,处处留心保护人身之生机,平调阴阳,凡阴阳之要,阳密乃固。

(2)放射性肠炎的治疗应以保存人身之真阳元气为主,可在放疗之前预先用药固护正气,正气相对充足之后,病则无由入其腠理,正所谓"正气存内邪不可干"体现治未病思想。疾病一旦发生,应当内外并重,内治应注重行气、调血、通滞,外治强调生肌敛疡,行中药灌肠局部治疗,使药物直达病所。

(二)常见证型的辨证论治

1.湿热内蕴证

治法:清热化湿,调气行血。

主方:葛根芩连汤(《伤寒论》)或白头翁汤(《伤寒论》)加减。

药物:黄连、黄芩、白头翁、木香、炒当归、炒白芍、生地榆、白蔹、肉桂(后下)、秦皮、生甘草。

中成药选用:香连丸,口服,每次3~6 g,每天2~3次;小儿酌减。槐角丸,口服,每次3~6 g,每天2~3次。芩连胶囊,口服,每次2~4粒,每天3次。

2.脾胃虚弱证

治法:健脾益气,化湿助运。

主方:参苓白术散(《太平惠民和剂局方》)加减。

药物:党参、茯苓、炒白术、山药、炒薏苡仁、砂仁、陈皮、桔梗、木香、黄连、地榆、炙甘草。

中成药选用:参苓白术丸,口服,每次6 g,每天3次。补脾益肠丸,口服,每次6 g,每天3次;儿童酌减;重症加量或遵医嘱。

3.脾阳不足证

治法:温阳健脾,养血止血。

主方:黄土汤(《金匮要略》)加减。

药物:甘草、干地黄、白术、附子、阿胶、黄芩、灶心黄土。

中成药选用:理中丸,口服,每次 3 g,每天 3 次。

4.肝脾不和证

治法:疏肝理气,健脾和中。

主方:痛泻要方(《景岳全书》)合四逆散(《伤寒论》)加减。

药物:陈皮、炒白术、炒白芍、防风、炒柴胡、炒枳实、党参、茯苓、炙甘草。

中成药选用:固肠止泻丸(结肠炎丸),口服,每次 4 g(浓缩丸),或每次 5 g(水丸),每天 3 次。逍遥丸,口服,每次 3 g,每天 3 次。

5.肾阳虚衰证

治法:健脾补肾,温阳化湿。

主方:真人养脏汤(《太平惠民和剂局方》)合椿根皮散加减。

药物:党参、焦白术、炒白芍、炒当归、肉豆蔻、肉桂、炙甘草、木香、诃子、罂粟壳、炒椿根皮。

中成药选用:附子理中丸,口服,每次 3 g,每天 3 次。四神丸,口服,每次 3 g,每天 3 次。

6.阴虚火旺证

治法:滋阴清肠,养血宁络。

主方:知柏地黄汤(《景岳全书》)加减。

药物:知母、黄柏、熟地黄、山药、山茱萸、泽泻、茯苓、丹皮。

中成药选用:知柏地黄丸,口服,每次 8 g,每天 3 次。

加减应用:大便脓血较多者,加败酱草、秦皮、槐角;腹痛较甚者,加徐长卿、延胡索;便血明显者,加仙鹤草、紫草、槐花、地榆;大便白冻黏液较多者,加苍术、薏苡仁;伴发热者,加金银花、葛根;畏寒怕冷者,加干姜;里急后重,加槟榔、炒枳壳;久泻气陷者,加炙升麻、柴胡、荷叶;久泻不止者,加赤石脂、石榴皮、诃子;排便不畅、便夹脓血者,加制大黄。

(三)其他疗法

1.灌肠

常用灌肠中药有:①敛疮生肌类,儿茶、白及、赤石脂、枯矾、炉甘石和诃子等。②活血化瘀和凉血止血类:蒲黄、丹参、参三七、地榆、槐花、仙鹤草、鸡血藤、血竭、炮姜炭、侧柏叶和云南白药等。③清热解毒类:黄连、黄柏、白头翁、秦皮、败酱草、苦参、金银花、鱼腥草和白蔹等。④其他:石菖蒲、椿根皮、五倍子、锡类散等。

2.针灸

针灸常用穴位有:脾俞、天枢、足三里、大肠俞、关元、胃俞、神阙、上巨虚、承山、气海、照海、三阴交、曲池、阴陵泉、中脘等。面色差者,加血海、神阙,起针后艾灸关元、天枢。

(四)临证要诀

1.审辨虚实

此病或中腑即发,或中之伏而后发,或仗其热毒灼伤血脉,伤脾胃之气,使脾失健运,谷气下行,或伏待正虚而发;由此观之,病由都尽,均宜审其阴阳,观其脉症,知犯何逆,随证治之。

2.脾肾为本

放射性肠炎病位在肠腑,又与脾、肾亏虚密切相关。病初多见脾虚,故健运脾胃自不待言,补脾、运脾是主要治则;健脾实脾,还有预防本病发生的作用。脾虚则肺弱,肺弱宣降失职则痰湿停聚,在健脾的基础上调肺化痰可增强疗效。本病下利腹痛,多为肝脾不和,肝木乘脾占多,然《金匮》有“见肝之病,知肝传脾,当先实脾”之训。故实脾则肝病自愈,痛泻要方中的方义即是如此。

然穷必及肾,肾失封藏则为滑脱,肾不藏精,阴精亏虚,阴虚火旺,肠失濡润则大便秘结不解。必以知柏地黄之类上以润肺之津,下以清郁结之火,佐以行水,增水行舟则便自出矣。

3.凉血止血

本病多见血便或黏液脓血便,总属湿热伤络,迫及肠腑,络伤血溢,治宜清热凉血、止血,可用地榆散、槐角丸加减。如兼有阴伤络损血溢者,则合用金显著、石斛、生地等药对;如纯为便血者,则可按肠风下血的治疗规律用药,下部出血多用风药升之,因其热与风合之故,常加用荆芥或荆芥穗、侧柏叶、仙鹤草、防风、茜草等祛风和络止血;如治疗无效者,可适当使用收涩药物,散收结合,风平火息,肠络自宁,血自归经。

4.调气行血

本病肠腑湿热蕴结、气滞血瘀为临床所常见,因此治疗应注重调气和血。而其湿蕴、气滞、血瘀常伴有肝郁脾虚或土虚木旺等肝脾不和的证候。肝主疏泄,为气血之枢机,肝失疏泄,则可导致气滞血瘀。故临证调和气血多从肝论治,理气除陈皮、木香、枳壳、大腹皮等行气导滞外,常配以郁金、香附、柴胡、佛手等疏肝理气药;和血除当归、白芍等养血和血药外,多用三七、赤芍、丹参、元胡等行气活血药散瘀止痛。因此痛泻要方、四逆散、逍遥散是常用方剂。

5.固涩当慎

本病久泻难愈,临床常见虚实夹杂,湿热留恋,即使见脾肾不足,也有别于单纯的脾虚证或脾肾阳虚证。因此治疗上在扶正的同时应注意配伍疏泄导滞、运化祛湿。邪甚时应慎用涩肠止泻之品,以防闭门留寇,加重病情;对于久病体虚、滑脱者,在则应酌加诃子、乌梅、石榴皮等收涩药。此时特别注意,罂粟壳既可止泻又可止痛,现代药理学证实其能抑制结肠蠕动,对于放射性肠炎患者用之易腹胀,甚则引起肠麻痹,导致中毒性巨结肠等严重并发症,故临证使用时当谨慎。

四、饮食调护

急性期应卧床休息,限制纤维素摄入,饮食以无刺激、易消化、营养丰富、多餐少食为原则,平时禁烟戒酒。慢性放射性小肠炎常伴有多发性肠管狭窄,可限制脂肪与牛乳的摄入。由于肿瘤患者治疗期间或多或少都存在一定的精神紧张及焦虑,故应进行心理疏导。故此病饮食调护可归结为9个字:调饮食、避风寒、畅情志。

(张广峰)

第五节　嗜酸性粒细胞性胃肠炎

嗜酸性粒细胞性胃肠炎是西医学的概念,在中医学古代医籍中没有明确对应的病名,但根据其腹痛、腹泻、恶心、呕吐的临床表现,可归属于中医的"腹痛""泄泻""呕吐""虫证"等范畴。

腹痛病名最早见于《黄帝内经》。《素问·气交变大论》篇曰:"岁土太过,雨湿流行,肾水受邪,民病腹痛。"并提出寒热邪气客于肠胃可出现腹痛,揭示了腹痛的病因,如《素问·举痛论》曰:"寒气客于肠胃之间,膜原之下,血不得散,小络急引故痛""寒邪客于小肠,小肠不得成聚,故后泄腹痛矣""热气留于小肠,肠中痛,瘅热焦渴,则坚干不得出,故痛而闭不通矣"。部分患者以排便次数增多、粪质稀溏为特点,可归为"泄泻"范畴,《景岳全书·泄泻》曰:"泄泻……或为饮食所伤,或为时邪所犯……因食生冷寒滞者"。《素问·脏气法时论》说:"脾病者,虚则腹满肠鸣,飧泄,食不化",《素问·宣明五气》谓:"五气所病,小肠大肠泄",说明本病的发病与脾胃、大小肠的关系密切。

一、病因病机

(一)致病因素

嗜酸性粒细胞性胃肠炎属自限性变态反应性疾病,中医学认为嗜酸性粒细胞性胃肠炎其主要发病因素在于内因,即先天禀赋不足、脾胃功能失健。这与西医学以自身免疫功能低下为发病内因的观点相一致,中医认为脾胃虚弱是本病的发病基础,脾胃居中焦,主纳谷、腐熟、转输运化之职,更具升清降浊之能。若禀赋不足,或感受时邪,或饮食失调,或情志失调皆可损伤脾胃,导致中焦气机升降不利,气血运行不畅,经脉失养,不通则痛,则出现腹部实痛;脾胃功能受损,脏腑亏虚,气血运行无力,不荣则痛,则出现腹部虚痛。另外,脾主运化,喜燥恶湿,脾胃受损,湿困脾土,脾失健运,肠道功能失司,则发生泄泻。

(二)病机特点

本病的病变部位主要在胃、大肠,但病机根本在脾,与肝、肾、小肠密切相关。脾失健运,脏腑气机失调是嗜酸性粒细胞性胃肠炎基本病机,属本虚标实之证。其病理性质有寒、热、虚、实之别,往往互相错杂,或寒热交错,或虚实夹杂,或为虚寒,或为实热,也可互相转化。如寒证日久,郁而化热,可致郁热内结;热证日久,治疗不当,可以转化为寒,成为寒热交错之证;气机郁滞,迁延不愈,可成气滞血瘀;素体脾虚不运,再因饮食不节,食滞中阻,可成虚实夹杂之证。

二、中医诊断

(一)病名诊断

以腹部疼痛为主要表现者,可称为"腹痛";以排便次数增多、粪质稀溏或完谷不化为主者,可称为"泄泻";以恶心呕吐为主要表现者,可称之为"呕吐"。

(二)辨证要点

1.辨腹痛性质

凡病势急剧,痛时拒按,伴腹胀、呕恶等为实证;若病势绵绵,喜揉喜按者为虚证。若腹痛拘急,遇寒痛甚,得温痛减者,为寒痛;若腹痛急迫,痛处灼热,得凉痛减者,为热痛;腹痛胀满,时轻时重,痛处不定,攻撑作痛,得嗳气矢气则胀痛减轻者,为气滞痛。腹部刺痛,痛处不移,入夜尤甚者,为血瘀痛。

2.辨腹痛部位

大腹疼痛,多为脾胃、大小肠受病;脐腹疼痛,多为虫积;胁腹、少腹疼痛,多为厥阴肝经受病。

3.辨泻下物

大便清稀,或如水样,味秽腥者,多为寒湿证;大便稀溏,气色黄褐而味臭,肛门灼热者,多为湿热证。

(三)证候诊断

1.寒邪内阻证

主症:腹痛拘急,遇寒痛甚,得温痛减,大便清稀;舌淡,苔白腻。

次症:形寒肢冷,手足不温,口淡不渴,恶心呕吐,小便清长;脉沉紧。

2.湿热内蕴证

主症:腹痛拒按,泻下急迫,或泻而不爽,粪色黄褐而臭;舌质红,苔黄腻。

次症:烦渴引饮,恶心呕吐,身热自汗,肛门灼热,小便短赤;脉滑数。

3.寒热错杂证

主症:脘腹胀满,嗳气,恶心呕吐,下利稀薄;舌质红,或舌淡红,苔薄黄。

次症:四肢不温,烦渴,食少食欲缺乏;脉弦,或弦细。

4.肝郁气滞证

主症:脘腹疼痛,胀满不舒,攻窜两胁,泻后痛减;舌质红,苔薄白。

次症:常痛引少腹,时聚时散,恶心呕吐,嗳气、矢气则舒,忧思恼怒则剧;脉弦。

5.瘀血阻滞证

主症:腹痛较剧,痛如针刺,痛处固定,经久不愈;舌质紫黯。

次症:肌肤枯燥,或恶心呕吐,或便中带血;脉细涩。

6.脾胃虚寒证

主症:腹痛绵绵,时作时止,喜温喜按,大便溏薄;舌淡,苔薄白。

次症:胃纳不佳,面色无华,形寒肢冷,神疲乏力;脉沉细。

上述证候确定:主症必备,加次症 2 项以上即可诊断。

三、中医治疗

(一)治疗原则

嗜酸性粒细胞性胃肠炎临床治疗总体以扶正祛邪、标本兼顾为原则,同时应注意分清缓急、标本、虚实、寒热。一般病程初期或急性发作期,本病以标实为主,多为寒邪内阻,湿热蕴结,寒热错杂,肝气郁滞,瘀血阻滞,治疗重在祛邪,以温里散寒、清热利湿、寒热平调、疏肝解郁、活血化瘀为主;病程较长或缓解期,多为脾胃虚寒,治疗重在扶正,以补益脾胃为主。

(二)辨证论治

1.寒邪内阻证

治法:散寒温里,理气止痛。

主方:良附丸(《良方集腋》)合正气天香散(《保命歌括》)。

药物:高良姜、紫苏、干姜、乌药、香附、延胡索、吴茱萸、炙甘草。

中成药选用:理中丸,口服,每次 1 丸,每天 2 次。

2.湿热内蕴证

治法:清热利湿,缓急止痛。

主方:葛根芩连汤(《伤寒论》)加减。

药物:葛根、黄芩、黄连、木香、白芍、车前子、甘草。

中成药选用:香连丸,口服,每次 3~6 g,每天 2~3 次。

3.寒热错杂证

治法:寒热平调,辛开苦降。

主方:半夏泻心汤(《伤寒论》)加减。

药物:半夏、黄芩、干姜、人参、黄连、大枣、炙甘草。

中成药选用:乌梅丸,口服,每次 2 丸,每天 2 次。

4.肝郁气滞证

治法:疏肝解郁,理气止痛。

主方:柴胡疏肝散。

药物:柴胡、枳壳、香附、陈皮、芍药、川芎、甘草。

中成药选用:舒肝颗粒,口服,每次 3 g,每天 2 次。

5.瘀血阻滞证

治法:活血化瘀,和络止痛。

主方:少腹逐瘀汤(《医林改错》)加减。

药物:当归、川芎、赤芍、蒲黄、五灵脂、没药、延胡索、小茴香、干姜。

中成药选用:少腹逐瘀丸,口服,1 丸,每天 2 次。

6.脾胃虚寒证

治法:温中补虚,缓急止痛。

主方:小建中汤(《伤寒论》)加减。

药物:桂枝、党参、干姜、附子、白术、大枣、白芍、饴糖、炙甘草。

中成药选用:补脾益肠丸,口服,每次 6 g,每天 3 次。

(三)其他疗法

1.温灸

选神阙、中脘穴,每天温灸 20 min。

2.外治法

(1)硫磺、吴茱萸各 6 g,大蒜适量,捣和,涂敷脐中,适用于寒性腹痛。

(2)胡椒 30 g,研细末,以少许纳入脐中,外贴胶布,适用于感寒引起的腹痛。

3.灌肠

素体偏寒者,党参 30 g,炮附子(久煎)15 g,干姜 30 g,当归 15 g;素体偏热者,大黄 10 g,黄芩 10 g,黄柏 10 g,党参 20 g。

四、饮食调护

约 50%嗜酸性粒细胞性胃肠炎患者有食物不耐受或过敏史。因此,平时饮食一定要注意,坚决不吃已经明确的、会导致自己过敏的食物。如果有些患者未明确自己对哪些食物过敏,那么应该少吃那些容易导致过敏的食物,如牛奶、鸡蛋、海产品、花生、芒果等。由于过敏的发生往往和免疫系统功能紊乱有关,而良好的营养水平是维护正常免疫功能的基本条件,所以嗜酸性粒细胞性胃肠炎患者需要有均衡、充足的营养摄入,一般宜进食适量新鲜的低纤维、低脂肪、高维生素饮食。同时需增强体质,避免过度劳累导致体质虚弱,适量运动,以提高机体免疫力,这样对嗜酸性粒细胞性胃肠炎的预防有很好的作用。

(张广峰)

第六节 细菌性痢疾

一、概述

细菌性痢疾是由痢疾杆菌引起的肠道传染病,好发于夏秋季。临床主要表现为发热、腹痛、腹泻、里急后重和黏液脓血便,严重者可发生感染性休克和/或中毒性脑病。本病急性期一般数天即愈,少数患者病情迁延不愈,发展成为慢性细菌性痢疾,可以反复发作。

细菌性痢疾在世界各地都有流行,是全球所面临的公共卫生问题之一,特别是在发展中国家显得尤为突出。全球每年估计有 1.65 亿人次感染志贺菌,造成死亡的约有 110 万,发病率和死亡率居感染性腹泻之首。发达国家年发病率约为(1.8～6.5)/10 万。在环境和卫生条件相对落后的发展中国家,细菌性痢疾的年发病率约为 900/10 万,发病占全球发病数的 99%,几乎所有的病死病例都出现在发展中国家。我国近几十年细菌性痢疾监测数据显示,总体看有逐年下降的趋势,但其发病率仍居法定报告传染病的前四位,在某些地区甚至是首位。据有关统计数据显示,1990－2009 年我国细菌性痢疾的报告发病率从127.44/10 万下降到 20.45/10 万。但发病率仍显著高于发达国家。随着社会卫生经济条件的改善,虽然发患者数大大减少,但我国每年细菌性痢疾发病仍有 27 万人次之多。细菌性痢疾在临床就诊的腹泻患者中所占比例为 5%～15%,因腹泻造成死亡的病例中约 75% 是志贺菌感染引起的。因疾病引起的早死或失能而造成的劳动力丧失排名中,细菌性痢疾位居前列。由此可以看出细菌性痢疾还是对人们的健康造成了很大的威胁,给社会带来了很大的负担。

细菌性痢疾能够得到有效控制,死亡率显著下降,在很大意义上依赖于不同时期不同抗菌药物的发明和临床应用。20 世纪初磺胺类药物是志贺菌主要的治疗药物,但随着抗生素的广泛应用和滥用,产生了严重耐药现象,且常呈现多重耐药。80 年代初喹诺酮类药物开始用于细菌性痢疾的临床治疗,药物敏感率在 95% 以上,对氨苄西林等多重耐药的志贺菌表现出强大的杀菌活力,因其高效、低毒等特点而广泛应用,从 80 年代后期逐渐出现了对喹诺酮类药物耐药的菌株,该耐药率越来越高,影响了临床治疗效果。第二、三代头孢菌素类抗生素是近几年治疗儿童细菌性痢疾的主要药物,有研究显示儿童用头孢菌素类耐药率也在上升。由于头孢类药物比较昂贵等原因,加上目前尚无全世界公认的理想疫苗可以保护易感人群,因此根据药敏结果合理使用现有抗菌药物、降低志贺菌产生耐药性的速度以及研制新的抗菌药物是防治细菌性痢疾的一个重要环节。

细菌性痢疾主要是由志贺菌引起的,志贺菌属(Shigella)细菌是细菌性痢疾的病原菌。目前根据生化特性和血清学可分为 4 群 50 个血清型(包括亚型):痢疾志贺菌(S.dysenteriae)(A 群),福氏志贺菌(S.flexneri)(B 群),鲍氏志贺菌(S.boydii)(C 群)和宋内志贺菌(S.Sonnei)(D 群)。其中痢疾志贺菌包含 16 个血清型,福氏志贺菌包含 6 个血清型(15 种亚型),鲍氏志贺菌包含18 个血清型,宋内志贺菌仅有一个血清型。志贺菌的 4 个群均可引起细菌性痢疾,其中痢疾志贺菌1 型能产生外毒素(Shiga toxin),其所致疾病相对严重,而宋内志贺菌感染可出现无症状携带者。

志贺菌各菌群和菌型的分布与变迁随着国家、地区和年代的不同而异,给细菌性痢疾的防治带来很大困难。20世纪40年代以前,主要的流行菌群是痢疾志贺菌;50年代以后,福氏志贺菌在发展中国家占优势;从60年代起,在许多工业发达国家中造成细菌性痢疾的主要是宋内志贺菌。目前许多发达国家的病原菌中,宋内志贺菌占75%以上。而我国不同地区优势菌也不尽相同,多数地区一直是福氏志贺菌为主要流行菌群,又以2a亚型最常见,有些地方宋内志贺菌有上升趋势。

细菌性痢疾是西医学的概念,在中医学古代医籍中没有明确对应的病名,但根据其腹泻、黏液脓血便、腹痛的临床表现,文献中关于"肠澼""滞下""痢疾""便血""泄泻""肠风""脏毒"等病证的论述为我们提供了可借鉴的辨治经验。

痢疾,古代有称之为"肠游""滞下"等,含有肠腑"闭滞不利"的意思。本病为最常见的肠道传染病之一,一年四季均可发病,但以夏秋季节为最多,无论男女老幼,对本病"多相染易",在儿童和老年患者中,常因急骤发病,高热惊厥,厥脱昏迷而导致死亡,故而必须采取有效措施,积极防治。有地区观察到痢疾的流行与苍蝇消长期相一致,因此灭蝇对控制本病的传播有积极的意义。中医药对各类型痢疾有良好的疗效,尤其是久痢,在辨证的基础上,采用内服中药或灌肠疗法,更能收到显著的效果。

《黄帝内经》称本病为"肠澼",对其病因、症状、预后等方面有原则性的论述,指出感受外邪和饮食不节两个致病的重要环节,并从症状、脉象表现判断痢疾的预后。如《素问·太阴阳明论》说:"食饮不节,起居不时者,阴受之……阴受之则入五脏……入五脏则䐜满闭塞,下为飧泄,久为肠澼。"《伤寒论》《金匮要略》书中,对痢疾进行了初步的分类,如赤白痢、赤痢、血痢、脓血痢、冷痢、热痢、休息痢等。《备急千金要方》称本病为"滞下"。宋代《严氏济生方》正式启用"痢疾"之病名,即"今之所谓痢疾者,古所谓滞下是也",一直沿用至今。《丹溪心法》进一步阐明痢疾的流行性、传染性,"时疫作痢,一方一家,上下相染相似",并论述痢疾的病因以"湿热为本",提出通因通用的治痢原则。

二、病因病机

(一)致病因素

痢疾为病,发于夏秋之交,这个季节暑、湿、热三气交蒸,互结而侵袭人体,加之饮食不节与饮食不洁,邪从口入,滞于脾胃,积于肠腑。饮食、湿热积滞其中,与气血胶结,传导失常,脂络受伤,遂成痢疾。痢疾病位在肠腑,肠司传导之职,传送糟粕,又主津液的进一步吸收。邪客大肠,传导功能失司,通降不利,气血凝滞腐败,因而痢下赤白脓血。脾胃主受纳、运化之职,升清降浊。饮食不节,脾胃受损,运化失职,饮食积滞阻之于肠腑。《医碥·痢》说:"不论何脏腑之湿热,皆得入肠胃,以胃为中土,主容受而传之肠也。"由此可知,脾胃损伤,可直接影响于肠,所以痢疾病变与脾胃有密切的关系。

(二)病机特点

痢疾的病机主要是邪滞于肠,气血壅滞,肠道传化失司,脂膜血络受伤,腐败化为脓血而成痢。由于时邪疫毒或饮食不节而积滞于大肠,以致气血壅滞,与病邪相搏结,肠腑气机阻滞,通降不利,因而产生腹痛、大便失常之症。热郁湿蒸,气血凝滞,腐败肠间,以致肠腑脂膜血络受损,化为赤白脓血下痢,所谓"盖伤其脏腑之脂膏,动其肠胃之脉络,故或寒或热,皆有脓血"。肠腑传导失司,由于气机阻滞而不利、肠中有滞而不通,不通则痛,腹痛而欲大便则里急,大便次数增加,便又不爽则后重,这些都是由于通降不利、大肠传导功能失调之故。

由于人体的体质有阴阳盛衰的不同,痢疾病机的转化又有不同。素体阳虚者,湿从寒化,寒湿内蕴,再加之饮食不洁,邪气食积于肠中,遂为寒湿之痢。素体阳盛者,湿热内蕴,食用不洁之物,从热而化,乃成湿热之痢。不过,"痢因暑热者多,寒者少""种种痢疾,总由湿热入胃(肠),此一句便可悟病形矣",所以临床上以湿热痢为多见,实证为主。

再者痢疾因治疗不及时,或素体中焦虚弱,正虚邪恋,或治疗不当,苦寒太过,收涩过早,或患者兼其他病如胃痛、胁痛等,以致迁延日久不愈,或时愈时发,反复不休,转为慢性;或正虚邪留,虚实并见,寒热错杂;或正气疲惫,由脾及肾,使病情复杂而缠绵。

三、诊断与鉴别诊断

(一)西医诊断

1.疾病诊断

(1)流行病学史:患者有不洁饮食和/或与细菌性痢疾患者接触史。

(2)临床表现:起病急骤,畏寒、寒战伴高热,继以腹痛、腹泻和里急后重,每天排便 10～20 次,但量不多,呈脓血便,并有中度全身中毒症状。重症患者伴有惊厥、头痛、全身肌肉酸痛,也可引起脱水和电解质紊乱,可有左下腹压痛伴肠鸣音亢进。

(3)临床分型。

急性普通型(典型):起病急,畏寒、发热,可伴乏力、头痛、食欲缺乏等毒血症症状,腹泻,腹痛,里急后重,脓血便或黏液便,左下腹部压痛。

急性轻型(非典型):症状轻,可仅有腹泻、稀便。

急性中毒型如下。

休克型(周围循环衰竭型):感染性休克表现,如面色苍白,皮肤花斑,四肢厥冷、发给、脉细速、血压下降等,可伴有急性呼吸窘迫综合征(acute respiratory distress syndrome,ARDS)。常伴有腹痛、腹泻。

脑型(呼衰竭型):脑水肿甚至脑疝的表现,如烦躁不安、惊厥、嗜睡或昏迷、瞳孔改变,呼吸衰竭,可伴有 ARDS 及不同程度的腹痛、腹泻。

混合型:具有以上两型的临床表现。

慢性细菌性痢疾:急性细菌性痢疾反复发作或迁延不愈病程超过 2 个月以上。

2.鉴别诊断

(1)急性细菌性痢疾应同其他病因所致的急性腹泻相鉴别。

阿米巴痢疾(又称肠阿米巴病):起病一般缓慢,少有毒血症症状,里急后重感较轻,大便次数亦较少,腹痛多在右侧,典型者粪便呈果酱样,有腐臭。镜检仅见少许白细胞、红细胞凝集成团,常有夏科-雷登结晶体,可找到阿米巴滋养体。乙状结肠镜检查,见黏膜大多正常,有散在溃疡。本病易并发肝脓肿。

沙门菌肠炎:鼠伤寒杆菌、肠炎杆菌等常为其病原,其胃肠型主要临床症状同急性非典型细菌性痢疾相似,但粪便多样化,一般抗菌药物疗效差,粪便培养可分离出沙门菌,或从该病的败血症型患者血中培养出致病菌。

副溶血性弧菌肠炎:此种肠炎由副溶血性弧菌(嗜盐杆菌)引起。为细菌性食物中毒中常见的一种类型。其临床特征:有进食海产品或腌渍食品史;同餐者同时或先后迅速发病;主要症状为阵发性腹部绞痛、恶心、呕吐,多无里急后重;粪便呈黏液血性、血水或洗肉水样,有特殊臭味;

取患者吐泻物或可疑食物进行细菌培养有确诊价值。

霍乱与副霍乱病：前一周来自疫区，或者与本病患者及其污染物有接触史。突然起病，先泻后吐，常无恶心腹痛等症状，粪呈米泔样或黄水样。重症病例可致外周循环衰竭。粪便或呕吐物中检出霍乱弧菌或爱尔托弧菌。

空肠弯曲菌肠炎：该病于发达国家发病率高，甚至超过细菌性痢疾，主要临床表现与细菌性痢疾类似，尚伴咽痛、肌痛、关节痛、背痛等症状。粪便在微需氧或厌氧环境中培养可检出该菌，或者双份血清特异性抗体效价增长 4 倍以上，有诊断价值。

病毒性肠炎：多由轮状病毒、Norwalk 病毒致急性肠道感染，有其自限性，消化道症状轻，粪便镜检无特殊，电镜或免疫学方法查及病毒或病毒颗粒可确诊，双份血清特异性抗体效价 4 倍以上增长有诊断意义。

此外，急性细菌性痢疾应同肠套叠、耶尔森菌病、产肠毒性大肠埃希菌肠炎、类志贺毗邻单胞菌腹泻、亲水单胞菌腹泻等疾病相鉴别。

（2）中毒性细菌性痢疾应与下列病症相鉴别。

高热惊厥：此症多见于婴幼儿，既往多有高热惊厥且反复发作史，常可寻找出引起高热惊厥的病因及诱发因素。一经退热处理后惊厥即随之消退。

中毒性肺炎：此种肺炎病前多有受凉史，多伴感染性休克肺炎症状与体征，出现较早，胸部 X 线片提示肺部感染证据。无典型肠道感染的临床表现。粪便（包括肛试）检查无特殊发现。

流行性乙型脑炎（简称乙脑）：夏秋季节发生的中毒性细菌性痢疾需同乙脑相鉴别。乙脑的中枢神经系统症状出现有个过程，其极重型亦需 2～3 d，较中毒性细菌性痢疾为晚。粪便（包括肛试与灌肠）镜检无异常；细菌培养阴性。脑脊液检查呈病毒性脑膜炎改变；乙脑病毒特异性抗体 IgM 阳性有诊断价值。

脑型疟疾：需与脑型毒痢相鉴别。来自疫区，结合发病季节，以间歇性突发性发冷、发热、出汗后退热的临床特征，血片或骨髓片中找到疟原虫可确诊。

脱水性休克：主要因频繁吐泻史所致低血容量性休克。先有脱水，后发生休克，脱水一旦被纠正，休克即随之纠正。

重度中暑：有高温接触史。肛温超高热，皮肤灼热无汗，可伴抽搐、昏迷等神经系统症状，但无定位体征。将患者移至阴凉通风处，病情可迅速缓解。外周血象、粪便与脑脊液检查无异常。

（3）慢性细菌性痢疾应同下列疾病相鉴别。

慢性阿米巴痢疾：其鉴别要点与急性期大致相同。

慢性非特异性溃疡性结肠炎：此病患者一般状况较差，症状迁延不愈，抗生素治疗无效。粪便培养多次均无致病菌。肠黏膜出血点、质脆，接触易出血。钡灌肠或全消化道钡透检查，肠黏膜皱纹消失，晚期结肠袋消失，结肠变短，管腔狭窄为其特征。

肠结核：多继发于肺结核，痰抗酸染色或 24 h 痰浓集法可查见结核杆菌，肠道病变多在回盲部，故右下腹压痛或扪及肿块，钡剂灌肠 X 线检查有助于诊断。

直肠癌、结肠癌：多见于中老年人，并发局部感染时酷似细菌性痢疾，需依据肛门直肠指诊、肠镜及肠黏膜活检等手段确诊。

肠道菌群失调：由于滥用抗菌药物或者广谱抗菌药物使用时间较长，易引起菌群失调。主要为肠道杆菌减少或消失，代之金黄色葡萄球菌、真菌（主要为白色念珠菌）及某些革兰阴性菌或厌氧菌感染，表现为腹泻不愈，大便性状可因病原不同而异，以乳幼儿、年老体弱者多见。

(二)中医诊断

1.病名诊断

以黏液脓血便、腹痛、里急后重为主要表现者,可称为"下痢";以大便带血为主者,可称之"便血";以排便次数增多,粪质稀薄,或夹黏液为主者,可称为"泄泻"。

2.辨证要点

(1)辨实痢、虚痢:痢疾者,最当察虚实,辨寒热。一般来说,初痢及年轻体壮患痢者多实;久痢及年高体弱患痢者多虚。腹痛胀满,痛而拒按,痛时窘迫欲便,便后里急后重暂时减轻者为实;腹痛绵绵,痛而喜按,便后里急后重不减,坠胀甚者为虚。

(2)识寒痢、热痢:大便排出脓血,色鲜红,赤白甚于紫黑,浓厚黏稠腥臭,腹痛,里急后重感明显,口渴喜冷饮,或口臭小便黄或短赤,舌红苔黄腻,脉滑数者属热;大便排出赤白,色晦暗,清淡无臭,腹痛喜按,里急后重不明显,面白肢冷形寒,舌淡苔白,脉沉细者属寒。

3.证候诊断

(1)寒湿痢。

主症:腹部隐痛而后坠,痢下色白,或白多赤少。

次症:初起恶寒发热,身痛头疼,不渴,胸闷,不思谷食,小便清,或微黄。

舌脉:舌淡红,苔薄白或白腻,脉缓。

(2)湿热痢。

主症:便下黏液脓血,腹泻,腹痛。

次症:肛门灼热、重滞,里急后重,身热,口干口苦,小便短赤。

舌脉:舌红,苔黄腻,脉濡数或滑数。

(3)湿热毒痢。

主症:腹痛,解黏液脓血便,甚则纯下鲜血,一天十数行,日夜不息。

次症:肛门重滞,里急后重,壮热口渴,甚则神昏惊厥,头痛,烦躁,小便短赤。

舌脉:舌绛红,苔黄燥,脉滑数。

(4)休息痢。

主症:痢下赤白相间,时发时止,缠绵不愈。

次症:腹胀,口干,纳少,里急后重。

舌脉:舌淡,苔白腻或黄腻,脉濡软或细数。

(5)阴虚痢。

主症:里急欲便,坐久而仍不得便,痢下赤白稠浊,或见便血。

次症:口干,烦渴不宁,发热夜甚。

舌脉:舌红,少苔,脉细数。

(6)久痢。

主症:大便频频,痢下清稀,赤白相间,甚则滑脱不禁。

次症:下痢日久,长年不愈,少气懒言,疲倦乏力,纳呆。

舌脉:舌淡,苔薄白,脉细弱。

上述证候确定:主症必备,加次症2项以上即可诊断。

四、治疗

(一)中医治疗

1.治疗原则

痢疾的治疗,应根据其病证的寒热虚实,而确定治疗原则。总的来说,热痢清之,寒痢温之,初痢实则通之,久痢虚则补之,寒热交错者清温并用,虚实夹杂者通涩兼施。痢疾初起之时,以实证、湿热证较为多见,肠中有邪,与气血相搏结,而产生脓血便,因此,清除肠中之湿热疫毒、饮食积滞,颇为重要,清肠、清热、解毒、化湿、燥湿就成为实证初痢的常用之法。即使是久痢,若见虚实夹杂、寒热并见者,亦需要兼以清化。其次是调气和血。痢疾者,气血凝滞于肠间,脂膜血络损伤,大肠通降不利,气机阻滞,出现里急后重、痢下赤白脓血。刘河间指出"调气则后重自除,行血则便脓自愈",这已成为治疗痢疾的常用法则之一。调气,是调理大肠之气滞,鼓舞脾胃之气机;和血,是行血和血凉血,以消血液之凝滞,修复血络之损伤。再者是温中理脾。

虚证久痢,中焦气虚,脾胃亏损,阳气不振,滑脱不禁,故而应用温养之法,兼以收涩固摄,温补中焦,健运脾胃,固摄肠腑。"人以胃气为本,而治痢尤要",说明顾护胃气,应贯穿于治痢过程之始终。由于治疗实证初痢、湿热痢、疫毒痢的方药之中,苦寒之品较多,长时间大剂量使用,有损伤胃气之弊,因此,应该注意药物的调配。

此外,古今学者提出有关治疗痢疾之禁忌,如忌过早补涩,忌峻下攻伐,忌分利小便等,均可供临床用药之时结合具体病情参考借鉴。对迁延不愈之久痢,因病情复杂,正气已虚,而余邪积滞又未尽,若单纯温补,则滞积不去,贸然予以通导,又恐伤正气,此时治宜兼顾两全,于温补之中,佐以清肠导下祛积,扶正祛邪,权衡运用。

2.辨证论治

(1)寒湿痢。

治法:温里化湿。

主方:藿香正气散。

药物:藿香叶、紫苏、白芷、大腹皮、茯苓、白术、陈皮、法半夏、厚朴、桔梗、甘草、生姜。

加减:若为过食生冷所致,加丁香、肉桂;若血色鲜红,加黑豆以祛湿;若脾虚纳呆,加白术、神曲以健脾祛湿。

中成药选用:藿香正气口服液或藿香正气水每次1支,藿香正气软胶囊每次2粒,藿香正气片每次4片,均每天3次。

(2)湿热痢。

治法:清热燥湿。

主方:芍药汤。

药物:白芍、大黄、黄芩、黄连、当归、肉桂、槟榔、甘草、木香。

加减:若为壮实初病,里急后重明显,大黄加量,并加芒硝以攻下积滞;若觉腹胀,加枳实以行气;若便血明显,加黄柏以清热燥湿。

中成药选用:加味香连丸口服,每次6克,每天2次;克痢痧胶囊,口服,每次2粒,每天3~4次。

(3)湿热毒痢。

治法:清热解毒。

主方:犀角散。

药物:犀角屑(以水牛角代)、木香、黄芩、地榆、黄连、当归。

加减:若腹痛,大便滞涩,臭秽,加大黄、枳实、芒硝以攻下通腑;若神昏谵语,加紫雪丹一同服以清营凉血;若惊厥加羚羊角、钩藤以息风止痉。

中成药选用:久痢丸口服,每次1袋,每天3次。

(4)休息痢。

治法:温中清肠。

主方:香连丸合驻车丸。

药物:木香、黄连、吴茱萸、当归、阿胶、干姜。

加减:若里急后重明显,加槟榔、白头翁以行气、清热;若腹泻明显,加白术、白豆蔻以祛湿;若少气懒言、疲倦乏力,加党参、炙甘草、白术等以益气;若久痢兼见阳虚加肉桂、附子以温阳。

中成药选用:固本益肠丸口服,每次4.5g,每天2次。

(5)阴虚痢。

治法:滋阴养血。

主方:黄连阿胶汤。

药物:黄连、阿胶、黄芩、白芍、鸡子黄。

加减:若便血较多,加当归以养血;若口渴明显,加沙参、石斛以滋阴。

中成药选用:驻车丸口服,每次6~9g,一天3次。

(6)久痢。

治法:固涩止痢。

主方:桃花汤合真人养脏汤。

药物:赤石脂、干姜、木香、诃子、当归、肉豆蔻、罂粟壳、白术、白芍、人参、肉桂、炙甘草。

加减:若黏液脓血较多加地榆以清热祛湿;肠鸣、腹部寒冷加附子以温中散寒;脱肛坠下,肛门疼痛加川芎以行气调血。

中成药选用:泻痢固肠丸,口服,每次1~2丸,每天2次。

3.其他疗法

(1)单方验方。

石榴果皮30g、香椿鲜叶100g、荠菜100g,水煎取浓汁,加红糖适量,每天分多次饮服。

白头翁、秦皮各30g,败酱草、马齿苋、红藤、凤尾草各15g,赤芍9g,甘草6g,水煎服,治急性细菌性痢疾。

马齿苋60g,扁豆花、薏苡仁各15g,山楂60g,芡实15g,水煎服,治慢性细菌性痢疾。

(2)针刺法:针刺法为治疗痢疾的常用方法之一,里急后重常用复溜、小肠俞、地机、天枢、照海等穴,针刺手法以泻法为主;虚寒久泻常用关元、丹田、中极、天枢、三阴交等穴,针刺手法以补法为主;久痢不止常用中脘、脾俞、天枢、足三里、三阴交等穴,针刺手法以平补平泻为主。

(3)灸法:灸法为治疗痢疾的有效方法之一,行气调血宜灸丹田、复溜、小肠俞、天枢,以艾炷直接灸为主,各灸七壮;温里散寒宜灸关元、合谷、下腰、丹田等穴,以艾炷直接灸为主,各灸五十壮;回阳救逆宜灸百会、气海、天枢、神阙等穴,百会以艾条雀啄灸为主,气海、天枢以艾炷直接灸为主,神阙以隔姜灸为主。

(4)敷贴法:敷贴法较为简易可行,湿热气滞的患者宜蒜泥敷贴涌泉及田螺肉敷贴脐中以行气引火下行,一天一次。

(5)灌肠法:灌肠法为治疗痢疾的有效方法之一,宜用于病位在下者;以湿热为主可用千金苦参汤灌肠,主要由苦参、甘草、豆豉、葱白、蜀椒等组成,具有清热祛湿作用,每次 150 mL,保留灌肠,每天 1 次。

4.调护与预后

患者冬春季节要防风寒;夏天防暑热,而且还要防因暑热贪凉而感受寒邪;长夏防湿,秋天防燥,同时须注意调节饮食,忌一切油腻、生冷、水果、酒、鱼腥之物。

痢疾病者脉象应该微小、滑大,不宜浮洪及弦急;宜身温,不宜身热,又不宜身冷;能够进食的患者病情相对较轻,不能进食者较重,完全不能进食者预后不良;下痢纯血、痢下如尘腐色、便下脓血点滴如屋漏水、肛门开如竹筒、嘴唇如朱红等,均为痢疾的凶险证候,预后极差。

5.临证要诀

(1)宜补宜泄、宜止宜和:《普济方·泄痢门·总论》中论述:"脏腑泄痢,其症有多种,大抵从风湿热也……治法宜补宜泄,宜止宜和,和则芍药汤,止则诃子汤。有暴下无声,身冷自汗,小便清利,大便不禁,气难喘息,脉微呕吐,急以重药温之,浆水散是也。后重则宜下,腹痛则宜和,身重者除湿,脉洪者去风。脓血稠黏,以重药竭之,身冷自汗,以毒药温之,风邪内缩宜汗之,鹜溏为痢当内之,在表者发之,在里者下之,在上者涌之,在下者竭之。身表热者,内疏之。小便涩者,分利之。盛者和之,去者送之。"其指出痢疾宜补宜泄,宜止宜和,当辨证论治。

(2)寒热虚实,所当熟察:《景岳全书·杂证漠·痢疾》云:"凡治痢之法,其要在虚实寒热,得其要则万无一失,失其要则为害最多,辨论如前,所当熟察。前如《泄泻门》调治诸法,俱宜酌用。"

(3)治先通利,久当温补,兼顾胃气:治痢治先通利,久当温补,而尤宜以顾胃气为主,盖百病以胃气为本,而于痢为尤要,故能食者轻,不能食者重,绝不食者死。是痢之赖于胃气者,如此其重矣。

(4)先解其外,后调其内:在表者发之,次调其内。如《医门法律·痢疾门》云:"外感三气之热而成下痢,其必从外而出之,以故下痢必从汗,先解其外,后调其内。首用辛凉以解其表,次用苦寒以清其里,一二剂愈矣。"

(5)治宜禁忌,贵在变通:始痢宜下,久痢宜补。至如二阳合病皆下痢、太阳阳明合病自下痢者,宜发汗;太阳少阳合病自下痢者,宜和解;阳明少阳合病自下痢者,此宜攻里。泻痢不可混治:痢与泄泻,其病不同,其治亦异,泄泻多起寒湿,寒则宜温,湿则宜燥也;痢病多成湿热,热则宜清,湿则宜利也。治忌燥毒、忌固涩温补:大要以散风邪、行滞气、开胃脘为先,不可遽用固涩温补之品以补住寒邪、闭住肠胃,贵在病有虚实,治有先后变通,不可执一而治。

(二)西医治疗

1.治疗原则

本病的预防以切断传播途径为主,同时注意传染源的管理与易感人群的保护。

(1)预防如下。

建立监测系统:各地可根据当地的流行状况,建立肠道病监测点,每年收集流行季节或全年患者菌株,了解当地病原菌型分布、药敏谱,逐年分析菌型变化与疾病流行的关系,制订详细的预防控制方案。

控制疾病的暴发流行如下。

重大疫情的报告:以县为单位在 5 d 内发生痢疾 100 例,可视为重大疫情上报和处理。

上报的方法:所在单位及个人和收治患者的卫生单位必须以最快的速度向县(区)疾病预防控制中心报告,接到报告的疾病预防控制中心应以最快的通讯方式报告上级疾病预防控制中心和当地卫生行政部门,当地卫生行政部门应立即报告当地政府。地、市卫生局接到重大疫情报告后,应于 6 h 内报告省卫生厅,省卫生厅接到疫情立即通知省级疾病预防控制中心协助处理疫情。

细菌性痢疾暴发现场的处理:省疾病预防控制中心专业人员接到疫情须立即到达现场,并同时与当地卫生人员取得联系和配合,对已经发生的疫情快速做出反应。具体办法可召开专业会议让当地知情人通报首发病例情况和目前传染病流行的状况,然后提出一些可能的假设,再提出一些调查方法去验证这些假设。随后,由省级专业人员带领当地医务人员和有关人员,实施方案,直到发现传播的原因,控制疫情。力争在最短的时间内控制疾病的蔓延。

总结疫情暴发与处理情况,写出相应文件呈报上级主管部门并自己留档。

(2)控制措施如下。

传染源管理:早期发现患者,及时隔离治疗。对疫源地进行流行病学调查,查明传染源和传播途径,对密切接触者行医学观察 1 周。患者和带菌者隔离治疗。

切断传播途径:注意饮食卫生,防止病从口入。建立良好的供水系统,饮用水按量加入消毒剂,切实保证水源卫生。农村水井远离厕所、粪坑、污物、垃圾。水的消毒:污染的水源可投入有效氯,有效氯的投加量一般不少于 12 mg/L(污染严重的水源应增加投入量),以保证水中有一定的剩余氯。下列消毒剂任选一种:①饮水消毒片,按说明书使用;②漂白粉,48 mg/L;③漂白粉精,24 mg/L。加入消毒剂后进行充分的混合,并保证消毒时间不少于 30 min。粪便管理:粪便、垃圾、污水要进行无害化处理。急性期细菌性痢疾病者的粪便应用漂白粉,生石灰搅拌处理后,再倒入厕所。搞好环境卫生、个人卫生,消灭苍蝇。搞好水源、饮食、粪便的管理是防止病从口入的重要环节。保护易感人群,开展群众性的体育锻炼,增强人群机体抗病能力。高危人群可服痢疾菌苗。

2.治疗方法

(1)急性细菌性痢疾的治疗。

一般治疗:卧床休息、消化道隔离。给予易消化、高热量、高维生素饮食。对于高热、腹痛、失水者给予退热、止痉、口服含盐米汤或给予口服补液盐,呕吐者需静脉补液,每天 1 500～3 000 mL。小儿按 150～200 mL/(kg·d),以 5%葡萄糖盐水为主。中毒症状严重时可用氢化可的松 100 mg加入液体中静脉滴注,或口服泼尼松 10～20 mg,以减轻中毒症状。

病原治疗:由于耐药菌株增加,最好应用≥2 种抗菌药物,可酌情选用下列各种药物。

喹诺酮类:抗菌谱广,口服吸收好,不良反应小,少有耐药产生,此外组织渗透性强,可作为首选药物。首选环丙沙星,也可应用左氧氟沙星、加替沙星等。

其他:头孢曲松可应用于任何年龄组,同时对多重耐药株有效。利福平对痢疾杆菌也有一定杀灭作用。阿奇霉素也可应用于成人治疗。

(2)中毒性细菌性痢疾的治疗。

抗感染:选择敏感抗菌药物,联合用药,静脉给药,待病情好转后改口服。具体抗菌药物同上。

控制高热与惊厥:退热用物理降温,1%温盐水 1 000 mL 流动灌肠,或酌加退热剂。

躁动不安或反复惊厥者,采用冬眠疗法,氯丙嗪和异丙嗪 1～2 mg/kg,肌内注射,2～4 h 可重复1次,共2～3次。必要时加苯巴比妥钠盐,5 mg/kg 肌内注射;或水合氯醛,每次 40～60 mg/kg灌肠,或地西泮每次 0.3 mg/kg 肌内注射或缓慢静推。

循环衰竭的治疗:基本同感染性休克的治疗。①扩充有效血容量;②纠正酸中毒;③强心治疗;④解除血管痉挛;⑤维持酸碱平衡;⑥应用糖皮质激素。

防治脑水肿与呼吸衰竭:东莨菪碱或山莨菪碱的应用,既改善微循环,又有镇静作用。

脱水剂:20%甘露醇或25%山梨醇每次 1.0 mg/kg,4～6 h 1 次,可与50%葡萄糖交替使用。

地塞米松:每次 0.5～1.0 mg/kg 静脉滴注,必要时 4～6 h 重复 1 次。

吸氧,1～2L/min,慎用呼吸中枢兴奋剂,必要时气管内插管与气管切开,用人工呼吸器。

(3)慢性细菌性痢疾的治疗。

寻找诱因,对症处理。避免过度劳累,勿使腹部受凉,勿食生冷饮食。体质虚弱者应及时使用免疫增强剂。当出现肠道菌群失衡时,切忌滥用抗菌药物,立即停止耐药抗菌药物使用。改用复合乳酸菌,以调整肠道菌群失调。加用 B 族维生素、维生素 C、叶酸等,或者口服左旋咪唑,或肌内注射转移因子等免疫调节剂,以加强疗效。

对于肠道黏膜病变经久未愈者,同时采用保留灌肠疗法,可用 1∶5 000 呋喃西林溶液 150 mL,或加氢化可的松 100 mg,或 5%～10%大蒜溶液 150 mL 加泼尼松 20 mg 及 0.25%普鲁卡因溶液 10 mL,保留灌肠,每晚 1 次,10～14 d 为 1 个疗程。

3.注意事项

(1)注意中毒性细菌性痢疾的防治:中毒性细菌性痢疾的全身中毒症状与肠道病变程度不一致,虽有毒血症症状,但肠道炎症反应极轻。除痢疾杆菌内毒素作用外,可能与某些儿童具特异体质,对细菌毒素呈现强烈反应,引致微血管痉挛、缺血和缺氧,导致 DIC、重要脏器功能衰竭、脑水肿和脑疝。

(2)保护易感者:口服痢疾活菌苗,如 F2a 型“依链株”(为在含链霉素培养基上反复传代的无毒菌株)活菌苗,它不能在肠黏膜层繁殖而不致病,但能刺激肠黏膜产生局部保护性抗体——分泌型 IgA,免疫力可维持 6～12 个月。

(3)加强传染源管理:早期发现患者,及时隔离治疗。对疫源地进行流行病学调查,查明传染源和传播途径,对密切接触者行医学观察 1 周。

(4)切断传播途径:对于细菌性痢疾等消化道传染病来说,切断传播途径是最重要的环节。认真贯彻执行“三管一灭”(即管好水源、食物和粪便、消灭苍蝇),注意个人卫生,养成饭前便后洗手的良好卫生习惯。严格贯彻、执行各种卫生制度。

(三)中西医结合治疗的选择与应用

细菌性痢疾是由痢疾杆菌引起的一种常见的肠道传染病,以结肠黏膜化脓性溃疡性炎症为主要病变,以发热、腹泻、腹痛、里急后重、黏液脓血便等为主要表现。肠道病变主要分布于结肠、直肠、乙状结肠等部位最显著,但升结肠、回肠下端也不少见。细菌性痢疾是由于侵袭因子和防御因子失去平衡,侵袭因子占主导地位时,才会引起发病。潜伏期为数小时至 7 d,多数 1～2 d。根据其临床表现,可分为 2 期 6 型。

急性细菌性痢疾的治疗,患者应予胃肠道隔离(至症状消失,大便培养连续 2 次阴性为止)和卧床休息。饮食一般以流质或半流质为宜,忌食多渣多油或有刺激性的食物。恢复期中可按具体情况逐渐恢复正常饮食。有失水现象者可给予口服补液盐。如有呕吐等而不能由口摄入时,则可给予生理盐水或 5%葡萄糖盐水静脉滴注,注射量视失水程度而定,以保持水和电解质平衡。有酸中毒者,酌情给予碱性液体。对痉挛性腹痛可给予阿托品及腹部热敷,忌用显著抑制肠蠕动的药物,以免延长病程和排菌时间。这类药物虽可减轻肠痉挛和缓解腹泻,在一定程度上可减少肠壁分泌。但实际上腹泻是机体防御功能的一种表现,且可排出一定数量的致病菌和肠毒素,因此不宜长期使用解痉剂或抑制肠蠕动的药物。特别对伴高热、毒血症或黏液脓血便患者,应避免使用,以免加重病情。婴幼儿也不宜使用此类药物。能够作用于和影响肠道动力的药物有阿托品、颠茄合剂、哌替啶、可待因、吗啡、樟脑酊、地芬诺酯和盐酸洛哌丁胺等。

中医药治疗本病急重症者的疗效虽不如抗生素及糖皮质激素等西药迅捷,但疗效稳定,不良反应小,复发率较低,这可能与中医药的整体调节有关。因此在治疗细菌性痢疾的过程中,应该根据病情和病程,发挥中西医的各自优势,进行优势互补。急性期的治疗,轻度可单一采用中药治疗,中度可采用中西医结合治疗;慢性期的治疗,可采用中医药为主,对于纯中药疗效不佳者可中西医结合,配合得当,则可提高疗效且减少西药不良反应,降低复发率。其中,中医辨证论治配合灌肠的综合治疗近期疗效较好,不论急性期或活动期均可采用。对病情较久,反复发作者,中医也可从整体出发,培补脾肾、益气活血、敛疮生肌,调整机体的免疫功能,可促进局部病变的修复,使机体康复。

五、饮食调护

细菌性痢疾是由痢疾杆菌引起的肠道传染病,好发于夏秋季。临床主要表现为发热、腹痛、腹泻、里急后重和黏液脓血便,严重者可发生感染性休克和/或中毒性脑病。本病急性期一般数天即愈,少数患者病情迁延不愈,发展成为慢性细菌性痢疾,可以反复发作。健康宣教、控制饮食及加强疾病护理,对于预防本病的复发可起到一定的作用。

(一)加强健康宣教

细菌性痢疾常年散发,但以夏秋季为主。预防措施主要以切断传播途径为主,及时合理的诊断和治疗可以避免该病向慢性演变。一般预后良好,本病属肠道传染病,患者及家属有必要掌握本病的相关知识,避免疾病在家庭成员之间传播。

(二)控制饮食

饮食一般以流质或者半流质为主,忌食多渣多油或者刺激性食物。一些水果、雪糕等冰冷食品也应当禁食,以免加重胃肠道负担。注意及时补充水分。恢复期可按具体情况逐渐恢复正常饮食。宜进食适量新鲜的低纤维、低脂肪、高维生素、高蛋白饮食,进食时尽可能细嚼慢咽。患者也可常吃些补中健脾利湿之品等,如莲子肉、薏苡仁、莲子、山药、百合等,可以达到食疗的目的。

(三)疾病护理

患者应给予胃肠道隔离,直至症状消失,大便培养连续 2 次阴性为止。患者应以卧床休息为主,注意个人卫生,饭前便后洗手。有体液丢失现象者,可给予口服补液。如因呕吐等原因无法口服者,可静脉滴注生理盐水或者 5% 葡萄糖氯化钠溶液,以保持水电解质平衡,并注意保暖。

六、转归与随访

急性细菌性痢疾一般预后良好,经 1 周左右的治疗大多痊愈,但患者具有下列情况易病程迁延发展为慢性病变:①患者感染为福氏痢疾杆菌;②急性期治疗不及时,不彻底;③原有营养不良、胃肠道疾病、肠道寄生虫病或肠道分泌性 IgA 减少等局部或全身抵抗力低下。

中毒性细菌性痢疾的死亡率约为 8%～10%,我国现已降至 1.5% 以下。中毒性细菌性痢疾病者中 80％为儿童,以 1～7 岁最多见,约占小儿中毒性细菌性痢疾的 80％以上,其次为 7～12 岁,而 1 岁以内极少见。临床类型中脑型约为 80％,休克型占 10％,余下 10％为混合型,偶可见并发呼吸窘迫综合征。此型最为凶险,死亡率高。中毒性细菌性痢疾病者出现休克或少尿时,氨基糖苷类抗生素的选用宜谨慎,以免加重药物的耳肾毒性。

(刘海涛)

第七节　肠　结　核

肠结核是现代医学概念,在中医学古代医籍中没有明确对应的病名,但根据其腹泻、腹痛的临床表现,文献中关于"泄泻""腹痛"等病证的论述为我们提供了可借鉴的辨治经验。

《医宗必读·泄泻》:"脾土强者,自能胜湿,无湿则不泄。若土虚不能制湿,则风寒与热得干之而为病。"《罗氏会约医镜泄泻》:"泻由脾湿,湿由脾虚"。故脾之健运正常,则水谷得化,水湿得运,小肠能司其分清泌浊之功,大肠能承受传导燥化之职,大便自能正常。排便次数增多,粪质稀薄,可归为"泄泻"范畴。本病以慢性复发型最为常见,病情发展以发作、缓解交替出现为特点,故目前多认为其与中医的"泄泻"较为相近。

一、病因病机

(一)致病因素

本病的病因有感受外邪,饮食所伤,七情不和,脏腑虚弱等,但关键在于脾胃功能障碍。

1.感受外邪

外邪引起的泄泻,以寒、湿、热为常见,尤以湿邪为多。由于脾喜燥恶湿,外来湿邪最易困阻脾阳,脾失健运,水食相杂而下,发生泄泻。正如《杂病源流犀烛·泄泻源流》说:"湿盛则飧泄,乃独由于湿耳。不知风寒热虚,虽皆能为病,苟脾强无湿,四者均不得而干之,何自成泄?是泄虽有风寒热虚之不同,要未有不原于湿者也"。

2.饮食所伤

饮食不节,损伤脾胃,传导失职,升降失调,而发生泄泻。《景岳全书·泄泻》篇说:"饮食不节,起居不时,以至脾胃受伤,则水反为湿,谷反为滞,精华之气不能输化,乃致合污下降而泻利作矣"。

3.情志失调

平时脾胃素虚,复因情志影响,忧思恼怒,精神紧张,以致肝气郁结,横逆犯脾,运化失常,而成泄泻。正如《景岳全书·泄泻》篇说:"凡遇怒气便作泄泻者,必先以怒时挟食,致伤脾胃,故但有所犯,即随触而发,此肝脾二脏之病也。盖以肝木克土,脾气受伤而然"。

4.脾胃虚弱

脾主运化,胃主受纳,若因饮食不节,劳倦内伤,久病缠绵,均可导致脾胃虚衰,不能受纳水谷和运化精微,水谷停滞,清浊不分,混杂而下,遂成泄泻。

5.肾阳虚衰

久病之后,损伤肾阳,或年老体衰,阳气不足,脾失温煦,运化失常,而致泄泻。《景岳全书·泄泻》篇指出："肾为胃关,开窍于二阴,所以二便之开闭,皆肾脏所主,今肾中阳气不足,则命门火衰;阴气极盛之时,则令人洞泄不止也"。

(二)病机特点

本病的主要病变在于脾胃与大小肠,脾虚湿胜是导致本证发生的重要因素。外因与湿邪关系最大,湿邪侵入,损伤脾胃,运化失常,所谓:"湿胜则濡泄"。内因则与脾虚关系最为密切,脾虚失运,水谷不化精微,湿浊内生,混杂而下,发生泄泻。正如:"泄泻之本,无不由于脾胃"。肝肾所引起的泄泻,也多在脾虚的基础上发生。脾虚失运,可造成湿盛,而湿盛又可影响脾的运化,故脾虚与湿盛是互相影响,互为因果。

二、中医诊断

(一)病名诊断

以排便次数增多,粪质稀薄,或夹黏液为主者,可称为"泄泻";以黏液脓血便、腹痛、里急后重为主要表现者,可称为"下痢";以大便带血为主者,可称之"便血"。

(二)辨证要点

1.辨缓急

急性泄泻(暴泻)发病急骤,病程短,常以湿盛为主;慢性泄泻发病缓慢,病程较长,迁延日久,每因饮食不当、劳倦过度而复发,常以脾虚为主,或病久及肾出现五更泄泻,腰酸怕冷,是命门火衰,脾肾同病。

2.辨证型

泄泻证型虽多,但各有特点。外感泄泻,多夹表证,如泻而兼有恶寒自汗,发热头痛,脉浮者,为夹风;泄泻发生在炎夏酷暑季节,症见身热烦渴,头重自汗,脉濡数,为夹暑。食滞肠胃之泄泻,以腹痛肠鸣、粪臭臭如败卵、泻后痛减为特点。肝气乘脾之泄泻,以胸胁胀闷、嗳气食少、每因情志郁怒而增剧为特点。脾胃虚弱之泄泻,以大便时溏时泻、水谷不化、稍进油腻之物则大便次数增多、面黄肢倦为特点。肾阳虚衰之泄泻,多在黎明之前,以腹痛肠鸣即泻、泻后则安、形寒肢冷、腰膝酸软为特点。

3.辨寒热虚实

凡大便清稀,完谷不化,腹痛喜温,畏寒,手足欠温,多属寒证;凡大便黄褐,臭味较重,泻下急迫,肛门灼热,多为热证。病程较长,腹痛不甚,喜温喜按,神疲肢冷,多属虚证;泻下腹痛,痛势急迫拒按,泻后痛减,多属实证。但病变过程较为复杂,往往出现虚实兼夹,寒热互见,在辨证时,应全面分析。

4.辨轻重

一般泄泻,若脾胃不败,饮食如常,多属轻证,预后良好。若泄泻不能食,形体消瘦,泄泻无度,或久泄滑脱不禁,致津伤液竭,则每有亡阴、亡阳之变,多属重证。

5.辨腹痛

便前腹痛、便后则缓,肠鸣腹胀,多属脾虚肝旺,病在气分;痛处固定,缠绵反复,多为瘀血入络,病在血分;病久而腹痛隐隐,多属气虚血瘀。

(三)证候诊断

1.湿热内蕴证

主症:泄泻腹痛,泻下急迫,或泻而不爽,粪色黄褐而臭,小便短黄。舌苔黄腻,脉濡数或滑数。

次症:肛门灼热,烦热口渴。

2.肝气乘脾证

主症:素有胸胁胀闷,嗳气食少,每因抑郁恼怒或情绪紧张之时,发生腹痛泄泻。舌淡红,脉弦。

次症:大便稀溏,或黏液便;情绪抑郁或焦虑不安;嗳气不爽,食少腹胀。舌质淡红,苔薄白,脉弦或弦细。

3.脾胃虚弱证

主症:大便时溏时泻,水谷不化,肢倦乏力。舌淡苔白,脉细弱。

次症:饮食减少,脘腹胀闷不舒,面色萎黄。

4.肾阳虚衰证

主症:黎明之前,腹部作痛,肠鸣即泻,泻后则安。舌淡苔白,脉沉细。

次症:形寒肢冷,腰膝酸软。

上述证候确定:主症必备,加次症2项以上即可诊断。

三、中医治疗

(一)治疗原则

本病以脾虚湿盛,脾失健运的病机特点,治疗应以运脾祛湿为原则。急性泄泻以湿盛为主,重用祛湿,辅以健脾,再依寒湿、湿热的不同,分别采用温化寒湿与清化湿热之法。兼夹表邪、暑邪、食滞者,又应分别佐以疏表、清暑、消导之剂。慢性泄泻以脾虚为主,当予运脾补虚,辅以祛湿,并根据不同证候,分别施以益气健脾升提,温肾健脾,抑肝扶脾之法,久泻不止者,尚宜固涩。同时还应注意急性泄泻不可骤用补涩,以免闭留邪气;慢性泄泻不可分利太过,以防耗其津气;清热不可过用苦寒,以免损伤脾阳;补虚不可纯用甘温,以免助湿。若病情处于寒热虚实兼夹或互相转化时,当随证而施治。

(二)辨证论治

1.湿热内蕴证

治法:清化湿热。

主方:葛根芩连汤加减。

药物:葛根、黄芩、黄连、金银花、茯苓、苍术、车前子、生甘草。

中成药选用:香连丸,口服,每次3～6 g,每天2～3次。

2.肝气乘脾证

治法:抑肝扶脾。

主方:痛泻要方加减。

药物:白术、白芍、陈皮、防风、炒柴胡、炒枳实、党参、茯苓、炙甘草。

中成药选用:固肠止泻丸(结肠炎丸),口服,每次4 g(浓缩丸),或每次5 g(水丸),每天3次。逍遥丸,口服,每次3 g,每天3次。

3.脾胃虚弱证

治法:健脾益气。

主方:参苓白术散(《太平惠民和剂局方》)加减。

药物:党参、茯苓、炒白术、山药、炒薏苡仁、砂仁(后下)、陈皮、桔梗、木香、黄连、地榆、炙甘草。

中成药选用:参苓白术丸,口服,每次 6 g,每天 3 次。

4.肾阳虚衰证

治法:温肾健脾,固涩止泻。

主方:四神丸加减。

药物:补骨脂、吴茱萸、肉豆蔻、五味子、党参、炮姜、白术、甘草。

中成药选用:附子理中丸,口服,每次 3 g,每天 3 次。四神丸,口服,每次 3 g,每天 3 次。

(三)其他疗法

1.针灸

以补益脾胃与温补肾阳为主。取脾俞、章门、中脘、天枢、足三里、命门、关元等穴。针用补法,可灸。

2.拔火罐

选天枢、关元、足三里、上巨虚、下巨虚、大肠俞、小肠俞等穴。适用于慢性虚寒性泄泻。

3.耳针

取大肠、小肠、肺、脾、下脚端等穴。可针刺,也可用王不留行籽贴压。

(四)临证要诀

泄泻是以大便次数增多,粪质稀薄,甚至泻出如水样为临床特征的一种脾胃肠病证。临床上应注意与痢疾、霍乱相鉴别。病因有感受外邪,饮食所伤,情志失调,脾胃虚弱,命门火衰等。这些病因导致脾虚湿盛,脾失健运,大小肠传化失常,升降失调,清浊不分,而成泄泻。病位在脾、胃、肠。辨证要点以辨寒热虚实、泻下物和缓急为主。治疗应以运脾祛湿为原则。急性泄泻重用祛湿,辅以健脾,再依寒湿、湿热的不同,分别采用温化寒湿与清化湿热之法。慢性泄泻以脾虚为主,当予运脾补虚,辅以祛湿,并根据不同证候,分别施以益气健脾升提,温肾健脾,抑肝扶脾之法,久泻不止者,尚宜固涩。同时还应注意急性泄泻不可骤用补涩,以免闭留邪气;慢性泄泻不可分利太过,以防耗其津气;清热不可过用苦寒,以免损伤脾阳;补虚不可纯用甘温,以免助湿。

四、饮食调护

(1)结核病是由结核杆菌引起的慢性消耗性传染病,治疗要从整体出发,使用抗结核病药物同时必须增加机体抵抗力,加强营养,可补给患者充足热量和营养素,满足结核病灶修复需要,增强机体抵抗力。

(2)结核病患者热量需要超过正常人,一般要求达到每千克体质量供给 125.6 kJ(30 kcal),全日总摄入量为 8 371.7 kJ(2 000 kcal)左右,轻体力劳动者每千克体质量 167.4 kJ(40 kcal),全日 10 046 kJ(2 400 kcal)左右。

(3)结核病患者蛋白质消耗多,且蛋白质修补组织的重要营养素有益病灶愈合、病体康复。结核病患者每天蛋白质摄入量应为每千克体质量 1.2~1.5 g,每天的总进量为 80~100 g,其中优质蛋白质,如肉禽、水产品、蛋、乳及大豆制品应占总蛋白质摄入量的 50%上。另外,还需补充充足的维生素,维生素 A 增强机体免疫力,维生素 D 促进钙吸收,维生素 C 有利于病灶愈合和血红蛋白合成,B 族维生素有改善食欲的作用。新鲜蔬菜水果也是维生素的主要来源。此外乳、蛋、内脏等食品含维生素 A 丰富,花生、豆类、瘦肉等富含 B 族维生素。

（4）禁止抽烟和饮酒。抽烟会增加对呼吸道和消化道的刺激,饮酒使血管扩张,加重患者咳嗽咯血等症状。

（5）结核患者膳食中还应特别注意钙和铁的补充,钙是结核病灶钙化的原料,牛奶中所含的钙量多、质优。患者每天应饮奶 250～500 g。铁是制造血红蛋白的必备原料,咯血便血者更要注意补充。

（6）家庭消毒隔离,最好让患者独居一室,选择朝阳或通风条件好的房间。室内不能潮湿。患者的寝具、食具独用,并定期消毒。痰液最好吐在纸内,然后烧毁,切忌随地吐痰。患者不宜与儿童接触,尽量不到公共场所去,以免病菌扩散传染,影响他人健康。咳嗽和喷嚏时,用手帕捂住口鼻。被褥经常放在太阳下曝晒,餐具可做煮沸消毒。

（7）患者往往胃纳较差,饮食宜清淡、易消化,注意适当补充蛋白质和维生素类。疾病好转时期,患者食欲改善,则要多吃一些瘦肉、鱼类、蛋品、豆制品和新鲜蔬菜。饮食要有规律,选择上不能偏食,以保证各种营养成分的摄入。

（8）发生少量咯血时,护理者首先要稳定其情绪,因过度紧张、激动会增加咯血量,过分害怕咯血、拼命屏气则容易引起窒息。应让患者静卧,用冷毛巾敷额部或胸部。也可以吃一些冷饮以帮助止血。咯血刚停,不宜立即起床活动。

患者如突然大量咯血或咯血突然停止,并伴有胸闷、气急、烦躁、出冷汗,甚至面色发紫,这是窒息的预兆,应立即让患者侧卧,鼓励和帮助患者将血块咯出,并立即将患者送医院抢救。

（9）因患传染病可能会影响家庭生活、工作及人际交往,因此会产生压力和情绪障碍,服药也会有很多副反应,包括消化道反应、药物的肝肾毒性、失眠、兴奋甚或抑郁,因而需加强心理支持和安慰、鼓励。要树立战胜疾病的信心,消除焦虑、忧郁、孤独的心理,进行必要的文娱和消遣活动来分散疾病的注意力,以消除不良心理。

（刘海涛）

第八节　溃疡性结肠炎

一、概述

溃疡性结肠炎(ulcerative colitis,UC)是一种长期、反复发作的直肠和结肠慢性非特异性炎症性疾病,病变主要限于结肠黏膜与黏膜下层,以炎症和溃疡为主要病理表现。范围多累及远段结肠,可逆行向近段发展,甚至累及全结肠和末段回肠,呈连续性分布。临床症状以腹泻、黏液脓血便、腹痛为主。本病与克罗恩病(crohn's disease,CD)统称为炎症性肠病(inflammatory bowel disease,IBD)。其病程迁延,易反复发作,且有癌变倾向,被 WHO 列为现代难治病之一。

溃疡性结肠炎于 1859 年由 Wilks 首先描述,1920 年被医学界公认,我国于 1956 年首次报道。该病在西方国家相当常见,欧洲和北美溃疡性结肠炎的发病率为(10～20)/10^5、患病率达(100～200)/10^5。近年来随着生活方式和饮食结构的改变以及对本病认识水平的提高,我国报道的病例明显增多,基于多家医院病例统计推测,我国溃疡性结肠炎的患病率为 11.6/10^5,但有被低估之虞。溃疡性结肠炎可发生于任何年龄,以 20～40 岁多见,男女发病率无明显差异。

治疗方面,自从 1942 年 Dana Svartz 医师首先将柳氮磺吡啶(SASP)应用于溃疡性结肠炎的治疗后,SASP 成为溃疡性结肠炎治疗的一个里程碑,大大改善了患者的生活质量,使复发率降低为原来的1/4。经过半个多世纪的实践,SASP 一直是溃疡性结肠炎患者广泛应用的药物之一,但由于该药口服耐受性差,不良反应多,其临床地位正逐渐被 5-氨基水杨酸(5-ASA)制剂所取代。5-ASA 作为 SASP 的有效成分,避免了由磺胺吡啶产生的不良反应,具有耐受性好,不良反应少的优点。20 世纪 40 年代,肾上腺糖皮质激素开始应用于活动性溃疡性结肠炎患者的治疗,并取得了极显著的疗效,使重度溃疡性结肠炎患者的病死率从 37% 下降到 1% 以下。近年来,多种难吸收性或肝首过作用增加的局部用制剂的出现显著降低了激素的不良反应,成为皮质激素类药物研制的趋势。硫唑嘌呤、6-巯基嘌呤、环孢素等免疫抑制剂被用于重症及难治性患者的病情控制和维持缓解,但因起效慢,不良反应多,临床应用受到限制。主要应用于克罗恩病(CD)治疗的生物制剂,如英夫利西,亦越来越多地应用于对常规治疗无效的活动性 UC 患者。

本病病因及发病机制十分复杂,目前尚未完全阐明,一般认为是四种主要因素综合作用的结果,包括环境因素、遗传因素、微生物因素和免疫因素。近年来随着基础研究的不断深入,人们对溃疡性结肠炎发病机制有了进一步了解。多种环境因素例如抽烟、阑尾切除术、现代生活方式、金属铝,通过不同机制影响 UC 发病。UC 是一种多基因遗传病,具有遗传易感性,表现在家族聚集倾向、种族发病率不一样、单卵双生同患率高于双卵双生,近年兴起的全基因组关联研究(genome-wide association studies,GWAS)发现了多种 UC 易感基因,例如,*IL23R*,*IL12B*,*JAK2*,*STAT3*,*HNF4a*,*E-Cadherin*,*LAMB1*,*IL-10* 等。肠道菌群失调通过引起肠道屏障功能障碍、肠道免疫功能失调等机制亦在 UC 的发病中起重要作用。多种免疫因素参与了 UC 的发病,包括肠道抗原、肠上皮细胞、天然免疫细胞、获得性免疫细胞以及多种细胞因子。肠黏膜屏障功能障碍、肠上皮天然免疫紊乱、抗原递呈细胞(APC)抗原识别和处理功能异常、效应性 T 细胞清除障碍、调节性 T 细胞与效应性 T 细胞之间的平衡失调等导致效应性 T 细胞异常活化、炎症细胞聚集、细胞因子释放、毒性代谢产物在黏膜中积聚,最终引起组织损伤。总之,目前的认识可概括为:环境因素作用于遗传易感者,在肠道菌丛(或目前尚未明确的特异性微生物)的参与下,启动了肠道免疫及非免疫系统,最终导致免疫反应和炎症过程,可能由于抗原的持续刺激和/或免疫调节紊乱,这种免疫炎症反应表现为过度亢进和难于自限。

溃疡性结肠炎是西医学的概念,在中医学古代医籍中没有明确对应的病名,但根据其腹泻、黏液脓血便、腹痛的临床表现,文献中关于"肠澼""滞下""痢疾""便血""泄泻""肠风""脏毒"等病证的论述为我们提供了可借鉴的辨治经验。

《黄帝内经》有"肠澼"之病名,颇类似本病的临床特点,如《素问·通评虚实论》云"肠澼便血""肠澼下白沫""肠澼下脓血"等。又活动期多以腹痛、便下赤白脓血、里急后重为主要表现,可归为"痢疾""下利";部分患者以大便带血为特点,可称之"便血";因为患者常感泻下滞涩不爽、黏滞重坠,又称"滞下";缓解期一般表现为排便次数增多,粪质稀薄,故可归为"泄泻"范畴。本病以慢性复发型最为常见,病情发展以发作、缓解交替出现为特点,故目前多认为其与中医的"久痢"较为相近。

二、病因病机

(一)致病因素

溃疡性结肠炎属非特异性炎性疾病,中医学认为其主要发病因素在于内因,即先天禀赋不足、脾胃功能失健,或伴有肾气不足,肺气失调。这与西医学以遗传易感为发病内因的观点相一致。中医认为脾胃虚弱是本病的发病基础,脾胃居中焦,主纳谷、腐熟、转输运化之职,更具升清降浊之能。若禀赋不足,或感受毒邪,或饮食失调,或忧思恼怒,或劳倦久病皆可损伤脾胃,脾虚失运,升降失司,水湿不化,郁热搏结,阻滞肠络,发为泻痢。饮食不节和情志失调是溃疡性结肠炎常见的发病诱因,恣食肥甘厚味,酿生湿热,导致肠腑气机不畅,通降不利,损伤肠络;或者焦虑抑郁,精神紧张,以致肝气郁结,横逆乘脾,运化失职,气血瘀滞,肉腐血败,脂络受伤而成内疡。

(二)病机特点

本病病位在大肠,但病机根本在脾,与肝、肾、肺三脏密切相关。疾病过程中可产生湿、热、瘀、毒、痰等病理产物,使病情缠绵难愈。湿热蕴肠,气滞络瘀是溃疡性结肠炎基本病机,属本虚标实之证,活动期以标实为主,主要为湿热蕴肠,气血不调;缓解期属本虚标实,主要为正虚邪恋,运化失健,本虚多呈脾虚,亦有兼肾亏者。初病在气,久病入络,反复出血,瘀血留着,腹痛固定,腹部生块的络阻血瘀证也并见于病程后期。脾虚肝乘,肝郁化火,火性上炎,循经犯目,目疾而生。脾主四肢,湿流关节,关节重痛,热伤肠络,血脉相传,皮肤发斑,这些皆是病机演变中由里及表,充内形外的表现。

溃疡性结肠炎不同症状的病机侧重点有所不同,以脓血便为主的病机重点是湿热蕴肠,脂膜血络受伤。以泄泻为主者分别虚实,实证为湿热蕴肠,大肠传导失司;虚证为脾虚湿盛,运化失健。以便血为主者,实证为湿热蕴肠,损伤肠络,络损血溢;虚证为湿热伤阴,虚火内炽,灼伤肠络,两者的病机关键均有瘀热阻络,迫血妄行。腹痛实证的主要病机是湿热蕴肠,气血不调,肠络阻滞,不通则痛;虚证为土虚木旺,肝脾失调,虚风内扰,肠络失和。脓血便伴发热者的主要病机是热毒内盛,血败肉腐。

三、诊断与鉴别诊断

(一)西医诊断

1.疾病诊断

诊断溃疡性结肠炎应首先排除细菌性痢疾、阿米巴痢疾、慢性血吸虫病、肠结核等感染性结肠炎以及缺血性结肠炎、放射性结肠炎、孤立性直肠溃疡、结肠克罗恩病,并符合下列标准。

(1)确诊:腹泻或便血6周以上,结肠镜检查发现一个以上的下述表现。黏膜易脆、点状出血、弥漫性炎性糜烂、溃疡;或钡剂检查发现溃疡、肠腔狭窄或结肠短缩。同时伴有明确的黏膜组织学改变:活动期炎性细胞浸润、隐窝脓肿、杯状细胞缺失。缓解期隐窝结构异常(扭曲分支)、隐窝萎缩。手术切除或活检标本在显微镜下有特征性改变。

(2)疑诊:病史不典型,结肠镜或钡剂灌肠检查有相应表现;或有相应病史,伴可疑的结肠镜检查表现,无钡剂灌肠检查;或有典型病史,伴可疑的钡剂灌肠发现,无结肠镜检查报告。均缺乏组织学证据。手术标本大体表现典型,但组织学检查不肯定。

完整的诊断应包括如下。

临床类型:初发型、慢性复发型、慢性持续型和暴发型。

严重程度:轻度、中度和重度。

病情分期:活动期、缓解期。

病变范围:直肠炎、左半结肠和广泛结肠。

肠外表现和并发症(大出血、穿孔、中毒性巨结肠和癌变等)。

诊断举例:溃疡性结肠炎(初发型、中度、活动期、左半结肠受累)。

2.鉴别诊断

(1)急性感染性结肠炎:包括各种细菌感染,如痢疾杆菌、沙门菌、直肠杆菌、耶尔森菌、空肠弯曲菌等。急性发作时发热、腹痛较明显,外周血血小板不增加,粪便检查可分离出致病菌,抗生素治疗有效,通常在 4 周内消散。

(2)阿米巴肠炎:病变主要侵犯右半结肠,也可累及左半结肠,结肠溃疡较深,边缘潜行,溃疡间黏膜多属正常。粪便或结肠镜取溃疡渗出物检查可找到溶组织阿米巴滋养体或包囊。血清抗阿米巴抗体阳性。抗阿米巴治疗有效。

(3)血吸虫病:有疫水接触史,常有肝脾大,粪便检查可见血吸虫卵,孵化毛蚴阳性。急性期直肠镜检查可见黏膜黄褐色颗粒,活检黏膜压片或组织病理检查可见血吸虫卵。免疫学检查亦有助鉴别。

(4)肠结核:多有肠外结核病史或临床表现,部分患者有低热、盗汗、消瘦、乏力等结核中毒症状。病变好发于回盲部,有腹泻,但血便少见。内镜下溃疡浅表、不规则,呈环形。组织病理学检查对鉴别诊断最有价值,肠壁和肠系膜淋巴结内大而致密的、融合的干酪样肉芽肿和抗酸杆菌染色阳性是肠结核的特征。不能除外肠结核时应行试验性抗结核治疗。亦可做结核菌培养、血清抗体检测或采用结核特异性引物行聚合酶链反应(PCR)检测组织中结核杆菌 DNA。

(5)结直肠癌:多见于中年以后,直肠指检常可触及肿块,结肠镜和 X 线钡剂灌肠检查对鉴别诊断有价值,活检可确诊。须注意溃疡性结肠炎也可引起结肠癌变。

(6)肠易激综合征:粪便可有黏液,但无脓血,显微镜检查正常,结肠镜检查无器质性病变的证据。

(7)其他:其他感染性肠炎(如真菌性肠炎、出血坏死性肠炎、抗生素相关性肠炎)、缺血性结肠炎、放射性肠炎、过敏性紫癜、胶原性结肠炎、白塞综合征、结肠息肉病、结肠憩室炎以及人类免疫缺陷病毒(HIV)感染合并的结肠炎应与本病鉴别。此外应特别注意因下消化道症状行结肠镜检查发现的轻度直、乙结肠炎需认真检查病因,观察病情变化。

(二)中医诊断

1.病名诊断

以黏液脓血便、腹痛、里急后重为主要表现者,可称为"下痢";以大便带血为主者,可称之"便血";以排便次数增多,粪质稀薄,或夹黏液为主者,可称为"泄泻"。

2.辨证要点

(1)辨轻重缓急:掌握病情的轻重缓急对制订治疗方案和判断预后十分重要,如便下脓血,或纯下鲜血,大便日行 6 次以上,腹痛、腹胀较剧,或伴发热,属急症、重症。大便次数每天行 3 次以下,腹痛、腹胀不甚,病情较缓,属于轻症。

(2)辨正邪虚实:虚则补之,实则泻之,不辨虚实易犯虚虚实实之戒。一般而言,活动期症见便下脓血,下利腹痛,里急后重,肛门灼热,舌红,苔黄厚腻,脉弦滑者,多属实证;缓解期便稀泄泻,或夹黏液,肠鸣腹胀,面色萎黄,乏力倦怠,舌边齿痕,苔薄腻,脉沉细或弦细者,多属正虚邪恋。

(3)辨寒热阴阳:热则寒之,寒者热之,临证宜详辨之,如大便白色黏冻,形寒肢冷,或大便清稀,完谷不化,多属寒证;大便赤白黏冻,赤多白少,里急后重,腹痛,或色黄褐而臭,泻下急迫,肛门灼热,多属湿热证;舌红少苔,便下艰涩,血色紫黯凝块,脉细涩,多属热邪伤阴。

(4)辨脏腑气血:便溏泄泻为主者,病多在脾;腹痛肠鸣者,多为脾虚木乘,或为湿阻气滞,不通则痛;久痢久泻者,多脾肾两亏;黏液便为主者,多为脾虚痰湿下注,肺气失调。以便血为主者,病在血分,多属湿热炽盛,动血入络,亦有湿热伤阴,虚火内炽,灼伤肠络者。

(5)辨脓血便、黏液便:一般认为,脓白如冻属寒、脓色黄稠属热;黏液清稀属虚、属寒,色黄黏稠属有郁热。白多赤少,重在治湿、治气;赤多白少,重在治热、治血。血便是溃疡性结肠炎的主症之一,其辨证因结合病势、病程等综合考虑,血色鲜红多属热,若久病气亏、气不摄血,多血色淡稀;血黯多属瘀,然血瘀的病机亦可有虚实之异:急性期湿热酿毒可入络成瘀,多血色紫黯凝块腥臭;久病脾肾阳虚,运血无力可气虚为瘀或寒凝为瘀,多血色淡黯。

(6)辨腹痛:便前腹痛、便后则缓,肠鸣腹胀,多属脾虚肝旺,病在气分;痛处固定,缠绵反复,多为瘀血入络,病在血分;病久而腹痛隐隐,多属气虚血瘀。

3.证候诊断

(1)大肠湿热证。

主症:腹痛,腹泻,便下黏液脓血;舌质红,苔黄腻。

次症:肛门灼热;里急后重;身热,小便短赤;口干口苦;口臭;脉滑数。

(2)脾虚湿蕴证。

主症:大便溏薄,黏液白多赤少,或为白冻;舌质淡红,边有齿痕,苔白腻。

次症:腹痛隐隐;脘腹胀满,食少食欲缺乏;肢体倦怠,神疲懒言;脉细弱或细滑。

(3)寒热错杂证。

主症:下痢稀薄,夹有黏冻,反复发作;舌质红,或舌淡红,苔薄黄。

次症:腹痛绵绵;四肢不温;腹部有灼热感,烦渴;脉弦,或细弦。

(4)肝郁脾虚证。

主症:腹痛即泻,泻后痛减;常因情志或饮食因素诱发大便次数增多。

次症:大便稀溏,或黏液便;情绪抑郁或焦虑不安;嗳气不爽,食少腹胀;舌质淡红,苔薄白;脉弦或弦细。

(5)脾肾阳虚证。

主症:久泻不止,夹有白冻,甚则完谷不化,滑脱不禁;形寒肢冷。

次症:腹痛喜温喜按;腹胀,食少食欲缺乏;腰酸膝软;舌质淡胖,或有齿痕,苔薄白润;脉沉细。

(6)阴血亏虚证。

主症:排便困难,粪夹少量黏液脓血;舌红少津,少苔或无苔。

次症:腹中隐隐灼痛;午后低热,盗汗;口燥咽干;头晕目眩,心烦不安;脉细数。

上述证候确定:主症必备,加次症2项以上即可诊断。

四、治疗

(一)中医治疗

1.治疗原则

(1)本病临床以正虚邪恋、虚实夹杂证多见,治疗总体以扶正祛邪、标本兼顾为原则,同时应注意分清缓急、标本、虚实、寒热。一般病程初期或急性发作期,病以标实为主,多为湿热蕴结,气机阻滞,肠络损伤,治宜重祛邪,以清热燥湿、调气和络止血为主;病程较长或缓解期,多为脾肾亏虚或肝脾不调,湿热留恋,治宜补益脾肾、固肠止泻,或抑肝扶脾,兼以清肠化湿。

(2)溃疡性结肠炎的治疗应当内外并重,内治应注重调气通滞,外治强调生肌敛疡,行中药灌肠局部治疗,使药物直达病所。

2.辨证论治

(1)大肠湿热证。

治法:清热化湿,调气行血。

主方:芍药汤(《素问病机气宜保命集》)加减。

药物:黄连、黄芩、白头翁、木香、炒当归、炒白芍、生地榆、白蔹、肉桂(后下)、生甘草。

中成药选用:香连丸,口服,每次 3~6 g,每天 2~3 次;小儿酌减。槐角丸,口服,每次 3~6 g,每天2~3 次。克痢痧胶囊,可短期使用,每次 2 粒,每天 3 次。

(2)脾虚湿蕴证。

治法:健脾益气,化湿助运。

主方:参苓白术散(《太平惠民和剂局方》)加减。

药物:党参、茯苓、炒白术、山药、炒薏苡仁、砂仁(后下)、陈皮、桔梗、木香、黄连、地榆、炙甘草。

中成药选用:参苓白术丸,口服,每次 6 g,每天 3 次。补脾益肠丸,口服,每次 6 g,每天 3 次;儿童酌减;重症加量或遵医嘱。

(3)寒热错杂证。

治法:温中补虚,清热化湿。

主方:乌梅丸(《伤寒论》)加减。

药物:乌梅、黄连、黄柏、肉桂(后下)、细辛、干姜、党参、炒当归、制附片。

中成药选用:乌梅丸,口服,每次 2 丸,每天 2~3 次。

(4)肝郁脾虚证。

治法:疏肝理气,健脾和中。

主方:痛泻要方(《景岳全书》引刘草窗方)合四逆散(《伤寒论》)加减。

药物:陈皮、炒白术、炒白芍、防风、炒柴胡、炒枳实、党参、茯苓、炙甘草。

中成药选用:固肠止泻丸(结肠炎丸),口服,每次 4 g(浓缩丸),或每次 5 g(水丸),每天 3 次。逍遥丸,口服,每次 3 g,每天 3 次。

(5)脾肾阳虚证。

治法:健脾补肾,温阳化湿。

主方:理中汤(《伤寒论》)合四神丸(《证治准绳》)加减。

药物:党参、炮姜、炒白术、炙甘草、补骨脂、肉豆蔻、吴茱萸、五味子、生姜、大枣。

中成药选用:附子理中丸,口服,每次 3 g,每天 3 次。四神丸,口服,每次 3 g,每天 3 次。

(6)阴血亏虚证。

治法:滋阴清肠,养血宁络。

主方:驻车丸(《备急千金要方》)加减。

药物:黄连、阿胶(烊化)、当归、太子参、生地黄、麦冬、白芍、乌梅、石斛、山药、炙甘草。

中成药选用:归脾丸,口服,每次 3 g,每天 3 次。

在辨证确定的基础上可考虑随症加减:大便脓血较多者,加败酱草、秦皮、槐角;腹痛较甚者,加徐长卿、延胡索;便血明显者,加仙鹤草、紫草、槐花、地榆;大便白冻黏液较多者,加苍术、薏苡仁;伴发热者,加金银花、葛根;畏寒怕冷者,加干姜;里急后重,加槟榔、炒枳壳;久泻气陷者,加炙升麻、柴胡、荷叶;久泻不止者,加赤石脂、石榴皮、诃子;排便不畅、便夹脓血者,加制大黄。

3.其他疗法

(1)灌肠:中药灌肠治疗对本病有确切的疗效,治疗常用灌肠中药有以下几种。①敛疮生肌类:儿茶、白及、赤石脂、枯矾、炉甘石和诃子等。②活血化瘀和凉血止血类:蒲黄、丹参、参三七、地榆、槐花、仙鹤草、血竭、侧柏叶和云南白药等。③清热解毒类:青黛、黄连、黄柏、白头翁、秦皮、败酱草、苦参、金银花、鱼腥草和白蔹等。④其他:石菖蒲、椿根皮、五倍子、锡类散等。

(2)单方验方。

白蔹散:白蔹地下块根,晒干后研末,装胶囊,每粒装 0.3 g,每次服 5 粒,每天 2 次(《中国中医秘方大全》)。

新鲜苍耳草全株 30 g,捣碎,水煎服(《中国中医秘方大全》)。

马齿苋 30 g 洗净切段,粳米 60 g 淘净煮粥,入马齿苋(《食疗本草》)。

白头翁苦参止痢汤:白头翁、苦参、金银花、黄柏、滑石各 60 g。上药加清水,浓煎成 200 mL,先做清洁灌肠后,再以药液灌肠,每天 1 次,连续 3 d(《常见病中药外治疗法》)。

乌梅汤:乌梅 500 g,煎汤放在桶内,坐熏肛门(《理瀹骈文》)。

(3)针灸:针灸治疗常用取穴:脾俞、天枢、足三里、大肠俞、气海、关元、太冲、肺俞、神阙、上巨虚、阴陵泉、中脘、丰隆等。

4.临证要诀

(1)清肠化湿以祛其标:不论活动期还是缓解期,湿热始终贯穿于溃疡性结肠炎的整个发病过程,其差别仅在于邪势盛衰不同。活动期邪势壅盛,当以清肠化湿为主;待邪势稍减,正虚显露,初则脾虚与湿热共存,久则脾肾阳虚、寒热错杂,此时应根据正邪盛衰把握好扶正与祛邪的主次,做到补中有消、消中有补,不可见有虚证而妄用补涩,以致助邪留寇,反使病势迁延。清肠化湿常用黄连、黄芩、黄柏、苦参、秦皮等苦寒之品,此类苦寒药物多集清热、解毒、燥湿于一体,善祛溃疡性结肠炎之标,故为临证首选。值得注意的是,过用苦寒不仅有碍脾胃健运,且有凉伏热毒及化燥伤阴之弊,因此临证常与芳香化湿药(如藿香、苍术、砂仁)、甘淡利湿药(如茯苓、薏苡仁)配伍应用,以达到运脾化湿的效果。

(2)凉血化瘀,宁络止血:溃疡性结肠炎以血便或黏液脓血便为主要症状特点,病机总属湿热伤络,络损血溢,正如《黄帝内经》所谓"阴络伤则血内溢,血内溢则后血",治疗当清热凉血、宁络止血,方选地榆散、槐角丸加减,常用药物有地榆、槐花、白头翁、赤芍、侧柏叶、茜草、紫草、黄连、黄芩、栀子等。如兼有阴伤络损血溢者,则合用金显著、石斛、生地等药对;如纯为便血者,则可按肠风的治疗经验用药,下部出血多取风药升之,乃因其热与风合之故,常加用炒当归、荆芥或荆芥穗、防风等养血祛风,和络止血;如治疗无效者,可参入《周慎斋遗书·肠风》治肠风下血不止方(白芷、乌梅)或《济生方》乌梅丸(乌梅、僵蚕),散收结合,风平火息,肠络自宁,血自归经。

(3)调气行血,慎用收涩:湿热蕴结导致肠腑气滞血瘀是溃疡性结肠炎的基本病机,刘完素在《素问病机气宜保命集》中明确指出"行血则便脓自愈,调气则后重自除",说明了从气血调治的重要性。另一方面,溃疡性结肠炎患者常伴有肝郁脾虚或土虚木旺等肝脾不和的证候特点,肝主疏泄,握气血之枢机,肝气疏泄失职,则可导致和加重气血失调。临证调和气血多从肝论治,因此,理气除木香、枳壳、槟榔、陈皮等行气导滞外,常配以柴胡、香附、青皮、佛手等疏肝理气;和血除当归、白芍等养血和血外,多用丹参、赤芍、元胡、三七等化瘀止痛。四逆散、逍遥散、痛泻要方是常用方剂。

本病虽常表现为便次增多,久泻难愈,但其病机以湿热留滞、虚实夹杂为特点,有别于单纯的脾虚证或脾肾阳虚证,因此,在治疗上应注意在扶正的同时配合疏泄导滞、运化祛湿,而慎用涩肠止泻之品,以防闭门留寇,加重病情。对于久病体虚,滑脱不禁的患者,在前法的基础上适当加用诃子、乌梅、石榴皮等药可增加疗效。需要指出的是,罂粟壳既可止泻又有止痛之功,但药理证实其具有抑制结肠蠕动作用,溃疡性结肠炎患者用之易产生腹胀,甚则导致肠麻痹,诱发中毒性巨结肠等严重并发症,故临床使用当谨而慎之。

(4)敛疮生肌,护膜为要:溃疡性结肠炎肠黏膜隐窝脓肿及糜烂溃疡之病理变化符合中医学"内痈""内疡"的特征,参用清热解毒、凉血消痈、托疮排脓、敛疮生肌之法予中药局部灌肠外治,可加快黏膜修复。常用清热解毒药有黄连、黄柏、苦参、青黛等,凉血消痈药有地榆、败酱草、鱼腥草、白蔹等,托疮排脓药有黄芪、白芷、桔梗等,敛疮生肌药有白及、儿茶、枯矾等。另外,还有化瘀止血药,如三七、茜草,以及涩肠止泻药,如乌梅、诃子、石榴皮、赤石脂等。常用成药有锡类散。

(5)健脾益气,兼顾诸脏:溃疡性结肠炎病位在大肠,但与脾、肺、肝、肾四脏密切相关,溃疡性结肠炎以脾虚为发病之本,补脾、运脾自不待言。尤其在缓解期,补脾、运脾是主要治则;脾虚则肺弱,宣降失职则痰湿停聚,缓解期在健脾的基础上调肺化痰可增强疗效,临证多用桔梗,取参苓白术散之方意;本病下利腹痛,一般属肝脾不和,肝气疏泄太过者占多,肝气疏泄不及者极少或较轻。既有疏泄太过,应予敛柔治之,常选乌梅、木瓜与白芍、甘草相伍,酸甘相伍。蝉衣与僵蚕均可祛风而抗过敏,痛泻要方中的防风亦是祛风药,三药共投,作用更著。《备急千金要方》黄昏汤,用一味合欢皮,治疗肺痈脓已尽时,可以促使肺部病灶的愈合。肺与大肠相合,本病肠有溃疡,故便血减少后亦可酌情配合使用合欢皮。

(6)重视湿、热、瘀、毒与病情活动的关系和正虚与病情复发的关系:溃疡性结肠炎活动期属实证,以湿热壅盛为主要病机,湿热炽盛可化火成毒,热毒入血,可煎熬成瘀,湿热瘀毒胶结难化,加剧病情。对于中重度患者在清热燥湿的基础上加用凉血解毒、凉血化瘀之品是控制病情的主要方法。中医认为"正气存内,邪不可干"。因此,调补正气是溃疡性结肠炎缓解期预防复发的重点所在。病情进入缓解期后,应坚持调理脾胃、以竟全功。《仁斋直指方论》曰:"精气血气,生于谷气,是以大肠下血,大抵胃药收功,真料四君子汤、参苓白术散,以枳壳散、小乌沉汤和之,胃气一回,血自循于经络矣"。

(二)西医治疗

1.治疗原则

长期以来溃疡性结肠炎的传统治疗以缓解症状为主要目标,即控制发作、维持缓解、减少复发、防止并发症,以改善患者的生活质量。由于近年来基础研究的进展,揭示了免疫性炎症的众多靶标,研制出各种靶向药物,特别是生物制剂在临床多中心试验中取得良好效果和临床经验,提出了以黏膜愈合为主要治疗目标,即迅速诱导缓解,减少对长期使用糖皮质激素的需求,完全的黏膜愈合,长期维持缓解,防止并发症,降低住院率和手术率,降低癌变风险,提高患者生活质量。

溃疡性结肠炎治疗应掌握好以下几点。

(1)分级、分期、分段治疗原则:分级治疗指按疾病的严重度,采用不同药物和不同治疗方法。分期治疗指疾病的活动期和缓解期,活动期应尽快控制发作,促进内镜下黏膜愈合,降低住院率与手术率,以提高生活质量;缓解期不用激素维持,预防复发。

分段治疗指确定病变范围以选择不同的给药方法,远段结肠炎可采用局部治疗,广泛性结肠炎或有肠外症状者则以系统性治疗为主。溃疡性直肠炎治疗原则和方法与远段结肠炎相同,局部治疗更为重要,优于口服用药。

(2)级联化治疗原则如下。

Ⅰ级(资源有限):在阿米巴流行区可酌情给予1个疗程的抗阿米巴治疗;在结核流行区可试验性地抗结核治疗1个月;SASP用于所有轻中度结肠炎,并维持缓解;远端结肠病变给予激素灌肠;中重度病变给予泼尼松口服;重症结肠炎应静脉使用激素,激素抵抗或激素依赖者可行结肠切除术,中毒性巨结肠可于静脉使用激素后的第3天参考 Oxford 或 Sweden 结局预测指标,考虑结肠切除术;顽固性病变需积极寻找巨细胞病毒(CMV)感染的证据;硫唑嘌呤(AZA)用于激素依赖或 5-ASA 无效者,如无 AZA 或患者不耐受,可考虑 MTX。

Ⅱ级(资源允许):诊断为结核或寄生虫感染时立即给予相应治疗;轻中度结肠炎可给予 SASP 治疗;5-ASA 制剂较常用;5-ASA 灌肠和栓剂可代替口服 5-ASA 用于远端结肠病变的维持缓解;活动性远段病变及全结肠炎口服联用直肠 5-ASA 可能更有效;5-ASA 维持缓解失败者可考虑 AZA 或 6-MP,AZA 治疗失败者可考虑 MTX。

Ⅲ级(资源丰富):急性重度结肠炎可考虑环孢素(CsA);急性重度结肠炎、中重度激素依赖或抵抗者可给予英夫利西(IFX);可用 AZA 或 6-MP 维持。

(3)注意并发症,以便估计预后、确定治疗终点和选择内、外科治疗方法。

(4)注意药物治疗过程中的不良反应,随时调整治疗。

(5)综合性、个体化处理原则:包括营养、支持、心理和对症处理;内、外科医师共同会诊以确定内科治疗的限度和进一步处理方法。

2.治疗方法

(1)内科治疗。

活动期的治疗:根据疾病严重程度及分布治疗。

轻度溃疡性结肠炎:可选用柳氮磺吡啶(SASP)制剂,3～4 g/d,分次口服;或用相当剂量的 5-氨基水杨酸(5-ASA)制剂。病变分布于远段结肠者可酌情应用 SASP 或 5-ASA 栓剂 0.5～1 g,2 次/天;5-ASA 灌肠液 1～2 g 或氢化可的松琥珀酸钠盐灌肠液 100～200 mg,每晚 1 次保留灌肠;或用布地奈德 2 mg 保留灌肠,每晚 1 次。

中度溃疡性结肠炎:可用上述剂量水杨酸类制剂治疗,反应不佳者适当加量或改服糖皮质激素,常用泼尼松 30～40 mg/d 口服。

重度溃疡性结肠炎:重度溃疡性结肠炎一般病变范围较广,病情发展较快,需及时处理,给药剂量要足:如患者尚未服用过糖皮质激素,可口服泼尼松或泼尼松龙 40～60 mg/d,观察 7～10 d,亦可直接静脉给药;已使用糖皮质激素者,应静脉滴注氢化可的松 300 mg/d 或甲基泼尼松龙 48 mg/d。肠外应用广谱抗生素控制肠道继发感染,如硝基咪唑、喹诺酮类制剂、氨苄西林或头孢类抗生素等。应使患者卧床休息,适当输液、补充电解质,以防水盐平衡紊乱。若便血量大、Hb<90 g/L 和持续出血不止者应考虑输血。营养不良、病情较重者可予要素饮食,病情严重者应予肠外营养。静脉应用糖皮质激素 7～10 d 后无效者可考虑予环孢素 A 2～4 mg/(kg·d)静脉滴注 7～10 d;由于药物的免疫抑制作用、肾脏毒性作用以及其他不良反应,应严格监测血药浓度。顽固性溃疡性结肠炎亦可考虑其他免疫抑制剂,如硫唑嘌呤(AZA)、6-巯基嘌呤(6-MP)等,

免疫抑制剂无效者,可考虑应用新型生物治疗剂,如抗肿瘤坏死因子-α(TNF-α)单克隆抗体(英夫利西)。英夫利息静脉滴注一次 5 mg/kg,2 h 内滴注完,第 2 周和第 6 周再分别给药1次,以后每 8 周 1 次维持治疗。如上述药物疗效不佳,应及时内、外科会诊,确定结肠切除手术的时机和方式。

活动期的治疗:根据疾病进程及表现治疗。

复发病例:最好使用首次治疗有效的方案,但应考虑到其他因素(如复发时间、正在进行的治疗药物等)并优化维持治疗方案。

早期复发病例:3 个月以内复发的患者最好开始使用硫唑嘌呤或者疏嘌呤治疗。

激素依赖病例:对于激素依赖的活动期 UC 患者,硫唑嘌呤与美沙拉嗪相比能更有效地诱导临床及内镜下缓解。

口服激素抵抗病例:这类患者应使用硫唑嘌呤或者疏嘌呤治疗,亦可考虑手术、静脉使用激素、英夫利西或钙神经素抑制剂。

免疫抑制剂抵抗病例:考虑使用英夫利西或手术治疗,不推荐长期含有激素的内科治疗方案。

缓解期的治疗:缓解期的治疗除初发病例、轻症远段结肠炎患者症状完全缓解后,可停药观察外,所有患者完全缓解后均应继续维持治疗。维持治疗的时间尚无定论。可能是 3～5 年甚至终生用药,诱导缓解后 6 个月内复发者也应维持治疗。糖皮质激素无维持治疗的效果,在症状缓解后应逐渐减量,过渡到用氨基水杨酸维持治疗。SASP 的维持治疗剂量一般为控制发作之半,多用 2～3 g/d,并同时予叶酸口服。亦可用与诱导缓解相同剂量的 5-ASA 类药物。6-MP 或AZA 等用于上述药物不能维持或对糖皮质激素依赖者。

维持治疗的药物选择。①5-ASA:对于使用 5-ASA 或激素诱导缓解的病例,5-ASA 是维持缓解的一线药物选择。直肠炎或左半结肠炎可选择 5-ASA 局部用药。5-ASA 口服和局部用药联合是维持缓解的二线选择。②AZA/6-MP:用于使用 5-ASA 维持缓解,但频繁复发或无法耐受 5-ASA 的患者;激素依赖的患者;使用环孢素或他克莫司诱导缓解的患者;也可以用于静脉使用大剂量激素诱导缓解的患者。考虑到骨髓毒性,可与 5-ASA 联用。③英夫利西:英夫利西诱导缓解有效的患者,可使用英夫利西维持治疗。为减少英夫利西的免疫原性,目前推荐英夫利西联合免疫抑制剂至少 6 个月或者预先使用激素。④益生菌:是 5-ASA 外能维持缓解的有效选择。⑤其他:抗菌药,没有足够的证据支持抗菌药用于 UC 的维持治疗。甲氨蝶呤:关于甲氨蝶呤用于 UC 维持缓解的研究很少。其他生物制剂:阿达木单抗、赛妥珠单抗、那他珠单抗、巴利昔单抗、白介素-10,抗白介素-12 抗体、抗白介素-16 抗体等生物制剂在 UC 的维持治疗中还缺乏有效的评估。

(2)外科治疗。

手术指征有以下几点。

绝对指征:大出血、穿孔、明确或高度怀疑癌肿以及组织学检查发现重度异型增生或肿块性损害伴轻、中度异型增生。

相对指征:重度溃疡性结肠炎伴中毒性巨结肠、静脉用药无效者;内科治疗症状顽固、体能下降、对糖皮质激素抵抗或依赖的顽固性病例,替换治疗无效者;溃疡性结肠炎合并坏疽性脓皮病、溶血性贫血等肠外并发症者。

手术方式:临时性回肠造瘘术;全直肠结肠切除术＋永久性回肠造瘘术;回肠贮袋肛门吻

合术。

3.注意事项

(1)注意药物不良反应:使用柳氮磺吡啶(SASP)前应注意询问磺胺药物过敏史,禁用于对磺胺药物过敏者。使用 SASP、5-ASA 及激素等药物治疗取效后不宜减药过快,以防复发。激素用量减少后可加用 SASP、5-ASA 或免疫抑制剂,以巩固疗效。用药过程中应注意观察药物的不良反应,及时调整治疗方案。诸类药物的不良反应主要有骨髓抑制、肝肾功能损害、胃肠道反应、头痛、发热、皮疹、自身免疫性溶血、胰腺炎等,用药前及用药过程中应注意检查血常规及肝肾功能。SASP 还可导致精子减少甚至不育,但停药后 3～4 个月一般可恢复。

(2)慎用解痉剂和止泻剂:活动期应慎用解痉剂和止泻剂,以避免诱发中毒性巨结肠。对怀疑中毒性巨结肠患者禁止行结肠镜和钡灌肠检查。坏疽性脓皮病约见于 5% 的溃疡性结肠炎患者,病变可见于任何部位的皮肤,不宜做病变部位的活检,以防皮肤的溃烂。密切监测患者的生命体征和腹部体征变化,尽早发现和处理并发症。

(3)逐步升级与逐步降级方案的选择:已有的研究证明,以早期应用免疫抑制剂和/或生物制剂为主的降级方案较升级方案疗效高出 20% 以上,可有效撤停糖皮质激素,迅速诱导缓解,促进黏膜愈合,使病程经过维持良好。早期单独使用硫唑嘌呤是否有效仍属疑问,而部分病例不需要硫唑嘌呤或英夫利西,用常规治疗药物就可以缓解病情。由于早期使用硫唑嘌呤或英夫利西有过度治疗之嫌,其长期使用的安全性有待观察以明确,特别是免疫监视功能的降低可导致淋巴瘤、癌症和各种感染的发生,因此目前临床上仍以升级治疗方案应用最为普遍。

(4)重视心理治疗:抑郁、焦虑和生活质量的降低是导致溃疡性结肠炎复发的可能危险因素。在临床工作中除了关注患者的躯体症状外,更要关注患者的心理状况以及其家庭功能,对于存在复发危险因素的患者要及时提供必要的干预措施。相关的心理治疗包括认知行为治疗、肌肉放松技术、患者和家属的教育工作、家庭治疗以及抗抑郁药物的应用。

(5)妊娠期溃疡性结肠炎的治疗:活动期对妊娠有显著的不良影响,因此,建议在疾病缓解期受孕。这对母亲和胎儿都有利。对患病的妊娠女性而言,营养支持十分重要,服用柳氮磺吡啶的妇女应加服叶酸制剂。绝大多数治疗的药物对妊娠是安全的,但不恰当的治疗会导致疾病加重、胎儿低体质量、早产和流产等并发症。多年来,5-氨基水杨酸和肾上腺皮质激素被安全用于治疗活动性的妊娠女性,虽然在重症女性使用硫唑嘌呤和 6-巯基嘌呤并未见到致畸风险增高,但并不建议将此类药物作为治疗首选。

(三)中西医结合治疗的选择与应用

溃疡性结肠炎是一种难治性疾病,近几年来在免疫方面的研究进展很快,认为自身免疫反应的异常是其基本的病因,而肠道感染和精神因素等可能仅是诱发因素。故西药主要使用具有免疫抑制作用的糖皮质激素和氨基水杨酸类(SASP 及其衍生物)治疗,往往能起良好的效果。然而,长期或大量使用激素可因抑制免疫反应致人体防御功能下降,影响脂肪及糖代谢,引起电解质紊乱及消化道溃疡、出血等。长期或大量使用 SASP 可引起上消化道症状、头痛、周身不适,甚至白细胞减少、溶血、转氨酶增高等。况且我国的溃疡性结肠炎病例绝大多数是轻型,在缓解或慢性期,而且,无论是氨基水杨酸类药、皮质类固醇抑或免疫抑制剂,均存在停药易复发的问题。

中医药治疗本病急重症者的疗效虽不如皮质激素等西药迅捷,但疗效稳定,不良反应小,复发率较低,这可能与中医药的整体调节有关。因此在治疗溃疡性结肠炎的过程中,应该根据病情和病程,发挥中西医的各自优势,进行优势互补。活动期的治疗,轻度可单一采用中药治疗,中度可采用中西医结合治疗,不能耐受西药治疗者,可采用中医药的综合疗法;缓解期的治疗,可采用中医药为主,对于纯中药疗效不佳者可中西医结合,配合得当,则可提高疗效且减少西药不良反应,降低复发率。其中,中医辨证论治配合灌肠的综合治疗近期疗效较好,不论活动期或缓解期均可采用。对病情较久,反复发作者,中医也可从整体出发,培补脾肾、益气活血、敛疮生肌,调整机体的免疫功能,可促进局部病变的修复,使机体康复。

目前临床上治疗溃疡性结肠炎多采取辨病与辨证相结合。现代药理学研究证实,多种中药可抗感染,调节免疫功能,改善微循环,可根据临床实际,在辨证论治的基础上,选用以下药物。

黄连:含小檗碱、黄连碱、掌叶防己碱和药根碱等生物碱,此外尚含有多种微量元素,其有抗微生物和抗原虫作用、抗腹泻作用、抗炎及调节免疫系统的作用。

黄芪:含黄芪多糖,黄芪多糖具有显著的免疫促进作用,对单核巨噬细胞吞噬功能有明显的促进作用,并显著增加特异性抗体溶血素的含量,对 T 细胞和 B 细胞有较好的保护和双向调节作用。

白花蛇舌草:可增强免疫功能作用,刺激网状内皮系统,增强白细胞吞噬能力,具有抗菌消炎作用。

丹参:能抑制血小板聚集,降低血黏度,抗氧化和抗血管内皮损伤作用,改善微循环。

白及:有良好的局部止血及促进肉芽生长的作用,该药中的白及胶浆,有在肠黏膜毛糙创面形成保护膜的功能,阻断或减少肠道细菌或菌体成分进入血液循环,减少了毒素的吸收,阻断或减少免疫复合物的形成。

白芍:白芍水煎剂和白芍总苷对机体的细胞免疫、体液免疫及巨噬细胞功能均有调节作用,其免疫调节作用可能与影响白介素、白三烯等介质的产生及松果体密切相关。

地榆:地榆根中含有丰富的鞣质,鞣质具有收敛作用,能与蛋白质结合形成不溶于水的大分子化合物,沉淀在黏膜表面,从而起到止血、保护黏膜等多种作用。地榆能清除氧自由基,降低过氧化脂质的生成,从而减轻组织损伤。地榆可通过抑制促炎细胞因子,升高抑炎细胞因子,下调 NF-κB 蛋白水平发挥治疗作用。

黄柏:黄柏中含有较多的生物碱,其中小檗碱含量较多,具有抗菌、抗炎、解热作用,能增强单核巨噬细胞的吞噬功能,提高机体的非特异性免疫力。黄柏在发挥抗菌解毒作用的同时尚可促进血管新生,迅速消除炎症水肿,改善创面微循环,促进肉芽生长和加速伤口愈合。

五、饮食调护

溃疡性结肠炎的复发是综合因素造成的,文化因素、对疾病的认识程度、经济因素、治疗情况、饮食因素、精神情绪因素、环境因素、体质因素以及一些未知因素等影响疾病复发。缓解期要对治疗疾病本身以外的影响因素也加以干预,方能维持缓解。健康宣教、节制饮食、保持心情舒畅、防止肠道感染及食物中毒、增强体质,对于缓解期预防本病的复发可起到一定的作用。

(一)加强健康宣教

溃疡性结肠炎具有反复发作的特点,应注重对患者的教育,以便提高治疗的依从性,积极避免诱发因素,提高生活质量。

(二)控制饮食

饮食不调常是溃疡性结肠炎主要发病诱因,患者须忌酒类饮料及碳酸饮料,生冷凉拌、寒凉属性(如梨、西瓜等)、有刺激性(如辣椒、葱、蒜等)、粗纤维(如芹菜、糠麸等)食物应避免进食,海鲜等易引起肠道过敏及牛奶等可疑不耐受的食物也不应进食。一般宜进食适量新鲜的低纤维、低脂肪、高维生素、高蛋白饮食,进食时尽可能细嚼慢咽。患者也可常吃些补中健脾利湿之品等,如大枣、薏苡仁、莲子、木香粥、砂仁粥、百合粥、白及燕窝汤等,有较好的预防作用。

(三)解除不良情绪和重视心理治疗

溃疡性结肠炎反复发作,临床上可以看到久病患者常伴有不同程度的精神神经症状,如焦虑、忧郁、睡眠质量不好等,是溃疡性结肠炎潜在的复发诱因。患者可通过看电视或阅读杂志等,以分散注意力,解除思想顾虑。另一方面可以给予心理疏导,帮助其减轻压力;精神神经症状较重时,可以配合柴胡、合欢皮、茯神、百合或甘麦大枣汤等中药以解郁安神,或服用抗抑郁药、镇静剂之类,如氟哌噻吨美利曲辛、氟西汀、地西泮、艾司唑仑等。

(四)预防肠道感染和食物中毒

肠道感染与食物中毒导致的急性胃肠炎是溃疡性结肠炎复发的重要原因。因此,患者缓解期须保持环境清洁,注意个人卫生,避免不洁食物,防止肠道感染及食物中毒。

(五)增强体质

避免过度劳累导致体质虚弱,而适当的运动锻炼可以强身健体,愉悦心神,增强体质,对溃疡性结肠炎的预防有很好的作用。

六、转归与随访

溃疡性结肠炎患者若失治误治,病情控制不佳,可伴有全身中毒症状,出现中毒性巨结肠、肠穿孔、脓毒血症等并发症,应及时行外科手术治疗。

病程 8～10 年以上的广泛性结肠炎、全结肠炎和病程 30～40 年以上的左半结肠炎、直乙状结肠炎患者,溃疡性结肠炎合并原发性硬化性胆管炎者,应行监测性结肠镜检查,至少 2 年 1 次,并做多部位活检。对组织学检查发现有异型增生者,更应密切随访,如为重度异型增生,一经确认即行手术治疗。

(张广峰)

第九节　克罗恩病

一、概述

克罗恩病(crohn's disease,CD),是一种慢性肉芽肿性炎症,病变可累及胃肠道各部位,以末段回肠及其邻近结肠为主,呈穿壁性炎症,多呈节段性、非对称性分布,临床主要表现为腹痛、腹泻、血便为主的消化道症状,以及体质量减轻、发热、食欲缺乏、疲劳、贫血等全身性表现,常见有瘘管、腹腔脓肿、肠狭窄和梗阻、肛周病变(肛周脓肿、肛周瘘管、皮赘、肛裂)等并发症,较少见的有消化道大出血、急性穿孔,病程长者可发生癌变。本病与溃疡性结肠炎(ulcerative colitis,UC)统称为炎症性肠病(inflammatory bowel disease,IBD)。

CD 于 1932 年由 Burrill Crohn 最早描述,又称为局限性肠炎、节段性肠炎等,认为是一种病因尚不十分明确的胃肠道慢性炎性肉芽肿性疾病。1973 年世界卫生组织(WHO)将其定名为

Crohn 病。CD 是世界范围的疾病,其流行病学特征在不同地域、不同人群中有较大的差异。CD 的发病率及患病率有明显的地域差异。一般认为欧美地区发病率较高,亚洲和拉丁美洲发病率较低。CD 在欧美国家平均年发病率为 $(3.74\sim14.6)/10^5$ 人,患病率为 $(13.7\sim198.5)/10^5$ 人。近年来日本、韩国的报道表明有迅速上升趋势,我国以人群为基础的大样本流行病学调查研究较少。根据近年来我国报道 CD 病例明显增多,据推测中国大陆地区,CD 发病率及患病率分别为 $0.848/10^5$、$2.29/10^5$(对我国内地 1950—2007 年 CD 住院患者进行分析,初步估算出这 55 年来我国 CD 总体发病率及患病率分别为 $0.848/10^5$ 人和 $2.29/10^5$ 人),大多数分布在我国的北部、东部、南部地区。有研究表明,我国 CD 发病率及患病率低于欧美国家,同时也低于韩国、日本等其他亚洲国家,但近几十年也一直呈上升趋势。

CD 任何年龄均可发病,最常发生于青年期。发达国家研究认为 CD 发病率呈双峰分布,在 $20\sim39$ 岁达到第一个高峰,在 $60\sim79$ 岁达到第二个较小的高峰。西方国家多数报道以女性为多,男女比例 $1:(1.46\sim1.6)$。根据我国统计资料,发病高峰年龄为 $18\sim35$ 岁,男性略多于女性(男:女约为 $1.5:1$)。

CD 病因及发病机制至今尚未明确,目前认为可能与遗传、免疫、感染、饮食、环境及心理因素有关。

2012 年由中华医学会消化病学分会炎症性肠病学组制定的炎症性肠病诊断与治疗的共识意见中明确指出 CD 的治疗目标为诱导并维持病情缓解,防治并发症,改善生存质量。CD 的治疗需强调根据不同的个体采取药物、手术、营养、心理等综合治疗。常规药物治疗主要包括 5-氨基水杨酸制剂(5-ASA)、糖皮质激素、免疫抑制剂、抗肿瘤坏死因子(tumor necrosis factor,TNF)制剂、抗生素、益生菌等。首先,CD 活动期诱导缓解方案需要建立在对病情进行全面评估的基础上,依据疾病活动性、严重度、病变部位以及既往对治疗的反应及耐受情况随时调整。尽管相当部分的 CD 患者最终难以避免手术治疗,但术后复发率高,因此 CD 的治疗仍以内科治疗为主,需慎重评估手术的价值和风险,力求在最合适的时间施行最有效的手术。其次,所有 CD 患者须戒烟。CD 治疗还需强调营养(尤其是肠内营养)以及心理治疗等综合疗法。

由于 CD 病情复杂,治疗中须重视病情的观察和分析,强调在统一的原则下采取个体化的治疗。近年来,欧美医师率先提出了 CD 的降阶梯治疗策略,强调早期应用免疫调节药物如生物制剂、免疫抑制剂等,但尚未达成共识。随着生物制剂在 CD 治疗中的应用,黏膜愈合的概念逐渐受到消化科临床医师的认可。治疗后实现黏膜愈合预示着缓解期的延长、手术率的下降。因此,现阶段及今后 CD 的治疗目标正逐渐从临床症状的控制演变为内镜下黏膜的愈合。大量的研究已证实,TNF 抗体从分子水平对炎症性肠病(IBD)患者的靶向治疗,可促进黏膜结构的修复,具有迅速诱导并长期维持黏膜愈合的作用,尤其对克罗恩病。目前选择 TNF 单克隆抗体英夫利西治疗 IBD,在我国已得到较为广泛的应用。

CD 属西医学的概念,病程长、反复发作,不同阶段的临床表现不一,在中医学古代医籍中没有明确对应的病名,仅仅用一个中医病名来概括 CD 的发病全过程的特点与规律较为困难,应根据疾病阶段及临床特点进行分期诊断。根据其腹痛、腹泻、血便等临床表现,以腹痛为主症,可诊断为"腹痛";仅以大便次数增多,粪质稀薄为主者,分属"泄泻"范畴;患者常感泻下滞涩不爽、黏滞重坠,又可称"滞下";本病肠道内有裂隙状溃疡,伴见脓性分泌物,可诊断为"肠疡",也可称"内痈";若患者出现腹部包块或肠道梗阻,症状符合"积聚""肠结"诊断;以肛周脓肿为主者符合中医"肛痈"诊断;肛痈溃后,余毒未尽,疮口不合,日久成瘘,则诊断为"肛瘘";由于长期反复发作,各脏器功能均受损,而致疲倦乏力、消瘦等,中医也可诊断为"虚劳"。

二、病因病机

(一)致病因素

中医认为本病是由于饮食不节、感受外邪、情志失畅、禀赋不足、素体虚弱等导致脾胃受损、运化失司。脾胃同属中焦,主受纳、腐熟、运化水谷,具有升清降浊之功,若恣食肥甘厚味辛辣之品,湿热积滞,蕴结肠胃;或过食生冷,遏阻脾阳,损伤脾胃,导致肠腑气机不畅,通降不利,损伤肠络;感受寒湿、暑湿、湿热之邪,邪滞于中,阻滞气机,升降失调,脾胃受戕,运化失职;情志抑郁,忧思恼怒,以致肝郁气滞,横逆乘脾,运化失健,气滞血瘀,脂络受伤,肉腐血败而成内疡;禀赋不足,劳倦久伤,脾胃虚弱,不能运化水谷,肠腑传导失职,水反为湿,谷反为滞,而成下利。

(二)病机特点

本病病位主要在脾胃、大小肠,与肝、肾、肺三脏密切相关。病理因素为寒、热、湿、瘀、毒等。在脾胃虚弱基础上,寒湿、湿热、疫毒之邪壅塞肠中,小肠泌别清浊失职,大肠传导功能失常,清浊相混而为"泄泻";气滞血瘀,不通则痛而为"腹痛";热伤阴络,络损血溢,或脾气亏虚,不能统血则可导致"便血";湿热瘀血壅结肠腑,腑气不通则成"肠结";日久脾胃虚弱,气血化源不足,内不能调和于五脏,外不能洒陈于营卫经脉,由虚致损,可成"虚劳"。

病理性质有寒热虚实之分,总属本虚标实,虚中夹实证。活动期以邪实为主,多责之于肺热移肠,或湿热内蕴,气滞血瘀。湿热壅滞进一步发展,可出现化火酿毒,入营动血。病久迁延不愈,耗伤正气,多属虚证或虚中夹实,寒热错杂证。本虚如为禀赋不足,多脾肾两虚同时兼见,亦可由脾虚日久及肾,肾阳亏虚,火不暖土,又可加重脾虚,出现恶性循环。如因土虚木乘可成脾虚肝郁之证;脾与肺是母子关系,脾胃虚弱,土不生金,可致肺气不足,肺与大肠相表里,肺气亏虚,大肠不固,可致下利日久不愈,这时仍可兼有湿热血瘀,但以本虚为主。

三、诊断与鉴别诊断

(一)西医诊断

1.诊断标准

CD 缺乏诊断的金标准。诊断需要结合临床表现、内镜、影像学和病理组织学进行综合分析并随访观察。

(1)临床表现:CD 最常发生于青年期,根据我国统计资料发病高峰年龄为 18～35 岁、男性略多于女性(男女比约为 1.5∶1)。临床表现呈多样化,包括消化道表现、全身性表现、肠外表现及并发症。消化道表现主要有腹泻和腹痛,可有血便;全身性表现主要有体质量减轻、发热、食欲缺乏、疲劳、贫血等,青少年患者可见生长发育迟缓;肠外表现与 UC 相似,包括皮肤黏膜表现(如口腔溃疡、结节性红斑和坏疽性脓皮病)、关节损害(如外周关节炎、脊柱关节炎等)、眼部病变(如虹膜炎、巩膜炎、葡萄膜炎等)、肝胆疾病(如脂肪肝、原发性硬化性胆管炎、胆石症等)、血栓栓塞性疾病;并发症常见的有瘘管、腹腔脓肿、肠狭窄和梗阻、肛周病变(肛周脓肿、肛周瘘管、皮赘、肛裂等),较少见的有消化道大出血、急性穿孔,病程长者可发生癌变。

腹泻、腹痛、体质量减轻是 CD 的常见症状,如有这些症状出现,特别是年轻患者,要考虑本病的可能,如伴肠外表现或(及)肛周病变高度疑为本病。肛周脓肿和肛周瘘管可为少部分 CD 患者的首诊表现,应予注意。

（2）内镜检查。

结肠镜检查：结肠镜检查和活检应列为 CD 诊断的常规首选检查，镜检应达末段回肠。镜下一般表现为节段性、非对称性的各种黏膜炎症表现，其中具特征性的内镜表现为非连续性病变、纵行溃疡和卵石样外观。

必须强调，无论结肠镜检查结果如何（确诊 CD 或疑诊 CD），也需选择有关检查（详见下述）明确小肠和上消化道的累及情况，以便为诊断提供更多证据及进行疾病评估。

小肠胶囊内镜检查（SBCE）：对发现小肠黏膜异常相当敏感，但对一些轻微病变的诊断缺乏特异性，且有发生滞留的危险。主要适用于疑诊 CD 但结肠镜及小肠放射影像学检查阴性者。正规的 SBCE 检查阴性，倾向于排除 CD；阳性结果需综合分析并常需进一步检查证实。

小肠镜检查：目前我国常用的是气囊辅助式小肠镜（BAE）。该检查可直视下观察病变、取活检及进行内镜下治疗，但为侵入性检查，有一定并发症的风险。主要适用于其他检查（如 SBCE 或放射影像学）发现小肠病变或尽管上述检查阴性而临床高度怀疑小肠病变，需进行确认及鉴别者；或已确诊 CD 需要 BAE 检查以指导或进行治疗者。小肠镜下 CD 病变特征与结肠镜所见相同。

胃镜检查：少部分 CD 病变可累及食管、胃和十二指肠，但一般很少单独累及。原则上胃镜检查应列为 CD 的检查常规，尤其是有上消化道症状者。

（3）影像学检查。

CT 或磁共振肠道显像（CT/MR enterography，CTE/MRE）：CTE 或 MRE 是迄今评估小肠炎性病变的标准影像学检查，有条件的单位应将此检查列为 CD 诊断的常规检查。该检查可反映肠壁的炎症改变、病变分布的部位和范围、狭窄的存在及其可能的性质（炎症活动性或纤维性狭窄）、肠腔外并发症如瘘管形成、腹腔脓肿或蜂窝织炎等。活动期 CD 典型的 CTE 表现为肠壁明显增厚（>4 mm）；肠黏膜明显强化伴有肠壁分层改变，黏膜内环和浆膜外环明显强化，呈"靶征"或"双晕征"；肠系膜血管增多、扩张、扭曲，呈"木梳征"；相应系膜脂肪密度增高、模糊；肠系膜淋巴结肿大等。

CTE 与 MRE 对评估小肠炎性病变的精确性相似，后者较费时，设备和技术要求较高，但无放射线暴露之虑。CT 或 MR 肠道造影（CT/MR enteroclysis）可更好扩张小肠尤其是近段小肠，可能更有利于高位 CD 病变的诊断。

盆腔磁共振有助于确定肛周病变的位置和范围，了解瘘管类型及其与周围组织的解剖关系。

钡剂灌肠及小肠钡剂造影：钡剂灌肠已被结肠镜检查所代替，但遇肠腔狭窄无法继续进镜者仍有诊断价值。小肠钡剂造影敏感性低，已被 CTE 或 MRE 代替，但对无条件行 CTE 检查的单位则仍是小肠病变检查的重要技术。该检查对肠狭窄的动态观察可与 CTE/MRE 互补，必要时可两种检查方法同用。X 线所见为多发性、跳跃性病变，病变处见裂隙状溃疡、卵石样改变、假息肉、肠腔狭窄、僵硬，可见瘘管。

腹部超声检查：对发现瘘管、脓肿和炎性包块具有一定价值，但对 CD 诊断准确性较低，超声造影及彩色多普勒可增加准确性。由于超声检查方便、无创，对 CD 诊断的初筛及治疗后活动性的随访有相当价值，值得进一步研究。

（4）黏膜病理组织学检查：需多段（包括病变部位和非病变部位）、多点取材。

CD 黏膜活检标本的病理组织学改变：①固有膜炎症细胞呈局灶性不连续浸润；②裂隙状溃疡；③阿弗他溃疡；④隐窝结构异常，腺体增生，个别隐窝脓肿，黏液分泌减少不明显，可见幽门腺化生或潘氏细胞化生;⑤非干酪样坏死性肉芽肿;⑥以淋巴细胞和浆细胞为主的慢性炎症细胞浸润,以固有膜底部和黏膜下层为重,常见淋巴滤泡形成;⑦黏膜下淋巴管扩张;⑧神经节细胞增生和/或神经节周围炎。

(5)手术切除标本:沿纵轴切开(肠系膜对侧缘)手术切除肠管,连同周围淋巴结一起送病理组织学检查。

手术切除标本的大体表现包括:①节段性或者局灶性病变;②融合的线性溃疡;③卵石样外观、瘘管形成;④肠系膜脂肪包绕病灶;⑤肠壁增厚和肠腔狭窄等特征。显微镜下典型改变除了活检改变外还包括:①节段性、透壁性炎症;②活动期有深入肠壁的裂隙状溃疡,周围重度活动性炎,甚至穿孔;③透壁性散在分布淋巴样细胞增生和淋巴滤泡形成;④黏膜下层水肿和淋巴管扩张,晚期黏膜下层增宽或出现黏膜与肌层融合;⑤非干酪样坏死性肉芽肿见于黏膜内、黏膜下、肌层甚至肠系膜淋巴结;⑥肌间神经节细胞和神经纤维增生和神经节周围炎。

手术切除标本的病理确诊标准:CD 的病理学诊断在黏膜活检难度较大,需结合临床表现、肠镜所见和病理学改变考虑。非干酪样坏死性肉芽肿具有较大的诊断价值,但需排除肠结核。手术切除标本可见到更多的病变,诊断难度较小。

诊断要点:在排除其他疾病(见鉴别诊断)基础上,可按下列要点诊断。①具备上述临床表现者可临床疑诊,安排进一步检查;②同时具备上述结肠镜或小肠镜(病变局限在小肠者)特征以及影像学(CTE 或 MRE,无条件者采用小肠钡剂造影)特征者,可临床拟诊;③如再加上活检提示CD 的特征性改变且能排除肠结核,可作出临床诊断;④如有手术切除标本(包括切除肠段及病变附近淋巴结),可根据标准作出病理确诊;⑤对无病理确诊的初诊病例,随访 6～12 个月以上,根据对治疗反应及病情变化判断,符合 CD 自然病程者,可做出临床确诊。如与肠结核混淆不清但倾向于肠结核者应按肠结核作诊断性治疗 8～12 周,再行鉴别。

2.鉴别诊断

与 CD 鉴别最困难的疾病是肠结核。肠道白塞综合征系统表现不典型者鉴别亦会相当困难。其他需要鉴别的疾病还有感染性肠炎(如 HIV 相关肠炎,血吸虫病,阿米巴肠病,耶尔森菌、空肠弯曲菌、艰难梭菌、巨细胞病毒等感染)、缺血性结肠炎、放射性肠炎、药物性肠病如非甾体抗炎药(NSAIDs)、嗜酸性粒细胞性肠炎、以肠道病变为突出表现的多种风湿性疾病(如系统性红斑狼疮、原发性血管炎等)、肠道恶性淋巴瘤、憩室炎、转流性肠炎等。

UC 与 CD 鉴别:根据临床表现、内镜和病理组织学特征不难鉴别。血清学标记物抗酿酒酵母菌抗体(ASCA)和抗中性粒细胞胞浆抗体(ANCA)的鉴别诊断价值在我国尚未达成共识。对结肠炎症性肠病一时难以区分 UC 与 CD,即仅有结肠病变,但内镜及活检缺乏 UC 或 CD 的特征,临床可诊断为 IBD 类型待定(inflammatory bowel disease unclassified,IBDU)。而未定型结肠炎(indeterminatecolitis,IC)指结肠切除术后病理检查仍然无法区分 UC 和 CD 者。

3.诊断步骤

(1)病史和体检:详细的病史询问应包括从首发症状开始的各项细节;还要注意结核病史、近期旅游史、食物不耐受、用药史(特别是 NSAIDs)、阑尾手术切除史、抽烟、家族史;口、皮肤、关节、眼等肠外表现及肛周情况。体检特别注意一般状况及营养状态、细致的腹部检查、肛周和会阴检查及直肠指检;常规测体质量及计算体质量指数;儿童应注意生长发育情况。

(2)常规实验室检查:粪便常规和必要的病原学检查、血常规、血清蛋白、电解质、红细胞沉降率、C 反应蛋白、自身免疫相关抗体等。有条件可做粪便钙卫蛋白和血清乳铁蛋白检测等作为辅助指标检查。

(3)内镜及影像学检查:结肠镜检查(应进入末段回肠)并活检是建立诊断的第一步。无论结肠镜检查结果如何(确诊 CD 或疑诊 CD),也需选择有关检查明确小肠和上消化道的累及情况。因此,应常规行 CTE 或 MRE 检查或小肠钡剂造影和胃镜检查。疑诊 CD 但结肠镜及小肠放射影像学检查阴性者行胶囊内镜检查。发现局限在小肠的病变疑为 CD 者行气囊辅助小肠镜检查。有肛周瘘管行盆腔 MR 检查(必要时结合超声内镜或经皮肛周超声检查)。腹部超声检查可作为疑有腹腔脓肿、炎性包块或瘘管的初筛检查。

(4)排除肠结核相关检查:胸部 X 线片、结核菌素(PPD)试验,有条件行 γ-干扰素释放试验(如 TSPOT、TB)。

(二)中医诊断

1.病名诊断

以腹痛为主者,可称之"腹痛";以排便次数增多,粪质稀薄,或夹黏液为主者,可称为"泄泻";以腹部包块或肠道梗阻,可称为"积聚""肠结";以肛周脓肿为主者,可称为"肛痈";以肛痈溃后,余毒未尽,疮口不合,日久成瘘,可称为"肛瘘"。

2.辨证要点

(1)辨寒热:腹痛得热痛减,大便清稀,完谷不化,形寒肢冷为寒证;腹痛得寒痛减,大便黄褐而臭,泻下急迫,肛周脓液稠厚,肛门胀痛灼热为热证;舌红少苔,便下艰涩,血色紫黯凝块,脉细涩,多属热邪伤阴。

(2)辨虚实:泻下腹痛,痛势急迫拒按,泻后痛减,肛门灼热,属实证;病程较长,腹痛隐隐,时作时止,痛时喜温喜按,神疲肢冷,肛周脓液稀薄,肛门隐隐作痛,面色萎黄,乏力倦怠,属虚证。

(3)辨气血:便前腹痛、便后则缓,肠鸣腹胀,或腹部积块软而不坚,胀满疼痛,病在气分;病久而腹痛隐隐,痛处固定,缠绵反复,或腹部积块明显,硬痛不移,舌质紫黯或有瘀斑瘀点,脉细涩者多属血瘀,病在血分。

(4)辨脏腑:大便时溏时泻,食少神疲形瘦,食后腹胀,腹部隐痛喜按,舌淡胖或有齿痕,脉细弱者多属脾胃虚弱;少腹、脐周、两胁胀痛,痛则欲便,便后痛减,大便稀溏,腹鸣,矢气频作,随情志变化而症情变化明显者多属肝郁脾虚;病久迁延,反复腹泻,黎明腹痛,肠鸣即泻,泻后痛减,形寒肢冷,腰膝酸软,舌淡,脉沉细者多为脾肾阳虚。

3.证候诊断

(1)湿热内蕴证。

主症:腹痛,腹泻。

次症:肛门灼热,身热,小便短赤,口干口苦,口臭;舌质红,苔黄腻,脉滑数。

(2)脾胃虚弱证。

主症:大便溏薄,或夹有黏液。

次症:腹痛隐隐;脘腹胀满,食少食欲缺乏,肢体倦怠,神疲懒言,面色萎黄;舌质淡红,边有齿痕,苔白,脉细缓或濡缓。

(3)寒热错杂证。

主症:大便稀薄,反复发作。

次症:腹痛绵绵;四肢不温,腹部有灼热感,烦渴;舌质红,或舌淡红,苔薄黄,脉弦或细弦。

（4）肝郁脾虚证。

主症：少腹或脐周胀痛，痛则欲便，便后痛减，常因情志或饮食因素诱发大便次数增多。

次症：大便稀溏，或黏液便，情绪抑郁或焦虑不安，嗳气不爽，食少腹胀；舌质淡红，苔薄白，脉弦或弦细。

（5）脾肾阳虚证。

主症：病久迁延，反复泄泻，甚则完谷不化，滑脱不禁，形寒肢冷。

次症：腹痛喜温喜按，腹胀，食少食欲缺乏，腰酸膝软；舌质淡胖，或有齿痕，苔薄白润，脉沉细。

（6）气滞血瘀证。

主症：腹部积块，固定不移，腹部胀痛或刺痛。

次症：大便溏泻，胃纳不振，形体消瘦，神疲乏力，舌质紫黯或有瘀斑，脉细涩。

（7）阴血亏虚证。

主症：排便困难，粪夹少量黏液；舌红少津，少苔或无苔。

次症：腹中隐隐灼痛；午后低热；盗汗；口燥咽干；头晕目眩，心烦不安；脉细数。

上述证候确定：主症必备，加次症 2 项以上即可诊断。

四、治疗

（一）中医治疗

1.治疗原则

治疗总体以扶正祛邪、标本兼顾为原则。早期病邪初起，正气尚强，以祛邪为主，湿热壅滞者，予以清热化湿；肝气郁结者，予以疏肝理气解郁；气滞血瘀者予以行气活血。后期正气已虚，则以扶助正气为主；脾胃虚弱者，予以补益脾胃；脾虚肝郁者补脾抑肝；肾元亏虚者予以补肾固元；正虚邪结者，应予补正祛瘀。

治疗应当内外并重，内治注重调气通滞，活血化瘀；中药灌肠局部治疗，强调生肌敛疡，使药物直达病所。治疗过程中应时时注意顾护正气，以防伤正。

2.辨证论治

（1）湿热内蕴证。

治法：清热化湿。

主方：葛根芩连汤加减，或白头翁汤加减。

药物：葛根、甘草、黄芩、黄连；白头翁、黄柏、黄连、秦皮。

中成药选用：香连丸。

（2）脾胃虚弱证。

治法：健脾益气，化湿助运。

主方：参苓白术散（《太平惠民和剂局方》）加减。

药物：党参、白术、茯苓、甘草、山药、白扁豆、砂仁、薏苡仁、莲子肉、升麻。

中成药选用：参苓白术丸。

（3）寒热错杂证。

治法：温中补虚，清热化湿。

主方：乌梅丸（《伤寒论》）加减。

药物:乌梅、黄连、黄柏、肉桂(后下)、细辛、干姜、党参、炒当归、制附片。

中成药选用:补脾益肠丸。

(4)肝郁脾虚证。

治法:疏肝理气,健脾和中。

主方:痛泻要方(《景岳全书》引刘草窗方)合四逆散(《伤寒论》)加减。

药物:白术、白芍、陈皮、防风、柴胡、枳壳、甘草。

(5)脾肾阳虚证。

治法:温肾健脾,涩肠止泻。

主方:理中汤(《伤寒论》)合四神丸(《证治准绳》)加减,或真人养脏汤(《证治准绳》)加减。

药物:肉豆蔻、补骨脂、五味子、吴茱萸、附子、党参、白术、干姜、炙甘草;党参、白术、肉豆蔻、炙甘草、肉桂、木香、诃子、罂粟壳、生姜、大枣。

中成药选用:金匮肾气丸。

(6)气滞血瘀证。

治法:理气活血,化瘀导滞。

主方:膈下逐瘀汤(《医林改错》)加减。

药物:五灵脂、当归、川芎、桃仁、丹皮、赤芍、乌药、延胡索、甘草、香附、红花、枳壳等。

(7)阴血亏虚证。

治法:滋阴清肠,养血宁络。

主方:驻车丸(《备急千金要方》)加减。

药物:黄连、阿胶(烊化)、当归、太子参、生地黄、麦冬、白芍、乌梅、石斛、山药、炙甘草。

3.其他疗法

(1)灌肠:中药灌肠治疗 CD,适用于回结肠型及结肠型。一般选用敛疮生肌、活血化瘀与清热解毒类等中药灌肠。常用灌肠中药:①敛疮生肌类,儿茶、白及、赤石脂、枯矾、炉甘石和诃子等;②活血化瘀和凉血止血类,蒲黄、丹参、参三七、地榆、槐花、仙鹤草、血竭、侧柏叶和云南白药等;③清热解毒类,青黛、黄连、黄柏、白头翁、秦皮、败酱草、苦参、金银花、鱼腥草和白蔹等;④其他,石菖蒲、椿根皮、五倍子、锡类散等。一般采用中药直肠滴注法,可通过中药直肠滴注,使药物缓慢匀速地流入结肠中,有利于药物充分吸收及延长药物作用时间,并通过直肠中下静脉及肛管静脉,进入体循环。

(2)单方验方。

连脂清肠汤:川黄连 3 g,补骨脂、白术、焦六曲、炒防风各 10 g,茯苓、炒山药各 15 g,白芍、仙鹤草各 20 g,甘草 5 g。脾肾阳虚明显者去黄连,加熟附子、炮姜各 6 g;热重者去补骨脂,加黄芩炭 10 g、败酱草 20 g;脾阴虚去补骨脂,加扁豆、木瓜各 10 g;腹部痛甚加乌药、枳壳各 10 g。水煎服,每天 1 剂,分早晚 2 次温服。适用于脾肾阳虚兼有湿热型克罗恩病(徐景藩经验方)。

白莪汤:白头翁、莪术、茯苓各 10 g,马齿苋、赤白芍各 15 g,蒲公英 12 g,生薏苡仁 20 g,秦皮、马尾连、炒川楝子各 9 g,广木香、荔枝核各 6 g。每天浓煎 1 剂,分早晚 2 次口服。适用于湿热蕴结、气血壅滞型克罗恩病(邓长生经验方)。

参桂芍草汤:党参、白术各 10 g,肉桂(后下)、炙甘草各 3 g,白芍 20 g,干姜 5 g,白茯苓 15 g,广木香 6 g。寒甚加附片;便前腹痛加重白芍、甘草用量;肠鸣加防风;少腹及肛门坠胀加升麻、柴胡;纳少、腹胀或大便中夹不消化物加枳实炭、焦山楂、六神曲、鸡内金。水煎服,每天 1 剂,分早晚 2 次温服,适用于脾肾阳虚型克罗恩病(邓长生经验方)。

通腑顺气汤:青皮、陈皮、木香、甘草各 6 g,厚朴、乌药、槟榔、生大黄(后下)、桃仁各 10 g,槐角、生白芍、延胡索各 15 g。用法:水煎服,每天 1 剂,分早晚 2 次服,适用于气滞瘀结型克罗恩病(邓长生经验方)。

魏康伯经验方:伏龙肝 60 g(煎汤代水)、炒党参 12 g、焦白术 15 g、茯苓 15 g、清炙甘草 5 g、制附片 8 g,水煎服,每天 1 剂,分早晚 2 次服。

食疗方:槐花米煲牛脾:槐花米 15 g,牛脾约 200～250 g,煲汤,不加盐,饮汤吃牛脾。每天 1 次,10 d 为 1 个疗程(民间偏方)。

无花果炖瘦猪肉:无花果 60 g,瘦猪肉 100～120 g,加清水适量,放瓦盅内隔水炖熟,调味后服食。每天 1 次,10 d 为 1 个疗程(民间偏方)。

(3)中成药有以下几种。

香连片:适用于湿热蕴结证。每次 5 片,3 次/天。

锡类散:适用于湿热蕴结证。每次 2 g,1～2 次/天,保留灌肠。

补脾益肠丸:适用于脾胃气虚证。每次 6 g,3 次/天。

人参健脾片:适用于脾胃气虚证。每次 4 片,2 次/天。

固本益肾丸:适用于脾肾阳虚证。每次 8 片,3 次/天。

(4)针灸推拿。

针灸:取大肠俞、天枢、足三里等穴,针刺时加艾灸,留针 15 min,1 周为 1 个疗程。泄泻取脾俞、中脘、章门、天枢、足三里;腹痛取脾俞、胃俞、足三里、气海、关元;便血取足三里、三阴交、气海、关元、阴陵泉穴。平补平泻,留针 10～20 min,每天 1 次,7～10 次为 1 个疗程。

耳穴贴压:泄泻取大肠、小肠、胃、脾、交感、神门;腹痛取交感、神门、皮质下、胃、脾、小肠;便血取皮质下、心、肾上腺、肝、脾、胃、十二指肠、神门。每次选 3～4 穴,用王不留行借助胶布固定在所选穴位上进行按压,以患者有轻度刺激感为宜。每天 3～4 次,每次 10 min,14 d 为 1 个疗程。

按摩:双掌相叠,置于神阙穴(肚脐眼),先逆时针从内到外摩脘腹 72 圈,然后再顺时针从外到内摩动 72 圈。每天可数次。功能健脾和胃,消导助运。

4.临证要诀

(1)健脾益气是本病的根本治法,化湿清热,行气活血应贯穿疾病始终。克罗恩病属本虚标实证,正虚以脾虚为主,标实有湿、热、瘀、滞不同,若纯以补益之法,则湿热瘀滞难消,若单纯清化行瘀,又恐耗气伤正,因此在治疗时若以标实证为主,清化活血,还需顾护胃气;本虚为主时补益脾胃,亦要佐以清化活血;标本并重时则标本兼顾,扶正祛邪并施。

(2)由于本病肠腔有溃疡,还可合并坏疽性脓皮病、白塞综合征,与外科"痈疡"有相似之处,因此在治疗时可联系外科治疗"痈疡"的方法,采用生肌敛疡方法,提高溃疡愈合率,选用黄芪、白及、白蔹、血竭、诃子、地榆等药物。配合清热解毒、凉血消痈、托疮排脓之法予中药局部灌肠外治,可加快黏膜修复。常用清热解毒药有黄连、黄柏、苦参、青黛等;凉血消痈药有地榆、败酱草、鱼腥草等;托疮排脓药有黄芪、白芷、桔梗等;另外,还有化瘀止血药,如三七、茜草,以及涩肠止泻药,如乌梅、诃子、石榴皮、赤石脂等。常用成药有锡类散。

(3)本病病程长,容易反复发作,发作期以治标为主,缓解期扶正固本,药物治疗时间长,要使患者树立治疗信心,理解治疗目的和计划,积极配合治疗,增加依从性。

（4）感受外邪、饮食不节、情绪变化都可导致病情发作或加重，因此在治疗同时还要重视生活调摄，避免诱发因素。要注意患者的情绪变化，给予安慰、鼓励等精神支持。应少食生冷、肥甘油腻之品；舌红少苔者，应避免辛辣之品；饮食需讲究均衡性，对于有营养障碍的患者，要提供足够的蛋白质、维生素、矿物质及热量；富含纤维素的食物可减少肠梗阻的危险，少渣饮食则可减轻腹泻；因此，食谱的选择应因人而异。同时还要注意防止外感。注意休息，活动期患者应限制运动，增强体质。

（二）西医治疗

1.治疗原则

诱导缓解和维持缓解，防治并发症，改善生存质量。由于近年来基础研究的进展，揭示了免疫性炎症的众多靶标，研制出各种靶向药物，特别是生物制剂在临床多中心试验中取得良好效果和临床经验，提出了以黏膜愈合为主要治疗目标，即迅速诱导缓解，减少对长期使用糖皮质激素的需求，完全的黏膜愈合，长期维持缓解，防止并发症，降低住院率和手术率，降低癌变风险，提高患者生活质量。

2.治疗方法

活动期的治疗。

治疗方案的选择建立在对病情进行全面评估的基础上。开始治疗前要认真检查有无全身或局部感染，特别是使用全身作用糖皮质激素、免疫抑制剂或生物制剂者。治疗过程中根据对治疗的反应及对药物的耐受情况随时调整治疗方案。决定治疗方案前应向患者详细解释方案的效益与风险，在与患者充分交流并取得合作之后实施。

（1）一般治疗。

必须要求患者戒烟：继续抽烟会明显降低药物疗效、增加手术率及术后复发率。

营养支持：CD 患者营养不良常见，注意检查患者的体质量及 BMI，铁、钙等物质及维生素（特别是维生素 D、维生素 B_{12}）的缺乏，并做相应处理。对重症患者可予肠外或肠内营养。

（2）药物治疗方案的选择。

根据疾病活动严重程度选择治疗方案。

轻度活动性 CD 的治疗如下。

氨基水杨酸类制剂：SASP 或 5-ASA 制剂可用于结肠型，美沙拉秦可用于末段回肠型和回结肠型。

布地奈德：病变局限在回肠末段、回盲部或升结肠者，可选布地奈德。

对上述治疗无效的轻度活动性 CD 患者视为中度活动性 CD，按中度活动性 CD 处理。

中度活动性 CD 的治疗如下。

糖皮质激素：是治疗的首选。病变局限在回盲部者，为减少全身作用糖皮质激素相关不良反应，可考虑布地奈德，但该药疗效对中度活动性 CD 不如全身作用糖皮质激素。

激素与硫嘌呤类药物或甲氨蝶呤合用：激素无效或激素依赖时加用硫嘌呤类药物或甲氨蝶呤。有研究证明这类免疫抑制剂对诱导活动性 CD 缓解与激素有协同作用，但起效慢（硫唑嘌呤要在用药达 12～16 周才达到最大疗效），因此其作用主要是在激素诱导症状缓解后，继续维持撤离激素的缓解。

硫唑嘌呤（AZA）与 6-巯基嘌呤（6-MP）同为硫嘌呤类药物，两药疗效相似，开始选用 AZA 还是 6-MP，主要是一种用药习惯的问题，我国医师使用 AZA 的经验较多。使用 AZA 出现不良反应的患者转用6-MP后,部分患者可以耐受。硫嘌呤类药物无效或不能耐受者,可考虑换用甲氨蝶呤(MTX)。

生物制剂:常用的有英夫利西和阿达木,英夫利西(infliximab,IFX)是我国目前唯一批准用于 CD 治疗的生物制剂。IFX 用于激素及上述免疫抑制剂治疗无效或激素依赖者,或不能耐受上述药物治疗者。

其他:氨基水杨酸类制剂对中度活动性 CD 疗效不明确。环丙沙星和甲硝唑仅用于有合并感染者。其他免疫抑制剂、沙利度胺、益生菌、外周血干细胞或骨髓移植等治疗 CD 的价值尚待进一步研究。美沙拉秦局部治疗在有结肠远端病变者必要时可考虑。

重度活动性 CD 的治疗:重度患者病情严重、并发症多、手术率及病死率高,应及早采取积极有效措施处理。

确定是否存在并发症:局部并发症如脓肿或肠梗阻,全身并发症如机会感染。强调通过细致检查尽早发现并做相应处理。

全身作用糖皮质激素:口服或静脉给药,剂量为相当于泼尼松 0.75～1 mg/(kg·d)。

英夫利西:视情况,可在激素无效时应用,亦可一开始就应用。

手术治疗:激素治疗无效者应考虑手术治疗。手术指征和手术时机的掌握应从治疗开始就与外科医师密切配合共同商讨。

综合治疗:合并感染者予广谱抗生素或环丙沙星及(或)甲硝唑。视病情予输液、输血及输白蛋白。视营养状况及进食情况予肠外或肠内营养支持。

特殊部位 CD 的治疗如下。

广泛性小肠病变的治疗:存在广泛性小肠病变(累计长度＞100 cm)的活动性 CD 常导致营养不良、小肠细菌过度生长、因小肠多处狭窄而多次手术造成短肠综合征等严重而复杂的情况,因此早期即应予积极治疗。如早期应用免疫抑制剂(AZA、6-MP、MTX),对病情重或复发者早期考虑予 IFX。营养治疗应作为重要辅助手段。轻度患者可考虑试用全肠内营养作为一线治疗。

食管和胃十二指肠病变的治疗:食管、胃、十二指肠 CD 可单独存在,亦可与其他部位 CD 同时存在。其治疗原则与其他部位 CD 相仿,不同的是:①加用质子泵抑制剂对改善症状有效。②该类型 CD 一般预后较差,宜早期应用免疫抑制剂(AZA、6-MP、MTX),对病情重者早期考虑予 IFX。

根据对病情预后估计制订治疗方案:近年研究提示,早期积极治疗有可能提高缓解率及减少缓解期复发率。而对哪些患者需要早期积极治疗,取决于对患者预后的估计。称为"病情难以控制"的高危因素正在逐步被认知。所谓"病情难以控制",一般指患者在短时间内出现复发而要重复激素治疗或发生激素依赖,或者在较短时间内需行肠切除术等预后不良表现。目前较为认同的预测"病情难以控制"高危因素包括合并肛周病变、广泛性病变(累计病变累及肠段＞100 cm)、食管和胃十二指肠病变、发病年龄轻、首次发病即需要激素治疗等。对于有 2 个或以上高危因素的患者宜在开始治疗时就考虑予早期积极治疗;从以往治疗经过看,接受过激素治疗而复发频繁(一般指每年≥2 次复发)患者亦宜考虑予更积极的治疗。所谓早期积极治疗就是不必经过"升阶治疗"阶段,活动期诱导缓解的治疗一开始就予更强的药物。主要包括两种选择:一是糖皮质激素联合免疫抑制剂(硫嘌呤类药物或甲氨蝶呤);或是直接予 IFX(单独用或与 AZA 联用)。

(3)药物诱导缓解后的维持治疗:应用糖皮质激素或生物制剂诱导缓解的 CD 患者往往需要

继续长期使用药物,以维持撤离激素的临床缓解。激素依赖的 CD 是维持治疗的绝对指征。其他情况宜考虑维持治疗,包括重度 CD 药物诱导缓解后、复发频繁 CD、临床上有被视为有"病情难以控制"高危因素等。

糖皮质激素不应用于维持缓解。用于维持缓解的主要药物如下。

氨基水杨酸制剂:使用氨基水杨酸制剂诱导缓解后仍以氨基水杨酸制剂作为缓解期的维持治疗。氨基水杨酸制剂对激素诱导缓解后维持缓解的疗效未确定。

硫嘌呤类或甲氨蝶呤:AZA 是激素诱导缓解后用于维持缓解最常用的药物,能有效维持撤离激素的临床缓解或在维持症状缓解下减少激素用量。AZA 不能耐受者可试换用 6-MP。硫嘌呤类药物无效或不能耐受者,可考虑换用 MTX。

上述免疫抑制剂维持治疗期间复发者,首先要检查药物依从性及药物剂量是否足够,以及其他影响因素。如存在,做相应处理;如排除,可改用 IFX 诱导缓解并继以英夫利西维持治疗。

英夫利西:使用 IFX 诱导缓解后应以 IFX 维持治疗。

(4)治疗药物的使用方法如下。

氨基水杨酸类制剂:包括柳氮磺吡啶(SASP)、巴柳氮、奥沙拉嗪及美沙拉嗪。使用方法详见溃疡性结肠炎的治疗部分。

糖皮质激素:泼尼松 0.75~1 mg(kg·d)(其他类型全身作用糖皮质激素的剂量按相当于上述泼尼松剂量折算),再增大剂量对提高疗效不会有多大帮助,反会增加不良反应。达到症状完全缓解开始减量,每周减 5 mg,减至 20 mg/d 时每周减 2.5 mg 至停用,快速减量会导致早期复发。注意药物相关不良反应并做相应处理,宜同时补充钙剂和维生素 D。

布地奈德用法每次 3 mg,每天 3 次,口服,一般在 8~12 周临床缓解后改为每次 3 mg,每天 2 次。延长疗程可延长疗效,但超过 6~9 个月则再无维持作用。该药为局部作用糖皮质激素,全身不良反应显著少于全身作用糖皮质激素。

硫嘌呤类免疫抑制剂有以下几种。

硫唑嘌呤:用药剂量及疗程要足。但该药不良反应常见,且可发生严重不良反应,应在严密监测下应用。

合适目标剂量及治疗过程中的剂量调整:欧洲共识意见推荐的目标剂量范围是 1.5~2.5 mg/(kg·d)。对此,我国尚未有共识。有认为,对于亚裔人种,剂量宜偏小,如 1 mg/(kg·d)。AZA 存在量效关系,剂量不足会影响疗效,剂量太大不良反应风险又不能接受,因此推荐一个适合国人的目标剂量范围亟待研究解决。

AZA 治疗过程中应根据疗效和不良反应进行剂量调整,目前临床上比较常用的剂量调整方案是,按照当地的推荐,一开始即给予目标剂量,用药过程中进行剂量调整。另有逐步增量方案,即从低剂量开始,每 4 周逐步增量,至有效,或外周血白细胞下降至临界值,或达到当地推荐的目标剂量。该方案判断药物疗效需时较长,但可能减少剂量依赖不良反应。

使用 AZA 维持撤离激素缓解有效的患者,疗程不少于 4 年。如继续使用,其获益与风险应与患者商讨,大多数研究认为使用 AZA 的获益超过发生淋巴瘤的风险。

严密监测 AZA 的不良反应:不良反应以服药 3 个月内常见,又尤以 1 个月内最常见。但是,骨髓抑制可迟发,甚有发生在 1 年及以上者。用药期间应全程监测,定期随诊。头 1 个月内每周复查 1 次全血细胞,第 2~3 个月内每 2 周复查 1 次全血细胞,之后每月复查全血细胞,半年后全血细胞检查间隔时间可视情况适当延长,但不能停止;头 3 个月每月复查肝功能,之后视情况复查。

欧美的共识意见推荐在使用 AZA 前检查 TPMT 基因型,对基因突变者避免使用或减量严密监测下使用。TPMT 基因型检查预测骨髓抑制的特异性很高,但敏感性低(尤其在汉人),应用时要充分认识此局限性。

6-巯基嘌呤(6-MP):欧美共识意见推荐的目标剂量为 $0.75 \sim 1.5$ mg/(kg·d)。使用方法和注意事项与 AZA 相同。

甲氨蝶呤(MTX):国外推荐在诱导缓解期 MTX 剂量为 25 mg/w、肌内或皮下注射。至 12 周达到临床缓解后,可改为 15 mg/w、肌肉或皮下注射,也可改口服但疗效可能降低。疗程可持续 1 年,更长疗程的疗效及安全性目前尚无共识。国人的剂量和疗程尚无共识。

注意监测药物不良反应:早期胃肠道反应常见,叶酸可减轻胃肠道反应,应常规同用。头 4 周每周、之后每月定期检测全血细胞和肝功能。妊娠为禁忌证,用药期间及停药后数月内应避免妊娠。

英夫利西(IFX):使用方法为 5 mg/kg、静脉滴注,在第 0、2、6 周给予作为诱导缓解;随后每隔 8 周给予相同剂量作长程维持治疗。在使用 IFX 前正在接受糖皮质激素治疗时应继续原来治疗,在取得临床完全缓解后将激素逐步减量至停用。对原先已使用免疫抑制剂无效者无必要继续合用免疫抑制剂;但对 IFX 治疗前未接受过免疫抑制剂治疗者,IFX 与 AZA 合用可提高撤离激素缓解率及黏膜愈合率。

维持治疗期间复发者,查找原因,如为剂量不足可增加剂量或缩短给药间隔时间;如为抗体产生可换用阿达木(目前我国未批准)。目前尚无足够资料提出何时可以停用 IFX,对 IFX 维持治疗达 1 年,保持临床撤离激素缓解伴黏膜愈合及 CRP 正常者,可以考虑停用 IFX 继以免疫抑制剂维持治疗。对停用英夫利西后复发者,再次使用英夫利西可能仍然有效。

注意事项:禁忌证和不良反应详见本学会于 2011 年制定的《英夫利西单抗治疗克罗恩病的推荐方案》。

(5)肛瘘的处理:首先要通过症状和体检,特别是麻醉下肛门指检(EUA),并结合影像学检查(如 MRI 或/及超声内镜或经皮肛周超声检查)等了解是否合并感染以及瘘管的解剖结构(一般将肛瘘分为单纯性和复杂性两大类)。在此基础上制订治疗方案。结肠镜检查了解直肠乙状结肠病变的存在及严重程度有助于指导治疗。

如有脓肿形成必须先行外科充分引流,并予抗生素治疗。

无症状的单纯性肛瘘无需处理。有症状的单纯性肛瘘以及复杂性肛瘘首选抗生素如环丙沙星或(及)甲硝唑治疗。并以 AZA 或 6-MP 维持治疗。存在活动性肠道 CD 者必须积极治疗活动性 CD。

应由肛肠外科医师根据病情决定是否需要手术以及术式的选择(如单纯性肛瘘瘘管切除术、复杂性肛瘘挂线疗法,乃至肠道转流术或直肠切除术)。

已有证据证实 IFX 对肛瘘的疗效。对复杂性肛瘘,IFX 与外科及抗感染药物联合治疗,疗效较好。

(6)外科手术治疗及术后复发的预防。

外科手术治疗:尽管相当部分 CD 患者最终难以避免手术治疗,但术后复发率高,CD 的治疗仍以内科治疗为主。因此,内科医师应在 CD 治疗全过程中慎重评估手术的价值和风险,并与外科医师密切配合,力求在最合适的时间施行最有效的手术。外科手术指征如下。

CD并发症如下。

肠梗阻:由纤维化狭窄所致的肠梗阻视病变部位和范围行肠段切除术或狭窄成形术。短段狭窄肠管(一般指<4 cm)可行内镜下球囊扩张术。炎症性狭窄引起的梗阻如药物治疗无效可考虑手术治疗。

腹腔脓肿:先行经皮脓肿引流及抗感染,必要时再行手术处理病变肠段。

瘘管形成:肛周瘘管处理如前述。非肛周瘘管(包括肠皮瘘及各种内瘘)的处理是一个复杂的难题,应由内外科密切配合进行个体化处理。

急性穿孔:需急诊手术。

大出血:内科治疗(包括内镜止血)无效出血不止危及生命者,需急诊手术。

最终发生癌变。

内科治疗无效:激素治疗无效的重度CD,见前述。

内科治疗疗效不佳或(及)药物不良反应已严重影响生存质量者,可考虑外科手术。

外科手术时机:需要手术的CD患者往往存在营养不良、合并感染,部分患者长期使用糖皮质激素,因而存在巨大手术风险。内科医师对此应有足够认识,以避免盲目的无效治疗而贻误手术时机,增加手术风险。

术后复发的预防:CD肠切除术后复发率相当高。目前的资料提示,回结肠切除术后早期复发的高危因素包括抽烟、肛周病变、穿透性疾病行为及有肠切除术史等。

术后定期(尤其是术后第1年内)内镜复查有助于监测复发及制订防治方案。回结肠吻合口复发及其严重程度通常应用Rutgeerts评分标准。

术后复发的预防仍是未解之难题。必须戒烟。药物预防方面,有对照研究证明美沙拉秦、硫嘌呤类药物及咪唑类抗生素对预防内镜及临床复发有一定疗效。嘌呤类药物疗效略优于美沙拉嗪,但因不良反应多,适用于手术后早期复发高危因素的患者。甲硝唑长期使用患者多不能耐受,有报道术后3个月内甲硝唑与AZA合用,继以AZA维持,可显著减少1年术后复发率。初步报道英夫利西对预防术后内镜复发有效,值得进一步研究。

就术后患者是否都要常规予预防复发药物治疗、用什么药物、何时开始使用、使用多长时间等问题,目前尚无普遍共识。比较一致的意见:①对有术后早期复发的高危因素患者宜尽早(术后2周)予积极干预;②术后半年及1年之后定期行肠镜复查,根据内镜复发与否及程度给予或调整药物治疗。

癌变的监测:小肠CD炎症部位可能并发癌肿,应重点监测小肠;结肠CD癌变危险性与UC相近,监测方法相同。

五、饮食调护

感受外邪、饮食不节、情绪变化都可导致病情发作或加重,因此在治疗同时还要重视生活调摄,避免诱发因素。

加强健康宣教。应注重对患者的教育,以便提高治疗的依从性,积极避免诱发因素,提高生活质量。要注意患者的情绪变化,给予安慰、鼓励等精神支持。对焦虑、忧郁、睡眠质量不好等不同程度的精神神经症状,给予心理疏导,帮助其减轻压力;精神神经症状较重时,可以配合解郁安神中药,或服用抗抑郁药、镇静剂之类。

加强饮食教育。食谱的选择应因人而异,饮食需讲究均衡性,要提供足够的蛋白质、维生素、矿物质及热量;一般宜进食适量新鲜的低纤维、低脂肪、高维生素、高蛋白饮食,进食时尽可能细嚼慢咽。酒类饮料及碳酸饮料,生冷凉拌、寒凉属性(如梨、西瓜等)、有刺激性(如辣椒、葱、蒜等)、粗纤维(如芹菜、糠麸等)食物应避免进食,海鲜等易引起肠道过敏及牛奶等可疑不耐受的食物也不应进食。

加强健康锻炼。活动期患者应限制运动,注意休息。非急性活动期时适当的运动锻炼可以强身健体,愉悦心神,增强体质,对疾病的预防有很好的作用。

六、转归与随访

CD 的常见并发症有肠梗阻、腹腔脓肿、瘘管形成、急性穿孔、大出血和癌变。若内科治疗无效,内科医师应在 CD 治疗全程中慎重评估手术的价值和风险,力求在最合适的时间施行最有效的手术。CD 肠切除术后复发率相当高,术后复发的预防仍是未解之难题,研究表明患者戒烟对预防复发有益。对有术后早期复发的高危因素(抽烟、肛周病变、穿透性疾病行为及有肠切除术史等)患者宜尽早(术后 2 周)予积极干预;术后半年及 1 年之后定期行肠镜复查,根据内镜复发与否及程度给予或调整药物治疗。小肠 CD 炎症部位可能并发癌肿,应重点监测小肠。

（刘海涛）

第十九章

结 肠 癌

第一节 病 因 病 理

一、病因

结肠癌的发病原因可能是多方面的。近年来认为结肠癌的发生与发展是经过黏膜增生、腺瘤及癌变的多步骤多基因起作用的遗传性疾病。

（一）癌前疾病

（1）腺瘤：目前国内外研究已取得共识，认为结肠癌约半数左右来自腺瘤的癌变。

（2）溃疡性结肠炎：特别是长期慢性溃疡性结肠炎，由于肠黏膜反复破坏和修复，因而癌变率随病史的延长而增高，其病变程度及范围也与癌变呈相关。

（二）膳食和运动

食物中过多的动物脂肪及动物蛋白的摄入，缺少新鲜菜果及纤维素食品，缺乏适度的体力活动，使肠的蠕动功能下降，肠道菌群发生变化，肠道中胆酸和胆盐含量增多等，其结果都会引起或加重肠黏膜损害。

（三）环境因素

下列因素也与结肠癌的发病有关：①精神因素；②钼的缺乏；③阳光与维生素 D 的缺乏。

二、病理与分期

绝大多数结肠癌为腺癌。

（一）根据肿瘤的大体形态分类

（1）肿块型，肿瘤向肠腔内生长，好发于右侧结肠，特别是盲肠。

（2）浸润型，肿瘤沿肠壁浸润，易引起肠腔狭窄和肠梗阻。多发生于左侧结肠，特别是乙状结肠。

（3）溃疡型，肿瘤向肠壁深层生长并向周围浸润，是结肠癌的最常见类型。

（二）结肠癌的分期普遍采用 Dukes 分期法

A 期：癌仅局限于肠壁内。又分为三个亚期，即 A_0 期，癌局限于黏膜内；A_1 期，癌穿透黏膜达黏膜下层；A$_2$期，癌累及黏膜肌层但未穿透浆膜。

B 期：癌穿透肠壁但尚无淋巴结转移。

C 期：癌穿透肠壁且有淋巴结转移。又分为两个亚期，即 C$_1$ 期，淋巴结转移限于结肠壁和结肠旁淋巴结；C$_2$ 期，肠系膜淋巴结，包括系膜根部淋巴结转移。

D 期：远处淋巴结转移或腹腔转移，或广泛侵及邻近脏器而无法切除。

结肠癌的转移方式主要为淋巴转移，首先转移到结肠壁和结肠旁淋巴结，再到肠系膜血管周围和肠系膜根部淋巴结。血行转移多见于肝，其次是肺、胃等，也可直接浸润邻近器官和腹腔种植。

（韩苏杰）

第二节　临床表现

一、症状

结肠癌是一种生长比较缓慢的恶性肿瘤，从肿瘤发生到产生临床症状，需经历较长时间的生长和发展。早期肿瘤发生时，约需 620 d 才能形成肿块，形成环腔生长一周需 1.5~2 年的时间。早期可无症状或缺乏特异性，与常见消化道症状有时不容易区分，因而容易被患者及医师忽视。结肠癌的临床表现与肿瘤发生部位、病期的早晚、有无并发症等相关。常见的临床症状如下。

（一）大便性状及排便习惯改变

早期大便性状无明显改变，当肿瘤生长至一定程度后，会出现大便次数增多，大便不成形，腹泻或便秘，有时会有脓血便，血便的性状因出血部位和量有一定区别，右半结肠肿瘤出血时，特别量少时，会有黑便，极少有鲜血便，左半结肠肿瘤出血，特别是乙状结肠下段出血或出血量较大时，血液混在粪便或黏液中，以暗红色多见。左半结肠肿瘤发生梗阻时，排便习惯改变更加明显，如腹泻或便秘，或者两者交替出现，有时会有里急后重感。

（二）腹痛

疾病早期腹痛少见，偶有腹部隐痛，多为便前隐痛，排便后缓解。随着疾病进展，隐痛会逐渐加重，有间歇性逐渐过渡到持续性钝痛；当肿瘤进展至肠梗阻时，会出现阵发性绞痛，根据梗阻的程度，疼痛持续或缓解时间不定；肿瘤穿孔后，腹痛剧烈程度和持续时间根据消化液和肠内容物流入腹腔的多少，会表现不同，轻则隐痛，重者出现持续性剧烈腹痛。

（三）腹部包块及肠梗阻症状

肿瘤生长至一定程度后，会出现腹部肿块，多为瘤体本身，有时可能为梗阻近侧肠腔内的粪便。常以右半结肠多见，一般老年和消瘦患者，腹壁薄且较松弛，肿块易被触及。肿块一般质硬，边界模糊，初期有一定活动度，当肿瘤浸润周围组织或脏器时，则会固定。肠梗阻一般来说是肿瘤晚期表现，以左半结肠多见。随着肿瘤的生长导致肠腔开始狭窄，初期为不完全肠梗阻表现，出现腹胀、腹部不适及排便困难，排气、排便减少，随着梗阻加重，腹胀加重，会出现阵发性腹痛，肠鸣音亢进，有时会触及左下腹管状肿物。此外，值得注意是肿瘤引起的肠套叠，会出现急性肠梗阻表现。结肠肿瘤导致的肠梗阻，恶心、呕吐症状均不明显。

（四）全身症状

结肠癌进展到晚期时，往往会有贫血、消瘦、乏力、发热等全身表现。由于肿瘤生长消耗体内营养，长期慢性失血出现贫血、消瘦；肿瘤破溃继发感染，引起发热和中毒症状。肿瘤局部进展严重，如两侧的结肠癌侵犯或压迫肾、输尿管时，可出现血尿，排尿困难，出现肾或输尿管扩张；压迫肾脏，患者会有腰背部胀痛。结肠癌也常见血行转移，可经门静脉系统首先到肝脏，因此肝脏也是结肠癌最常见的远处转移器官，可出现肝大、腹水及黄疸表现；转移至肺，出现咳嗽、血痰；转移至脑，会出现精神改变，头痛甚至昏迷；转移至骨，出现骨痛，严重时出现病理性骨折。结肠癌也可直接浸润周围组织与脏器，结肠肝曲癌可侵犯或压迫胆道系统，出现梗阻性黄疸及肝功能异常，表现为皮肤、黏膜黄染，需要与其他病因引起的梗阻性黄疸相鉴别。癌肿突破浆膜后可播散至全腹，可引起癌性腹膜炎，导致腹水等。肿瘤种植盆腔，可有直肠前凹包块。最后引起恶病质。

（五）结肠癌临床表现与解剖部位相关

由于左、右结肠在胚胎学、解剖学、生理功能和病理基础上都有所不同，因而两者发生肿瘤后的临床表现也不同。

右半结肠癌特点：右半结肠腔大，大便水分较多，为稀便，不易产生梗阻；右半结肠肿瘤病理类型多为隆起型，易在宽大的肠腔内生长形成临床体检可扪及的肿块，右侧腹部可出现隐痛，逐渐加重，后期呈持续性钝痛；右半结肠的吸收能力较强，当肿瘤生长至一定程度后，肿瘤远端供血不足，出现出血坏死，继发感染，伴有毒素吸收表现，多引起贫血、消瘦或恶病质。右侧结肠癌三大临床特点：腹部隐痛、腹部包块、贫血。

左半结肠癌特点：左半结肠的肠内容物经右半结肠吸收水分后，形成固体状态的粪便；左半结肠管腔内径较右半结肠小，同时左半结肠癌常为浸润型，易引起环状狭窄，易导致急、慢性肠梗阻。左半结肠癌，较早期出现排便习惯改变，如便频或腹泻或便秘或者交替出现；左半结肠癌出血，血液很快随大便一同排出，易被患者发现。罕见贫血、消瘦、恶病质等症状。左侧结肠癌三大临床特点：便血、便频及肠梗阻表现。

二、体征

（一）腹部查体

视诊：早期结肠癌，视诊无明显异常表现；肿瘤进展后，可见局部腹部隆起，肿瘤有肝转移或腹腔广泛转移后，会有黄疸表现，严重时大量腹水，可见腹部膨隆；消瘦明显者，可见舟状腹，没有特异性。触诊：结肠癌早期没有形成肿块时，腹部不能触及；当肿瘤生长一定大小后，可触及腹部包块，有一定活动度，肿瘤与周围组织、脏器浸润，边界模糊；少数患者可见锁骨上肿大淋巴结，以左侧多见。听诊：早期听诊无异常肠鸣音，当肿瘤生长导致不全肠梗阻或完全肠梗阻时，可闻及异常肠鸣音，阵发性高调音；晚期有腹水时，肠鸣音减弱。

（二）直肠指诊

结肠癌患者的常规体格检查项目，尽管结肠癌患者指诊多数为阴性，但仍有少数结肠癌患者合并有直肠癌。此外，即使指诊未触及肿瘤，但也可能发现其他有诊断意义的阳性发现，比如指套带血，应高度怀疑结肠癌；其他如痔疮、息肉等。

（韩苏杰）

第三节　辅 助 检 查

一、实验室检查

(一)血常规

结肠癌患者由于长期慢性失血及肿瘤生长消耗营养引起患者贫血,尤其是右半结肠癌患者更易引起贫血。因此,怀疑结肠癌时,应常规检查血常规,了解有无贫血及严重程度,必要时输血改善患者一般状况。此外,结肠癌患者伴发糖尿病的风险高于普通人群,注意尿糖及肾功能。

(二)大便隐血试验

1967年,Gregor首先将大便潜血检查应用于无症状人群大肠癌筛查,此方法简单易行,被广泛应用于大肠癌普查。临床常用的化学法如联苯胺法及愈创木酚试验等敏感度较高,可测出1～5 mL的消化道出血,但特异度较低,容易受饮食影响产生较高的假阳性。免疫学方法采用抗人血红蛋白的单克隆或多克隆抗体,特异性较高,且不必限制饮食,如联合应用两种方法检测可进一步提高准确率。对隐血试验阳性者进一步行钡剂灌肠X线检查及纤维结肠镜检查。值得注意的是,早期大肠癌可以不出血或间歇性出血,容易发生漏诊。除大肠癌外,其他结肠器质性疾病也可以隐血试验阳性,但结肠功能性疾病则很少发生大便隐血试验阳性。有研究表明,在普通人群中每年进行一次粪便隐血试验可能降低结肠癌的年死亡率。

(三)肿瘤相关标志物

临床中常用的与结肠癌相关的肿瘤标志物有癌胚抗原(carcinoembryonic antigen,CEA)和糖类抗原(carbohydrate antigen,CA19-9)。

1965年Gold自人结肠癌与胰腺癌组织中提取到r细胞膜糖蛋白,并发现也存在于内胚层衍生的消化道腺癌及2～6个月胚胎肝、肠及胰腺组织中,故命名为癌胚抗原。分泌癌胚抗原的肿瘤大多位于空腔脏器,如在大肠癌、胰腺癌、胆管癌、胃癌和肺癌等,是一种较广泛的恶性肿瘤相关抗原。但主要用于消化系统恶性肿瘤的诊断,以结肠癌中阳性比例最大,占患者总数的50％～60％,尤其在肝转移患者中阳性率更高,甚至高达80％。癌胚抗原一般经肝脏代谢,肝功能异常者血清癌胚抗原水平可升高。近年来研究发现,癌胚抗原测定对结肠癌的特异性诊断意义不大,但对预后及术后随访预测复发或转移有较高价值。一般术后6周癌胚抗原水平恢复正常,否则提示有肿瘤残留,若癌胚抗原浓度持续不断升高,其数值超过正常5～6倍,提示预后不良。癌胚抗原的正常值标准在不同实验室应用不同方法的测定有一定变化范围。根据不同标准的敏感度、特异度及其预测所得的正确指数看,以5 ng/mL的正确指数最高,较其他水平更为合适,以酶标法≤5 ng/mL为正常值标准较恰当。

结肠癌术后,建议动态观察血清癌胚抗原水平变化,每2～3个月复查一次,及早了解肿瘤的活动情况。有学者报道,当癌胚抗原水平每月升高平均超过12.6％时,则提示肿瘤复发,这种提示可能比出现临床信号或用影像学方法检出早3～6个月。癌胚抗原是结肠癌患者很重要的监测手段,NCCN结肠癌临床指南建议结肠癌根治术后应定期复查癌胚抗原,2年之内,每3～6个月1次,此后每6个月复查1次,共5年。

1975 年,Koprocoski 等用结肠癌细胞免疫小鼠并与骨髓瘤杂交得到 116NS19-9 的单克隆抗体,是一种分子量为 5000kD 的低聚糖类肿瘤相关糖类抗原,命名为糖类抗原 19-9(CA19-9)。CA19-9 是大肠癌和胰腺癌的肿瘤相关标志物,在消化道癌症患者血清中浓度明显升高,常用的检测方法为放射免疫法。检测 CA19-9 的意义在于辅助诊断,大肠癌中阳性率为 30%～50%,特异性不高,早期诊断意义不大。对结肠癌转移、复发、预后方面有一定意义。CA19-9 增多往往是低浓度的或一过性的,癌胚抗原和 CA19-9 之间并无相关性,但癌胚抗原和 CA19-9 联合检查时,其敏感性达 86.36%,特异性为 88.79%。用于术后监测,有助于早期发现复发和转移,作为结肠癌患者术后的常规化验。

(四)结肠癌肿瘤基因标志物

结肠癌的发生发展是一个多步骤、多阶段及多基因参与的细胞遗传性疾病。随着分子生物学技术的发展,结肠癌癌变过程中基因遗传相对比较清晰,癌细胞是由正常细胞突变而来,在此过程中发生一系列基因突变。

有些突变在正常细胞癌变之前就已发生,这些最早突变的基因,将有助于早期发现和及时治疗肿瘤。随着研究的深入,目前已知多个分子生物学指标变化与结直肠癌发生、发展有关,具有重要临床意义,但多数是非特异性的,其中应用较广泛的是 *K-ras* 基因。

K-ras 基因参与人类肿瘤的发生发展。Ras 基因家族与人类肿瘤相关的基因有 3 种:*H-ras*、*K-ras* 和 *N-ras*,分别定位于 11、12 和 1 号染色体上。其中 *K-ras* 突变率最高,为 17%～25%,*K-ras* 的突变激活是肿瘤细胞恶性转化的主要原因之一,正常时能调控细胞生长的路径,异常时导致细胞持续生长。有研究表明,结直肠癌患者中 *K-ras* 基因的突变率为 35%～40%,且 90% 的突变发生在 12、13 位密码子,12 位密码子约占 70%,13 位密码子约占 30%,发生在这两位密码子的突变提示预后不良,并且对抗 EGFR 单克隆抗体治疗无效。*K-ras* 基因为野生型的结直肠癌患者,经抗 EGFR 单克隆抗体治疗疗效明显。有研究发现,对于野生型患者应进一步检测 *BRAF* 基因突变情况,若 *BRAF V600E* 基因突变,似乎预后不佳。有研究支持对于 *BRAF V600E* 突变患者采取抗 EGFR 治疗同时联合积极的化疗作为一线治疗方案,有少数研究对于一线治疗进展的 *BRAF V600E* 突变患者放弃抗 EGFR 单克隆抗体治疗。

二、结肠镜检查

电子纤维结肠镜是目前诊断结肠癌最直接、有效和可靠的检查手段。不仅能直接观察病灶全面、对病灶定位、浸润范围、发现多源发病灶,并且可进行细胞涂片和活体组织检查取得病理诊断。在镜检时,可照相、活检及刷检涂片做细胞学检查,取活检时注意多点取材和取材的深度,提高阳性率和准确率。

(一)结肠镜检查的适应证

适用于:①原因不明的下消化道出血;②原因不明的腹泻;③腹部肿块不能除外来自结肠;④钡灌肠发现病变不能确诊者;⑤钡灌肠检查正常,但不能解释结肠症状者;⑥治疗性内镜;⑦结肠手术后复查;⑧结直肠癌普查;⑨其他,如大肠腺瘤、慢性溃疡性结肠炎、60 岁以上男性 Lynch 综合征患者等。

(二)结肠镜检查的禁忌证

(1)严重心肺疾病患者,无法耐受结肠镜检查或处于休克危重状态。

(2)妊娠患者,可导致流产或早产。

(3)疑有肠穿孔和腹膜炎或多次腹部手术史腹腔广泛粘连者。

(4)严重活动性结肠炎、坏死性肠炎,明显腹胀不配合者。随着全麻肠镜的开展,一些不配合患者可以在全麻下行结肠镜检查,此外,随着结肠镜检查操作熟练度和操作技能的提升,一些检查禁忌证变成了相对禁忌。

(三)结肠镜检查并发症

结肠镜检查并发症较少见,主要有结肠穿孔、出血、结肠系膜撕裂、全麻下误吸及呼吸、心搏骤停等意外;主要原因是操作者技能不熟练,没有把握好适应证。结肠镜检查是一个由生疏到成熟、由简单到复杂循序渐进的学习过程,不断练习,提高技能,同时掌握好适应证,才能尽可能避免严重并发症的发生。

(四)镜下形态

早期结肠癌内镜下表现:在染色放大内镜下正常和异常结肠黏膜有 5 种腺管开口类型,腺管开口类型主要依据 Kudo 腺管开口分类:Ⅰ型,规则圆形小窝;Ⅱ型,规则星状或乳头状小窝;Ⅲs型,小管状或小圆小窝;ⅢL型,大管状或大圆小窝;Ⅳ型,树枝状或脑回状;Ⅴ型,不规则窝状结构或无结构。认识这些腺管开口类型有助于早期诊断结肠癌。

进展期结肠癌在镜下通常有三种形态。①肿块型:多为宽基底,呈菜花样不规则肿块突入肠腔,表面覆有黏液,散在糜烂、坏死和出血灶。②浸润型:肿瘤环周浸润性生长,导致管腔狭窄,内镜难以通过。此种情况下,内镜不能观察肿瘤全貌及整个肠腔情况,需要辅助钡灌肠检查。③溃疡型:肿瘤边缘结节状隆起形成围堤,呈火山口样。底部覆有污苔、表面糜烂,组织脆,触之易出血。

三、影像学检查

(一)气钡双重对比灌肠造影

是结肠癌的重要检查方法,检出率可达 96%,与结肠镜相似。根据肿瘤类型不同,造影主要有三种表现:①肠腔内可见肿块,其轮廓呈不规则状,且该处肠壁僵硬、结肠袋消失。如肿瘤较大,可造成钡剂通过困难。②管腔狭窄,常累及一小段肠管,狭窄可偏于一侧或环绕整个肠壁,导致肠壁僵硬,病变界限清楚,此型肿瘤易造成梗阻。③较大的龛影,形状多不规则,边缘多不整齐,具有一些尖角,龛影周围常有不同程度的充盈缺损和狭窄,肠壁僵硬,结肠袋消失。但是如果已有肠梗阻者,禁做此项检查。

对于进展期结肠癌,国际上通常采用 Borrmann 分型来进行划分,各分型的钡剂造影表现如下。

Borrmann 1 型(蕈伞型):约占 8%,表现为突向肠腔内境界清楚的大肿块影,表面呈菜花状,基底部与周围肠壁分界清楚,无周围浸润的征象。在充盈像上肿块表现为轮廓凹凸不平的充盈缺损。

Borrmann 2 型(局限溃疡型):约占 75%,表现为中央可见癌性溃疡形成的不规则钡斑,边缘较锐利,周围环堤境界清楚。

Borrmann 3 型(浸润溃疡型):约占 13%,病灶边缘不甚锐利,环堤较为低矮,部分环堤出现破溃,溃疡的边缘亦可向周边破溃而不完整,肿瘤周围伴有黏膜的粗大结节和巨大皱襞。肿瘤沿肠壁环周浸润,可造成管腔狭窄,出现"苹果核征",但其两端与周围肠壁的分界变得不锐利,并有沿肠管长轴浸润的征象。

Borrmann 4 型(浸润型):占 1%～2%,表现为范围较长的管腔狭窄,不形成明显的环堤或溃疡,肿瘤与正常肠管分界不明显。病变区肠壁僵硬,移动性差,黏膜表面可见粗大的皱襞和结节状隆起。

(二)计算机断层扫描(CT)

是结肠癌常规推荐且最重要的检查方法之一,最大优势在于可显示癌肿的侵犯程度,以及邻近器官是否受侵、周围淋巴结和远处脏器有无转移,因此有助于术前判断临床分期,为制定合理的治疗方案提供依据。结肠癌的 CT 基本征象主要包括:肠壁增厚、腔内肿块、肠腔狭窄、肠壁异常强化等。Borrmann 1 型表现为伴有肠壁增厚的肠腔内大的广基偏心性分叶状肿块。Borrmann 2 型和 3 型常表现为环形或半环形肠壁增厚,伴有肠腔的不规则狭窄。Borrmann4 型表现为肠壁弥散均匀性增厚、僵硬。

(三)磁共振成像(MRI)

虽然是评价直肠癌原发病灶的常规推荐,但不常规用于结肠癌原发灶的评价。当同时伴有肝脏可疑病变时,MRI 是重要的检查手段,增强 MRI 检出肝转移灶的敏感率可达 80%～90%。MR 扩散加权成像(DWI)的应用进一步提高了结肠癌肝转移灶诊断的敏感性。

(四)超声

主要用于检查转移灶,包括腹膜后、肠系膜淋巴结及腹盆腔转移结节,以及肝转移灶。超声造影增强剂的应用,极大增强了 B 超对肝转移灶的诊断水平,文献报道超声造影与普通 B 超相比,肝转移灶诊断的敏感率从 78% 提高到 95%,特异性从 23% 提升到 92%。

(五)正电子发射计算机断层扫描(PET-CT)

将 CT 与 PET 融为一体,由 CT 提供病灶的准确解剖定位,而 PET 提供病灶详尽的功能与代谢等信息,具有灵敏、准确、特异及定位精确等特点。文献报道 PET-CT 对结直肠癌肝转移灶的敏感率为 91%～100%,特异性为 75%～100%。NCCN 指南明确指出,PET-CT 仅用于经腹部 CT 或 MRI 等前期评估认为可切除的结直肠癌肝转移灶,并且 PET-CT 扫描的目的是对未识别但有可能造成无法手术的转移灶进行评估。

(韩苏杰)

第四节　诊断与鉴别诊断

一、结肠癌的诊断要点

结肠癌的诊断包括定性诊断和定位诊断两个方面。首先,只有明确结肠肿瘤的良恶性,才能对患者病情作出准确评估,制订进一步的检查和治疗计划。其次,结肠肿瘤所在的确切部位决定了患者可能出现的临床症状,同时决定了手术切除的方式和范围。目前,纤维结肠镜下病理学活检是结肠癌定性诊断的金标准,而结肠镜及钡灌肠、腹盆腔 CT 等影像学检查是结肠癌定位诊断的常用方法。由于右侧结肠癌和左侧结肠癌具有不同的临床表现,故诊断要点不尽相同。

(一)右侧结肠癌的诊断要点

不明原因的贫血和乏力;消化不良;持续性右侧腹部隐痛不适;右侧腹部可扪及肿块;粪便潜

血试验阳性;结肠镜检查发现特征性病变并经活检病理证实;气钡灌肠造影可见特征性 X 线表现。

(二)左侧结肠癌的诊断要点

排便习惯改变,便频、便秘或两者交替;血便或黏液血便;结肠梗阻性症状,包括进行性排便困难,便秘和腹部胀痛;结肠镜或乙状结肠镜检查发现特征性病变并经活检病理证实;气钡灌肠造影可见特征性X线表现。

二、鉴别诊断

(一)结肠息肉

可为单发或多发,大小不一,有蒂或无蒂,多见于乙状结肠。成人大多数为腺瘤,直径大于 2 cm者,约半数癌变。结肠息肉约半数以上无临床症状,常因普查或发生并发症时才被发现,结肠镜病理活检可明确诊断。

(二)溃疡性结肠炎

多发生于直肠和乙状结肠,病变多局限在黏膜层和黏膜下层,肠壁增厚不明显,表现为黏膜水肿、充血、糜烂和溃疡形成。最突出的表现是腹泻,多数为脓血便。常伴有肠道外症状,如关节炎、虹膜炎、结节性红斑、强直性脊柱炎、硬化性胆管炎等。当伴有肠管狭窄和肿物形成时应考虑结肠癌的可能,特别是病程超过 10 年的患者。

(三)克罗恩病

多见于青少年,最常累及末端回肠,病理改变为非干酪性肉芽肿、纤维化和溃疡形成,黏膜隆起呈鹅卵石样,溃疡多呈匐行性,典型表现有腹痛、腹泻和体质量减轻三联征。常有口腔溃疡、皮肤、骨关节、眼部等肠外病变表现。

(四)慢性细菌性痢疾

常有急性细菌性痢疾病史,抗菌药物治疗有效。粪便培养可分离出痢疾杆菌,结肠镜检查时取黏液脓血培养阳性率高。

(五)肠结核

有肠外结核病史,主要累及回盲部和升结肠,病理上分为溃疡型和增殖型。干酪样肉芽肿是肠结核的特征性病理组织学改变,活检组织抗酸杆菌染色阳性、结核菌素试验强阳性、血清结核杆菌相关性抗原和抗体检测阳性有助于诊断。高度怀疑肠结核时可给予抗结核药物试验治疗,有助于诊断。

(六)阿米巴肠病

病变多位于回盲部,典型表现为大便腥臭、带血和黏液,多呈紫红色或暗红色糊状。粪便可找到阿米巴滋养体或包囊。抗阿米巴治疗有效。乙状结肠镜检查和活检多可鉴别。

(七)结肠血吸虫病

血吸虫卵大量沉积于肠壁引起的结肠病变,以侵及直肠、乙状结肠、降结肠多见。长期病变可致肠壁增厚、变硬、形成息肉状结节,并可致肠腔狭窄,少数可继发癌变。有疫水接触史,脾大,粪便检查虫卵阳性,乙状结肠镜检可发现虫卵。

(韩苏杰)

第五节 外科治疗

一、概述

结肠肿瘤的外科治疗已有一百多年历史,是最早开展外科治疗的几种肿瘤之一。近 10 年来,随着外科手术技术的进步、手术器械的发展、对器官胚胎学发生的再认识,结肠癌的治疗技术得到了迅速的发展,以外科、内科、放疗为基础的综合治疗已成为结肠癌的标准治疗,多学科协作诊疗模式(multi disciplinary team,MDT)也越来越受到临床医师的重视。但目前外科手术治疗仍然是唯一可以治愈结肠癌的手段。外科医师除了要掌握结肠癌手术的方法,更要充分了解现有的外科治疗技术及其在疾病不同治疗阶段的价值,引领 MDT 团队为患者提供更多的治愈机会。

二、适应证

结肠癌手术治疗适应证包括:①全身状态和各脏器功能可耐受手术;②肿瘤局限于肠壁、或侵犯周围脏器但可以整块切除且区域淋巴结能完整清扫;③已有肝、肺、卵巢等远处转移,但转移灶可全部切除;④广泛侵袭或远处转移已无法根治,但并发梗阻、大出血、穿孔等症状时应选择姑息手术治疗。

三、术前肠道准备

术前的肠道清洁准备可以减少肠道内容物的潴留、减低腹内压力,有利于术中操作,并通过减少肠道内细菌数量,降低腹腔感染及吻合口瘘的发生率。良好的术前肠道准备应达到以下标准:结肠腔内空虚,不增加肠黏膜的水肿;肠道内细菌总量减少,不造成菌群的紊乱;清洁方式耐受性良好,不影响患者水、电解质平衡;对肿瘤刺激小,不造成瘤体破裂、播散或出血。完成良好的术前肠道准备需要从以下几个方面入手。

(一)术前的膳食准备

结肠癌术前的膳食的原则是高蛋白,足够热量,并含有充足电解质的少渣饮食。由于术前的清肠处理,部分患者可能出现体液失衡,应视情况给予静脉输液支持。传统的方式为,术前 3 d 进半流食,术前 1 d 进全流食,可有效减少患者肠道内的粪便量及食物残渣。近年来,随着要素饮食的迅速发展,有学者提出术前口服肠内营养制剂代替传统的流质饮食,可改善患者的营养状况并调节免疫功能,在保证肠道良好的清洁度的同时,最大程度缩短术后肠道功能的恢复时间,从而减少手术后并发症的发生。而对于部分进食困难、营养状态差的患者,可给予术前肠外营养支持,以改善患者的营养状况。国内有学者报道,术前膳食准备采用肠内营养代替传统肠道准备,可降低肿瘤腹腔内及肠腔种植转移发生率。

(二)术前肠道的灭菌准备

肠道是人体内最大的细菌库,粪便、肠黏膜、黏液中均存在大量细菌。通过良好的机械性清洗可去除粪便中的细菌,口服或肠外应用抗生素可抑制肠黏膜表面附着及黏液中的细菌,从而降低术后腹腔内及切口的感染发生率,然而如何正确地预防性使用抗生素仍存在争议,目前已不积极应用。

(三)术前肠道的清洁准备

术前肠道的清洁方法包括:机械性消化道灌洗和口服导泻药物等方法。多项随机对照研究的结果显示,结肠择期手术前的机械性肠道准备并未减少吻合口瘘、肠腔感染、切口感染的发生率,反而会增加上述并发症的风险。近年来提出的快速康复外科理念也不主张术前行机械性肠道准备。目前口服导泻药物已经取代了传统的机械性肠道准备。

常用的口服导泻药物主要如下。①番泻叶:可水解产生大黄素,刺激肠蠕动,通常在服用4~7 h后引起腹泻,此方法价廉、刺激性小、护理简单。②聚乙二醇电解质:聚乙二醇是长链高分子聚合物,在消化道内不被吸收和代谢,其通过氢键结合固定结肠腔内的水分子,增加粪便含水量并迅速增加粪便体积、刺激肠壁、促进蠕动,达到加速排便和清洁肠道的作用。主要特点:不脱水,不破坏电解质平衡和肠道正常菌群,不损伤肠道黏膜,不产生可燃气体,清洁肠道迅速,大量应用对液体或电解质的平衡无明显改变。其良好的清洁肠道效果国内外均有报道,是目前效果最佳、导泻速度最快的肠道清洁剂。③磷酸钠盐口服液:主要成分为磷酸氢二钠与磷酸二氢钠,两者在肠道内解离出不被吸收的阴阳离子,在肠道中形成高渗环境,利用肠道半透膜的性质,使水分进入肠内,软化粪便,与磷酸钠盐本身的水分和患者服用的水共同通过激活肠黏膜层的局部神经反射而增加肠壁蠕动,提高肠道动力。

对于有长期便秘的患者,应提前为患者进行肠道准备,除了进行饮食控制外,最好术前为患者进行连续3 d灌肠,术前2 d开始服用蓖麻油,并且在手术日清晨据情况灌肠,以确保肠道准备效果。对于长期便秘患者,若观察到口服复方聚乙二醇电解质散进行肠道准备效果不佳时,饮水结束4 h后仍未排便,则视为肠道准备无效,需要进行清洁灌肠。

四、手术治疗原则

结肠癌的手术治疗原则除了普通外科需要遵循的无菌原则外,尚有一些特殊性,主要包括三个方面:

(一)无瘤原则

肿瘤手术与非肿瘤手术最主要的差别就是无瘤操作,因为一旦肿瘤细胞由于外科医师的操作不当而造成医源性扩散,可能会导致早期的复发转移。"无瘤"并不仅仅指手术中不直接接触肿瘤,而是在"无瘤思想"的指导下贯穿整个手术中的每一步。无瘤思想主要有以下七个方面。

1.切口保护

一旦完成切口操作,迅速使用切口保护器或纱布垫保护切口。

2.探查原则

先探查远离肿瘤部位的腹腔脏器,最后探查肿瘤本身。某些情况下,可以不直接接触肿瘤完成探查。对肿瘤较大、明显外侵的肿瘤探查后,最好能够更换手套。

3.肿瘤保护

当完成暴露后,最好将肿瘤侵犯的浆膜区保护起来,多使用纱布缝合覆盖或保护胶敷在肿瘤表面以减少肿瘤细胞的播散。

4.不接触、少接触以及轻柔接触

最少的肿瘤接触次数和尽量轻柔的接触方式可以降低癌细胞黏附手套上的概率,以及癌细胞进入血流的风险。

5.先结扎血管

在手术操作中,肿瘤极易受到挤压,脱落的肿瘤细胞容易沿血管、淋巴管播散至其他器官。因此,明确切除范围后,尽可能先结扎主要的动静脉,可有效降低肿瘤经血液循环播散的风险。

6.更换手套及手术器械

在明显接触肿瘤或污染物后及在肿瘤标本离体后,应及时更换手套。对于接触过肿瘤的器械要及时清洗,以免造成肿瘤细胞播散。标本离体后,应使用未接触过肿瘤的器械进行随后的操作。

7.消化道重建前清洗创面

手术过程中脱落的,或经血管、淋巴管流出的肿瘤细胞在重建过程中可能进入组织或包裹在间隙里,因此在标本离体后进行创面清洗是最恰当的时机。临床上要求清洗液除了有清洗作用外,还要有破坏肿瘤细胞作用。目前的研究显示,双蒸馏水清洗优于 0.9％NaCl 溶液;43 ℃双蒸馏水 10 min 浸泡优于常温双蒸馏水;常温 1∶2 000 氯己定清洗液浸泡 3 min 等于 43 ℃双蒸馏水 1 min 浸泡。因此常温下 1∶2 000 氯己定在标本切下后的清洗和浸泡是最简单有效的方法。注意氯己定清洗后要用大量 0.9％NaCl 溶液冲洗(500～1 000 mL),氯己定冲洗不彻底可能导致患者术后发热。

(二)规范的淋巴结清扫

结肠癌的主要转移方式是淋巴道转移,淋巴道转移的最佳治疗方式是进行规范的淋巴清扫术。熟悉和掌握结肠淋巴流向和转移规律对于结肠癌的手术治疗极其重要。结肠淋巴结根据部位可分为:①结肠上淋巴结,位于肠壁,常沿肠脂垂分布;②结肠旁淋巴结,沿着结肠管旁和沿边缘动脉弓及其分支分布;③中间淋巴结,位于结肠动脉弓与结肠血管起始部之间;④主淋巴结,位于结肠主干血管起始部周围。

结肠淋巴结的分站是横向和纵向的结合。

(1)纵向由肠管向血管根部分为三站:第一站为结肠上和结肠旁淋巴结(D1);第二站为中间淋巴结(D2);第三站为主淋巴结(又称中央淋巴结 D3),为各主干血管根部淋巴结,在右半结肠为回结肠动脉根部淋巴结、右结肠动脉根部淋巴结及中结肠动脉右支根部淋巴结。在左半结肠为中结肠动脉左支根部及肠系膜下动脉根部淋巴结,在乙状结肠为乙状结肠动脉根部及肠系膜下动脉根部淋巴结。结肠癌治愈性手术应常规彻底清除主淋巴结,即行 D3 清扫术。

(2)横向沿肠管分布,自肿瘤由近及远每 5 cm 为一站,即自肿瘤缘向近侧和远侧 5 cm 以内为第一站淋巴结,5～10 cm 为第二站淋巴结,以此类推。因此,结肠肿瘤的切除除了考虑肠管切除范围,更重要的是要考虑淋巴结清扫范围。

(三)完整结肠系膜切除(complete mesocolic excision,CME)

胚胎期升结肠、降结肠系膜的后层脏腹膜与腹后壁原始壁腹膜融合形成融合筋膜,即脏层筋膜。脏层和壁层筋膜(肾前筋膜)形成一无血管疏松组织间隙,即 Toldt's 融合平面,CME 的外科平面为两层筋膜在解剖层面上向腹腔及腹膜后延续,左侧脏层筋膜从左侧向上延伸至乙状结肠、降结肠、胰腺背侧,把脾脏包绕,右侧脏层筋膜经盲肠向上依次通过升结肠、胰头、十二指肠,并达右侧肠系膜根部终止,呈"信封样"覆盖结肠系膜。CME 就是沿着这一外科平面进行锐性分离,这样能够更好地保护内脏器官、血管、神经,如输尿管、性腺血管、自主神经,并减少出血,避免系膜撕裂,充分保护肠系膜的完整性,从而准确完整地切除肿瘤,并清扫最大范围的区域淋巴结及淋巴管。CME 主要适用于Ⅰ～Ⅲ期的结肠癌患者,目前多数文献认为Ⅲ期结肠癌患者可从 CME 手术中获益更多。CME 不仅可以清扫更多淋巴结,而且很可能改变患者的术后 TNM 分期,从而影响患者后续的治疗方案。

五、手术类别

外科手术切除是唯一有望治愈结肠癌的治疗方式。结肠癌的外科治疗可分根治性切除和姑息性切除,根治性切除多用于治疗早、中期肿瘤,姑息性切除主要用于治疗晚期肿瘤。结肠癌的手术治疗要求外科医师:正确判断手术治疗的目的、确定手术的范围或根治程度。

(一)结肠癌的根治性手术

结肠癌的根治性切除要求整块切除肿瘤以及其上、下两侧的 10 cm 以上的肠管,并包括相应区域的 1、2、3 站淋巴结。肿瘤切除后的满意度采用残留肿瘤分类来表示,具体如下。①R_X:是否残存肿瘤无法估价。②R_0:术中无肉眼肿瘤残留,术后无病理切缘阳性。③R_1:肉眼未见肿瘤残留但标本显微镜下切缘肿瘤残存。④R_2:术中肉眼肿瘤残留。

结肠癌扩大根治性切除术是在标准根治性切除的基础上,扩大切除范围。扩大切除范围主要在以下几点:①将淋巴结清除的范围从第三站扩大,也就是肠系膜上血管供血区清扫至肠系膜上血管根部淋巴结;肠系膜下血管供血区淋巴清扫至肠系膜下血管根部淋巴结。②切除肿瘤主干血管上、下各一根主干血管并清扫其所属淋巴结。③肠管切除的范围达到 10 cm 以上即可。④肿瘤侵犯周围组织的扩大切除。

(二)结肠癌的姑息性手术

结肠癌的姑息性手术是指肿瘤确诊时已经局部晚期或全身性转移,无法达到根治性切除,为了缓解或预防肿瘤梗阻、出血或穿孔等急症的发生而采取的手术。姑息性手术可以是切除原发或转移肿瘤,也可以是造瘘或短路等方式,以缓解临床症状。随着结肠癌综合治疗模式下晚期结肠癌转化性治疗水平的不断提高,姑息性手术在临床的实际应用还包括以下两种情况:①肿瘤局部晚期或远处广泛转移无法达到治愈的目标,姑息性手术的目的只是减少肿瘤负荷或缓解肿瘤出血梗阻等症状,达到提高生活质量,延长生命的作用;②虽然已有远处多发转移,但原发灶以及所有转移灶仍有根治性切除的可能,这种情况下切除原发灶或转移灶时名义上仍属姑息性切除,实际上手术方式却应当是根治性的。

(三)晚期结肠癌转化性治疗后的根治性切除

初始不可切除的肿瘤通过化放疗等手段治疗后成为可根治性切除的病灶,被称为转化性治疗。随着近年来结肠癌放化疗技术的不断进步以及一些新治疗药物的成功研发,外科手术以外的治疗手段在结肠癌综合治疗中扮演的角色日益重要,也很大程度地改变了晚期结肠癌的治疗理念,使以往认为不可治愈的晚期结肠癌患者中相当一部分患者有望获得治愈性手术的机会。

尽管转化性治疗实际上属于姑息性治疗的一部分,但转化性治疗的目标是治愈,与传统意义上以延长生命为目标的姑息性治疗有着本质的区别,也是晚期结肠癌治疗领域的重大进步。尤其对于转移灶仅限于肝脏的患者,多数报道结果显示,对原发灶和转移灶均行根治性切除的患者,5 年生存率可达30％～50％,已经接近Ⅲ结肠癌治疗的疗效。

六、常用术式及注意事项

(一)右半结肠癌根治术

1.适应证

适用于盲肠、升结肠、结肠肝曲癌、肿瘤靠近肝曲的横结肠癌,以及阑尾腺癌。

2.切除范围

切除 10~15 cm 末段回肠、阑尾、盲肠、升结肠、右侧 1/2 或 1/3 横结肠,肠管切除线距离肿瘤边缘需在 10 cm 以上。同时切除升结肠系膜、右 1/2 或 1/3 横结肠系膜及大网膜。根部离断回结肠血管、右结肠血管及中结肠血管。清扫上述血管根部的淋巴结、切除区域系膜内的淋巴结。

3.手术要点

从中央切开胃结肠韧带,向左沿胃网膜血管切除全部大网膜或切除部分大网膜至横结肠预切断线。向右侧充分游离横结肠右侧系膜,显露结肠中动静脉右支,于根部离断。沿着肠系膜上静脉表面显露右结肠血管,根部离断。沿着肠系膜上静脉右缘向下分离显露回结肠动静脉,根部离断。于升结肠旁沟自上而下切开侧腹膜,沿着 Toldt's 筋膜从外侧向内侧剥离,与内侧会师,注意勿损伤十二指肠、输尿管、生殖血管等,将升结肠从腹后壁游离,右半结肠及其所属区域三站淋巴结被整块切除。

(二)横结肠癌根治术

1.适应证

横结肠中部的肿瘤。

2.切除范围

大网膜、横结肠及其系膜,部分升结肠、降结肠以及癌肿引流区内的淋巴组织。

3.手术要点

将横结肠向下方展开,将胃上提,沿着胃大弯胃网膜左血管切断大网膜分支,切除全部大网膜,并离断肝结肠韧带及脾结肠韧带,充分游离横结肠系膜。显露结肠中动静脉,根部离断,彻底清扫血管根部周围淋巴结。根据拟切除肠管位置扇形游离横结肠系膜,清扫相应区域淋巴结。

(三)左半结肠癌根治术

1.适应证

降结肠癌、结肠脾曲癌、靠近脾曲的横结肠癌。

2.切除范围

切除左侧 1/2 或 1/3 横结肠、降结肠和部分乙状结肠,肠管切缘距离肿瘤边缘需大于 10 cm,切除降结肠系膜、左 1/2 或 1/3 横结肠系膜及大网膜,根部离断左结肠血管、中结肠血管和乙状结肠血管的第 1~2 支。清扫切除区域系膜的淋巴结、上述血管根部淋巴结和肠系膜下血管根部淋巴结。

3.手术要点

自胃大弯胃网膜血管弓下无血管区切开,切除大网膜左半部分,游离左侧横结肠系膜。将结肠脾曲向下方牵拉,彻底游离相应肠管及系膜。将降结肠向外上展开辨认结肠中动脉及其分支,必要时根部离断结肠中血管左支,清扫周围淋巴结,自 Treitz 韧带外侧至肠系膜下动脉根部切开系膜,显露并清扫肠系膜下动脉淋巴结,沿肠系膜下动脉游离左结肠动脉及 1~2 支乙状结肠动脉,根部离断,清扫相应区域淋巴结,并于胰腺下缘水平离断肠系膜下静脉。切开降结肠、乙状结肠外侧腹膜。沿着左侧 Toldt's 筋膜切除左侧结肠及其所属区域淋巴组织,做到整块切除,注意保护左侧输尿管和左侧生殖血管,避免胰尾损伤。如肿瘤侵犯左侧肾脂肪囊,可一并切除,否则应予以保留。

(四)乙状结肠癌根治术

1.适应证

乙状结肠癌。

2.切除范围

切除癌肿在内的两端足够的乙状结肠肠段及相应肠管系膜,肠管切缘距肿瘤边缘应大于10 cm,如病灶位于乙状结肠起始段,还需要游离部分降结肠,包括所属的系膜,如病灶位于乙状结肠下段,则还需要游离部分直肠上段。在肠系膜下血管发出左结肠血管分支后予以离断或直接于肠系膜下血管根部离断。清扫切除区域系膜的淋巴结及血管周围的淋巴脂肪组织。

3.手术要点

沿 Toldt's 筋膜及骶前筋膜游离乙状结肠系膜,寻及肠系膜下动脉根部,清扫周围淋巴结。沿肠系膜下动脉根部向下游离显露左结肠动脉,2~3 支乙状结肠动脉及直肠上动脉,根据肿瘤位置离断相应乙状结肠动脉并清扫区域淋巴结。沿 Toldt's 筋膜由外侧游离乙状结肠系膜,注意辨认保护左侧输尿管、生殖血管,并与内侧会师。根据拟切除肠管位置扇形离断相应系膜,随后完成肠管离断及吻合。

(五)腹腔镜结肠癌手术

结肠癌的外科手术技术已经达到较高的水平,从手术技巧方面进一步提高治疗效果已经非常困难,目前结肠癌外科治疗的发展主要集中于微创和个体化治疗。1991 年,Jacobs 首次报道在腹腔镜下行结肠癌根治性切除术,随着腹腔镜器械的不断改进,医师操作技术的逐步提高,以及相关研究的深入,腹腔镜结肠癌手术的优势逐渐显现。国际多个大型多中心前瞻性随机对照研究结果均认可腹腔镜结肠癌的近、远期疗效。美国的 COST(Clinical Outcomes of Surgical Therapy Study Group)研究针对结肠癌的研究结果显示:与开腹手术相比腹腔镜组术后恢复快,住院时间短,镇痛药物使用少;而术中并发症、术后 30 d 死亡率、再手术率和再入院率以及肿瘤复发率、总生存率和无病生存率两组差距均无统计学意义,经过中位 7 年的随访两者 5 年生存率和复发率相似。欧洲的 COLOR(Colon Cancer Laparoscopic or Open Resection Study Group)研究结果显示,与开腹手术相比,腹腔镜手术失血少,进食早,术后镇痛药物使用少,住院时间短,两组患者术后 28 d 的并发症发生率及病死率相近。术后 3 年无瘤生存率两组差异无统计学意义。英国的 CLASICC(Conventional versus Laparoscopic-Assisted Surgery In Colorectal Cancer)研究也得到了相似的结果。在我国,卫生部《结直肠癌诊疗规范》2010 年版中腹腔镜结肠癌手术已作为结肠癌治疗的标准方案之一。美国 2011 年版的 NCCN 结肠癌治疗指南也把腹腔镜手术作为结肠癌手术治疗的一种可选择方式。在世界范围内腹腔镜结肠癌手术已经得到广泛的认可,其应用日趋成熟。

在腹腔镜结肠癌手术适应证方面,腹腔镜与传统开腹手术基本相同,且随着相关技术的进步,其适应证正在不断扩展。Ⅰ、Ⅱ期的结肠癌肿瘤都可以通过腹腔镜进行切除,部分Ⅲ期的肿瘤也可行腹腔镜手术切除,腹腔镜结肠癌根治术的手术切除范围也与开腹手术基本相同,即肿瘤所在肠管、对应的系膜及所属区域淋巴结。

腹腔镜结肠癌根治术的禁忌证主要有:①无法耐受长时间气腹。②术中容易出现难以控制性出血。③操作技术受限(病理性肥胖、腹内广泛粘连、合并肠梗阻和妊娠等)。④肿瘤侵及邻近组织和器官(即 T_{4b}):晚期肿瘤已侵及邻近器官,如输尿管、膀胱、小肠、十二指肠等,手术已失去根治意义。

七、特殊类型结肠癌的外科治疗

(一)梗阻性结肠癌的外科治疗

1.右半结肠梗阻

梗阻性右半结肠癌的手术方式相对固定,一期右半结肠切除+回肠-结肠吻合是普遍采用的术式。回结肠吻合的方法有三种:端端、端侧、侧侧吻合。与回肠造瘘、回肠-横结肠短路等减压方法相比,一期切除吻合可以避免因回盲瓣功能不良引起的盲肠穿孔等并发症。在结肠闭袢性梗阻、盲肠显著扩张时,可以在开腹时先进行减压,再行Ⅰ期切除吻合。

一期切除吻合是治疗梗阻性右半结肠癌的理想术式,但是在无法行根治术的情况下仍然需要进行回肠或结肠造瘘。选择回肠造瘘时要注意的是,为避免回盲瓣功能不良,需要将 Foley 尿管从造口的远端回肠经过回盲瓣插入盲肠内。

2.左半结肠梗阻

(1)单纯改道:目前虽然有对左半结肠梗阻主张积极的手术切除的趋势,但是单纯改道仍然有其特定的适应证:如一般情况差,不能耐受麻醉;肿瘤局部侵犯广泛,无法切除;肿瘤远处转移;结肠癌引起梗阻等。单纯结肠改道包括盲肠造口术、结肠袢造瘘和内短路术。其原理是将肠内容由结肠近端引流到结肠远端,使之不再经过肿瘤引起的梗阻部位。考虑到回盲瓣的功能,回肠造瘘解除结肠梗阻并不可靠。

(2)盲肠造瘘术:盲肠造口术一般指盲肠置管造瘘,也可以将盲肠直接固定在右下腹皮肤,将带有蘑菇头的管子或者 Folley 导尿管经腹壁置管放入盲肠,可以局麻或者开腹完成。盲肠置管造瘘是在远端梗阻或者假性梗阻时减压的最有效的方法。由于结肠梗阻的高并发症和死亡率,置管造瘘只在暂时减压或者不适合结肠袢造瘘的情况下使用。

(3)结肠袢造口:结肠袢造口是传统远端梗阻性结肠癌分期切除的Ⅰ期手术内容,也是无法切除的结肠肿瘤患者的一种姑息性疗法。这种方法只能缓解由吻合口破裂引起的感染,对吻合口愈合影响甚微,并且有近三分之一的患者由于各种原因无法还纳,选择时需要慎重。结肠袢造瘘一般选择横结肠,造瘘口的位置要远离正中切口和肿瘤,根据肠系膜的长短灵活选择,一般选在右上腹。

(4)短路手术:短路手术可以避免肠造口给患者带来的负担。对不能手术切除的、梗阻部位在盲肠到乙状结肠之间的结肠癌可以选择这种方法。标准的吻合方法是盲肠-乙状结肠侧侧吻合。

(5)一期切除吻合:左半结肠癌梗阻行一期手术治疗时,要严格掌握好以下几点适应证:①患者全身情况允许,梗阻时间短,肠壁血运良好,水肿较轻。②病灶局限,有切除可能者。③腹腔污染不重。④术中肠道灌洗满意,已除去固体粪便,细菌清除充分。⑤无严重并发症,能耐受较长时间手术。⑥确保吻合口血供良好,避免有张力。当患者身体虚弱多病,有严重的并发症或休克、肿瘤分期晚、术中全身情况差时,最好选择分期手术。

(6)支架置入术:支架置入缓解梗阻,一周后行根治性手术切除,变急诊手术为择期手术。

（二）局部晚期结肠癌的外科治疗

对于局部晚期结肠癌病例，即使经过术前详细的检查往往也很难判定是否可行根治性手术以及手术切除范围，只有进行术中探查才能确定具体的手术方式，术中根据情况可能进行联合脏器切除，手术风险大。因此，需严格掌握其适应证：患者年龄≤70岁；无远隔器官转移或者远隔器官转移可达到 R_0 切除；无重要器官功能障碍；患者及家属理解此类手术的风险并有较强的治疗意愿，反之则为本类手术的相对禁忌证。此外，患者需要进行充分的术前准备：术前纠正贫血、营养状态和电解质紊乱；术前评估心、脑、肝、肺和肾等重要脏器的功能；同时进行 MDT 讨论。Martyn 等报道无法达到 R_0 切除术的晚期结肠癌患者手术治疗不能显著提高生存期，手术死亡率明显升高。Croner 等报道多脏器联合切除的 R_0 切除率为93.1％，术后并发症发生率25.8％，术后死亡率6.9％。对于 R_0 切除术后的患者 5 年生存率达 80.7％，而 R_1 和 R_2 切除的患者的 5 年生存率为0。因此，局部晚期结肠癌如果能达到 R_0 切除，预后良好。

（三）复发性结肠癌的手术治疗

结肠癌术后复发是导致结肠癌患者死亡的主要原因，有大宗报道结肠癌根治术后局部复发率为1％～17％。其中 5％～47％ 的复发及转移性结肠癌其再手术切除后 5 年生存率可达 5％～30％。结肠癌术后复发的再手术切除率高，而肿瘤复发部位及数量对再手术方式有显著影响，再手术方式与生存率密切相关，不同的手术方式的治疗效果有显著差异。在可能的条件下，结肠癌术后局部复发应积极再手术治疗。局部复发包括吻合口、腹盆腔腹膜、腹膜后、卵巢及切口复发几大类，其中腹膜后复发包括腹膜后淋巴结、腹膜后脏器及肿瘤床的复发。及早发现并诊断肿瘤复发非常重要，因此对结肠癌术后的患者应密切随访，定期复查，尤其是原发肿瘤有梗阻情况的患者，复查时应常规检查癌胚抗原指标。结肠癌复发灶的部位不固定，腹膜及腹膜后的发生率较高，这些复发灶由于有周围肠道的干扰，超声检查的漏诊率高，故应定期行腹盆腔增强 CT 检查，尤其是超声检查对病变性质不确定时，更应及时行 CT 检查。对结肠癌术后复发的病例，MDT 认为可以手术且能够耐受手术治疗的，应积极行手术治疗，争取行根治性切除，这是提高治愈率、延长生存期的重要手段。腹腔、盆腔广泛种植转移无法行根治性切除者，可切除主要种植转移灶，降低瘤负荷，以改善全身情况，便于行腹腔热灌注或静脉化疗等综合治疗。合并肠梗阻且复发肿瘤无法切除者，可行造瘘或肠吻合术解除梗阻，术后辅以静脉化疗等综合治疗改善生活质量。

八、常见并发症及其处理

（一）切口感染及裂开

切口裂开多发生于术后5～9 d，多因营养不良、贫血、低蛋白血症、切口积液所致。感染切口常有红肿热痛表现，随感染加重，及腹压增高，切口易裂开。有的切口裂开并无明显感染征象，仅在咳嗽、喷嚏、排便等腹压增加的情况下发生。一旦切口裂开多有粉红色液体渗出或肠管膨出。此时应消除患者恐惧心理，以无菌纱垫覆盖伤口以防止肠管进一步大量膨出，并立即将患者转送手术室，在适当麻醉下对腹壁皮肤及外露肠管进行消毒，将肠管还纳腹腔，以减张缝线全层缝合腹壁，并用腹带加压包扎，缝合或对合固定切口时注意防止将肠管或网膜夹于切口内。腹壁的切口皮下感染，应早期切开引流，清创换药，保持创口清洁，促进愈合。

（二）吻合口瘘

吻合口瘘是结肠癌术后严重并发症之一，如不及时处理，病死率高达 6％～22％。国外报道,吻合口瘘发生率为3.6%～12%,国内报道在5%～10%之间。发生原因可能为:①结肠癌并梗阻,肠道准备不充分情况下仓促手术。②患者全身情况差。结肠癌患者中老年居多,因其肠道梗阻和功能紊乱导致全身营养状况差、消瘦、蛋白质及多种营养物质缺乏,直接影响组织的修复功能和机体的免疫功能,某些并发症如糖尿病、肝硬化亦是影响吻合口愈合的重要因素。③局部血运因素。良好的血供是保证吻合口正常愈合的重要因素,术中过多游离肠管断端处肠系膜或过多的切除结肠吻合口周围的脂肪组织,损伤系膜血管,会导致吻合口血运不良。同时,吻合张力过大,缝合不够严密等均可影响吻合口的愈合。在充血、水肿、严重感染的肠管上做肠吻合,术后肠壁组织愈合不良,易发生吻合口瘘。结肠吻合口瘘常发生于术后4～9 d,左侧结肠手术多见,右侧较少见。一旦发生吻合口瘘,如引流不通畅,保守治疗后不见好转,症状加重,应及时做近端肠造口术,以双腔造口较好,可使转流充分促进愈合。如患者情况差,病情不允许同时处理吻合口病变时,待瘘口部感染局限后再做二期处理。结肠癌手术中,如果吻合不满意,患者情况较差且预计瘘发生可能较高者,就应同时在吻合口上段行肠造口术。

(三)术后出血

右半结肠切除后极少发生术后出血。脾曲结肠癌切除后,可能从脾周围粘连处发生出血。结肠血管结扎处出血亦较常见。术后应在相应区域放置引流管,术后仔细观察引流量及性状。腹腔引流管是观察有无腹腔出血的重要渠道,要妥善保护,防止脱落。如手术后早期出现失血性休克的各种临床表现,应行快速输液等抗休克治疗。如病情未见好转,应及时探查止血。腹腔镜手术后腹腔内出血者可先行腹腔镜下探查,寻找出血点并进行止血。经腹腔镜难以控制的出血应即刻中转开腹进行止血。

(四)术后肠梗阻

通常由术后肠粘连引起,亦可由于肠切除、肠造口术时肠系膜关闭不全,小肠进入孔隙形成的内疝而导致。肠梗阻应先保守治疗,如未见好转,应及时手术探查防止肠坏死的发生。

术后7～30 d间肠蠕动恢复后再次出现肠梗阻的症状、体征及影像学存在肠梗阻证据称为术后早期肠梗阻。原因可能有以下几个方面:①手术中广泛分离肠管粘连。②长时间的肠管暴露及肠管操作。③腹腔内积血、积液等导致腹腔内无菌性炎症。④腹部手术范围广、创伤重、手术时间长,腹腔污染严重。一般不强调早期手术治疗,给予禁食水,持续胃肠减压,维持水、电解质与酸碱平衡,禁食期间给予全胃肠外营养支持,适当地给予肾上腺皮质激素、生长抑素、抗生素及胃肠动力药等保守治疗,多可缓解。

当出现以下情况应选择手术治疗:①腹痛由阵发性转为持续性,范围扩大,出现腹膜刺激征者。②腹胀进行性加重、不对称,腹部有局部隆起或触及有压痛的肿块。③呕吐物、胃肠减压抽出液体、肛诊或者肛门排出液体为血性或者腹部穿刺抽出血性液体。④保守治疗24～48 h后症状无改善或者加重,并出现体温与白细胞升高、心率加快、血压下降者。⑤72 h非手术治疗无效,腹部X线检查见孤立、突出、胀大的肠袢,不因时间而改变位置。

(五)腹腔脓肿

结肠切除术后发生的各种感染并发症,主要是由于吻合口瘘、血肿感染或术中污染所致。如果做好术前准备、手术操作细致、减少手术野的污染,可显著降低腹腔残余脓肿的发生率。脓肿一旦形成,应采取有效的治疗方法。较小的脓肿,给予有效抗生素,局部理疗可望治愈。较大的脓肿,除给予抗生素,加强营养支持治疗外,还必须采取必要的引流措施,如穿刺引流或切开引流。腹腔感染的预防,除严格的无菌操作技术外,术前、术中应用抗生素可降低感染发生率;术中输注全血可显著损害巨噬细胞清除细菌能力,因此术中减少红细胞的输入,可能会减少腹腔感染的发生。

(六)输尿管损伤

左半结肠切除时易发生输尿管损伤,发生率为0.7%～6.0%,多为误扎或误切所致。损伤部位常在左侧输尿管腰段和双侧输尿管骨盆段。导致输尿管损伤的常见原因:①剪开乙状结肠两侧腹膜时,可误伤输尿管。②结扎肠系膜下动、静脉时误将左侧输尿管一并结扎。③输尿管被肿瘤侵犯,未能辨明而损伤。④术中发生大出血时慌忙中钳夹、误扎。因此在游离结肠或直肠时必须显露输尿管,以避免误伤,找不到裂口或断端时,可静脉注射靛胭脂或亚甲蓝,漏出液可染色。如输尿管被结扎,则见结扎段以上输尿管逐渐充盈增粗。

术中如发现输尿管损伤,应立即修复。单纯结扎输尿管,解除结扎线即可。输尿管被切开不足周径一半时,可以5-0可吸收线作横形间断缝合,不需放置内支撑管。如切开超出周径一半或横断时,端端吻合后放置内支撑管。如术后24 h以后发现输尿管损伤,宜作暂时性肾造瘘术,待2～3个月后施行修复手术。腹腔镜手术时,可在腹腔镜下行输尿管修补、内置支架端端吻合,如腹腔镜下无法完成则再转开腹手术,根据损伤部位选择输尿管膀胱移植或带蒂回肠间置代输尿管等。

(七)造口并发症的处理

1.造口坏死

这是一种严重并发症,常发生在单腔造口术后。多因术中损伤结肠边缘动脉或腹壁造瘘口太小、缝合过紧,或造口肠段系膜扭曲及张力过大所致。因此,在结肠造口时应注意造瘘口孔大小,一般以在造口肠端旁能插入一指为度,同时游离肠管时应避免损伤结肠边缘动脉。拉出造口肠段时要注意有无扭曲及张力过大。对造口坏死者,可切除坏死肠段,重新造口。

2.造口退缩

多因腹壁固定欠佳,外置肠段及系膜过短或张力过大,双腔造口术未使用玻璃棒或拔除过早、腹壁太厚或术后高度腹胀,尤其并发梗阻的患者。如外置肠段太短,当腹胀减轻,腹壁收缩时更易发生造口退缩。当造口退缩至皮肤以下或已有腹膜刺激现象时应立即手术,重新游离造口肠段与腹壁固定。

3.造口狭窄

多是皮肤外口及皮下深筋膜环切除过小所致,亦可为外置肠管严重的浆膜炎,继之发生瘢痕收缩,与皮肤边缘形成环状狭窄。轻度狭窄可用手指进行扩张,直至造口能通过全部示指为度。如狭窄环已不能通过小指时,应切除狭窄环,将皮肤与肠壁重新缝合。

4.造口部位肠膨出

多由于皮肤及深筋膜切口过大所致,亦可为缝合过于稀疏所致。应清创伤口还纳肠管,或切除过多肠管重新造口。

5.造口部位皮炎

粪便刺激或粪便袋摩擦刺激形成皮疹、糜烂或局部溃疡。注意保持造口部干燥,应用氧化锌软膏涂擦皮肤,可起到保护皮肤作用。

(八)吻合口狭窄

发生原因有吻合口部位缺血、瘘、出血,吻合口肿瘤复发,近年来吻合器的广泛使用,使其发病率有上升趋势。对有明显狭窄的患者可采用气囊扩张、手术等方法进行治疗。国外有报道,在内镜引导下,用失弛缓性扩张器进行扩张治疗,可收到良好的效果。手术治疗可用于气囊扩张失败或者吻合口复发的患者。

(九)腹腔镜手术相关并发症

与传统开放手术相比,腹腔镜结肠癌手术的并发症发生率并无明显增加,腹腔镜手术特有的围术期并发症包括皮下气肿、腹腔镜切孔种植、切口疝等,但随着腹腔镜手术的普及、操作者熟练程度的增加,该类并发症已呈下降趋势。

(韩苏杰)

第六节 化学治疗

根据患者的临床分期与治疗目的,结肠癌的化学治疗可分为三部分:新辅助化疗、辅助化疗和姑息化疗。

一、结肠癌的新辅助化疗

(一)新辅助化疗的意义

转移性结肠癌中约有 60％患者转移灶局限于肝脏和/或肺脏,并且,其中有 10％～20％的患者其肝肺转移灶具有 R_0 切除或潜在 R_0 切除的可能。对于这类患者,R_0 手术切除转移灶后其 5 年生存率可达 30％～40％。所以新辅助治疗的主要目的:①最大限度达到肿瘤降期,使潜在可切除转化为可切除,为 R_0 切除创造可能。②消除微小转移灶。③同时可评价新辅助治疗药物的敏感性。

(二)新辅助治疗的适应证

(1)对于肝和/或肺部转移灶可直接进行根治性切除的患者来说是否需行新辅助治疗存在一定争议。有建议对肝肺转移灶 3 个月左右的窗口观察期,避免遗漏已有的微小转移灶,但无循证医学依据。目前仍推荐同时或限时(1 个月)行转移灶切除。在考虑需要消除微小转移灶和了解新辅助治疗药物的敏感性前提下,可考虑给予 2～3 个月的化疗＋/－靶向治疗。如果患者既往曾经接受过化疗,在比较短的时间内(如辅助化疗结束 6 个月内)出现了新发转移。这时候要慎重考虑,因为单纯更换化疗方案有效概率非常小。如果不考虑联合靶向治疗,还是应推荐直接手术切除转移病灶。

(2)对于肝和肺部转移灶具有潜在可切除的情况来说:治疗策略是首先全身系统治疗,目的是通过强力的新辅助治疗将潜在可切除病灶转化为可切除病灶。因此在新辅助治疗过程中,应严密评估病灶对治疗的反应,一旦具备手术条件,尽快接受手术治疗。如患者原发灶未切除,应警惕患者有无出现外科急症的风险,如梗阻、穿孔或出血。应在多学科讨论下决策患者是应选择新辅助化疗,外科手术切除原发灶或行造瘘术后再行新辅助化疗。

(3)局部晚期结肠癌:如结肠肝曲癌肿瘤体积巨大并侵犯肝脏、胆囊及十二指肠时,可行新辅助治疗待肿瘤缩小时再行手术,可大大增加手术切除的机会。

(三)新辅助治疗的原则

对于可直接手术切除的肝和/或肺转移的情况,新辅助治疗周期不宜过长,可在行 2～4 周期治疗后评价疗效,尽快行根治性手术切除。临床上有时可遇到化疗后转移灶缩小至不能辨认的情况。此时可停药一月,待手术中足以辨认时进行。结肠癌肝转移灶并不要求规则性半肝或肺叶切除,以>1 mm切缘为主。对于转移灶潜在可切除的情况,通常给予两药化疗联合靶向治疗或三药联合的化疗,动态监测病灶变化,一旦具备 R_0 手术切除条件,尽早进行手术治疗。对于局限性肝脏转移的情况,一些患者可考虑在围术期行全身系统治疗的基础之上,联合肝动脉灌注化疗(Hepatic arterial infusion,HAI),以此提高肝脏病灶由不可切除变为可切除的转化率及减少术后肝脏复发的可能。但同时,应注意围术期新辅助药物的相关不良反应,如药物性肝损害:奥沙利铂可导致肝窦阻塞(蓝肝综合征)以及伊立替康可导致肝细胞脂肪变性(黄肝)。此外,贝伐珠单抗有引起胃肠道穿孔、伤口愈合缓慢、出血和动静脉血栓事件等不良事件风险。尽管上述风险发生率较低,但因涉及影响患者手术时机和预后。故在使用前应选择适合人群,使用期间也要特别关注。目前,通常建议患者常规化疗结束4周,贝伐单抗停药6周后进行择期手术,以减小围术期的相关风险。另外,对于肝肺转移灶切除的患者,一般情况下如术前新辅助治疗有效,应在术后继续沿用新辅助治疗方案,并且整个化疗时间相加也应为6个月。但也应综合考虑患者术后恢复情况,药物毒性及不良反应,对术后辅助治疗方案进行必要的调整。

(四)新辅助治疗的方案选择

首先,所有拟接受新辅助治疗的患者,均应进行 KRAS,NRAS 和 BRAF 基因的检测。对于 KRAS 和 NRAS 基因突变型:可以选择奥沙利铂为基础或伊立替康为基础联合氟尿嘧啶类药物的两药化疗,并在此基础上可考虑增加贝伐单抗治疗。由于几项临床研究显示贝伐单抗联合奥沙利铂为基础的化疗方案时,客观有效率(objective response rate ORR)无明显提高,故新辅助治疗选择 FOLFOX 或 CapeOx 联合贝伐单抗时更应谨慎。若患者耐受性好,但因存在使用贝伐单抗禁忌,也可考虑选择 FOLFOXIRI 的三药联合化疗(依立替康 165 mg/m²,奥沙利铂 85 mg/m² 静脉滴注 2 h,LV 400 mg/m² 静脉滴注 2 h,化疗第一天静脉滴注,随后 5-FU 3200 mg/m² 持续滴注 48 h,每两周重复)。此外,近期二期临床研究显示 FOLFOXIRI+贝伐单抗可将 ORR 提高到 70%~80%,并提高肝脏可切除率,因此在选择合适的耐受人群后,该四药联合方案也可在严密监测下谨慎使用。

对于 KRAS 和 NRAS 基因野生型:尽管 BRAF 基因突变患者是否可以从抗 EGFR 单抗治疗中获益仍存在争议,但目前综合各个因素考虑,不推荐对 BRAF 基因突变患者使用西妥昔单抗或帕尼单抗的治疗。新辅助治疗方案可以选择依立替康或奥沙利铂为基础的两药化疗+西妥昔单抗或帕尼单抗治疗。由于 NORDIC 和 COIN 研究中奥沙利铂为基础的化疗方案联合西妥昔单抗没有延长无疾病进展期(Progression Free Survival,PFS)和总生存期(Overall Survival,OS),仅仅在亚组中探索性数据提示 FOLFOX 联合西妥昔单抗患者的 ORR 和 PFS 有获益。结合近期 PRIME 的研究显示 FOLFOX 联合帕尼单抗可延长 PFS 和 OS,故若选择奥沙利铂为基础的化疗联合西妥昔单抗治疗方案中,仅推荐选择 FOLFOX 方案。另外,由于西妥昔单抗有皮疹和腹泻相关的不良反应,因此当其联合依立替康为基础化疗方案时,应特别关注老年患者或伴随疾病较多患者的迟发性腹泻情况。一旦腹泻出现一定要积极及时给予补液、抗感染及抑制肠液分泌等相关处理。

二、结肠癌辅助化疗

(一)辅助化疗的定义

辅助化疗是指接受肿瘤根治性手术之后的化学治疗,其目的在于消灭残存的微小转移病灶,降低肿瘤复发和转移的机会,提高治愈率。

(二)辅助化疗的意义

手术是治疗Ⅰ-ⅣA期结肠癌唯一的根治方法,但依旧有 35%～50% 的患者在接受根治性手术后出现肿瘤复发。大量临床研究结果证实根治性手术后给与氟尿嘧啶(fluorouracil,5-FU)单药联合增敏剂亚叶酸钙(leucovorin,calcium folinate)辅助化疗可降低结肠癌早期复发风险约 40%,提高总生存率 7% 左右。在此基础上,奥沙利铂(oxaliplatin)与 5-FU/LV 的联合辅助化疗对比 5-FU/LV 化疗可将总生存率再次提高 2.5%～3.0%。因此,结肠癌根治性手术之后的辅助化疗可有效降低复发率,并延长总生存期。

(三)辅助化疗的适应证

并非全部结肠癌患者根治术后均需接受辅助化疗。Ⅰ期结肠癌肿瘤分期早,治愈率高,单纯接受根治性手术患者 5 年生存率超过 90%,因此不推荐辅助化疗。Ⅳ期结肠癌除外少部分合并可切除肝和/或肺转移,约 85% 的患者失去接受根治性手术的机会,该群体接受的属姑息化疗范畴,不符合辅助化疗定义。故辅助化疗的适应证仅限于Ⅱ期与Ⅲ期结肠癌患者。全部Ⅲ期结肠癌患者均推荐接受辅助化疗。Ⅱ期结肠癌患者是否接受辅助化疗存在较大争议,目前推荐依据是否合并高危复发风险因素将Ⅱ期结肠癌分为两类:高危Ⅱ期与普危Ⅱ期,合并高危因素的Ⅱ期结肠癌推荐辅助化疗,未合并高危因素的Ⅱ期结肠癌建议观察随访,或给予单药氟尿嘧啶类药物,包括 5-FU/LV,或卡培他滨辅助化疗;根据我国卫生与计划生育委员会《结直肠癌诊疗规范》,高危因素包括:组织学分化差(Ⅲ或Ⅳ级)、美国癌症联合会(American Joint Co mmittee on Cancer,AJCC)TNM 分期中 T_4 分期、侵犯血管和/或淋巴管、术前合并肠梗阻和/或肠穿孔、手术切除标本检出淋巴结不足(少于 12 枚);被国际上普遍认可的美国国立综合癌症网络(National Comprehensive Cancer Network,NCCN)指南中,Ⅱ期结肠癌高危因素还包括肿瘤侵犯神经、肿瘤切缘阳性、可疑阳性或切缘过于接近肿瘤。

(四)微卫星不稳定性(MSI)与 DNA 错配修复(MMR)

MSI、MMR 状态被发现与结肠癌预后相关,高度微卫星不稳定性(MSI-H)和/或错配修复缺失(d-MMR)的患者预后较好,被认为无法从 5-FU 单药辅助化疗中获益。但目前证据表明,奥沙利铂与 5-FU 联合辅助化疗的获益未受到 MSI 与 MMR 状态的影响。NCCN 指南建议全部Ⅱ期结肠癌患者,均需检测肿瘤组织标本 MSI 或 MMR,如为 MSI-H 或 dMMR,不推荐氟尿嘧啶类药物的单药辅助化疗。但鉴于欧洲的研究未能得出一致的结论,欧洲肿瘤内科学会(European Society of Medical Oncology,ESMO)未作出类似推荐;我国卫生与计划生育委员会《结直肠癌诊疗规范》考虑 MSI 与 MMR 检测尚未能在国内普及,因此推荐有条件者建议检测组织标本 MMR 或 MSI,如为 dMMR 或 MSI-H,不推荐氟尿嘧啶类药物的单药辅助化疗。

(五)辅助化疗的原则

辅助化疗开始的时间并无明确规定,原则上在患者体力状况能够耐受的情况下即可开始,多在根治性手术后 4～8 周;辅助化疗时限不应超过 6 个月;具有化疗禁忌证的结肠癌患者,无论分期,均不推荐辅助化疗;卡培他滨与 5-FU/LV 在Ⅲ期结肠癌辅助化疗的作用相似,可互为替代;

FOLFOX方案在Ⅲ期结肠癌辅助化疗的作用优于5-FU/LV,CapeOX方案(详见下文)在Ⅲ期结肠癌辅助化疗作用与FOLFOX方案作用类似,两种方案均优先推荐用于Ⅲ期与高危Ⅱ期结肠癌,不推荐用于无高危因素的Ⅱ期结肠癌;FLOX方案可作为FOLFOX方案的替换方案,但该方案国内较少使用;在氟尿嘧啶类药物基础上增加奥沙利铂在年龄>70岁的老年结肠癌患者辅助化疗中是否进一步获益未获得证实;5-FU静脉推注方案被证实疗效劣于5-FU静脉滴注方案,因此不推荐用于结肠癌辅助化疗;伊立替康(irinotecan,CPT-11)、分子靶向药物贝伐单抗(bevacizumab)与西妥昔单抗(cetuximab)在结肠癌辅助化疗的Ⅲ期随机对照临床研究中均获得了阴性结果,未能证实可进一步提高辅助化疗的获益,因此不推荐用于结肠癌辅助化疗;帕尼单抗(panitumumab)与西妥昔单抗同为抗表皮生长因子受体(epidermal growth factor receptor,EGFR)单克隆抗体,亦未能获得推荐使用。

(六)辅助化疗方案

依据患者的肿瘤分期、年龄、体力状况、合并疾病情况、治疗意愿及生存预期,合理制定联合化疗方案或单药化疗方案。常用推荐化疗方案包括FOLFOX(oxalipaltin 85 mg/m²,化疗第一天静脉滴注2 h;LV 200 mg/m²,化疗第一天静脉滴注2 h,;5-FU 400 mg/m²,化疗第一天静脉推注;5-FU 2 400 mg/m²持续滴注46 h;每14 d重复为1周期);XELOX,也称CapeOx(oxaliplatin 130 mg/m²,化疗第一天静脉滴注2 h;capecitabine 1 000 mg/m²口服,一天两次,化疗第1～14天;每21天重复为1周期);FLOX(oxaliplatin 85 mg/m²静脉滴注2 h,每周1,3,5;LV 500 mg/m²静脉滴注2 h,每周1～6;5-FU 500 mg/m²静脉推注,每周1～6;每8周重复为1周期);卡培他滨单药(1 250 mg/m²口服一天两次,化疗第1～14天,每3周重复);LV5FU2(LV 400 mg/m²静脉滴注2 h,化疗第1～2天;5-FU 400 mg/m²静脉推注,化疗第1～2天;5-FU 1 200 mg/m²持续滴注22 h,化疗第1～2天;每14 d重复为1周期)。

(七)辅助化疗面临的问题

辅助化疗被证实可降低结肠癌复发率,延长总生存期,但依旧存在诸多问题尚待解决,包括在MSI/MMR基础上探寻Ⅱ期结肠癌辅助化疗疗效预测因子与预后因素,进一步筛选出真正适合的辅助化疗人群;全面评估老年患者接受辅助化疗的获益与风险;进一步缩短辅助化疗时间,降低药物不良反应;评估免疫治疗、非甾体类抗感染药物在结肠癌术后辅助治疗中的价值等。

三、晚期/转移性结肠癌的姑息化疗

(一)姑息化疗的意义

不可手术根治性切除的晚期/转移性结肠癌,因无治愈的可能,其治疗目的是延长生命,改善生活质量。如晚期结肠癌患者仅接受姑息支持治疗,其中位生存时间约为3～6个月。在靶向治疗出现之前,单纯接受化疗的患者中位生存期(mOS)16～18个月。如接受了靶向治疗,mOS可延长至22～30个月。

(二)姑息化疗的适应证

无法手术切除的晚期/转移性结肠癌,患者可以自由走动和生活自理,日间可有一半以上时间下床活动,具备足够的骨髓储备功能和肝肾功能均可接受姑息化疗。临床体力活动状态评分(Performance Status,PS)通常在2分或2分以上。

(三)姑息化疗的原则

(1)三类化疗药物尽量使用齐全:既往多项临床研究显示无论时间和次序,凡是能接受过奥沙利铂、依立替康和氟尿嘧啶药物的患者生存期要长于只接受一种或两种药物治疗的患者。目前随着多种靶向药物上市,在体能状态好的前提下,多线治疗有进一步延长患者生存的可能。

(2)"打打停停"的治疗理念:因为是姑息治疗,晚期患者通常无法耐受长期的联合化疗。OPTIMOX1 研究显示,联合化疗后改为单药维持治疗后可改善生活质量,减少药物不良反应,并不影响总的生存时间。因此在强化的系统治疗经 3～4 个月,当前选择单药＋/－靶向药物在临床上更为广泛地开始应用。

(3)全身治疗联合局部治疗:虽然对于晚期结肠癌以全身化疗为主,但当化疗后病情稳定时,可以考虑在维持治疗同时配合局部治疗。因局部治疗多无法延长生存,故局部治疗的选择和时机应是在多学科讨论下,以改善患者生活质量及避免出现肿瘤相关急症为目标。

(四)姑息化疗的方案

一线和二线化疗可以分别选择奥沙利铂为基础的方案和依立替康为基础的方案化疗,两者可以互为一、二线治疗。临床研究显示 FOLFOX 和 FOLFIRI 互为一、二线治疗时,无论是 OS,PFS,还是不良反应都无明显差异。同时,对比奥沙利铂为基础的 FOLFOX 和 CapeOX,两个方案无明显差异。如患者治疗初始阶段身体状态无法耐受联合化疗,LV5FU2 静脉滴注或卡培他滨单药口服也可接受。对于肿瘤负荷大并有伴随症状的患者,如一般情况相对尚好又比较年轻时,FOLFXIRI 三药方案也可在严格筛选下进行尝试。

对于 KRAS 和 NRAS 基因突变型:有 50%～55%结直肠癌患者存在 KRAS 或 NRAS 基因突变。在一线二线化疗时,如无明显穿孔、出血和梗阻征象,均可考虑联合贝伐珠单抗治疗。多项临床研究显示贝伐珠单抗联合奥沙利铂为基础方案可提高 PFS,而联合依立替康方案时 PFS 和 OS 均可延长。同时,近期的 CARIO3 研究也表明卡培他滨＋贝伐珠单抗的维持治疗显示出良好的耐受性。尽管原发灶的存在不是使用贝伐珠单抗的禁忌,但是如因梗阻行结肠内支架植入术后,推荐不使用贝伐珠单抗以减少肠穿孔的风险。对于原发灶尚未切除的结肠癌,系统治疗后,肿瘤负荷减少,病情稳定,是否应手术切除原发灶目前存在一定争议。近些年,更多的回顾性研究显示晚期结肠癌患者有从原发灶手术切除生存获益的趋势。因此如患者在长期使用贝伐珠单抗治疗后,进行择期手术,应密切监测围术期出血、伤口愈合缓慢、瘘管形成、动静脉血栓事件等相关不良事件风险。目前根据 NCCN 指南,建议贝伐珠单抗停药 6 周以上,以保证不增加围术期的风险。

对于 KRAS 和 NRAS 基因野生型:如果一线选用 FOLFIRI 方案化疗,无论是贝伐珠单抗和 EGFR 抗体(西妥昔单抗或帕尼单抗)均可与之配伍。如一线选用奥沙利铂为基础的方案化疗,仅推荐 FOLFOX 方案联合贝伐珠单抗。二线化疗方案可以互换,但目前尚无证据支持西妥昔单抗的在一线治疗失败后,二线继续使用。如一、二线化疗均失败且尚未接受过 EGFR 抗体的治疗患者,三线治疗可以选择单药西妥昔单抗或帕尼单抗治疗,或者依立替康联合 EGFR 抗体治疗。西妥昔单抗为人鼠嵌合单抗,而帕尼单抗为全人源化单抗,故西妥昔单抗出现严重变态反应在 3%左右,而帕尼单抗出现严重变态反应在 1%。因此,若西妥昔单抗治疗中因过敏可以考虑更改帕尼单抗。而在其他情况下,目前国际指南均不推荐,在一种 EGFR 抗体失败后更换另外一种 EGFR 抗体;同时,也不支持 EGFR 抗体和贝伐珠单抗同时使用。

(五)姑息治疗中尚未回答的问题

靶向治疗是当前肿瘤个体化治疗的一个重要手段,目前进展很快但也存在许多问题。瑞格非尼(Regorafenib)是一种小分子多靶点的络氨酸酶抑制剂,在标准治疗失败后,可作为拯救方案应用。但对于整个未筛选人群，OS 的延长仅为 1.4 个月，是否有合适的分子标记物以帮助筛选更适宜接受该类药物尚需进一步的研究予以明确。化疗方案如何与不同靶向药物的配伍。FIRE3 是第一个头对头比较了 FOLFIRI 联合西妥昔单抗或贝伐珠单抗在 KRAS 野生型患者当中的研究。尽管两组的 PFS 时间相似，但是 OS 却有明显的差异。因此不同化疗方案如何搭配靶向药物，抗 VEGF 通路的靶向药物和抗 EGFR 通路的靶向药物使用是否存在先后顺序也需要更多的前瞻性Ⅲ期临床研究来帮助回答。阿柏西普（Ziv-aflibercept）是个 VEGF 受体和 IgG 补体片段的融合蛋白，其作用机制与贝伐珠单抗相似，均是通过阻断 VEGF 通路来达到抗肿瘤血管生成的目的。现已被欧盟和美国 FDA 批准可作为二线联合 FOLFIRI 治疗方案选择之一。那么阿柏西普和贝伐珠单抗到底是疗效是相似，还是其中一个更胜一筹也需要更多的临床研究加以检验。

（韩苏杰）

第七节　其他辅助治疗

结肠癌的其他辅助治疗是指患者在规范的治疗方案（手术、化疗、靶向治疗等）外，还可以考虑采用的可能对预后有益的治疗手段和疾病管理方式，这包括生活方式和行为的改变。近年来，阿司匹林对结肠癌的治疗作用也得到越来越多的研究和证实。生物免疫疗法是结肠癌的重要辅助治疗手段，在本书另外的章节有详细论述。

目前，以氟尿嘧啶为基础的化疗是结肠癌标准的辅助治疗方案。2003 年的 MOSAIC 研究发现奥沙利铂联合 5-FU 持续静脉滴注的方案较单药 5-FU 能够进一步提高生存获益，从而确立了结直肠癌尤其是Ⅲ期结直肠癌辅助治疗的标准方案。而另一方面两项设计优良的大型临床研究均提示伊立替康作为结直肠癌的辅助治疗并不能进一步提高患者预后。在靶向治疗方面，贝伐珠单抗和西妥昔单抗作为辅助治疗的临床试验也均得到了阴性结果。这些结果提示我们需要在更广阔的领域寻求结肠癌患者的辅助治疗策略。另一方面，患者的营养支持、体能状态、心理状态等也在结肠癌的辅助治疗中起着非常重要的作用。

一、营养支持治疗

（一）治疗及康复期间的饮食

结直肠癌等恶性肿瘤可以引起患者机体代谢和生理机能的改变，从而影响宏观或微量营养素的需求。手术、放疗和化疗的不良反应，如体质量减轻、恶心、乏力、腹泻、便秘等都影响患者机体的营养需求，改变既往规律的饮食习惯或对肠道消化吸收功能造成不利影响。长时间可能造成严重的营养不良，及导致对治疗的耐受性下降，甚至治疗中断。因此，在疾病确诊时就应该尽早对患者进行营养评估并将其纳入治疗目标和策略中。在积极的抗肿瘤治疗过程中，对患者营养保健的总体目标就是要预防和改善营养不足，达到和维持健康的体质量，减少营养学相关不良反应以及提高患者的生活质量的目的。

进食易消化、高蛋白、高能量的食物有助于改善上述状况。在某些情况下，如无法保持正常的进食量，或者无法进食固体食物，有必要进行肠内甚至静脉的营养补充。同时进行定期的营养状况监测。

(二)长期无疾病生存或疾病稳定患者的饮食

已有大量的研究证实：高糖、多肉类摄入的西方饮食模式可增加结直肠癌发病率,但尚没有高质量的研究来解答结直肠癌患者在确诊后再改变饮食模式是否对预后有益的问题。一项关于结肠癌幸存者的研究发现：西方高糖、多肉类摄入的饮食特点不仅与较差的癌症特异性生存相关,还可能降低总生存时间。最近的研究结果也显示,富含蔬菜和水果的膳食模式与癌症患者诊断及治疗后的总体生存率增加相关。目前推荐的膳食结构模式是多吃鱼和家禽,少吃红肉和加工肉类(进食过多饱和脂肪,容易导致体内胆固醇上升及可能引致结肠癌细胞生长),避免进食烧焦的食物,避免用过高温煮食;多摄入低脂肪,而不是全脂肪奶制品;多吃全谷物食品,而不是成品精粮产品;多食用坚果和橄榄油,而不是其他来源的脂肪。大蒜含可抑制大肠肿瘤形成的稀丙基硫,进食大蒜有助减低肠癌风险。总之,结直肠癌患者应合理安排每天饮食,多吃新鲜水果、蔬菜等含有丰富的碳水化合物及粗纤维的食物,适当增加主食中粗粮、杂粮的比例,不宜过细过精。合理搭配糖、脂肪、蛋白质、矿物质、维生素等食物,每天都要有谷类、瘦肉、鱼、蛋、乳、各类蔬菜及豆制品,每一种的量不要过多,补充体内所需的各种营养。

远离烟酒也非常重要,有报道指出吸烟的结肠癌患者,其无病生存率较不吸烟患者显著缩短(3年DFS:70%vs.74%;HR,1.21;95%CI,1.02～1.42)。乙醇的过量摄入影响肝脏的功能,导致脂质代谢紊乱,脂质代谢紊乱将加速肿瘤细胞的生长。

(三)营养补充剂

在治疗期间是否能够使用一些如维生素类、矿物质类或其他种类的膳食补充剂,目前仍然存在争议。目前一些研究表明,即使肿瘤患者适量的摄入膳食补充剂,都可能存在不利的影响。因为相关研究发现膳食补充剂中的一类物质即抗氧化剂,能阻止癌细胞的细胞氧化损伤,而这却是放射治疗和化学治疗起效的关键。因此许多肿瘤学专家反对患者在治疗以及治疗结束后摄入膳食补充剂,或者建议仅严格摄入机体缺乏的某类补充剂。总之,医务人员向结直肠癌患者推荐或使用膳食补充剂时要慎重。

人体内维生素D的水平可影响结直肠癌的发生风险,越来越多的证据也提示维生素D的水平可能影响结直肠癌患者的总体预后。另外,研究显示钙补充剂可以预防息肉复发,由于大部分结直肠癌均来源于息肉恶变,从这一角度来讲,结直肠癌患者可能会从补充钙剂中获益。

二、体能锻炼治疗

(一)治疗及康复期间的体能活动

对于治疗期间的癌症患者,适当的体能锻炼不但安全可行,并且能够增强患者躯体功能,缓解疲乏,从多方面提高患者生活质量。还有一些研究显示,体能活动可以增加患者的化疗完成率。

何时开始以及如何坚持体能活动需要根据患者身体状况和个人喜好制订个体化的计划。对于正在接受放疗或者化疗的患者,体能活动计划应该从低强度、短时长开始。对于患病前习惯久坐生活方式的患者,应该以低强度的拉伸运动或者慢步开始,而后再慢慢加大运动强度。年龄较大或者合并骨转移、骨质疏松症、关节炎或外周神经病变的患者,制定运动计划时应该着重关注患者的安全以免造成损伤。如果患者需要在治疗期间卧床休息,则保持适度的关节活动范围和强度有助于减轻患者的疲劳和抑郁。常规的体能活动对恢复期患者体质增强和加快康复也起到十分重要的作用。

(二)长期无疾病生存或疾病稳定患者的体能活动

许多研究都发现常规治疗结束后进行体能活动能减少癌症复发和延长患者的生存时间。适当的体能锻炼还能够加强心血管功能,增强肌肉强度,身体素质,缓解焦虑、疲乏、抑郁,提高患者生活质量。因此美国运动医学会(American College of Sports Medicine,ACSM)、美国癌症协会(American Cancer Society,ACS)和美国国家癌症网络(National Comprehensive Cancer Network,NCCN)均建议所有癌症幸存者进行一定强度的体能活动。

美国运动医学会(American College of Sports Medicine,ACSM)建议患者在诊断或治疗后应避免不活动,并且要尽快恢复患病之前的正常活动。18～64 岁的患者,应该至少每周进行150 min中等强度或 75 min 高强度或者同等时间强度的中等合并高强度的有氧体能活动。

目前至少有 4 项基于结直肠癌患者的队列研究发现,在诊断之后进行体能活动与疾病复发、结直肠癌相关性死亡和总死亡呈负相关,且最高获益可提高 50%。专业健康报告(Health Professional Followup Study)指出,运动量最多的五分之一人,患大肠癌的风险比运动量最少的五分之一人低 47%,分别相当明显。以下是建议的健康运动量:①每天 30 min 或以上的心肺运动,如急步行、跑步、游泳、行楼梯等。②每星期做 2 次或 2 次以上的阻力训练运动。③保持良好的站立、坐及步行姿势。④时常做伸展动作,特别是在运动前后时做。⑤寻找适合自己的锻炼方式,增强体质,提高免疫力,自我放松,缓解压力,保持良好的心态。

三、体质量管理

研究表明,超重和肥胖是包括结直肠癌、乳腺癌、子宫内膜癌、食管腺癌、肾癌和胰腺癌等多种癌症的高危因素。所以许多结直肠癌患者在确诊时是处于超重或肥胖状态。美国国立卫生研究院(National Institutes of Health)的报告估计,在美国,肥胖和超重将取代烟草成为第一位可改善的癌症危险因素。目前越来越多的证据显示超重和肥胖会增加癌症复发风险,减少患者无疾病生存时间和总生存时间;2012 年发表在 JCO 上的一项队列研究显示,相比在确诊时 BMI 正常的结直肠癌患者,伴有肥胖(BMI≥30 kg/m²)的患者其总死亡率(RR,1.30;95%CI,1.06～1.58)、结直肠癌相关死亡率(RR,1.35;95%CI,1.01～1.80)和心血管疾病相关死亡率(RR,1.68;95%CI,1.07～2.65)均明显升高。相关研究建议:无论体质量正常、超重还是肥胖的患者,在治疗期间,都应该避免体质量增加并维持现有体质量。超重和肥胖患者,在治疗结束后的康复期间有计划的减轻体质量对健康有益。患者的体质量管理应该结合饮食、体能活动和行为策略等多方面综合考虑。结直肠癌患者需要努力达到并保持体质量指数(body mass index,BMI)在 18.5～25 之间。对于需要减重的患者多摄入富含水分和纤维素的蔬菜或水果,限制高糖高脂的饮食有助于维持健康的体质量。适当的体能活动可以减轻压力、增强体力,增加体能活动是预防肥胖,增强肌肉,减轻体质量的重要方法。而对于需要增重的患者即意味他每天摄取的能量要超过消耗的能量,高负荷的运动则不利于增加体质量。

四、阿司匹林及 NSAIDs 类药物治疗

(一)阿司匹林用于结肠癌辅助治疗的循证医学证据

阿司匹林及 NASIDs 药物具有广泛的作用谱,其在预防散发结直肠腺瘤方面的作用已经获得 I 类证据支持。四项随机对照研究证明对于具有高风险结直肠腺瘤人群,阿司匹林可以降低

约 30% 的发生率，三项评价选择性 COX-2 抑制剂的研究也获得了阳性结果。

阿司匹林可以降低结直肠癌的发病风险也已经得到了高质量研究的证实。阿司匹林和 NSAIDs 对遗传性结肠癌的预防作用尤为显著，2003 年 FDA 批准了塞来昔布在此方面的适应证。CAPP2 随机对照研究发现，对于遗传性非息肉性结直肠癌（Lynch 综合征），接受每天阿司匹林 600 mg 的人群其结直肠癌发病率可以减少约 60%。

2009 年发表在 JAMA 上的文章，首次提出阿司匹林可能可以改善 III 期肠癌患者的预后。研究显示既往服用过阿司匹林的患者可以获得 29% 的生存获益，而对于确诊结肠癌后才开始服用阿司匹林的患者，其生存获益增加可以达到 47%。这项研究另一个重要发现是只有肿瘤过表达 COX-2 的患者才会从阿司匹林治疗中获益，这在一定程度上提示了阿司匹林的可能作用机制。在这之后多项观察性研究均发现阿司匹林可以改善 III 期结肠癌患者的预后。其中一些研究得出了相似的结论，即确诊结肠癌后再服用阿司匹林获益最大，而确诊前已服用过阿司匹林可能会削弱其改善预后的作用，并提出一些生物学指标可能与阿司匹林的疗效相关。

但既往研究大多数为观察性、回顾性研究，目前已经有两项前瞻性随机对照研究正在进行。在亚洲开展的 ASCOLT 研究，其设计是 III 或者高危 II 期结直肠癌患者，在接受标准的半年辅助化疗后继续服用阿司匹林 3 年。另一项美国研究，是在标准 FOLFOX 辅助化疗的同时对照加或不加塞来昔布的 CALBG 80702 研究。前瞻性研究的结果能否证实阿司匹林和 COX-2 抑制剂对结肠癌预后的贡献，使其在未来成为标准的辅助治疗方案，我们将拭目以待。

（二）抗肿瘤机制和疗效预测指标

阿司匹林的抗肿瘤作用机制尚不明确，已经有一些研究在探讨阿司匹林影响结直肠癌发生、发展的可能机制，并试图找到可能从阿司匹林治疗中获益最大的一部分患者。目前认为阿司匹林的抗肿瘤机制与其抗感染作用相关，Chan 等发现原发灶高表达 COX-2 的这部分患者服用阿司匹林后其结直肠癌相关死亡率降低 60%，而 COX-2 低表达或不表达的患者没有获益。

目前有两项独立的队列研究证实，PIK3CA 突变的结直肠癌患者可以从服用常规剂量阿司匹林中获益，而 PIK3CA 野生型的患者不能从阿司匹林治疗中获益，但其中的机制尚未被阐明。阿司匹林可能通过阻断 PI3K 通路来抑制癌细胞的生长，诱导癌细胞的凋亡。但也有研究显示，是否出现 PIK3CA 突变或 COX-2 高表达并不影响阿司匹林对 OS 的贡献。

除此之外，可能的阿司匹林疗效预测因子不断被提出，2014 年发表在 JAMA 的一项队列研究纳入了 999 例结肠癌患者，再次证实相比于未服用阿司匹林的患者（817 例），确诊后服用阿司匹林（182 例）可明显改善患者总生存（RR，0.64；95% CI，0.49～0.83；$P = 0.001$）。进一步的亚组分析发现生存获益仅在有 HLA-1 抗原表达的患者中出现（RR=0.53，95% CI，0.38～0.74；$P < 0.001$）。另一项基于 Nurses' Health Study 和 the Health Professionals 的队列研究发现阿司匹林可降低 BRAF 野生型结直肠癌的发生风险，但并不能降低 BRAF 突变型的发生风险。此外，阿司匹林除发挥抗感染作用外，还可能影响肿瘤微环境中的非肿瘤细胞，如炎症细胞、血小板等从而影响肿瘤的发生、发展及转移。

总之，现有的观察性研究证据均提示阿司匹林在未来很可能成为结肠癌辅助治疗的重要手段。

（韩苏杰）

第二十章

直 肠 癌

第一节 病 因 病 理

一、病因

直肠癌是指直肠齿状线以上至乙状结肠起始部之间的癌肿。病因与直肠腺瘤、息肉病、慢性炎症性病变有关,与饮食结构的关系主要是致癌物质如非饱和多环烃类物质的增多,以及少纤维、高脂肪食物有关。少数与家族性遗传因素有关,如家族性直肠息肉病。近 20 年我国结直肠癌的发病率由低趋高,结直肠癌占全部癌症的约 9.4%。直肠癌占大肠癌约 70%。2005 年我国的发病数和死亡数已经超过美国。结直肠癌男多于女,但女性增加速度较快,男女比例由 1.5∶1 增加至 1.26∶1,且发病年龄提前,并随年龄增加而增长。有资料表明合并血吸虫病者多见。在我国直肠癌约 2/3 发生在腹膜反折以下。

二、病理

乙状结肠在相当于 S_3 水平处与直肠相续接。直肠一般长 15 cm,其行程并非直线,在矢状面有一向后的直肠骶曲线,过尾骨后又形成向前会阴曲。在额状面上形成 3 个侧曲,上下两个凸向右面,中间一个凸向左面。由于上述特点,直肠癌手术游离直肠后从病灶到直肠的距离可略有延长,使原来认为不能保留肛门的病例或许能做保留肛门的手术。直肠于盆膈以下长 2~3 cm 的缩窄部分称为肛管,肛管上缘为齿状线,其上的大肠黏膜由自主神经支配,无痛觉;齿状线以下的肛管由脊神经支配有痛觉。直肠肠壁分为黏膜层、黏膜肌层、黏膜下层、肠壁肌层及浆膜层(腹膜反折下直肠无浆膜层)。黏膜下层有丰富的淋巴管和血管网。齿状线上的淋巴管主要向上引流,经直肠上淋巴结、直肠旁淋巴结以后注入肠系膜下动根部淋巴结。淋巴管分短、中、长 3 类,其中大部分为短的,它们直接引流至直肠旁淋巴结。而中、长两类淋巴管则可直接引流至位于肠系膜下动脉分出的左结肠动脉或乙状结肠动脉处的淋巴结。所以临床上可见有些患者无直肠旁及直肠上动脉旁淋巴结转移,但已有肠系膜下动脉旁淋巴结转移。在淋巴结转移的患者中约有 12% 的病例可发生这种"跳跃性转移",所以直肠癌手术应考虑高位结扎和切断肠系膜下动脉,以清除其邻近之淋巴结。

腹膜反折下的直肠淋巴引流除上述引流途径外,还存在向两侧至侧韧带内的直肠下动静脉旁淋巴结,然后进入髂内淋巴结的途径,以及向下穿过肛提肌至坐骨直肠窝内的肛门动静脉旁的淋巴结再进髂内淋巴结的途径。

(一)病理分型

1.大体分型

(1)肿块型(菜花型、软癌):肿瘤向肠腔内生长、瘤体较大,呈半球状或球状隆起,易溃烂出血并继发感染、坏死。该型多数分化比较高,浸润性小,生长缓慢,治疗效果好。

(2)浸润型(缩窄型、硬癌):肿瘤环绕肠壁各层弥漫浸润,使局部肠壁增厚,但表面无明显溃疡和隆起,常累及肠管全周,伴纤维组织增生,质地较硬,肠管周径缩小,形成环状狭窄和梗阻。该型分化程度较低,恶性程度高,出现转移早。

(3)溃疡型:多见,占直肠癌一半以上。肿瘤向肠壁深层生长并向肠壁外浸润,早期可出现溃疡,边缘隆起,底部深陷,呈"火山口"样改变,易发生出血、感染,并易穿透肠壁。细胞分化程度低,转移早。

2.组织型

(1)腺癌:结直肠癌细胞主要是柱状细胞、黏液分泌细胞和未分化细胞。主要是管状腺癌和乳头状癌,占75%～85%,其次为黏液腺癌占10%～20%。还有印戒细胞癌以及未分化癌,后两者恶性程度高预后差。

(2)腺鳞癌:亦称腺棘细胞癌,肿瘤由腺癌细胞和鳞癌细胞构成。其分化程度多为中度至低度。腺鳞癌主要见于直肠下段和肛管,临床少见。

直肠癌可以在一个肿瘤中出现两种或两种以上的组织类型,且分化程度并非完全一致,这是结直肠癌的组织学特点。

(二)临床分期

临床病理分期的目的在于了解肿瘤发展过程,指导拟订治疗方案以及估计预后。国际一般沿用改良的 Dukes 分期以及 TNM 分期法。

1.我国对 Dukes 补充分期

癌仅限于肠壁内为 Dukes A 期。穿透肠壁侵入浆膜和/或浆膜外,但无淋巴结转移者为 B 期。有淋巴结转移为 C 期,其中淋巴结转移仅限于癌肿附近如直肠壁及直肠旁淋巴结者为 C_1 期;转移至系膜淋巴结和系膜根部淋巴结者为 C_2 期。已有远处转移或腹腔转移或广泛侵及邻近脏器无法手术切除者为 D 期。

2.TNM 分期

T 代表原发肿瘤,Tx 为无法估计原发肿瘤;无原发肿瘤证据为 T_0;原位癌为 Tis;肿瘤侵及黏膜下层为 T_1;侵及固有肌层为 T_2;穿透肌层至浆膜下为 T_3;穿透脏腹膜或侵及其他脏器或组织为 T_4。N 为区域淋巴结,Nx 无法估计淋巴结;无淋巴结转移为 N_0;转移至区域淋巴结 1～3 个为 N_1;4 个及 4 个以上淋巴结为 N_2。M 为远处转移,无法估计为 Mx;无远处转移为 M_0;凡有远处转移为 M_1。

(三)直肠癌的扩散与转移

1.直接浸润

癌肿首先直接向肠管周围及向肠壁深层浸润生长,向肠壁纵轴浸润发生较晚,癌肿浸润肠壁1 周需1～2年。直接浸润可穿透浆膜层侵入邻近脏器如子宫、膀胱等,下段直肠癌由于缺乏浆膜层的屏障,易向四周浸润,侵入前列腺、精囊腺、阴道、输尿管等。

2.淋巴转移

此为主要转移途径。上段直肠癌向上沿直肠上动脉、肠系膜下动脉及腹主动脉周围淋巴结转移。发生逆行转移的现象非常少见。如淋巴液正常流向的淋巴结发生转移且流出受阻时,可逆性向下转移。下段直肠癌(以腹膜反折为界)向上方和侧方发生转移为主。大量的现代研究表明,肿瘤下缘 2 cm 淋巴结阳性者非常少见。齿状线周围的癌肿可向上、侧、下方转移。向下方转移可表现为腹股沟淋巴结肿大。淋巴转移途径是决定直肠癌手术方式的依据。

3.血行转移

癌肿侵入静脉后沿门静脉转移至肝脏;也可由髂静脉至腔静脉然后转移至肺、骨、脑等。直肠癌手术时有 10%～15% 已有肝转移,直肠癌梗阻时和手术中挤压易造成血行转移。

4.种植转移

十分少见,上段直肠癌时偶有种植发生。

(梁经明)

第二节 临床表现

一、症状

(一)大便性状及排便习惯改变

早期大便性状无明显改变,当肿瘤生长至一定程度后,会出现大便次数增多,大便不成形,腹泻或便秘,有时会有脓血便,血便的性状因出血部位和量有一定区别。

(二)腹痛

疾病早期腹痛少见,偶有腹部隐痛,多为便前隐痛,排便后缓解。随着疾病进展,隐痛会逐渐加重,有间歇性逐渐过渡到持续性钝痛;当肿瘤进展至肠梗阻时,会出现阵发性绞痛,根据梗阻的程度,疼痛持续或缓解时间不定;肿瘤穿孔后,腹痛剧烈程度和持续时间根据消化液和肠内容物流入腹腔的多少,会表现不同,轻则隐痛,重者出现持续性剧烈腹痛。

(三)腹部包块及肠梗阻症状

肿瘤生长至一定程度后,会出现腹部肿块,多为瘤体本身,有时可能为梗阻近侧肠腔内的粪便。常以右半结肠多见,一般老年和消瘦患者,腹壁薄且较松弛,肿块易被触及。肿块一般质硬,边界模糊,初期有一定活动度,当肿瘤浸润周围组织或脏器时,则会固定。肠梗阻一般来说是肿瘤晚期表现,以左半结肠多见。随着肿瘤的生长导致肠腔开始狭窄,初期为不完全肠梗阻表现,出现腹胀、腹部不适及排便困难,排气、排便减少,随着梗阻加重,腹胀加重,会出现阵发性腹痛,肠鸣音亢进,有时会触及左下腹管状肿物。此外,值得注意是肿瘤引起的肠套叠,会出现急性肠梗阻表现。结肠肿瘤导致的肠梗阻,恶心、呕吐症状均不明显。

(四)全身症状

直肠癌进展到晚期时,往往会有贫血、消瘦、乏力、发热等全身表现。由于肿瘤生长消耗体内营养,长期慢性失血出现贫血、消瘦;肿瘤破溃继发感染,引起发热和中毒症状。癌肿突破浆膜后可播散至全腹,可引起癌性腹膜炎,导致腹水等。肿瘤种植盆腔,可有直肠前凹包块。最后引起恶病质。

二、体征

直肠癌的体格检查需要全面仔细。注意一般状况的评价,全身浅表淋巴结的情况等。腹部视诊和触诊,需检查有无肠型、肠蠕动波、腹部肿块。直肠指检是临床常用的一种简便而又重要的检查方法,也是诊断直肠癌简单易行而且可靠的方法之一。80%以上的直肠癌可在指诊时发现,而在直肠癌延误诊断的病例中,约有85%是由于未做直肠指检。故直肠指检在直肠癌诊断中尤显重要。特别对有类似肠炎、痔、肛瘘及其他肛管直肠症状者,必须常规做直肠指检,以排除癌肿的可能。

直肠指检一般取侧卧位或膝胸位,可触及距肛缘 7 cm 左右的直肠情况,必要时采取蹲位,可能触及 10 cm 左右的直肠情况。检查时首先要观察肛周情况,看有无陈旧性血样分泌物、肛门有无畸形、肿物脱出、溃疡红肿等。指诊时示指触及肛门要按摩片刻,取得患者的充分配合方可缓慢进指。如发现肛门内有硬结,或结节样隆起,或溃疡,或凸凹不平,或肿物,就要查清病变距肛缘的距离,面积大小,肿物的活动度,并要查清与肛管直肠,女性的子宫颈,男性的前列腺等周围组织的关系,直肠后方有无肿大的淋巴结,其上下缘的黏膜有无增厚,直肠局部有无狭窄。如其上下缘黏膜增厚,直肠后方可触及肿大的淋巴结,提示病变已有广泛蔓延;直肠局部狭窄,提示病变已侵及直肠全周;与周围组织有粘连,提示已属中晚期。整个过程要轻柔,绝不可粗暴。要避免过多的检查者触及,以免造成医源性播散。退指后要检查指套上有无脓血及坏死组织,必要时用指套上的异常分泌物或粪便直接涂在载玻片上做细胞学检查。指检一旦发现可疑组织,就一定要做活组织检查。如果病理检查阴性,临床上有怀疑的应重复检查。

(梁经明)

第三节　辅　助　检　查

一、实验室检查

(一)常规的实验室检查
包括血常规,生物化学检测(包括肝、肾功能和电解质等)检查。

(二)血清肿瘤标志物检测
癌胚抗原(carcinoembryonic antigen,CEA)是当前临床常用的肿瘤标志物之一,已广泛应用于直肠癌的诊断、疗效判断和术后随访。CEA 是一种具有人类胚胎抗原特性的酸性糖蛋白,是细胞膜的结构蛋白。存在于正常胚胎组织、胰腺细胞和肝细胞;在吸烟者、妇女、胰腺炎、溃疡性结肠炎中 CEA 可以升高。1965 年,研究者首次报道 CEA 与结肠癌具有相关性。

一项研究显示,术前 CEA 阳性率与患者的 TNM 分期呈正相关,TNM 分期越晚,CEA 阳性率越高,并且存在显著差异,表明 CEA 表达与直肠癌进展程度及临床病理分期有关。CEA 在早期直肠癌患者外周血中阳性率低,早期诊断存在局限性,但是目前临床诊断的直肠癌多为中晚期。因此,将血清 CEA 检测作为直肠癌的常规检测项目,在当前具有一定的诊断价值和现实意义。尽管 CEA 不能用于直肠癌的早期发现和早期诊断,术前 CEA 检测对判断肿瘤病期的早晚及肿瘤进展程度仍有一定帮助。

另一项研究表明直肠肿瘤有明显浸润或淋巴结转移者血清 CEA 明显升高,其肿瘤组织CEA 表达强度亦明显增强,血清 CEA 与大肠癌浸润深度、淋巴结转移明显相关。随着直肠癌浸润深度的增加及出现淋巴结转移,血清 CEA 水平显著升高。

糖类抗原(CA19-9)是癌细胞产生的肿瘤抗原,可进入血液循环中而引起血中含量增高,在结直肠癌、胰腺癌等消化道肿瘤具有较高敏感性。对于直肠癌早期 CA19-9 检出率不高,但分期越晚敏感性越高,可以在 90% 以上。有资料显示,如果术前 CA19-9 升高的患者预后多不佳。

一项研究检测 86 例直肠癌 Dukes 分期为 B、C 期患者血清 CEA、CA19-9 的水平,并在 2 年后随访观察,分析阳性率与 2 年后复发的情况。结果显示,Dukes C 期患者术前与术后 2 周 CEA联合 CA19-9 为阳性的患者,2 年后复发率分别为 63% 和 100%。从实验结果分析,CEA 与CA19-9 联合检测升高者,2 年后复发率高于单项升高者,特别是术后 2 周仍然阳性者预后极为不佳。即便 Dukes B 期术前 2 项均升高者复发率也大于 50%。虽然两项指标均非直肠癌的特异性肿瘤标记物,单独检测阳性率不高。但在医院临床检测中要求不高,有一定条件即可检测,如果联合检测则特异度高,敏感性强。特别对于 CEA 与 CA19-9 联合检测均为阳性者,对预后判断有指导性意义。临床中,术前发现两者联合升高或一项升高,另一项在临界值应引起我们的高度注意,采取更为有效的治疗方案。

美国结直肠外科医师协会(ASCRS)最新的直肠癌治疗实践参考(修订版)中指出在为直肠癌患者选择治疗方案前,应检测癌胚抗原(CEA)水平,作为基线资料留存,这样可以方便日后判断患者治疗后肿瘤进展情况或是否存在复发。虽然大部分学者认为高 CEA 水平与结直肠癌的不良预后密切相关,但是现有的资料尚不能证明高术前 CEA 水平可以作为辅助化疗的适应证。在对患者监测中如果发现持续的 CEA 水平升高,那么应进行进一步的检查以确认是否存在复发和转移可能。目前尚无证据支持其他的一些肿瘤标志物(如 CA19-9)应作为直肠癌常规检查的手段。

(三)尿常规

观察有无血尿,结合泌尿系统影像学检查了解肿瘤是否侵犯泌尿系统。

(四)粪便常规

检查应当注意有无红细胞、脓细胞。

二、内镜检查

如果可能,所有的直肠癌患者均应接受全结肠镜检查,检查过程中发现任何结直肠内的病损均应送病理科接受进一步检测。术前或术后应接受全结肠镜检查主要是因为直肠癌患者伴随同时性结肠癌的发生率为 1%~3%,伴随同时性肠息肉的发生率则高达 30%。推荐采用结肠镜检查的原因有以下两点:①发现病变可以直接送检以明确诊断。②可以切除同期发生的息肉。如果结肠镜检查因为某些原因无法完成,可以采用钡灌肠或 CT 检查进一步完善诊断。如果术前完成全结肠镜检查不可行,那么应该在术后的 3~6 个月内进行全结肠镜检查。但一般状况不佳,难以耐受或有急性腹膜炎、肠穿孔、腹腔内广泛粘连以及完全性肠梗阻,肛周或严重肠道感染、放射性肠炎,妇女妊娠期和月经期等情况的患者除外。

内镜检查之前,必须做好准备,检查前进流质饮食,服用泻剂,或行清洁洗肠,使肠腔内粪便排净。内镜检查报告必须包括进镜深度、肿物大小、距肛缘位置、形态、局部浸润的范围,结肠镜检时对可疑病变必须行病理学活组织检查。

三、影像学检查

(一)超声检查

1.直肠腔内超声(endo rectal ultra sonography,ERUS)

为临床常用的直肠癌术前分期方法,与 CT 及 MRI 比较,ERUS 对浸润深度、肠周淋巴结转移诊断准确性均较高,而且无创伤、无辐射、操作方便、费用低,故 ERUS 为直肠癌患者术前分期的首选方法。

直肠癌浸润深度的超声分期,即 uT 分期(u 代表超声)。uT_1 期:肿瘤局限于黏膜、黏膜下层内,表现为第二层强回声带完整;uT_2 期:肿瘤浸润固有肌层,但局限于直肠壁内,表现为第二层强回声带破坏,肌层低回声增厚,第三层强回声带完整;uT_3 期:肿瘤累及全层并浸润到直肠周围纤维脂肪组织,表现为第三层强回声带破坏,可见低回声不规则锯齿状突起,提示肿瘤侵及肠壁外组织;uT_4 期:肿瘤侵蚀邻近器官或组织(前列腺、阴道等),表现为周围脏器的正常边缘强回声带消失,与肿瘤低回声带无分界。

2.经阴道超声检查(transvaginal sonography,TVS)

TVS 亦属腔内超声,适用于已婚的女性直肠癌患者。直肠癌导致肠腔严重狭窄、不能经直肠超声或经直肠超声显示欠清时,可结合 TVS 检查,便于清楚显示肿块、肠周淋巴结及邻近盆腔。检查前患者排空膀胱,使用专门的阴道探头,置入阴道后,方向略向后倾斜,对肛管、直肠做多切面连续性检查,观察并记录病变部位、范围、肠壁浸润深度、有无邻近脏器受侵及肿大淋巴结。

在评估已婚女性患者直肠癌浸润深度,有无淋巴结转移的准确率,尤其是肠腔狭窄的患者,可通过 TVS 检查,可以与 ERUS 相媲美,更加全面、准确地为临床手术方案的制订提供依据。

3.经腹超声检查

经腹超声检查最常用。膀胱适度充盈后,使用腹部凸阵探头,置于耻骨联合上方横切、纵切或斜切扫查,观察直肠部位有无异常回声及其肿块形态、大小、回声特性,与盆腔周围脏器的关系。用彩色多普勒血流显像(CDFI)检测肿瘤内部血流情况,用脉冲多普勒(PW)进行频谱分析,从而判定肿块的血供是否丰富。还可检查有无肝脏及腹腔淋巴结转移。

(二)CT 检查

CT 能同时观察到肿瘤在直肠腔内黏膜下、浆膜及腔外的情况,能显示肿瘤的形态、大小、生长方向、侵犯范围及远处转移,可获得肛检和内镜难以得到的信息。直肠癌的 CT 主要表现:①直肠腔内肿块,不伴有肠壁增厚。②直肠腔内肿块,同时伴有肠壁增厚。③直肠腔内肿块、肠壁外缘不光整,同时伴有邻近组织密度改变或邻近脏器及远处器官转移。增强后肿块及增厚的肠壁中度、重度强化,受侵组织不同程度强化。正常直肠壁厚度为 2~3 mm,但是肠壁厚度的变化受到肠腔充盈状态的影响很大。早期直肠癌由于肿块较小或尚未形成明确肿块、肠壁增厚不明显,CT 扫描难以与正常肠壁鉴别,对肠壁的侵犯程度亦不能显示,这是 CT 漏诊的主要原因。

CT 用于直肠肿瘤分期受到一定限制。因为 CT 对不同组织的分辨依靠的是相邻组织的密度差异,直肠壁各层的密度均在软组织密度范围,密度差很小。因此 CT 无法判断肿瘤累及黏膜下层、肌层或浆膜层中的某一层,即无法区分 T_1、T_2 期肿瘤。CT 主要通过观察直肠外壁是否光整,是否有毛刺或索条,是否有伸向腔外的肿块来判断肿瘤是否已穿透浆膜层。如具有上述征象,即提示肿瘤进入 T_3 期;如直肠外壁光整,则提示 T_2 期肿瘤。另外,肠壁炎症性病变也是导致 T_1、T_2 期分期准确率降低的重要原因。

CT 判断淋巴结的性质一般以其大小为标准,通常采用 10 mm 作为诊断标准。一般情况下,直肠周围淋巴结直径大于 10 mm 边缘不光整,提示为转移淋巴结。但 CT 对于周围淋巴结的转移检出率并不高,与病理符合率低。分析原因主要是肠旁淋巴结受累与侵犯的脂肪组织混杂在一起,部分肿大淋巴结紧贴肿块生长,CT 难以分辨。较小的转移癌结节与肿大淋巴结 CT 无法鉴别,另外小淋巴结转移的存在,对其低估造成假阴性。

综上所述,CT 对直肠癌诊断的主要价值在于显示中晚期肿瘤的部位、大小、形态、侵犯范围及远处转移,结合内镜检查,能提高肿瘤诊断和分期准确性,为治疗方案提供选择的依据。

(三)MRI 检查

近年来 MRI 技术迅速发展,加之其固有的多角度、多方位及多参数成像方式和高软组织分辨率及无辐射损伤等优势,使其成为恶性肿瘤术前评价的重要影像学方法。目前,美国 NCCN 直肠癌诊疗指南已将盆腔 MRI 成像作为直肠癌术前分期的主要影像学方法。在发达国家,MRI 是直肠癌术前临床分期和疗效评价的主要手段。在我国,由于多方面的原因,MRI 在直肠癌术前分期诊断中的应用相对滞后。

直肠癌准确的术前分期是合理制订治疗方案的关键,而规范的检查方法是保证 MRI 正确分期的前提。由于直肠位置相对固定,周围有良好的脂肪衬托等解剖优势,经过多年的探索和改进,高分辨率 MRI 成像能更好地显示直肠肠壁的各层结构和与直肠相关的解剖细节。

MRI 能够对直肠癌术前分期提供影像学依据。T_1 期表现为黏膜和黏膜下层的增厚,但固有肌层完整,T_1 加权图像呈不均匀强化。T_2 期的诊断标准是肿瘤组织进入但未穿过固有肌层,在 T_2 图像中表现为一低信号带包绕的高信号团块影。剩余的完整的固有肌层在 T_1 图像中无强化。肿瘤组织的明显强化是诊断 T_2 期肿瘤的重要指标。T_3 期肿瘤表现为固有肌层的彻底破坏和固有肌层与直肠周围脂肪组织分界不清,MRI 图像中病变的范围超过了整个直肠壁。T_4 期肿瘤表现为侵犯周围临近组织。

在 MRI 图像上,淋巴结表现为直肠周围脂肪组织内的圆形或椭圆形结节。临床上对淋巴结是否转移的判断标准不一,早期利用 MRI 判断转移淋巴结的研究多以直径大小判断,如果超过 5 mm 应当被认为增大。但有研究也发现超过半数的直肠癌转移淋巴结直径<5 mm。无论采用什么标准,仅根据淋巴结大小判断是否转移其准确性较低。盆腔转移性淋巴结 MRI 表现不同,正常淋巴结、转移性淋巴结及反应性淋巴结增生在直径及形态方面均有重叠。

(四)PET-CT 检查

PET-CT 不推荐常规应用于直肠癌患者,但对于常规检查无法明确的转移复发病灶可作为有效的辅助检查。PET-CT 诊断淋巴结转移的敏感性和特异性均高于单纯应用 CT 检查。对于肝脏及远处转移的诊断,PET-CT 更是具有不可替代的作用。此外,PET-CT 对直肠癌治疗后复发的评价也具有重要意义。

针对直肠癌的影像学检查,美国结直肠外科医师协会(ASCRS)最新的直肠癌治疗实践参考(修订版)指出:应使用 EUS 和 MRI 对直肠原发肿瘤进行临床分期。根据医院和患者的自身条件,可以选择 EUS(硬质或软质探头)或 MRI 来为直肠癌患者确定临床分期。由于两种检查本身存在不同的优缺点,因此可以相互作为补充。EUS 在区分 T_1、T_2 期病变方面更胜一筹,但对于体积较大,侵犯较深的肿块(T_4 准确率仅为 44%～50%)或缩窄型肿瘤(探头无法通过肿瘤),其准确率不如 MRI,很容易造成分期不足的情况。

四、病理学检查

病理活检是明确直肠占位病变性质的主要方法。活检诊断为浸润性癌的病例进行规范性直肠癌治疗。如因活检取材的限制,活检病理不能确定浸润深度,诊断为高级别上皮内瘤变的病例,建议临床医师综合其他临床情况,确定治疗方案。美国结直肠外科医师协会(ASCRS)最新的直肠癌治疗实践参考(修订版)中指出,直肠癌在进行切除手术前应有病理明确诊断。在准备进行新辅助化疗的患者当中更应如此。当然,有些经肛门局部切除的病例无须术前病理结果,可切除后冰冻送检,再根据病理结果决定进一步手术方案。

(梁经明)

第四节　诊断与鉴别诊断

一、诊断

直肠癌早期症状不明显,可表现为便血或黑便;便血是直肠癌最常见的症状,也是促使早期直肠癌患者就医的主要原因。随着疾病发展,可出现大便习惯改变,次数增多或腹泻,里急后重;大便形状发生改变,变稀、变细、变扁或带槽沟;腹泻与便秘交替出现;突发的体质量减轻;原因不明的贫血:腹胀、腹痛、消化不良、食欲减退;肛门部或腹部有肿块。

由于肿瘤溃烂、失血和毒素吸收,常可导致患者出现贫血、低热、乏力、消瘦、水肿等表现,其中尤以贫血、消瘦为著。肿瘤增大致肠腔狭窄或堵塞可表现为不完全性或完全性低位肠梗阻症状,如腹胀、腹痛(胀痛或绞痛)、便秘或停止排便。体检可见肠型,局部有压痛,并可闻及亢进的肠鸣音。有黄疸、腹水、水肿等晚期转移征象,以及恶病质、直肠前凹肿块、锁骨上淋巴结肿大等肿瘤远处扩散转移的表现。

根据临床表现,结合上述的临床检查方法,直肠癌的诊断并不困难。

对于直肠癌的远处转移的诊断,超声、CT 或 MRI 检查均可选用。肝脏是直肠癌血行转移最主要的靶器官。对已确诊直肠癌的患者,应常规进行肝脏超声和/或超声造影和/或增强 CT 影像学检查以了解有无肝转移的发生。对于怀疑肝转移的患者可加行血清 AFP 和肝脏 MRI 检查。PET-CT 检查不作为常规推荐,可在病情需要时酌情应用。MRI 诊断直肠癌肝脏转移具有较大优势,在平扫图像中表现为 T_1 低信号、T_2 高信号病灶。

肺也是直肠癌常见的转移部位,仅次于肝。肺转移后,早、中期多无临床症状。胸部正侧位 X 线片是最基本的检查方式,能够反映肺转移瘤的部位、形态和大小,具有粗筛的作用,但对于较小病灶的诊断有局限性。胸部 CT 扫描能弥补其不足,高分辨率 CT 甚至可以检测出直径小于 3 mm 的病灶。对于任何有肺部孤立性病灶的患者,无论有无呼吸系统症状,都应高度怀疑肺转移可能。

二、鉴别诊断

直肠癌应当与以下疾病进行鉴别。

（一）痔

痔和直肠癌不难鉴别,误诊常因未行认真检查所致。痔一般多为无痛性便血,血色鲜红不与粪便相混合,直肠癌便血常伴有黏液而出现黏液血便和直肠刺激症状。对便血患者必须常规行直肠指诊。

（二）肛瘘

肛瘘常由肛窦炎而形成肛旁脓肿所致。患者有肛旁脓肿病史,局部红肿疼痛,与直肠癌症状差异较明显,鉴别比较容易。

（三）阿米巴肠炎

症状为腹痛、腹泻,病变累及直肠可伴里急后重。粪便为暗红色或紫红色血液及黏液。肠炎可致肉芽及纤维组织增生,使肠壁增厚,肠腔狭窄,易误诊为直肠癌,纤维结肠镜检查及活检为有效鉴别手段。

（四）直肠息肉

主要症状是便血,纤维结肠镜检查及活检为有效鉴别手段。

（梁经明）

第五节　外科治疗

一、局部切除术

直肠癌的局部切除是指完整地切除肿瘤及其周围的正常组织,切除的范围至少是:环周应包括距肿瘤边缘外 10 mm 的正常组织,深度应包括全层的直肠壁和肠壁外脂肪组织。相对于直肠癌根治性切除,直肠癌局部切除具有手术创伤小,风险低、康复快、能保肛以及术后无性功能和泌尿功能的障碍等优点,在人们对生活质量要求不断攀升的当下,这种术式广受医师和患者的欢迎。直肠癌局部切除有以下几种方法:①结肠镜下的局部切除;②经肛局部切除;③经骶尾部局部切除;④经肛门括约肌的局部切除;⑤经肛门内镜显微外科手术(Transanal Endoscopic Microsurgery,TEM)。

（一）经内镜下切除

早期结直肠癌指浸润深度局限于黏膜及黏膜下层的任意大小结直肠癌。其中局限于黏膜层的为黏膜内癌,浸润至黏膜下层但未侵犯固有肌层者为黏膜下癌。结直肠癌的癌前病变指业已证实与结直肠癌发生密切相关的病理变化,包括:腺瘤、腺瘤病(家族性腺瘤性息肉病及非家族性腺瘤性息肉病)及炎症性肠病相关的异型增生。广基息肉绝大多数为肿瘤性息肉,癌变率明显比有蒂息肉高,特别是侧向发育型肿瘤(laterally spreading tumor,LST)与结直肠癌的关系更为密切。随着内镜设备及技术的发展,早期结直肠癌的检出率显著提高(例如放大内镜、染色内镜等的应用),也实现了绝大部分结直肠息肉和早期结直肠癌的肠镜下切除,而不再需要外科手术治疗。现结合国内外最新文献,将内镜治疗在早期结直肠癌诊治中的应用总结如下。

1.内镜治疗的指征及方法选择

在2008年中国早期结直肠癌内镜诊治共识意见中提到以下几种方法。①高频电圈套法息肉切除术:适用于直径为5 mm以上的隆起型病变(Ⅰ型)。②热活检钳除术:适用于直径为5 mm以下的隆起型及平坦型病变。③内镜黏膜切除术(endoscopic mucosal resection,EMR):适用于直径为5 mm以上20 mm以下的平坦型病变。但对于直径>20 mm的扁平病变,EMR只能通过分块切除的方法来进行,即内镜分块黏膜切除术(endoscopic piecemeal mucosal resection,EPMR),该方法容易导致病变的残留和复发,切下来的病变因为破碎也不能进行准确的病理诊断,无法准确判断肿瘤是否有深部浸润、是否有残留、是否应该追加外科手术。2010年版《大肠癌治疗方针》中,定义内镜治疗的病变条件为"几乎没有淋巴结转移的可能性,肿瘤的大小和部位是能一下子切除的"。对于直径>20 mm的扁平病变,为了达到大块、完整切除肿瘤目的,可以采用内镜黏膜下剥离术(endoscopic submucosal dissection,ESD)。

ESD是近年来一项新的、效果较好的内镜微创治疗手段,其最大的魅力是一次性、完整切除病变。ESD在早期胃癌治疗中的应用已得到了广泛的认同,而ESD在结直肠病变中的应用虽然也已经开展了10余年,但因为开展早期肠道ESD的技术难度大、并发症发生率高而没有得到推广。随着内镜治疗经验的积累和新的治疗器械的应用,肠道ESD技术已经逐渐发展成熟。日本作为ESD技术的起源地,也在积极探索ESD在早期结直肠癌中的标准化应用,其结直肠ESD标准化讨论委员会建议ESD切除的结直肠病变如下:

(1)适合内镜治疗,但EMR一次性完整切除困难的直径大于20 mm的病变,包括:①侧向发育型肿瘤-非颗粒型(laterally spreading tumor non-granular type,LST-NG),特别是其中的假凹陷型。②呈Ⅵ型Pit分型。③黏膜下轻度浸润癌。④大的凹陷型肿瘤。⑤疑似癌的大的隆起性肿瘤[包括granular-type laterally spreading tumors(LST-G)]。

(2)黏膜下层伴随纤维化的黏膜内病变。

(3)以溃疡性结直肠炎等慢性炎症为背景的单发局部肿瘤。

(4)内镜切除后局部残留的早期癌。

2006年,复旦大学附属中山医院率先在国内开展了ESD,并率先在国际上开展结直肠腺瘤性息肉和早期癌的ESD治疗,至今已完成结直肠ESD治疗1 000余例,积累了一定经验。有学者在参考日本治疗指南的基础上,结合我国国情,ESD治疗原则概括为:对于早期结直肠癌只要病变局限在表浅黏膜就可以通过ESD进行根治性局部切除,因为此类早期结直肠癌淋巴结转移的风险小于1%;对于黏膜下癌要慎重选择。

2.早期结直肠癌内镜治疗的方法

内镜下电切是使用圈套器套住息肉基底部通电电切。对于长粗蒂息肉,为了预防出血,可以在电切前用尼龙绳结扎息肉蒂部,阻断血供。对于不易直接圈套的扁平病变,予以黏膜下注射后,圈套电切,也就是EMR(见图20-1)。此后,随着内镜技术的改进与器械的发明,EMR技术得到不断发展与创新,透明帽法、套扎器法、黏膜下注射法、黏膜分片切除术等方式相继问世。

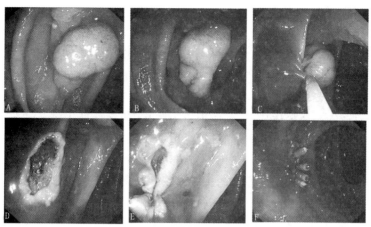

图 20-1　EMR 治疗直径小于 20 mm 的腺瘤

A.观察病变;B.黏膜下注射;C.圈套电切;D.治疗后创面;E-F.金属夹夹闭创面

ESD 可以实现直径较大的结直肠病变的一次性完整切除,操作方法如下(见图 20-2):①标记,靛胭脂或 NBI 染色清晰显示病变边缘后,应用氩气刀于隆起病灶边缘进行电凝标记;因结直肠黏膜层较薄,电凝功率宜小,以免损伤肌层。②注射,于标记点外侧黏膜下多点注射注射液(主要是生理盐水),注射液中可加入少量靛胭脂和肾上腺素,其中靛胭脂可以使黏膜下注射的区域更清晰,即黏膜下层和肌层很好的分离;而肾上腺素可以收缩小血管,减少术中出血;有条件的话,可以注射透明质酸,与生理盐水相比,可以延长隆起的时间,且病变边缘的显露更清晰,减少了因为反复注射而浪费的时间。③边缘切开,用电刀(包括 IT 刀、Hook 刀、TT 刀、海博刀等)沿标记点外侧缘切开黏膜。④病变剥离,应用电刀在病灶下方沿黏膜下层间隙进行逐步剥离,剥离中需要反复黏膜下注射,始终保持剥离层次在黏膜下层,大块、完整地切除病灶。⑤创面处理,对于创面可见的小血管,应用氩离子凝固术(argon plasma coagulation,APC)凝固或热活检钳处理,必要时应用金属止血夹闭合创面。⑥标本处理,将切下的病变用大头针固定于平板上,中性甲醛液固定送病理检查,观察病灶边缘和基底有无病变累及,根据病理,决定后续治疗和随访。

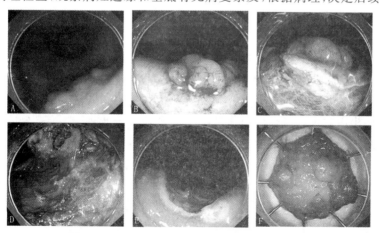

图 20-2　ESD 治疗直径大于 20 mm 的扁平病变

A.观察病变;B.黏膜下注射;C.边缘预切开;D.沿黏膜下逐步剥离;E.治疗后创面;F.完整切除的病变

《大肠癌治疗方针》(2010 年版)对于内镜切除术后黏膜下癌的治疗方针如下。①如果垂直切缘为阳性,最好采取外科切除。②对黏膜下浸润大于 1 mm、脉管浸润阳性、低分化腺癌、印戒细胞癌、黏液癌、浸润最深部的芽孢2/3级,考虑行根治性手术。另外,根据我们的经验,对于有明确局部癌变,但未行全瘤活检,浸润深度无法判定者也建议行外科手术治疗。

肠道 ESD 在操作上与消化道其他部位的 ESD 相比,有其自身的特点:①在进行肠道 ESD 前,要充分地进行肠道准备和内镜下反复的肠道冲洗,以保证肠道的清洁;治疗前行全结肠检查,设计治疗方案;通过改变患者的体位,充分应用重力作用,使病灶处于容易切除的位置。②临床实践发现,完全切开病变组织周围整圈黏膜后,黏膜下注射液很快流失,隆起将会很快消失,而此后的剥离也将变得十分困难,故可以不采用边缘预切开的方式,而是直接用电刀从病变的肛侧向口侧推进,边病灶黏膜下剥离边切开病变的边缘。③一般来说,肠道病变即使黏膜下注射后边界依然清楚,可以保证切缘的完整性,对于有经验的医师,甚至可以省去边缘的标记。④由于肠道的蠕动、黏膜皱襞的存在、肠腔的扭曲、肠管走向变异度大、位置不固定、有伸缩性等,结直肠的 ESD 操作相对困难。结肠壁薄(通常小于 2 mm),在黏膜下层操作时,任何失误和意外都会切断肌层,甚至可能导致穿孔;肠道的清洁度差,细菌多,结肠一旦穿孔,很容易导致腹膜炎。故在肠道 ESD 治疗时,不必过分追求全程 ESD 治疗,当病变大部分剥离时,剩余病灶可以通过圈套器一次性完整切除。该方法节约了手术时间,降低了手术难度,增加了手术的安全性,我们称之为"简易的 ESD",国外文献中也称为"hybrid ESD(将 ESD 和 EMR 融合的技术)"或"ESD-S(ESD with snaring)"。ESD 操作时间较长时,肠腔内注气过多,结肠过度膨胀甚至有部分气体积聚到小肠内不易排出,患者术后腹胀不适,也影响了患者的恢复和对术后并发症的及时判断,故可以采用术后置胃管持续胃肠减压的方式减轻腹胀症状,有条件的医院可以采用术中 CO_2 送气。CO_2 的吸收速度是空气的 100 倍,可以降低 ESD 术中结肠的扩张,也可以降低小穿孔修补后腹膜炎的发生率和严重程度。⑤结直肠 ESD 过程中,一旦发生出血,将严重影响视野,盲目止血又会增加穿孔的可能性。在 ESD 治疗过程中使用电刀时,多用电凝替代电切,并及时用热活检钳等处理显露的血管和小出血点,有条件的医院建议使用附加送水的内镜,一旦发生出血,可以充分地冲洗并寻找出血点,准确止血。⑥海博刀集染色、标记、黏膜隆起、黏膜切开、切圆、黏膜下层剥离、冲洗、止血八大功能于一身,术中无须更换附件,非常适合在黏膜下注射液容易扩散的肠道 ESD 中应用,大大缩短了手术时间。

3.内镜治疗的常见并发症及处理方法

内镜治疗是一种相对安全的治疗手段,各种内镜手术治疗肠道病变时的并发症相似,下面以 ESD 为例进行但是这些并发症可以通过内镜下金属夹夹闭等方式成功治疗,而很少需要附加外科手术。熟练掌握各种并发症的处理方法,是开展肠道 ESD 的必要保障。

出血包括术中出血和术后迟发性出血。ESD 过程中如有出血,应在充分冲洗、明确出血点的基础上,对出血点进行准确、轻柔的处理,避免造成穿孔。ESD 治疗中止血手段多种多样,如 IT 刀凝固、APC、热活检钳、止血夹、药物止血、硬化剂处理等,必要时多种手段联合应用。ESD 过程中提倡预防性止血,即术中辨认小血管后,以凝固模式慢慢切开,几乎不会引起出血,而对于粗血管,建议预先用热活检钳凝固血管后再切开。迟发性出血多发生在术后 2 周以内,根据术后患者的大便颜色和血常规检查综合判断,及时补液并在消化内镜下处理活动性出血。术中常规应用金属夹夹闭创面或用热活检钳等处理好肉眼可见的血管,对预防迟发性出血的发生有一定的作用。

ESD 操作过程中如果有固有肌层明显断裂,通过内镜观察到肌层下面的露出组织可确认穿孔。但即使在治疗过程中没有发现穿孔,根据术后腹腔内游离气体和临床症状也可以作出穿孔的诊断,这就是迟发性穿孔,主要是因为术中止血时过度通电造成固有肌层的热变性坏死。发生穿孔时,首先要通过内镜吸引或变换体位,使肠内容物不漏到肠道外,然后及时处理穿孔。由于内镜治疗中发生的穿孔一般较小,且形状比较规则,只要术中及时发现,应用内镜在黏膜面进行处理均可治愈。对于较大线性穿孔,只要满足金属夹的跨度要求,可以通过多个金属夹夹闭。对于较大非线性穿孔,由于金属夹跨度有限,不能一次性将穿孔夹闭的,我们采用金属夹联合尼龙绳的方式进行缝合。术后要求患者半卧位、禁食,并给予抗生素预防腹腔感染。但对于术前是否常规应用抗生素并进行与传统外科手术类似的肠道准备,仍然存在争议。应该强调的是,穿孔修补后出现腹部局限性压痛和腹腔游离气体不是外科手术指征,随访观察中只要无腹痛加剧和腹肌紧张,可以继续随访观察而不需要外科手术。如果遇到内镜无法处理的穿孔,建议尝试腹腔镜下的穿孔修补术,可以实现微创和减少医疗纠纷。

随着肠道 ESD 技术的成熟,我内镜中心也开始采用 ESD 治疗占肠腔超过四分之三圈的直肠巨大扁平占位,仅有 1 例患者术后出现肠道狭窄,通过反复的内镜下扩张解决了狭窄问题。但一般认为,由于肠腔较大,肠道 ESD 术后发生狭窄的可能性极低。我们在行内镜下食管肌层切开术(peroral endoscopic myotomy,POEM)时,发现虽然术中没有发生明显穿孔,但因为手术涉及固有肌层,多例患者术后发生了皮下或阴囊气肿。直肠 ESD 如果切除病变时层次过深,是否也会引起会阴部的气肿,还有待观察。

4.内镜治疗的疗效

早期结直肠癌内镜治疗术后 3、6 及 12 个月定期全结肠镜随访,无残留或复发者以后每年 1 次连续随访。有残留或复发者视情况继续行内镜下治疗或追加外科手术切除,然后每 3 个月随访 1 次,病变完全清除后每年 1 次连续随访。

ESD 治疗早期结直肠癌的病变完整切除率高达 84.9%,而圈套切除和 EMR 治疗较大病变的完整切除率只有 34%;ESD 治疗后的原位复发率为 0~9.1%,而 EMR 治疗后的原位复发率为 10%~23.5%。故对于较大的病变,建议行 ESD 治疗。Tanaka 等总结了 2007－2011 年的 13 篇大样本的单中心研究,发现 ESD 治疗肠道早期肿瘤的整块切除率为 82.8%(61%~98.2%),治愈性切除率(病理提示边缘阴性)为 75.7%(58%~95.5%),穿孔率为 4.7%(1.4%~8.2%),迟发性出血率为 1.5%(0.5%~9.5%),局部复发率为 1.2%(0~11%)。Hotta K 等总结了所在医院 2009－2011 年间 146 例次肠道 ESD,发现整块切除率为 92.5%,治愈性切除率为 83.6%,病变的平均大小为 40.5 mm,而手术中位时间为 48.5 min。穿孔率和迟发性出血率分别为 2.1% 和 1.4%。Takeuchi 等报道了 348 例肠道 ESD 病例,91% 的治愈性切除率,2% 的穿孔率和 4% 的迟发性出血率。可见 ESD 是一种微创、安全、有效、可行的治疗早期结直肠癌的方式之一。

ESD 已经作为一种成熟的技术在消化道肿瘤中推广应用,并成为衡量一个医院和地区内镜发展水平的标志。肠道 ESD 的学习目前还没有标准的培训流程,建议医师在开展肠道 ESD 治疗前已经拥有丰富的内镜治疗经验,并完成至少 30 例胃部 ESD 的治疗。最初在有经验的医师的指导下行直肠病变的 ESD 治疗,然后从小的远端结肠的病变到大的近端结肠的病变,由易而难的学习。ESD 在早期胃癌中的应用早已写入胃癌的治疗指南,但对于早期结直肠癌由于缺乏长期的随访资料,虽然该治疗的近期效果好,与常规手术治疗的治愈率相当,但没有形成明确的治疗指南,故在应用过程中还存在一些争议。但从近期的资料来看,ESD 在早期结直肠癌中的应用也会很快被广泛的认可和接受。

(二)经肛门局部切除术

1.手术适应证及术前评估

经肛门直肠癌局部切除是采用经人体自然腔道进行的外科手术,具有创伤小,疼痛轻、康复快和体表无切口等优点,加之该术式操作简单,无须特殊设备和器械,因而是被广大外科医师采用最为普遍的一种术式。然而,同任何一种外科治疗相同,想要获得理想的外科治疗效果,正确把握手术适应证是关键。经肛门直肠癌局部切除手术的适应证包括:①T$_1$期直肠癌。②高中分化腺癌。③无淋巴管浸润或神经周围浸润。④肿瘤距肛缘 8 cm 以内。⑤肿瘤大小<3 cm,病变范围<肠周的 30%。⑥手术前无淋巴结转移的证据。

2.术前准备

该手术由于是在直肠腔内的操作,故必要的肠道清洁对预防术后感染有重要的意义。通常 1～2 d 的肠道准备已足够。术前无须使用抗生素,仅于术前半小时从静脉给入一剂足量敏感的抗生素即可。由于手术可能对肛门括约肌造成一定的创伤并引起术后肛门疼痛,对术后排尿产生不利因素,故建议术中留置尿管。另外术中体位的正确摆放是手术能否顺利进行的关键。通过术前肛门镜和肛门指检明确肿瘤距肛缘的距离和位于直肠的具体方位。以决定术中采取什么样的体位。

3.手术方法

麻醉及体位:全身麻醉、硬膜外麻醉或骶管麻醉均可,但对于采取特殊手术体位,如俯卧位的患者建议采用全麻保证安全和舒适。术中体位如何摆放决定于肿瘤在直肠内的方位。原则上应将病灶摆放在术野的正下方。如位于直肠后壁的肿瘤应采取膀胱截石位,直肠右侧壁的肿瘤应将其摆放为右侧卧位等,其他的以此类推。

手术野皮肤消毒和铺巾等一切就绪后先进行扩肛,扩肛时两手交叉先用示指插入肛门并钩住肛门内外括约肌缓慢向两侧扩开。该过程应持续 3～5 min,使肛门括约肌产生疲劳,但切忌使用暴力以免肛管和黏膜撕裂,扩肛至四指宽后即可插入 S 形窄拉钩或 Parks 拉钩来显露肛管和直肠。见到肿瘤后可在距肿瘤边缘外 2～3 mm 处做一周牵引缝线(7～8 针),将肿瘤轻轻提起,然后用电刀在距肿瘤边缘外1 cm处电灼出拟切线,在该切除线的外缘四个角再作 4 针缝线作反牵引。轻轻牵紧牵引线用电刀沿标记好的切除线由浅入深、由下向上逐渐将包括肿瘤在内的整块肠壁和部分肠壁外脂肪完整切除,取走标本后创面仔细止血。留下的直肠创面分两层做横向间断缝合(见图 20-3)。

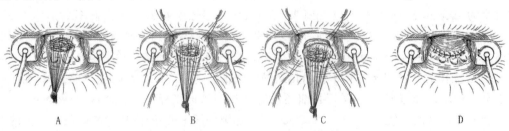

图 20-3 经肛门直肠癌局部切除手术示意图

A.在肿瘤四周缝制牵引线;B.在肿瘤四角缝制 4 针反牵引线;C.按标志线全层整块切除肿瘤;D.横向间断缝合创面

4.术中注意点

(1)该手术操作时术者通常是在坐位下进行,故手术开始前应调整好手术床和医师之间的高度差,通常术者的目光能平视或略高于手术部位即可。

（2）术中必须保持解剖层面的清楚，对于肿瘤位于直肠前壁的患者，术中要避免误伤男性的前列腺和女性阴道后壁。

（3）为避免创面缝合后产生直肠狭窄，对于留下的直肠创面应采用横向间断缝合，故在切除肿瘤时应有意将切口作成与直肠纵轴向垂直的横向梭形，如此更有利于直肠创面的缝合。

（4）为保证肿瘤的根治性，切缘必须距肿瘤边缘 1 cm 外。

（5）当创面太宽大，缝合有困难时，可在近切缘肠壁外的脂肪层进行潜行分离以减轻缝合时的张力。

5.常见并发症及预防

该手术后比较常见的并发症是肛门出血，其原因通常是因缝合技术不当或是缝合时张力过大等导致缝合的创口渗血或出血，少量的出血（＜10 毫升/次）可以采用保守治疗，大量的出血（＞100 毫升/次）建议立即外科干预，在这两者之间可采取保守治疗下的密切观察。外科干预通常在直肠镜或乙状结肠镜下检查缝合的创口，对于渗血或出血的部位用电凝或缝扎均可。采用正确的缝合技术和避免张力缝合是预防该并发症的关键。尿潴留是另一较为常见的并发症。术前预先留置尿管是明智之举。括约肌短暂失禁有时在老年人中可见，但经过一周左右时间均可恢复正常功能。

（三）经肛门括约肌局部切除术（Mason 手术）

该手术方法是由 Mason 于 20 世纪 70 代首先发表于文献，但实际上早在 1917 年 Bevan 就在芝加哥临床外科杂志上对该手术有过描述 。只是前者在以后短短的几年内连续发表他在这方面的研究和临床实践，在外科界影响日盛以至于后来人们用他的名字来命名该手术。客观地说，在所有直肠癌局部切除的手术中，该手术在手术野显露和手术操作空间方面最具优势。良好的术野显露和宽敞的操作空间为精准切除创造了重要的手术条件，也为完成高质量手术提供了重要的保障。然而，在广大外科医师眼中该手术仍然充满着谜团，轻易不敢去尝试，尤其对术中切断所有括约肌的做法持有疑虑，担忧术后是否会出现肛门括约肌失禁。然而，无论是国外的文献还是国内的报道迄今为止尚未有术后并发肛门失禁的记载。即使如此，国内外采用该方法治疗直肠疾病的报道甚少。面对这个叫好不叫座的手术，有学者以为若想要了解和体会它的精髓，唯一的方法就是需要更多地参与到该手术的实践中，来不断地认识、提高和完善它。

手术前评估和手术适应证基本上同经肛门切除法，唯肿瘤下缘在距肛缘的距离上比后者上升 2～3 cm，因而具有了更宽泛的手术指征。为了尽量减少术中对切口的污染，严格的肠道准备和充分的肠道清洁以及预防性抗生素的应用实属必须。

麻醉和体位：由于该手术常规采用俯卧位（折刀位），故全身麻醉可以减轻特殊手术体位给患者带来的不适。采用骨科脊柱侧弯术的哈林登手术架会使手术部位的显露更加突出。

1.手术方法

手术前用宽胶布将左右臀部向各自一侧牵开，使臀沟张开变浅，后会阴部得以充分显露。手术步骤如下。

（1）切除尾骨：自骶尾关节至肛缘做一正中切口，长 10～12 cm，切开皮肤和皮下脂肪后，根据肿瘤距肛缘的距离来决定是否切除尾骨，若肿瘤下缘距肛缘＞6 cm 时，切除尾骨会使术野得到更好的显露，否则无须切除。若需切除尾骨，先用骨膜剥离器钝性推开尾骨表面的骨膜，然后用咬骨钳将尾骨咬除，或用神经外科的线锯切除尾骨。

（2）切断肛门外括约肌：肛门外括约肌在解剖学上分成深浅两组，但在手术中很难分清两组之间的间隙,它们位于肛缘的上方,用血管钳分离上钳后可将它们一次性切断。这时位于它们上方深部肥厚的环形肌即为耻骨直肠肌。同样将它垂直切断。一旦耻骨直肠肌完全切断,直肠后壁由于失去了耻骨直肠肌的约束立即就向后膨出。

(3)切开直肠:在肛管后缘做两针牵引线,并在两针牵引线之间切开肛管和直肠后壁,一直向上直至能清楚显露直肠内的病灶。

(4)切除病灶:保护切口后用乳突牵开器牵开切口,这时切开的直肠犹如一本翻开的书本一样,其内情景一览无遗。确定病灶后,用电刀点凝出欲切除的范围。然后沿切线由浅入深,从右向左逐渐将包括直肠在内的整块肠壁和肠壁外脂肪完整切除。

(5)修复直肠创面:取走标本后,用细丝线先将直肠壁外的脂肪层作间断缝合,这样做有两个好处,一是对创口可起到减张的作用,二是对第二层肠壁的缝合有塑型的作用。第二层用丝线或可吸收线行肠壁全层间断缝合。

(6)直肠后壁的修复:通常情况下分两层缝合,内层即黏膜肌层可间断内翻缝合也可连续内翻缝合,浆肌层常为间断内翻缝合。

(7)肛门外括约肌的修复:用大量生理盐水冲洗创面后首先将耻骨直肠肌的两断端作端端间断缝合,然后将肛门外括约肌深浅两组的断端做端端间断缝合,最后缝合切口的皮下脂肪和皮肤切口。对于切除尾骨的患者应在尾骨窝放置引流以防术后伤口积液感染(见图20-4)。

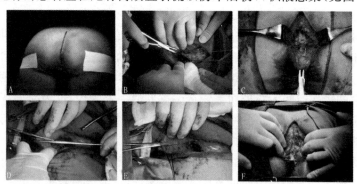

图20-4 经肛门括约肌的直肠癌局部切除术

A.手术体位及切口;B.切除尾骨;C.分离肛门外括约肌;D.切断肛门外括约肌;E.结扎标记外括约肌;F.切断耻骨直肠肌

2.术中注意点

术中注意点包括:①在切除尾骨时应注意避免损伤其前方深面的骶正中动脉而造成出血。②在切断肛门外括约肌的深浅两组时,将它们的断端做一缝扎标记,以便修复时能准确对端缝合。③若病灶位于直肠后壁时则不能常规切开直肠后壁,以免切破肿瘤,而应按照肿瘤在直肠后壁的投影来设计切口。④直肠后壁的缝合需特别谨慎,以免因缝合技术不良而造成术后直肠皮肤瘘。⑤术中严格无菌操作,以防因切口感染蚀破直肠后壁而并发直肠皮肤瘘。

3.常见并发症及预防

该手术最常见的并发症是手术切口感染和直肠皮肤瘘,其发生率分别为4.1%和3.5%。为预防并发症的发生,围术期应注意以下几点:①术前充分的肠道准备和术中严格的无菌操作以及预防性抗生素的应用是预防术后伤口感染的关键。因此术前2~3 d的肠道准备实属必须。其次,缝合直肠后应将所有器械包括手术人员和器械护士的手套全部更换。②直肠皮肤瘘均发生在术中切开后又被修复缝合的直肠后壁,其中有伤口感染累及直肠后壁的原因,但也有缝合技术不当的原因,因此预防切口感染和采用正确的缝合技术是预防术后直肠皮肤瘘的关键。切口感染通常发生在术后第 3~7 天,因此术后密切观察伤口,及时敞开感染的伤口在某种意义上也能预防直肠皮肤瘘的发生。③术野放置引流,充分的引流是预防直肠皮肤瘘的关键。④人们普遍担忧术后括约肌失禁的问题,在有学者 180 例的手术病例中未曾出现过,但并不等于可以轻视肛门各组括约肌的正确修复。为了对肛门外括约肌做到解剖性修复,在术中切断时应加以标记。通常的做法就是对已经切断括约肌的两端进行缝扎标记,以便修复时正确辨认准确缝合。

(四)经骶尾部局部切除术

即 Kraske 手术,最早由 Kocher 在 1875 年提出,但是由于 1885 年 Kraske 详细描述了这种手术方式,故此种手术以他的名字来命名。Kraske 手术一般用来治疗距离肛门 5~10 cm、分化良好的 T_1、T_2 期直肠癌。

接受此种手术的患者术前需常规肠道准备,手术一般取俯卧折刀位,双侧臀部用胶布拉开固定,消毒铺巾后取后旁正中切口,由尾骨旁至外括约肌上缘,切断尾骨两侧附着的肌肉及韧带,去除尾骨,必要时可以去除部分骶骨(S_4、S_5)。切断并标记肛提肌,显露其下的 Waldeyer 筋膜,打开此层筋膜,即可进入直肠周围脂肪组织及直肠后壁。充分游离直肠。对于直肠后壁肿瘤,可以直肠内手指为指引,在距离肿瘤边缘至少 1~1.5 cm 处完整切除肿瘤;对于直肠前壁肿瘤,可以行直肠切开,暴露肿瘤,在距离肿瘤边缘至少 1~1.5 cm 处完整切除肿瘤。切除的标本应详细标注方位后送冰冻病理检查。直肠切口使用可吸收缝线横向缝合,亦可使用间断褥式缝合以减少局部张力。行充气试验检查后,骶前放置引流管,解开固定胶布,将肛提肌重新对位缝合,将肛尾韧带固定于骶骨,缝合皮下组织和皮肤后结束手术。引流管可于术后48~72 小时引流液基本消失后拔除。

Kraske 手术的并发症发生率明显高于经肛门手术,常见的并发症包括:粪瘘、大便失禁、排尿功能障碍、伤口感染等。

Kraske 手术作为直肠癌局部切除手术的一种,在 20 世纪 90 年代之前使用较多,但是由于与经肛手术相比,其治疗早期直肠癌的手术并发症明显较高,与直肠癌低位前切除术和腹会阴联合切除术比较,其治疗进展期直肠癌的"根治性"明显不足。随着手术技术及器械的发展,特别是TEM、吻合器的广泛使用,此类手术的临床应用日益减少。目前此种手术方式更适用于不能耐受常规手术的患者,例如患有较多伴随疾病的老年直肠癌患者,以期减少并发症及手术应激。

另一种经骶后入路的局部切除术式为经括约肌入路局部切除术,即 York-Mason 手术,其手术方式与 Kraske 手术类似,术前准备、手术体位、术后处理也基本类似,区别在于此手术方式并不切除尾骨,取而代之的是将括约肌及直肠壁自后方完全切开,以达到充分暴露肿瘤的目的。此手术需要注意的要点,在于分离切断肌肉时,注意详细标记,以便重建肌肉结构时对合准确。跟Kraske 手术相比,York-Mason 手术并不能更多地暴露术野,却可能带来更高的大便失禁的风险,故此种手术方式相比 Kraske 手术使用更少。

二、经腹直肠前切除术

(一)概述

经腹直肠前切除术是指经腹保留肛门的下段乙状结肠癌、直肠癌切除术,根据吻合口的部位分为:①高位前切除术,指吻合口重建在腹膜反折以上。②低位前切除术,指吻合口重建在腹膜反折以下。③超低位前切除术,指吻合口重建在盆膈上筋膜以下的直肠肛管吻合。1991 年日本在消化器外科学术会议上明确:重建吻合口在齿状线上 2 cm 以内,或距肛缘 4 cm 以内称之为超低位前切除。

经腹直肠前切除手术概括起来共有五种主要术式:①经腹完成的高、低位前切除术(Dixon术)。②经肛拖出、二期切除拖出肠管的术式(Bacon 术)。③经腹切除、于齿状线附近一期吻合的手术(Parks 术)。④经内外括约肌间切除部分或全部内括约肌、于齿状线附近吻合的手术(ISR 手术)。⑤清扫侧方淋巴结的直肠癌扩大根治术。

在超低位前切除术的应用上,临床上存在混乱,为了保留肛门,许多医师片面强调超低位前切除术,造成了两大恶果:①过分强调保肛,对肿瘤切除不够,形成较高的局部复发率。②肿瘤切除满意,但肛管括约肌缺损过多,造成重建后肛门没有良好的功能。正常的肛门功能包括:储袋功能、排便控制功能和排便排气的分辨功能。我们不仅要保留肛门的外形,更主要的是保留良好控便功能的肛门。如果保留一个不能控制排便的肛门,反而造成更严重的生活护理困难。要保留肛门正常功能必须保留:肛提肌、肛管、外括约肌、部分直肠肛管的移形上皮及齿状线。切除的下界在齿状线的上方 1 cm 左右,多能保留完整的内外括约肌。

(二)经腹前切除术

1.手术适应证

下段乙状结肠癌、直、乙状结肠交界处癌、中上段直肠癌。

2.麻醉

全身麻醉或硬脊膜外麻醉。

3.体位

膀胱截石位,臀部垫高 10 cm,以利于盆腔操作。臀大肌平面应稍突出于手术床,以便于会阴部操作。二腿外展,大、小腿之间的托架应放置合适,避免腓总神经损伤以及下肢静脉回流障碍,降低静脉血栓的发生风险。

4.操作步骤与注意事项

(1)手术切口:中下腹部正中切口,上达脐上 5 cm,下达耻骨联合。切开腹膜时注意勿损伤膀胱。

(2)探查。探查原则:由远至近,自上而下。不要直接触摸肿瘤,挤压肿瘤。手术探查顺序一般由肝、胃、脾、网膜、盲肠、结肠肝曲、横结肠、结肠脾曲、降结肠、乙状结肠、盆腔、腹主动脉前、肠系膜下血管旁淋巴结、双侧髂血管旁淋巴结、女性需了解子宫,双侧卵巢有无增大及肿物,最后探查肿瘤,注意尽量少接触甚至不要接触肿瘤。仔细检查大肠,特别是术前纤维结肠镜未能完成全结肠检查的患者,因为大肠多原发并不少见。探查目的:着重了解肿瘤的确切部位、肿瘤外侵与否、与周围组织、器官的关系、淋巴结有无转移;确定手术的切除范围;明确手术是治愈性切除,还是姑息性切除;能否行保肛手术。重点探查腹主动脉前、肠系膜下血管及乙状结肠系膜根部有无肿大淋巴结;了解局部癌灶,对于腹膜返折下病变或发现肿瘤固定于骶前及侧盆壁,应行手术台上双合诊检查,判断能否切除和困难点。

(3)切口保护和无瘤措施:目的在于预防肿瘤种植播散。一般经常使用的方法有两种:①放置切口保护器或用纱布垫保护切口。②肿瘤侵及浆膜,则用小纱布覆盖于肿瘤创面并缝于正常肠壁四周;或用生物胶喷涂于肿瘤表面,减少肿瘤细胞的脱落。三叶拉钩暴露切口,用纱布垫将小肠回纳至上腹腔,固定拉钩。注意避免拉钩卡压腹主动脉。如果拟行低位直肠前切除术,男性患者可以悬吊膀胱顶部的腹膜;女性患者可以悬吊子宫/卵巢,以便于手术操作。

(4)手术入路：可以采用左侧、右侧或中央入路。有学者习惯将主刀位置设置在患者的左侧，采用左侧入路切开直乙状结肠系膜。

(5)切开直乙状结肠系膜：切开乙状结肠外侧先天性融合。助手一只手将乙状结肠提起向头侧上方，另一只手将上段直肠提起向右侧上方，使拟切开的直肠系膜保持良好的张力。首先从左侧直肠旁沟切开直肠系膜，游离直肠后方筋膜间隙（直肠深筋膜和骶前筋膜之间），然后从右侧直肠旁沟切开直肠系膜，完整游离直肠两侧和后方筋膜间隙，向上至肠系膜下血管根部，分离左侧Toldt间隙。在进一步分离直肠肿瘤周围间隙之前，先处理肠系膜下血管。此过程中应注意保护输尿管、精索或卵巢血管、髂血管和腹下神经。

(6)清扫肠系膜下血管根部：自肿瘤上方10 cm处，沿乙状结肠和降结肠的边缘动脉内侧弧形切开乙状结肠系膜至左结肠血管根部。开始清扫肠系膜下血管区域淋巴脂肪组织。肠系膜下动脉的处理可以有两种方式：第一种是于腹主动脉发出肠系膜下动脉的根部切断动脉（即左结肠动脉分叉之前，离肠系膜下动脉的起点1～2 cm）；第二种是从腹主动脉发出肠系膜下动脉的根部开始清扫动脉周围淋巴脂肪组织至左结肠动脉分叉以下，于左结肠动脉分叉以下切断动脉，即仅切断直肠上动脉和乙状结肠动脉，保留左结肠动脉。多数学者认为在左结肠动脉分叉和肠系膜下动脉发出点之间淋巴结转移的机会不高，如果此处发生转移，往往合并更上方的腹膜后淋巴结转移，即使清扫，也预后不佳；后一种处理肠系膜下血管的方法，由于实际上也同样完成了肠系膜下动脉根部的裸化和淋巴脂肪组织的清扫，同样符合肿瘤学根治性清扫的原则。从外科解剖学角度来看，有学者认为这两种方式各有利弊：高位结扎的方法，结肠可以由此获得更大的游离度，从而减少吻合口的张力，对于乙状结肠长度较短、直肠肿瘤位置较低、估计吻合张力较大的患者，操作更加有优势，必要时还可以结合游离脾曲来获得更大的结肠游离度，但必须注意保证结肠末段的血供；后一种方法则保留了左结肠动脉，可以更好地保留结肠的血供，适合于乙状结肠长度较长、估计吻合无张力、高龄、动脉粥样硬化的患者。肠系膜下静脉的处理也可以有两种方式：高位结扎和低位结扎。高位结扎是指在肠系膜下静脉汇入脾静脉的根部附近、胰腺下缘处切断结扎；低位结扎是指在肠系膜下动脉切断的同一水平线附近切断结扎肠系膜下静脉。从肿瘤学角度来看，肠系膜下动脉根部水平到肠系膜下静脉根部水平之间，静脉旁淋巴结转移的机会极少，因此，有学者认为除非在这一区域发现可疑的肿大淋巴结，否则没有必要在根部切断肠系膜下静脉，目前研究表明，高位或低位结扎对五年生存率的影响无统计学差异。在处理肠系膜下血管时，应注意保护肠系膜下神经丛。

(7)全直肠系膜切除（Total mesorectal excision，TME）：在处理完肠系膜血管之后，继续沿着之前打开的间隙，自上向下完成直肠全系膜的向下分离。此过程一般大致按照先后方、再两侧、最后分离前方的顺序，但应根据实际情况灵活调整顺序。

在向下分离直肠后间隙过程中，会感觉到疏松间隙突然消失，取而代之是较为致密的筋膜，即为直肠骶骨筋膜，切断直肠骶骨筋膜后，又会有"豁然开朗"的感觉，重新进入一疏松间隙，即骶前筋膜下间隙。此处的转折角度较大，应注意走在正确的间隙，避免过浅进入直肠系膜内导致直肠系膜切除不完整或者过深进入骶前筋膜内导致骶前静脉丛损伤出血。继续往下分离即到达肛提肌平面，紧贴肛提肌表面分离，向直肠方向回收，直至肛提肌裂孔。向上裸化直肠至预切除线。如果直肠肿瘤位置较高，也可以不分离至肛提肌水平，在肿瘤下缘5 cm处即开始横断直肠系膜，向上裸化直肠至预切除线。在裸化肠管时，可以抓起直肠系膜，沿着直肠纵轴方向紧贴直肠撑开直肠壁周围间隙，由此向外横断直肠系膜。

在分离直肠侧方间隙时,应先找到腹下神经,在此神经的浅面向侧方分离到达腹膜返折水平时,由两侧向直肠前壁腹膜返折线上方1 cm处弧形划开腹膜,男性显露精囊腺尾部,到达精囊腺尾部时及时内拐,避免从精囊腺尾部外侧切开损伤盆丛神经。女性显露部分阴道壁。分离直肠侧方间隙直到肛提肌水平。在分离直肠侧方间隙,应注意走在正确的间隙,仔细辨认盆丛神经,过分偏向外侧,容易损伤盆丛神经甚至是输尿管,过分偏向内侧,则容易导致大片脂肪组织残留,直肠系膜切除不完整。

在分离直肠前间隙时,在腹膜反折线上方1 cm处弧形划开腹膜后,可见一疏松间隙。沿此间隙向直肠方向分离,即可见灰白光滑的邓氏筋膜(Denonvilliers筋膜)。男性显露精囊腺,女性显露阴道后壁,在精囊腺或阴道壁起点的下方,横断邓氏筋膜,紧贴直肠壁表面继续向下分离直肠前间隙,到达肛提肌裂孔上缘。

临床上有两种TME切除的要求:①狭义TME,即不管肿瘤部位切除系膜至肛提肌水平。②广义TME切除,切除系膜至肿瘤下方5 cm以上。根据直肠系膜是否完全切除,又可以分为全系膜切除和部分系膜切除。对于高位直肠癌,切除系膜至肿瘤下方5 cm以上,完成部分系膜切除即可。对于中低位直肠癌,一般需切除直肠系膜至肛提肌水平。在肛提肌水平或肿瘤下方5 cm处,向上清除直肠系膜,裸化肠管至预定切除线,直角钳在预定切除处略上方钳闭肠管。冲洗盆腔先用1:2 000氯己定溶液或稀碘附水后用生理盐水,严格止血。

TME的概念最早由英国的Heald提出,于1978年开始用全系膜切除的方式来进行直肠肿瘤的切除并于1982年报道了治疗的结果。直肠在原有的教科书中是没有系膜的,但有潜在的由盆筋膜脏层包绕直肠后及侧方的血管、淋巴、脂肪组织类系膜结构。Heald从局部解剖上和肿瘤复发的机制上阐述了全系膜的概念和临床价值。在解剖上,直肠系膜是指直肠周围组织与盆壁之间存在着直肠周围间隙,其分别被脏层和壁层筋膜包绕,其中脏层筋膜包绕在直肠侧后方的脂肪组织、血管、淋巴管称为直肠系膜。在临床病理上,直肠肠壁的向下方侵犯一般不超过2 cm,所以肠壁切除的下切缘多数情况下2~3 cm即满足手术的要求,但病理大切片研究显示:肿瘤在系膜中的癌灶可以超过肿瘤下方4 cm,因此,直肠系膜切除的下切缘需要达到5 cm以上,对于中低位直肠,如果无法达到5 cm以上的系膜切缘,则清除低至肛提肌平面的全直肠系膜切除则非常重要。

除了概念意义上的全系膜切除,Heald还提出了临床切除的锐性分离的方法,强调电刀直视下锐性分离的重要性,为全系膜切除提供了方法学保障,减少了肿瘤的播散,以及出血造成的视野破坏以保证系膜切除的完整性和自主神经的保留。

TME方法主要优点是:切除了存在于直肠系膜中的肿瘤结节,这种结节可以存在于肿瘤上下5 cm范围,超过肿瘤向上下沿肠管侵犯的距离;切除保持完整的直肠系膜,避免撕裂包绕直肠的盆筋膜脏层,减少肿瘤的术中播散。直肠全系膜切除的方法提出并对外科医师进行培训推广后,临床治疗的结果非常令人满意,大大地减少了直肠手术后的局部复发率,在多个国家进行了相关的临床研究,同样取得了较好的结果,局部复发率为2.2%~7.3%。

全系膜切除概念在国内近年也得到许多医师的承认和积极的推广,但在认识上也有许多争论。部分肿瘤专科医师认为:①直肠癌的全系膜切除只是概念的提出,而不是手术的内涵的改变,直肠癌的根治性手术一直是沿腹下神经浅面的骶前间隙向下分离的,任何一本手术学教科书都是这样写的,如果不在这个间隙分离是很难分离的;肿瘤下缘的系膜切除在规范的前切除也是要求达肿瘤下缘5 cm。②直肠手术在电刀直视下分离,早已是国内许多肿瘤专科医院普遍使用的基本技术。③TME 手术的结果尚未有严格的循证医学的大组前瞻性随机分组的研究证实，目前的结果多是与过去的结果进行比较。④全系膜切除后的低位前切除容易发生吻合口瘘，主要是由于全系膜切除后的直肠残端血供不佳，多需进行横结肠造口，二期回纳。即使这样 Heald 在 1997 年报道仍有 15% 的吻合口漏的发生率。⑤部分文章报道全系膜切除可以增加保肛率。直肠手术能不能保肛是由按肿瘤原则切除后，所残留的直肠能否与结肠吻合，吻合后的肛门有没有完整的肛门识别、控制功能来决定的，与全系膜切除关系不大。

(8)直肠残端冲洗：直肠下切点确定钳闭后，会阴部助手行肛门扩张，充分松弛肛门括约肌，以保证肛门排气排便顺畅，减少吻合口漏的机会。检查保留肠管距离，用 1∶2 000 氯己定溶液或稀碘伏水或生理盐水冲洗直肠残腔，以避免脱落的肿瘤细胞被种植在吻合口上。文献报道在肿瘤的近、远端都会有脱落的肿瘤细胞存在，活细胞染色技术以及裸鼠腹腔种植实验均证实了这种脱落细胞是有生命力的。

(9)肠管切断和吻合重建：沿上述乙状结肠系膜切开处，肿瘤上缘 10 cm 处，切断乙状结肠边缘血管，裸化并切断乙状结肠。远端直肠冲洗后，于距离肿瘤下缘 2 厘米以上，切断直肠，切断的方法可以采用切割闭合器或者直接电刀切割。对于高位直肠癌，可以采用直接电刀切断直肠，行双荷包吻合器吻合或手工吻合；也可以采用切割闭合器。对于中低位直肠癌，双荷包吻合和手工吻合均操作困难，多采用切割闭合器切断直肠后经吻合器吻合。检查近端乙状结肠是否有足够长度进行吻合。如长度不够，需松解降结肠或结肠脾曲，前者松解距离不长，后者松解距离较长。结肠脾曲松解时需注意不要过分牵拉，容易造成脾脏撕裂出血。检查吻合二端血供是否良好，主要是近端，远端主要是在高位前切除时，不要将吻合口建在腹膜反折以上 5 cm 以上，以防直肠中动脉/肛动脉向上供血不足。进行吻合有两种方法：①手工吻合，是最传统吻合方法。多采用双层间断开放式吻合，注意开放吻合时，用 1∶2 000 氯己定棉球清洗吻合口二端，以减少感染和肿瘤细胞种植。此吻合受骨盆类型、肥胖与否影响较大，由于操作空间的限制，低位吻合非常困难，同时技术要求非常高。②吻合器吻合。吻合器吻合是近 30 年发展的技术，它简化了技术操作，增加了吻合的可靠性。其分为单吻合器吻合和双吻合器吻合(double stapling technique,DST)。单吻合器吻合多用于吻合口位置较高的情况，吻合两端均用荷包缝合后进行吻合，该方法节约使用了闭合器。DST 是更方便的方法，其远端使用闭合器闭合，然后进行结直肠端端吻合。临床上常规使用的是 55 mm 的闭合器。在放置吻合器前，第一要用 1∶2 000 氯己定液冲洗直肠残端，以减少感染和肿瘤细胞种植的机会；第二要充分扩开肛门括约肌，以便利于吻合器的置入，同时减少肛门括约肌太紧造成的排便排气困难而增加的吻合口漏的机会。在吻合前要检查肠管张力、系膜方向、女性阴道后壁是否被夹、吻合器口径，吻合后要检查切下的上、下切缘是否完整。由于不考虑荷包缝合，可以使闭合缘更靠近盆底，因而可以使吻合做得比手工吻合更低，增加了保肛的概率。

(10)结束手术：清洗创面，清点器械敷料，在左下腹壁戳孔留置引流管，经腹膜外放置双套管至盆底吻合口后方，重建盆底腹膜，使直肠吻合口和双套管居于腹膜外。按常规逐层关腹，结束手术。吻合口漏是直肠癌前切除术比较常见的一个手术并发症。一般手工吻合的吻合口漏发生率为 2%～10%，吻合器的吻合口漏发生率为 1%～5%。吻合口漏的发生主要与吻合口血供、吻合口张力、吻合技术、肠道准备、机体状况有关。为了减少吻合口漏的机会，许多医师对高危吻合口(即吻合口位置低、血供差、张力大、吻合不满意、合并糖尿病、高龄、术前新辅助放疗等)患者手术同时行横结肠造口或回肠造口，待吻合口完全愈合后的数月再考虑造口回纳，该方法还需要做二次手术,给患者带来精神上和肉体上的负担和痛苦。作者的经验是高位前切除一般不必放置引流管;对于低位或超低位前切除常规腹膜外放置双套管,在盆底吻合口后方,注意关闭后腹膜,以减少万一吻合口漏粪液向腹腔扩散的机会。考虑到吻合口的愈合需要 7～9 d,因此,此双套管也要放置 7～9 d 后逐渐拔出,有了该双套管,一旦发生吻合口漏,多数可以经保守治疗愈合。

（三）Parks 术

直肠切除、结肠肛管吻合术(Parks 术)是直肠癌手术重建肠道的一种术式,由 Parks 于 1972 年首先提出,主要用于低位直肠癌。Parks 报道 75 例低位直肠癌,65 例获得良好的括约肌功能,最大一宗 134 例 Parks 术的随访资料报道,总的 5 年生存率达 73％。术后排便次数为平均每天 2 次,其中 1/5 的患者＞每天 4 次,术后排便次数随时间推移逐渐减少。

由于管状吻合器在临床应用越来越普遍,积累的经验也很多,很多作者使用单吻合器吻合行结肠肛管吻合,亦有双吻合器法。还有报道用 J 形结肠贮袋与肛管吻合,对减少排便次数,改善控便功能有更好的效果。由于结肠－肛管直接吻合在 6 个月到 1 年后排便次数与 J 形结肠贮袋-肛管吻合相同,且结肠贮袋有贮袋炎、顽固性便秘等棘手并发症,故目前已少用或弃用结肠贮袋-肛管吻合术。Parks 术后是否行暂时性粪便转流尚无定论,起初采用该术式时,有人提倡暂时性粪便转流,以减少术后并发症,但是现在多数不做暂时性粪便转流,术后并发症并不增加。

1.手术指征

手术指征包括:①低位直肠癌切除后,直肠残端过短,低位吻合有困难者。②非家族性息肉病的多发性结肠腺瘤,直肠末端腺瘤较多,而近端结肠无腺瘤。③家族性腺瘤性息肉病行全结直肠切除,回肠贮袋-肛管吻合,实际上也是 Parks 术的适应证。若肿瘤较大,浸润较深,分化差,恶性程度高,一般不宜行此手术方式,而应行经腹会阴联合根治性切除术。

2.手术步骤

手术步骤如图 20-5。

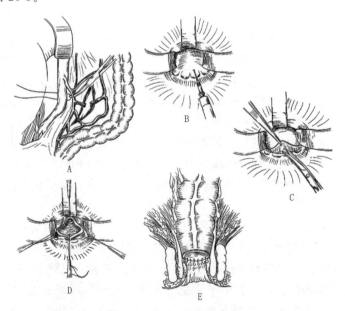

图 20-5 Parks 手术示意图

A.于左结肠动脉分支下结扎肠系膜下动脉;B.齿状线上直肠黏膜下层注射 1∶300 000 肾上腺素液;C.在齿状线上缘做环形切口,在黏膜下向上分离到肛提肌上约 1 cm;D.将近侧结肠牵出肛门;E.缝合结肠肛管

(1)腹部手术同 Dixon 术,结扎肠系膜下动脉时注意保护左结肠动脉。可以保留较长的乙状结肠,避免结肠拖出肛管时张力过大。也不至于乙状结肠末端供血不足。一般情况下,保留了左结肠动脉,多不需分离结肠脾曲,按全直肠系膜切除的原则,游离直肠至肛提肌平面。

(2)在左结肠动脉的分支以下结扎直肠上动脉,以保证降、乙状结肠有较好的血供。

(3)在癌肿上方 10～15 cm 切断乙状结肠。一般情况下,近侧游离的结肠长度应越过耻骨联合下方4～6 cm,才能确保与肛管吻合无张力。采用与 Dixon 手术相同的手法,在直肠与膀胱、前列腺间隙锐性或钝性分离至前列腺平面以下。

(4)扩肛 4～6 指后,置入肛门自动拉钩,显露齿状线及直肠下段直肠黏膜,于齿状线上 0.5 cm 直肠黏膜下层注射 1：300 000 肾上腺素液,使黏膜层隆起,便于分离并减少出血。在齿状线上方约 0.5 cm 做环形切口,切开肛管黏膜、黏膜下层,在黏膜下层向上分离到肛提肌上约 1 cm,环形切断肛管全层,直至全周切断,标本从腹部切口移除。切断过程中,腹部术者可用手指伸入肛管和外括约肌之间加以引导。

(5)经外括约肌隧道将近端结肠拖出肛门外,于齿状线上方行结肠肛管吻合,全层一层间断缝合,缝合组织包括结肠全层、肛门内括约肌和肛管黏膜断端。先于 3、6、9、12 点位置用 4-0 可吸收线缝合 4 针,并牵引吻合口,再于每针之间间断缝合 3～4 针,完成吻合。

(6)手术创面及切口处理:于骶前间隙吻合口后方放置引流管,自左下腹经腹膜外引出。间断缝合乙状结肠两侧腹膜,重建盆底腹膜。肛门内可置入裹以凡士林纱布的肛管达吻合口以上。

3.术中注意要点

(1)游离乙状结肠、降结肠时,勿损伤降结肠和乙状结肠血管弓,以免吻合口血运不良。为确保血供,清扫肠系膜下动脉根部淋巴结时,可采用清除动脉周围脂肪、淋巴组织而保留血管的方法,并在左结肠动脉分支以下切断肠系膜下动脉。游离左半结肠时,注意勿损伤肠系膜下动脉和结肠中动脉左侧支之间的交通支。在进行吻合前,要再次确认结肠断端的血运。

(2)吻合口必须无张力,左半结肠要充分游离,必要时游离脾曲。

(3)吻合前,肛管一定要充分扩张至完全松弛,一般要扩肛至 4～6 指,防止术后肛管有张力,影响肠内容物的排出,进而引起吻合口瘘。

(4)结肠经肛管拖出时,务必不要扭转,一般在腹腔中应做好标记。

(5)吻合前,肛管要用氯己定溶液充分冲洗,尽量清除脱落癌细胞。

(6)如果术前检查提示有侧方淋巴结转移,要进行规范的侧方淋巴清扫。

(7)术后盆腔内双套管引流管须持续负压吸引,避免盆腔积液、积血,防止盆腔感染的发生。

4.并发症及其处理

(1)与 Dixon 手术和 Miles 手术相同,Parks 术也可发生骶前及盆腔出血、输尿管损伤、肠梗阻、排尿与性功能障碍等。

(2)结肠段缺血、坏死、回缩。其发生的原因:①拖出肠段血供不佳。②术后肛管括约肌强烈收缩以致影响结肠段的血供。③拖出肠段较短有张力。如果术后发生拖出肠段缺血,程度较轻,范围小,可以应用血管扩张剂以及骶管或硬膜外注射少量利多卡因,达到松弛括约肌的作用。如果缺血较严重或保守治疗无效,则应切除坏死肠段,重新拖出吻合并行暂时性或拆除吻合作永久性腹部结肠造口术。

(3)吻合口出血:一般较轻,可用止血剂控制,还可用肾上腺素棉球压迫止血。

(4)盆腔感染:发生率为 2.5%～5%。原因有术前肠道准备不良,肠内容物排出造成污染,术中盆腔未彻底止血、洗净,骶前未充分引流造成无效腔发生积血、积液等。表现为发热、会阴部疼痛及盆腔引流管流出污浊液。处理除需充分应用有效抗生素外,还可应用0.1%氯己定液充分进行反复冲洗。

(5)吻合口瘘:吻合口瘘也是Parks手术的最严重的并发症,有时甚至发生整个吻合口脱落,结肠缩回盆腔。为预防吻合口瘘的发生,应注意做到:①术前充分改善患者营养状况,纠正贫血和低蛋白血症。②防止盆腔感染:术前要充分做好肠道准备。术中要严格无菌操作,防止肠内容物污染手术野。吻合前近侧结肠要拭净、消毒,远侧肛管要充分冲洗。吻合完成后,彻底洗净盆腔。③吻合前要确认结肠血供良好:黏膜的剥离不要超过1 cm。④吻合口有张力:近侧结肠要充分游离、减张。⑤保证吻合质量:要有良好的显露,在直视下进行切实可靠的吻合。缝合勿过疏过密,勿造成黏膜缺损,一定要结肠断端全层与肛管吻合。对吻合质量有怀疑者,可于盆腔注满水,自肛门向肛管注气,检查盆腔有无气泡逸出,若发现吻合有不严密处,应及时补缝。⑥对肠管的血运有怀疑或对吻合的质量不满意时,应行近端预防性造口。吻合口瘘的治疗,要强调早期发现、早期处理,有怀疑时应及时行直肠造影。对较轻的吻合口瘘。一般可通过禁食、输液、应用抗生素和局部盆腔灌洗得到控制;但对较重的吻合口瘘尤其是发生吻合口断裂者,应及时行近侧结肠的转流性造口,并行盆腔的清洗与引流。

(6)吻合口狭窄:发生率为6%～9%。狭窄的形成与吻合口瘘及盆腔感染的发生有关,此外,吻合不严密、黏膜缺损、内翻过多等造成瘢痕过度增生也是常见原因,因而吻合操作时要轻柔而细致,避免局部组织损伤和局部炎症的发生。狭窄发生后,一般多可通过定期扩肛得到缓解,但常遗留排便功能障碍。

(7)术后排便功能障碍:Parks手术的术后排便功能一般来说是良好的,但尚不十分理想。关闭造口后半年内患者尚有排便时间延长、便频、残便感等;6个月后明显好转,但少数患者会有较顽固的便秘,此为结肠痉挛之故,称为直肠切除后综合征,因而一些学者使用J形结肠贮袋与肛管吻合,以中和结肠的痉挛。J形贮袋的长度以8～10 cm为宜。

5.述评

该术式保留了肛门直肠环的主体结构,最大限度地保留了肛门功能,目前主要作为双吻合器技术保肛手术的次选术式。大量的临床研究表明,无论是经腹还是经肛门,结肠肛管吻合术的5年生存率均为62%～81%,局部复发率9.2%～14%,个别报道达2%。Braun等将该术式与Miles术比较,该术式的5年生存率、局部复发率分别为62%与11%,而Miles术则分别为53%与17%。总体上讲,该术式的肿瘤学效果等同于经腹会阴联合切除术(Miles术)。结肠肛管吻合术后肛门括约肌功能与吻合口离肛缘的距离有关,Gamagami报道该距离小于2 cm肛门功能良好率为50%,2～3 cm为68%～80%。结肠肛管直接吻合后1年内肛门功能障碍发生率达60%,1年后逐渐改善至良好状态。采用结肠储袋或者结肠成形术吻合后,术后短期肛门功能可明显改善。

(四)Bacon术

Bacon术,即直肠经腹切除,结肠经肛拖出延期吻合术。1945年Bacon提出他设计的这种手术方法,用于直肠和乙状结肠癌,当时由于Dixon术有较高的吻合口瘘的发生率,故Bacon设计了将结肠经肛拖出,两周后再切除肛门外多余的结肠,理论上讲在腹腔抑或盆腔内无吻合口,可以减少和避免吻合口瘘发生,但目前不论是Dixon术的手法吻合还是吻合器吻合,其瘘的发生率已降到可以接受的程度,直肠的低位吻合或结肠肛管吻合的术后控制排便功能显然优于

Bacon 手术。更令患者难以接受的是,该术式会造成结肠黏膜的肛门外翻,引起肛门周围的湿疹及不适。所以,目前临床上已很少采用 Bacon 术,多采用 Parks 手术,以减少黏膜外翻。

1.手术指征

低位直肠癌切除后,直肠残端过短,低位吻合有困难;非家族性息肉病的多发性结肠腺瘤,直肠末端腺瘤较多,而近端结肠无腺瘤。

2.手术步骤(见图 20-6)

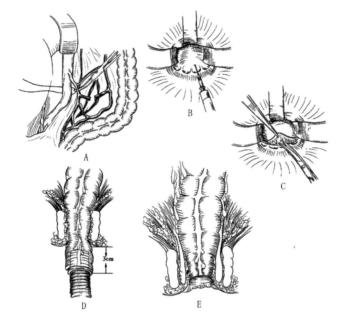

图 20-6 Bacon 手术操作示意图

A.于左结肠动脉分支下结扎肠系膜下动脉;B.齿状线上直肠黏膜下层注射 1:300 000
肾上腺素液;C.在齿状线上缘做环形切口,在黏膜下向上分离到肛提肌上约 1 cm;D.软
管和结肠经肛管拉出肛门外;E.肛门外结肠残端切除后

(1)腹部直肠和乙状结肠的游离同 Dixon 术,乙状结肠完全游离后,保留左结肠动脉后结扎肠系膜下动、静脉。

(2)于肿瘤上方 10 cm 切断乙状结肠,注意保护降结肠和乙状结肠血管弓。

(3)充分扩肛至 4~6 指。经肛门置入肛窥或肛门拉钩显露肛管和齿状线。在齿状线上缘黏膜下环形注入 1:300 000 肾上腺素液。

(4)于齿状线上 0.5 cm 切开黏膜,在黏膜下分离直肠至肛管直肠环上缘,切断直肠,标本从腹腔移去。

(5)结肠近切端缝一荷包缝合,插入内径 1.5~2 cm 软塑胶管约 10 cm,拉紧荷包线后结扎。连同软管、结肠自肛门拖出,拖出约 3 cm,用 0 号丝线将乙状结肠和肛管对称缝合固定数针。

(6)术后 3 周后切除突出于肛门外已坏死的结肠残端。

3.术后处理

术后处理包括:①一期手术后经 2~3 周行二期手术,切除肛管多余结肠,做肛门成形术。②二期手术 2 周后开始扩肛,每天 1~2 次,若无肛门狭窄,以后可逐渐减少扩肛次数。③注意密切观察拖出结肠的血运,有无坏死、回缩。

4.并发症及其处理

Bacon术的并发症与Parks术基本相同,但是还有以下两种独特的并发症:①感染:由于结肠要通过一段剥离后的肛管,故肛管与结肠间易发生积液而导致感染。预防的方法:止血要彻底,引流一定要通畅。②拖出肠管坏死:多由于将结肠往肛门外拖时用力过大,将血管损伤或血栓形成等,如肠管坏死段达盆腔内,应再次手术。

5.述评

Bacon术与Parks术基本相同,Parks术是将结肠近切端环形一圈缝合在肛管上,Bacon术只是将结肠经肛管拖出(拖出2~3 cm),术后2~3周拆除螺纹管,要修剪和切除肛门外已坏死的结肠残端。Bacon手术起源较早,因当时无直肠吻合器,故用该方法保肛是一种较好的方法。至今仍有不少医院还在应用。虽然该手术没有用双吻合器技术的保肛效果好,但是患者的控便功能尚可,一般患者均能接受。关于大便次数较多的问题,如患者能坚持每天练习提肛500次,锻炼肛门括约肌,则日后的控便能力会更好。该术式经济,不存在吻合口漏的问题,但感染问题及适应证的选择应值得高度重视。

(五)括约肌间切除术(ISR)

1987年,针对位于下1/3段的直肠癌,Basso首先介绍了先经肛管切除内括约肌,然后再经腹切除肿瘤的术式。Kusunoki在1992年和Schiessel在1994年的报道表明,此种手术在病理学术后和直肠肛管功能方面都取得了较好的效果。1991年Jacobs报道腹腔镜全直肠系膜切除直肠癌手术后,由于腹腔镜手术提供了更为清晰准确的手术操作平面,能够在直视下达到由于狭窄的盆腔受限开腹手术视野不能涉及的肛提肌平面以下,并且目前已有大宗报道腹腔镜直肠癌手术至少可以取得与开腹手术同样的治疗效果,在减少对患者创伤、加速康复方面又有着明显的优势,因而结合腹腔镜技术的ISR手术有望成为低位直肠癌保肛手术的最终选择。

与Parks和Bacon手术不同的是,后两者没有切除内括约肌,仅切除直肠下段黏膜及黏膜下层。由于ISR手术切除了内括约肌,使得下段直肠癌的保肛根治手术能达到最大的可能。适合距齿状线0.5~1.5 cm以上,大小小于5 cm低位直肠癌,肿瘤如果浸润至外括约肌及盆壁肌肉为禁忌证。术前综合临床、MRI、直肠超声对肿瘤进行评估。新辅助治疗后肿瘤缩小达到上述要求、保肛愿望强烈者亦可行此手术。术前肛门功能评估也是必需的。

手术方法:近端切除范围同经腹切除低位吻合术(Dixon)术,包括肠系膜下动静脉高位结扎,TME。远端切缘直到齿状线甚至括约肌间沟,包括内括约肌部分或全部在内一并切除。手术分两部分进行,先经腹部游离,然后经肛门手术,标本经肛门取出。

(1)腹部手术操作:同经腹切除低位吻合术(Dixon)术,在腹腔镜直视下游离平面通常可以至肛提肌平面以下。

(2)会阴部手术:手术体位、肛管消毒及显露方法、肿瘤隔离、游离先后顺序均同Bacon和Parks手术。不同之处在于切除平面更远离直肠壁外侧:如果行部分内括约肌切除,则从齿状线上缘环形切开黏膜后,切除平面要到内括约肌以外,沿直肠纵肌向近端切开直至与腹部切开之骶前间隙会合。如果行全部内括约肌切除,切开平面则在括约肌间沟,此处实为肛管鳞状上皮层。而后沿内括约肌外侧向近端将内括约肌全部切除。经肛门取出标本后可以用吻合器直接将结肠与肛管进行吻合(见图20-7),也可以采取类似Bacon手术的方法,拖出结肠,两周后行拖出结肠切除。ISR术后标本(见图20-8)。

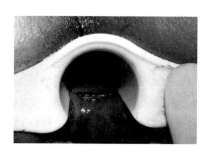

图 20-7　ISR 手术吻合器结肠肛管吻合

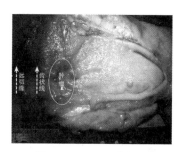

图 20-8　ISR 手术标本

（3）新辅助放化疗后患者通常行保护性回肠造口，3 月后还纳。

Tilney 总结了 1998 年以来多个中心报道的 ISR 手术病理学愈后，其中局部复发率 9.5％，全身复发率 9.3％，5 年生存率 81.5％。除局部复发率较 Dixon 手术稍高外，其他方面均取得了满意的结果。

到目前为止，ISR 手术是既保证了直肠癌的根治原则（肿瘤整块切除，TME、CRM 阴性），又最大限度地保留原位肛门功能的低位直肠癌根治手术，尤其在基本与此术式同步发展的腹腔镜技术的日益成熟下，结合腹腔镜技术的 ISR 手术有望成为低位直肠癌保肛手术的最佳选择。

（六）直肠癌扩大根治术

在直肠癌的手术治疗上，除了对生存率的追求外，无论是患者还是医师都越来越注重术后的生存质量。因此，有些医师认为直肠癌扩大根治术术中出血较多，且自主神经损伤较重，因此对直肠癌扩大根治术和侧方淋巴结清扫一直存在争议。

1.直肠的侧方淋巴引流

关于直肠淋巴引流途径的研究证明，直肠存在上方、侧方及下方 3 个方向的引流途径。即上方为肠旁淋巴结→直肠上动脉周围淋巴结→肠系膜下动脉周围及根部淋巴结；侧方为肠旁淋巴结→痔中动脉周围淋巴结→闭孔动脉周围淋巴结→髂内动脉周围淋巴结→髂总动脉周围淋巴结；下方为肠旁淋巴结→腹股沟浅淋巴结→髂外动脉周围淋巴结→髂总动脉周围淋巴结，以上 3 条途径共同汇入腹主动脉淋巴结。上方为全部直肠和肛管的引流途径，侧方为腹膜反折以下的直肠及肛管的引流途径，下方仅为肛管的引流途径。这说明，直肠淋巴引流途径是客观存在的，因而直肠癌一旦发生淋巴转移会沿此 3 个方向扩散。文献资料显示，直肠癌侧方淋巴结转移率为 7％～16％，直肠癌的淋巴结转移与大体病理类型和组织学病理类型有关，浸润型淋巴转移率高于隆起型，低分化、未分化及黏液腺癌淋巴结转移高于中、高分化腺癌。侧方转移多数存在于腹膜反折以下的直肠癌，腹膜反折以上十分少见；尽管各位学者得出的淋巴转移数据略有不同，但直肠癌淋巴转移是客观存在和不争的事实，并且具有其自身的生物学特性，有规律可循。因此应根据直肠癌淋巴转移规律和生物学特点来指导手术，从而避免盲目的扩大或缩小，这是扩大根治术的依据。

2.手术适应证

直肠癌全直肠系膜切除（TME）已成为直肠癌的标准根治术式。直肠癌在根治性切除的同时，应尽可能保存患者脏器和神经的功能，提高术后生存质量。中低位直肠癌常伴有侧方淋巴结转移，对其进行淋巴结清扫可以降低局部复发率，手术适应证包括：①全身状况无严重心、肺、肝、肾、脑等重要脏器功能不全，可以耐受直肠癌手术及麻醉。②进展期直肠癌、年龄＜70 岁、癌灶＞3 cm、浸润深度 T_3、T_4、非冰冻骨盆患者，能达到 R_0 切除者。③术中判定腹主动脉、下腔静脉、或髂总血管有肿大淋巴结,有侧方淋巴结转移。④无梗阻、出血、穿孔等急症。⑤无远隔脏器转移或者转移灶可 R_0 切除。

3.手术方式

直肠癌扩大根治术依据根治程度、清扫范围和方法的不同,大致可分为三种类型。

(1)整块式淋巴清扫直肠癌扩大根治术:在肠系膜下动脉根部上方 2 cm 处开始沿腹主动脉、下腔静脉表面由上而下,由外及里直至肿瘤下方,完整切除直肠肿物及对应的区域淋巴结,此术式对术者要求较高,技术难度大,不适合肥胖的患者。

(2)直肠系膜全切除(TME)+扩大淋巴结清扫的直肠癌扩大根治术:按照 TME 原则,沿系膜间隙游离完肠壁,切除肠管,充分显露空间,再进行腹主动脉及侧方淋巴结的清扫,这种手术方式的难度小于第一种术式,易于掌握,缺点是切除了盆腔自主神经,所以需要严格掌握适应证。

(3)TME+保留盆腔自主神经的直肠癌扩大根治术:按照 TME 原则,沿系膜间隙游离完肠壁,切除肠管,充分显露空间,暴露并保护下腹下神经干及其分支,然后清扫腹主动脉、下腔静脉、髂总动脉、髂内动脉、髂外动脉以及闭孔神经周围的淋巴结,此术式理论较完善,要求专科医师能够掌握,操作过程中注意功能外科,要求术者轻柔、细致、有耐心。

4.上方淋巴结的清扫范围

传统的直肠癌扩大根治术时应行全部上方、侧方淋巴结清除、髂外淋巴结与腹股沟深组淋巴结的清除。清扫淋巴结的过程中应尽量保存双侧或者是单侧盆腔自主神经,减少术后的排尿功能及性功能障碍的发生。以电刀游离开乙状结肠两侧系膜后,在肠系膜下动脉和腹主动脉的夹角处,显露并判断周围有无肿大淋巴结。确定肠系膜下动脉的起始处后,在其根部上方 2 cm 左右用电刀或超声刀切开后腹膜,注意勿损伤十二指肠水平部,向正中达腹主动脉前,向下清除腹主动脉前及下腔静脉两侧的疏松组织及淋巴结,将其周围的结缔组织全部清除,肠系膜下动脉骨骼化,距离动脉根部 1~2 cm 双重结扎肠系膜下动脉,以保护肠系膜下动脉神经丛。然后显露出乙状结肠动脉分支及直肠上动脉,处理乙状结肠系膜至预切断处,充分显露空间,便于淋巴结的清扫,向下清除到腹主动脉分叉处及双侧髂总动脉。游离过程中注意保护自主神经丛及双侧输尿管。

5.侧方淋巴结清扫范围

打开腹主动脉固有膜后,向下清除腹主动脉前及左侧的淋巴结缔组织,直至两侧髂总动脉分叉处,游离左右侧输尿管,使用电刀的过程中注意保护输尿管。在腹主动脉分叉水平的下腔静脉表面通常存在一支滋养血管,清扫完淋巴结缔组织后应予以结扎,避免造成大出血,清扫的范围:沿着两侧髂总动脉向下,由外向内清扫,由髂外动脉向髂外静脉整块清扫,将髂外动、静脉用血管拉钩向外上方牵拉,沿髂内动脉起始处清扫其表面和髂内静脉表面的淋巴结缔组织。显露闭孔后,游离完夹角中的脂肪组织,找到闭孔神经并予以保护,清除神经周围的淋巴结缔组织,显露出闭孔动脉。沿髂内动脉继续向下达侧韧带的高度,在直肠中动脉发出处切断结扎直肠中动脉及侧韧带。继续向下清除侧韧带下方的结缔组织,清扫膀胱上动脉分支及髂内动、静脉分支周围的淋巴结,完成右侧方淋巴结清除。同样方法清除左侧淋巴结。在进行侧方清除时需要始终注意保护双侧输尿管,在清扫闭孔时可以向内侧牵拉左右腹下神经,向外侧牵拉髂内动脉,予以锐性分离,注意勿损伤自主神经丛。

6.术后并发症

直肠癌扩大根治术对术后生活质量的影响是对该术式的顾虑之一,其中涉及最多的是排尿和性功能障碍。性功能障碍在男性表现尤为明显,如勃起和射精功能障碍、性欲降低、性活动减少等,其发生率各家报道不一。扩大根治术后排尿困难、尿潴留、小便失禁等排尿功能障碍也较多,但没有性功能障碍发生率高。两种并发症的发生率在直肠癌 Miles 手术或者低位前切除患者发生率高,究其原因就是手术过程中损伤了盆腔自主神经和脏器周围软组织,如手术过程中对纤细的末端神经的损伤、对神经的过度牵拉、电刀的热效应等。汪建平等报道,直肠癌术后排尿和性功能的障碍发生率在手术医师间具有统计学差异,因此,根据术前、术中对淋巴结转移情况的评价,针对腹膜反折以下直肠癌行选择性扩大根治术保留单侧或双侧盆腔自主神经,可明显地减少术后该类并发症的发生。任何手术在治疗的同时也是一种创伤,因此治疗的同时最大限度地保留其功能,减少损伤是一个正确地选择,也是扩大根治术的根本所在。

7.扩大根治术的意义

生活质量是直肠癌手术效果评价的重要指标之一,在保证肿瘤根治的基础上如何提高生活质量有赖于对周围淋巴结转移的精确判断,使手术尽可能地限定在最小范围,减少神经和血管的损伤。但目前的医疗技术条件似乎还没有经济、简便的方法来准确判定直肠癌周围淋巴结转移情况,从而精确指导直肠癌手术范围,达到根治目的又最大限度地保存功能。如果否定扩大根治术,这一部分存在淋巴结转移的患者该如何处理? 依据直肠癌淋巴转移规律进行的科学研究,淋巴转移是有规律可循、有其自身生物学特性,是可以指导是否行选择性扩大根治术的。因此现阶段直肠癌的扩大根治术仍有积极的意义,可使存在第3站或更远处淋巴结转移的患者有了根治的机会,可以有效提高这一群体的生存率;而人们担心的并发症(排尿障碍和性功能障碍)也可通过开展保留盆腔自主神经的扩大根治术得到一定的补偿。关于输尿管损伤、出血等问题,随着医疗技术的提高,尤其是医师专业化进程的加快,这些技术问题已不是困难。因此,如何合理地进行选择性淋巴结清扫变得至关重要,盲目地扩大或一味地缩小手术都是不对的,也是不科学的,这也是我们提出直肠癌选择性扩大根治术的初衷。

直肠癌选择性扩大根治术是必要的,Shiozawa 认为那些术前高度可疑侧方淋巴结转移的患者可以从淋巴结扩大清扫中获益。扩大根治术适应证选择的关键是对直肠癌临床病理学特征、生物学特点、淋巴转移规律的研究,以及目前医学检查手段的运用和推理。对于下列情况,行侧方淋巴结清扫的意义很大:位于腹膜反折以下的进展期直肠癌,T_4 期患者,病灶同侧的淋巴结转移概率高。术前 PET-CT 检查、术中有经验医师判定及快速病理检查等均是实施选择性扩大根治术的依据。一个出色的外科医师应判定该做多大的手术和能做多大的手术。选择性扩大根治术对术者的要求非常高,不仅要有高超的手术技巧,而且要有严密、科学的判断力,应根据术前的理学检查和术中探查情况进行综合判定,制订出最佳个体化的扩大根治术治疗方案,从而使患者最大程度受益。

三、经腹会阴联合切除术

1908 年,Miles 首次报道腹会阴联合切除直肠癌术(APR 术,又称 Miles 术式),将直肠癌的腹部和会阴部手术一期完成,并做永久性结肠造口。自此直肠癌复发率从原来的高达 80% 下降至 30% 左右,5 年生存率也从当时的不到 5% 提高到近 20%。极大地提高了直肠癌手术的预后,成为当时距肛缘 7 cm 以下低位直肠癌手术的"金标准"。然而此术式创伤大导致术后性功能及排尿功能的障碍率高、同时永久性造口严重影响人的生活质量。随着对直肠癌疾病的逐步认识和手术技术及设备的进步,此术式近年来有被各种形式的保留肛门功能的手术所取代的趋势。

但巨大的、浸润性的或分化差的距齿状线 5 cm 以内的直肠癌（直肠下段癌）及肛管癌经新辅助/辅助放化疗后肿瘤退缩不明显或肿瘤累及齿状线患者仍需行经腹会阴联合切除术。

（一）手术步骤

（1）气管内插管、静脉吸入复合全身麻醉辅以连续硬膜外麻醉；取头低足高的截石位，下腹部正中切口向右绕脐，自耻骨联合向上止于脐上 3～4 cm。

（2）探查腹腔：打开腹腔，间断丝线缝合、置入切口保护膜保护切口。按照从远及近的原则探查腹腔，重点探查肝脏、脾脏、大网膜、腹膜、全部结肠、结肠系膜、腹主动脉、肠系膜下动脉根部、膀胱、卵巢（女性）等处是否有转移结节及淋巴结。最后小心探查肿瘤，如果肿瘤侵出浆肌层，以干纱布将肿瘤隔离，避免直接接触肿瘤，防止肿瘤细胞脱落产生种植转移。观察肿瘤有无浸润膀胱、前列腺或子宫及其附件，根据探查结果决定手术的切除范围。

（3）乙状结肠游离：探查完毕后，用腹腔自动拉钩牵开腹腔，湿纱布垫或治疗巾把小肠移向右上腹部。助手向右向前牵拉乙状结肠，用超声刀或电刀将乙状结肠系膜与左侧腹膜的先天性粘连切开，向内侧沿 Toldt 筋膜表面游离，在髂总动脉表面容易发现生殖血管，在血管内侧左输尿管从上而下经过髂内外动脉分叉处表面（生殖血管、输尿管均在 Toldt 筋膜深面，髂血管表面，游离平面只要在 Toldt 筋膜浅面，就可以避免损伤）游离过程中注意保护。至肠系膜下动脉根部平面而后沿乙状结肠系膜与左侧后腹膜融合处（Toldt 筋膜线）切开，向盆腔切开直肠左侧后腹膜至膀胱直肠陷凹处（或直肠子宫陷凹），然后从右侧沿右 Toldt 筋膜线向上方打开腹膜回到肠系膜下动脉根部，确定手术切除范围。术者左手拇指置于乙状结肠系膜前方其余四指位于后方，确定肠系膜下动脉位置，向左前方牵拉乙状结肠，用电刀或超声刀游离肠系膜下动脉根部，距离腹主动脉发出部位约 1 cm 近端双重结扎切断，注意保护下腹上神经丛，然后继续沿 Toldt 筋膜表面向左侧游离，结扎切断肠系膜下静脉。至此乙状结肠游离完毕。

（4）直肠后方游离：助手向左上方牵拉乙状结肠，沿直肠上动脉后方、骶岬前方、Toldt 筋膜延续下来的盆壁筋膜（骶前筋膜）与直肠内脏筋膜之间（Holly 平面）向下方直视锐性分离，此平面为疏松结缔组织，骶前静脉丛及双侧下腹神经均位于盆壁筋膜深面，分离平面正确不会出血。分离过程中注意骶尾骨形状为凹状，在骶岬处游离时超声刀或电刀方向要稍微朝向背侧，到 S4 水平后电刀方向需转向腹侧，同时此处筋膜向直肠深筋膜增厚形成直肠骶骨筋膜（Waldeyer 筋膜），将其切断后直肠可直 3～5 cm。同时助手要小心牵拉直肠，防止撕裂直肠系膜和损伤骶前静脉丛。一直游离至尾骨尖，切断骶尾韧带。然后置入纱布垫于直肠后方。

（5）游离直肠侧方及前方：助手用 STMARKS 拉钩或 S 形拉钩将膀胱子宫拉向腹侧，将左侧卵巢输卵管及腹膜拉向左侧，术者左手将直肠牵向右侧，保持手术平面有一定张力，沿之前确定的切除线及后方切除平面之间分别游离直肠侧方及前方。由于腹膜返折下方直肠前外侧分布下腹下神经丛（盆丛），此丛伴随髂内动脉的分支组成直肠丛、膀胱丛、前列腺丛、子宫阴道丛等，分布于盆腔各器官。游离侧方时，尤其在侧方转向前方时，注意靠近直肠，贴近直肠固有筋膜层外侧游离，切开双侧侧韧带，避免损伤盆丛神经，有时侧韧带内有直肠中动脉经过，注意结扎止血。由侧方游离至前方，此处有 Denonvilliers 筋膜将直肠与前方膀胱、精囊腺及前列腺隔开（女性此处为直肠子宫隔，此层筋膜不太明显）。Heald 认为，理想的 TME 手术应该切除此层筋膜，中山大学附属第六医院在大量的保功能手术中总结认为：由于此筋膜前层与前方器官联接紧密，切除此层筋膜容易导致出血及泌尿生殖神经丛损伤从而引起术后泌尿生殖功能的障碍。因此，理想的平面应该在该筋膜与直肠深筋膜之间的疏松结缔组织间，一可避免损伤前方结构，二可保证完整切除前方直肠系膜。但如果肿瘤位于前壁且侵出系膜,为保证足够的环周切缘,此层筋膜必须切除。按照上述原则一直游离至前列腺远端。至此腹部直肠全部游离完毕。

(6)于适当的部位切断乙状结肠及其系膜,远端粗丝线双重结扎后,外裹手套扎紧,放于盆腔内直肠后方。在左下腹脐与髂前上棘连线中点经腹直肌无皮肤皱褶做一直径2.5~3 cm的圆形切口,腹壁切口能容纳两指而不致过紧即可,将乙状结肠近端拖出单腔造口。造口肠管浆肌层分别与腹膜、腹直肌前鞘、皮下缝合固定,肠管断端全层外翻与皮肤缝合。缝合造口乙状结肠与侧腹壁之间的间隙,防止发生内疝。

(7)会阴部手术组:重新消毒会阴部(女性同时应消毒阴道)、肛门,粗丝线荷包缝合关闭肛门。按前后方向的椭圆形切开皮肤和皮下组织,前达尿道球部至肛缘的中点,后至尾骨尖,切口两侧距肛缘3 cm。

(8)先从直肠后方开始沿尾骨前方向腹侧游离,(用超声刀可以减少出血)切除内外括约肌,至直肠后间隙与盆腔贯穿会师,然后向左侧分离肛提肌结扎切断。同法切断另一侧肛提肌。最后游离前方平面,然后沿前列腺基底部平面,切断直肠尿道肌,至此直肠全部游离。游离直肠前壁时始终在会阴浅横肌的背侧进行,防止损伤前方尿道生殖系统。游离完毕后,伸入卵圆钳,将游离切断的远端乙状结肠、直肠从骶前移出。

(9)移除直肠后,用大量的温蒸馏水经腹腔冲洗盆腔,使液体从会阴部切口流出,彻底止血。腹腔手术组清理腹腔,缝合盆底腹膜,必要时可以游离大网膜填塞骶前空腔。关闭腹部切口,腹腔一般不放引流。会阴部手术组于骶前留置引流管,从会阴部切口旁戳孔引出。分层缝合会阴部切口。

(10)术毕,分别包扎腹部及会阴部切口,造口一期开放,安放人工肛袋。

(二)术中注意要点

(1)开腹下方切口到耻骨结节时注意不要损伤膀胱,打开腹膜至膀胱上缘时注意偏向一侧,一旦损伤,及时缝合。

(2)乙状结肠系膜与侧方腹膜有先天性粘连,游离此粘连时注意不要误以为是Toldt线,平面过深易打开腰大肌筋膜,进入腹膜后平面。

(3)由外向内游离乙状结肠系膜时需注意在Toldts筋膜表面,左侧生殖血管和输尿管均在此筋膜平面深面。输尿管在髂内外血管交叉处最表浅,容易损伤,尤其在体形肥胖者该操作平面不易掌握,容易损伤。此筋膜向上延续为Gerota筋膜,要游离近端降结肠时平面在Gerota筋膜表面,防止打开该筋膜进入肾前脂肪层,甚至进入肾后间隙。

(4)切断肠系膜下动脉根部时注意离开根部1 cm左右,太靠近根部结扎切断可损伤下腹上神经丛。

(5)直肠后方游离平面在直肠固有筋膜和骶前筋膜之间,注意游离至骶4水平时两层筋膜增厚为直肠骶骨筋膜,游离时电刀需随骶骨凹陷平面转向腹侧,将此筋膜切断,如继续按原来方向可能损伤骶前静脉丛;侧方游离时注意贴近直肠,勿损伤盆丛,切断侧韧带时注意有时有直肠中动脉经过,注意结扎止血;前方游离时注意除非肿瘤位于前壁且侵出系膜,否则游离平面在Denonvilliers筋膜后方,保持精囊腺前列腺包膜(女性为直肠子宫阴道膈)完整,勿损伤盆丛在前方器官的分支。

(6)如果肿瘤位于一侧并侵出系膜或浆膜,为保证足够的环周切缘,侵出处可选择性多切除一部分组织。

(7)会阴组游离直肠后壁进入盆腔后,腹部手术组应给予指导,防止盲目分离撕破骶静脉丛引起大出血。

(8)会阴组分离直肠前壁时,应从会阴浅横肌后缘进行,切断耻骨直肠肌和直肠尿道肌时应将直肠从骶前拖出后,向下牵引直肠,触摸到导尿管,遂分离切断,注意避免损伤后尿道。

(9)造口的位置,大小要适中,分层缝合,防止出现造口并发症。

(三)术后处理

(1)直肠癌手术较大,术后应该严密观察生命体征,注意有无休克的发生和水、电解质的失调,维持稳定的血压和尿量,必要时可以输血。

(2)平卧 5 d 以上,因盆腔空虚,过早坐位,内脏下移,对盆底腹膜压力增大,易引起盆底疝。

(3)术后第一天可拔除胃管,并少量进水。

(4)术后应用与术前使用的相同的抗生素控制感染,一般应用 1～3 d。

(5)术后应留置尿管 5 d 以上,拔管前先夹闭 1～2 d,每 4 个小时开放一次,以恢复膀胱的排尿功能。同时测定残余尿,如果小于 100 mL,可以拔除尿管,如果大于 100 mL,应该更换尿管,继续留置。

(6)盆腔引流管引流 3～5 d,引流液每天少于 50 mL,无血性液即可拔除引流管。

(7)严密观察造口,及时发现和处理并发症。

四、经腹直肠癌切除、近端造口、远端封闭术

1923 年,Hartmann 等报道 Hartmann 手术方式,方法是将原发肿瘤切除后,远端肠管封闭,近端肠管造口,由于不进行消化道重建,因此安全性较高。与腹会阴联合切除术相比,Hartmann 手术可以避免会阴部的伤口带来的并发症,而且创伤小,患者住院时间缩短。进展期肿瘤往往因为全身转移及肠梗阻、出血、穿孔等情况而导致肠管水肿、营养不良、腹膜炎甚至败血症、休克等全身状况而面临急诊手术,由于 Hartmann 手术既切除了原发病灶,又最大可能地避免了吻合口瘘的发生,因此既可以缓解症状,结合多学科治疗后甚至可以取得较好的治疗效果,又可以减少术后并发症的发生,是直肠癌姑息手术和条件不允许做复杂手术情况下的理想选择之一。

(一)手术指征

(1)适用于全身一般情况差,不能耐受 Miles 手术(腹-会阴联合直肠癌根治术)

(2)直肠癌并发急性梗阻或穿孔而不宜进行 Dixon 手术(经腹直肠前切除术)的患者。

(3)直肠癌广泛浸润盆腔周围组织,原发肿瘤虽能切除,但局部复发的概率较大而不宜做低位吻合。

(二)术前准备

(1)常规准备同腹会阴联合直肠癌切除术。

(2)该手术多用于体质较差的或出现梗阻、穿孔患者,术前应加强基础疾病的治疗,进行胃肠减压,胃肠外营养支持,纠正水电解质、酸碱失衡,应用必要的抗菌药物。

(三)手术步骤

(1)乙状结肠和直肠的游离同经腹直肠癌切除术,必要时游离部分或全部降结肠。

(2)于拟切除处结扎切断乙状结肠边缘血管,距离肿瘤上缘 10 cm 处切断乙状结肠。

(3)于直肠肿瘤下缘不少于 2 cm 处切断直肠,移除标本。直肠残端用细丝线间断内翻缝合,浆肌层间断缝合加固(图 20-9)。亦可以用切割闭合器切除并关闭直肠残端(图 20-10)。

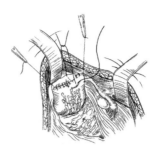

图 20-9 全层间断缝合直肠残端;浆肌层缝合加固直肠残端

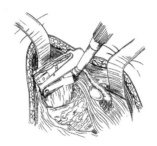

图 20-10 闭合器关闭直肠残端

（4）于左下腹脐与左髂前上棘连线中点切口,行乙状结肠造口(图 20-11)。具体方法见腹会阴联合直肠癌切除术相关部分。

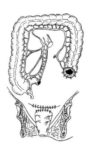

图 20-11 Hartmann 手术完毕示意图

（5）彻底冲洗腹腔、盆腔,缝合关闭盆底腹膜,盆腔内骶前留置引流管自腹部切口旁引出。逐层关闭腹部切口。

（四）术中注意要点

（1）同经腹直肠癌切除术外,游离结肠时要防止分破肠管污染腹腔。

（2）直肠残端关闭后,可于残端处留置适当的标记,以利于日后手术残端的寻找和游离。

（五）术后处理

（1）同经腹直肠癌切除术。

（2）如为直肠癌梗阻或穿孔患者,术后要加强营养支持治疗,纠正水、电解质酸碱失衡,应用抗生素控制或预防感染。

（3）术后 3 个月,经确认无局部残留或远处转移的,为了改善患者的生活质量,可行乙状结肠-直肠端端吻合术。也可以术后随访 2 年,如果局部无复发,远处无转移,患者要求恢复肠道的连续性,可行乙状结肠-直肠端端吻合术。

（六）手术并发症

腹部及造口并发症同腹会阴联合直肠癌根治术。

五、保留盆腔内脏神经的直肠癌根治术

随着直肠癌术后复发率的降低和远期生存率的大幅度提高，越来越多的研究关注于提高患者的生活质量，尤其是泌尿生殖功能，据统计低位直肠癌术后性功能障碍高达 70% 以上，Thaysen 等研究认为除患者本身因素外，治疗因素尤其是手术损伤神经是重要的因素，因此，1983 年日本的土屋周二首次介绍了保留盆腔自主神经的术式（plevic autonomic nerve preservation，PANP），随后美国的 Warren Enker 提出联合全直肠系膜切除（TME）和保留盆腔自主神经技术应用于直肠癌手术，并随之得到共同的认可。有学者团队在 1999 年始开展保护直肠癌术后保护肛门功能及泌尿生殖功能的研究，术后性功能障碍率从 70% 降至 15.4%，取得了良好的效果。

（一）盆腔自主神经的分布与走行

盆腔脏器的交感神经的节前神经元在脊髓的胸腰部，主要有三条通路到达盆腔脏器：①在腹主动脉分为左右髂总动脉的分叉处前面形成上腹下丛，分两支进入盆丛，经盆丛分布到盆腔器官，是盆腔器官交感神经的主要来源。②沿肠系膜下动脉的分支分布到左半结肠和直肠。③沿交感干行至骶部，经骶神经节发出纤维至盆腔脏器。

盆腔的副交感神经来自骶神经的盆内脏神经，与骶内脏神经及下腹神经一起构成盆丛后分布到盆腔内脏器。盆腔自主神经的位置，形态与结构主要有上腹下丛（骶前神经丛）、左右腹下神经、盆内脏神经、下腹下丛（盆丛）以及盆丛发出的分支。

1.肠系膜下丛

位于肠系膜下动脉根部，丛内有肠系膜下神经节，来自脊髓腰 1～3 交感神经节前纤维在此交换神经元，副交感神经束来自脊髓骶 2～4 侧角，在直肠两侧形成盆丛，在盆丛分出的部分纤维上行，经上腹下丛（骶丛）到肠系膜下丛，然后与交感神经纤维一道沿肠系膜下动脉的分支分布于左半结肠和直肠上段。

2.上腹下丛

也称骶前神经，一部分纤维来自 T_{11}～L_2 的交感神经，于腹主动脉前进入肠系膜下丛，再从肠系膜下丛分出纤维，与来自 $L_{3\sim4}$ 交感神经节发出的左右腰内脏神经在腹主动脉前髂总动脉分叉处到骶骨岬前方中线稍偏左处形成上腹下丛，上腹下神经丛长约 4 cm，宽约 1 cm，为一略呈三角形的扁片网状结构，位于直肠上动脉的右侧腹后壁腹膜的后方，上腹膜下筋膜的前方，由骶神经丛的两下角各发出一支束状的腹下神经也称骶前神经或射精神经。剪开后腹膜可见略呈白色的网状条索状物。腹下神经丛的交感神经纤维来自腰神经节的节后纤维，支配射精的纤维主要集中在第 1～3 腰交感干神经节内，切除双侧此段腰交感干，大多数永久性失去射精功能。

3.腹下神经（骶前神经、射精神经）

分左右二支，由上腹下丛的两下角发出。呈束状约 3 mm 粗细，在盆腔壁腹膜外，盆腔脏层筋膜背侧沿髂内血管内侧下行，于腹膜返折下方直肠侧后方进入盆神经丛的后上角，在行直肠手术时，此两条神经容易受到损伤。这两条神经切除后，排便、排尿功能不发生影响，但不能射精。

4.盆内脏神经（勃起神经）

为副交感神经，主要由第 2～4 骶神经前支分出的副交感节前纤维。每个骶神经根发出盆内

脏神经支数不等,粗细不同。S_2分支较细,S_3、S_4分支较粗,盆内脏神经沿盆膈上面前行,入盆丛后下角。盆内脏神经中司勃起的神经纤维在3支盆内脏神经中最粗的神经支中,盆丛若在手术中被破坏,该支的功能亦多丧失。一般以后正中线第3骶椎上缘平面以下2.3~2.6 cm之间,和正中线旁开2.5 cm,这个区域为盆内脏神经的位置。该神经紧贴直肠侧韧带外侧,若切断侧韧带过于偏外时有可能受损,术中应注意保护。

5.盆神经丛(下腹下丛、骨盆神经丛)

位于腹膜返折稍下方,直肠与髂内动脉之间,盆神经丛为一薄片状四方形网状结构,左右各一,前后长约4 cm,上下长约3 cm。与直肠仅隔以直肠深筋膜,相贴较近,而与盆侧壁之间则有一定距离,直肠中动脉从其中间穿过。盆神经丛由上腹下丛发出的腹下神经,骶交感干的分支(骶内脏神经)和由脊髓$S_{2~4}$神经合并成的盆内脏神经构成。前两者为交感神经,后者为副交感神经。在直肠的前外侧,前列腺精囊腺或子宫颈的后外侧有相应的阴部内动脉和静脉血管一起组成血管神经束(neurovascular Bundles,NVB),在此处游离低位直肠时容易损伤神经并容易出血损伤盆丛会影响排尿及勃起功能。

6.盆丛的分支

肠支,分为上、下群。上群起自盆丛的前下角,有2~3支,于腹膜返折下方2 cm以内分离于肠壁,有一支沿直肠上动脉上行到肠系膜下丛,分布于左半结肠。

下群主要起自盆丛的下缘,经耻骨直肠肌上缘穿入肛管壁,分布于内括约肌及直肠肛管壁。

(1)膀胱支:自盆丛前上角和前缘分出,在膀胱基底部形成膀胱丛,然后分布到膀胱、输尿管、输精管和精囊腺。一般认为膀胱的交感神经只是血管运动性纤维,膀胱的充盈和排尿功能主要是副交感神经的作用,所以临床上切除上腹下丛后,对排尿不发生影响,而双侧切断盆内脏神经,则逼尿肌瘫痪,出现尿潴留和尿失禁。

(2)前列腺支:在直肠支与膀胱支之间,起自盆丛前下角,分数支分布于前列腺,精囊腺、输精管,阴茎海绵体及尿道海绵体,交感神经兴奋使精囊及输精管收缩,发生射精,副交感神经引起阴茎海绵体血管扩张,使阴茎勃起。

(3)子宫阴道支:起自盆丛的上缘,前缘,子宫支分布与子宫及输尿管,阴道支随阴道动脉下行,分布于阴道壁,阴蒂海绵体,前庭,前庭大腺和尿道。盆腔自主神经受损。女性性快感亦大大降低,术中也应注意保护。

(二)保留盆腔自主神经的手术方式和手术适应证

保留盆腔自主神经(pelvic autonomic nerve preservation,PANP)的直肠癌根治术首先应该保证肿瘤的根治性,在此前提下尽可能保留盆腔的自主神经,以保护患者的排尿和性功能,提高生存质量。熟悉以上神经及筋膜平面的解剖对于术中保护神经至关重要。关于保留盆腔自主神经的手术方式多数以日本学者北條庆一分型法分为四型。Ⅰ型,完全保留盆腔自主神经;Ⅱ型,切除上腹下丛,保留双侧盆丛;Ⅲ型,切除上腹下丛,保留一侧盆神经丛;Ⅳ型,完全切除骨盆自主神经。我们为了更适应临床中出现的各种情况,将之分为完全保留盆腔自主神经和部分保留盆腔自主神经两大类,后者又分为三类。

1.完全保留盆腔自主神经

完整保留上腹下神经丛、双侧腹下神经、盆内脏神经、盆丛以及发出的除直肠支外的各器官支。此术式适应证为直肠深筋膜未被侵犯、术前评估环周切缘阴性病例。肿瘤若侵出直肠深筋膜或环周切缘阳性时,盆丛多被侵犯,一般不宜行此手术。

2.部分保留盆腔自主神经

(1)保留单侧盆腔自主神经:保留单侧盆腔自主神经是指完整保留腹主动脉丛、腰交感干、上腹下丛及一侧的腹下神经、盆内脏神经、盆丛,以及除直肠支以外的其他神经分支。

(2)保留健侧盆丛:保留单侧盆腔自主神经手术适用于肿瘤已侵出直肠深筋膜,但偏于一侧,仅一侧的盆神经丛被侵及,此时可尽量保留健侧盆丛,上腹下丛多能完整保留。如上腹下丛被侵犯,为保证根治性为目的,也可完全切除上腹下丛,但需特别注意保留单侧或双侧的盆内脏神经、盆神经丛及传出支。

(3)保留盆内脏神经:如前所述,在盆腔自主神经中,副交感成分(盆内脏神经)占有更重要的作用。盆内脏神经源于 $S_{2\sim4}$ 前支分出的副交感节前纤维,然后汇入盆神经丛的后下角,实验表明骶4对排尿功能最为密切,更需要着重保护,术中还应保护盆神经丛前上角及两者之间的条索状神经纤维及盆神经丛的传出支,术中只要保留单侧或双侧的盆内脏神经,一般可维持排尿和勃起功能,因此此术式一般能适应大部分病例,即使需要进行彻底的侧方淋巴结清扫也能保持一定的排尿功能和性功能。④在盆腔脏器切除术中保留盆腔自主神经,不仅适应于 $T_{1\sim2}$ 期直肠癌,也适应 $T_{3\sim4}$ 期病例,手术中结合肿瘤的部位,局部浸润的情况,肿瘤浸润部位以及与神经、神经丛的关系等多因素分析,选择单侧保留还是保留双侧或选择性保留盆内脏神经和盆丛,以及仅仅是保留 S_4 盆内脏神经(也即只保留排尿),一般情况下,对姑息性手术病例则尽量避免损伤盆腔所有的自主神经。

(三)术中注意要点

保留盆腔自主神经的关键是解剖层次清晰,术野干净,熟记神经的分布和走行。围绕直肠的有两层筋膜,内层筋膜为盆筋膜脏层,是腹后壁的腹膜下筋膜的延续,称之为直肠深筋膜,在直肠前壁与Denonvilliers筋膜相邻,此两筋膜在直肠侧方融合。在直肠深筋膜的深面为盆筋膜壁层,两层筋膜均较薄,在直肠后间隙有疏松结缔组织相连,较易分离,壁层筋膜覆盖盆壁肌肉表面且与骶骨及尾骨骨膜相粘,难以分离,直肠全系膜切除(TME)就是在壁层筋膜和脏层筋膜之间进行锐性分离,腹下神经、盆神经丛、盆内脏神经都在壁层筋膜后方,部分分支穿出壁层筋膜后进入直肠深筋膜,为直肠支。在直肠癌切除游离直肠的过程中,一定要在脏-壁层筋膜中进行,可清楚地显露神经丛和神经,并加以保护,仅切除直肠支。

1.上腹下神经丛和腹下神经的保护

在右髂总动脉表面切开腹膜,沿腹主动脉平行方向向近端游离,很容易进入到疏松间隙为Toldt筋膜平面,找到肠系膜下动脉根部,距离根部1.5 cm结扎肠系膜下动脉,以保护肠系膜下动脉神经丛。沿此平面继续向左向下分离,在腹主动脉分叉处下方骶岬前方游离平面背侧可见灰白色条索状结构,此为上腹下神经丛,神经丛的两个下角各发出束状的约3 mm粗细的腹下神经。分离直肠侧后壁时应予以充分的保护,一般情况下右侧腹下神经不易损伤,左侧由于乙状结肠系膜和直肠上段系膜主要在偏左侧,牵引乙状结肠时,容易将左腹下神经也一并提起,稍不注意极易锐性剪断左腹下神经,术中应予以充分的注意。

2.盆内脏神经的保护

在第二骶椎高度以下,直肠侧韧带的深面,相对于直肠侧壁髂内动脉附近的外侧可见 $S_{2\sim4}$ 的盆内脏神经,在游离直肠侧后壁时,应在盆筋膜的壁层的浅面进行,尤其在靠近会阴部进切勿将筋膜从骶骨掀起,并避免广泛分离肛提肌,这样,盆内脏神经不易损伤。

3.盆神经丛的保护

盆丛位于直肠壶腹的两侧,腹膜返折以下到肛提肌的间隙中。借结缔组织紧贴髂内动脉和骨盆侧壁,与直肠有一层致密的直肠筋膜(直肠深筋膜)相隔,游离直肠侧方及后方时沿直肠深筋膜及骶前筋膜之间的直肠后间隙进行,在 S_4 平面处两层筋膜融合为直肠骶骨筋膜,注意切开此筋膜后平面容易过深易损伤盆丛。

4.盆丛传出支的保护

直肠癌手术时对盆丛传出支的保护重点是保留膀胱支和前列腺精囊的分支。在分离直肠膀胱间隙时,要保存精囊腺及前列腺包膜,在 Denonvilliers 筋膜的后面游离直肠前壁,并应注意分离时注意勿损伤位于直肠前侧壁、精囊腺及前列腺后侧方的血管神经束,避免损伤次级神经丛。

六、盆腔脏器联合切除术

部分进展期直肠癌侵犯至周围脏器,尚未发生全身远处器官转移,为了保证足够的环周切缘(CRM),达到肿瘤的根治效果,需要切除肿瘤侵犯的相应脏器,一般而言分为后盆腔脏器切除及全盆腔脏器切除。后盆腔脏器切除一般是指女性患者,直肠肿瘤侵犯前方子宫、附件或阴道后壁,需行相应器官整块切除的手术。全盆腔脏器切除术(total pelvic exenteration,TPE)则指肿瘤已经侵犯至膀胱及生殖器官,在男性是指切除直肠、膀胱、前列腺和精囊;女性则包括直肠、膀胱、子宫及其附件的切除。全盆腔脏器切除术是一种破坏性极大的手术,排便、排尿和性功能都会受到不可恢复的损害,且有人工肛门及尿道两个造口,生活质量受到很大的影响。故该术式的手术指征应严格掌握。手术指征掌握恰当,仍可以获得较好的治疗效果。随着放化疗技术的进步和日臻完善,目前此类手术已较少为大家所采用。日本国立癌中心中央医院曾行全盆腔脏器根治性切除 39 例,5 年生存率 63%,非根治性切除 14 例,全部在 3 年内死亡。

(一)手术步骤

直肠和乙状结肠的解剖分离同腹会阴直肠癌切除术。行盆腔清除术时,盆底腹膜切除的范围要相应扩大。前壁直肠癌侵及全层时,不必显露直肠子宫陷凹或直肠膀胱陷凹,可喷以黏胶或将直肠与子宫、膀胱间断固定数针,以免恶性肿瘤细胞的脱落和播散。

1.切除子宫手术步骤

切除子宫手术步骤包括:①切开后腹膜游离乙状结肠和直肠时,在两侧骶凹处显露卵巢血管,结扎切断,近端双重结扎。②用有齿钳夹住子宫,向上及向对侧牵引,钳夹、切断子宫圆韧带、侧韧带及骨盆漏斗韧带,同法处理另一侧子宫韧带。③切开子宫膀胱陷凹处的腹膜,与乙状结肠两侧的腹膜切口汇合。显露右侧输尿管,在其前上方可见到子宫动脉、静脉,近靠子宫侧缘结扎切断子宫血管,近端双重结扎。同法处理对侧子宫血管。④在膀胱与阴道前穹隆间向下分离,经阴道前穹隆横行切开阴道,并向两侧延伸,先用大弯有齿血管钳夹住止血,然后再缝扎止血。

2.切除膀胱、前列腺精囊腺及侧方淋巴结清扫手术步骤

(1)显露两侧髂内动脉,在起始部用细导尿管悬吊、牵引,以便辨认从其发出的膀胱上、下动脉和闭孔动脉。沿耻骨内侧面在耻骨与膀胱间隙分离膀胱至前列腺平面,此层面为疏松结缔组织,容易分离,出血少。到前列腺平面后将膀胱牵向一侧,分离膀胱后侧韧带,分离自髂内动脉分出的膀胱上、下动脉及其伴行静脉,继续向下清扫闭孔淋巴结。若发现肿瘤已侵及盆壁不能行根治性切除或盆壁淋巴结转移不能清除干净,此时尚可终止手术。如继续手术,即可将膀胱上、下动脉及其伴行静脉结扎切断,然后同法处理对侧。

(2)继续向下分离前列腺外侧韧带,前列腺外侧有较多的血管丛,逐个钳结扎切断,较为稳妥,出血较少,分离直达前列腺尖,显露耻骨后间隙,分离切断耻骨、前列腺韧带,此时可触摸到导尿管,在前列腺尖部切断尿道。

(3)显露双侧输尿管,在进入膀胱处结扎、切断双侧输尿管。此时膀胱、前列腺及其两侧和底部已完整分离,腹部手术组与会阴组会师后,膀胱、前列腺将与后方的直肠整块从会阴部切口移出。

(4)盆腔脏器整块切除后,用温热蒸馏水冲洗并仔细止血,缝闭盆腔腹膜,如果盆腔腹膜缺损较多,缝闭有困难时,可将大网膜游离填塞或选用预防粘连的补片,光面向上与盆壁侧腹膜缝合以关闭盆底。

3.回肠代膀胱及回肠造口(人工膀胱造口)

(1)提起回肠末端,透光下看清楚血管弓走向,在保证充分血供的前提下,取距回盲部 10 cm 处的末端回肠约 15 cm,切断回肠两端。离断的回肠远、近端吻合,并缝合回肠系膜裂孔。

(2)游离的末段回肠的近端予以缝闭,以碘伏或 1∶2 000 的苯扎溴铵液冲洗游离段肠腔,修剪输尿管断端后,在游离肠段的缝闭端约 2 cm 处切两个小口,植入输尿管,用 5-0 Vicryl 线或 5-0 Dixon 线将输尿管和回肠肠壁全层内翻缝合,并将输尿管与肠壁缝合固定 2～3 针。

(3)在术前拟定位置(右下腹部,多由造口治疗师画出)切除直径约 2 cm 的圆形皮肤及皮下组织,经腹直肌切口进入腹腔,将游离回肠末端(开放端)自造口处引出腹壁外。距断端 6～8 cm 处浆肌层与腹壁缝合固定。一般要求做成乳头状造口,造口内置入 Foley 导尿管,气囊充水后导尿管接无菌尿袋。

4.结肠造口(人工肛门造口)

见 Miles 手术。

5.会阴组手术

皮肤切开及手术顺序见 Miles 手术,后方侧方切除肛提肌与盆腔贯穿会师后,前方分离在耻骨联合后方的直肠前壁和前列腺或沿阴道后壁钳夹切开达到阴道前穹隆的横切口处,沿耻骨内侧面与腹部组术者会师,盆腔脏器完全游离后从会阴部切口移出。彻底止血后,骶前留置双腔引流管,依次缝合切口各层组织。

用无菌的温蒸馏水冲洗盆腔和会阴部切口,彻底止血。近端乙状结肠与左下腹部造口,缝合乙状结肠系膜与侧腹膜的间隙,关闭盆底腹膜。骶前留置引流管,自会阴部切口旁引出。缝合阴道两侧壁,重建阴道开口,逐层缝合会阴部各层组织。

(二)术中注意要点

除与腹会阴联合直肠癌切除术相同的以外,尚需注意处理侧方淋巴结时切记保护髂外血管,防止损伤。

(三)术后处理

同腹会阴直肠癌切除术。

(梁经明)

第六节 内 科 治 疗

一、化学治疗

化疗作为根治性手术的辅助治疗可以提高 5 年生存率,对于不能手术切除癌肿的患者亦能有效。给药途径有动脉灌注、门静脉给药、术后腹腔灌注给药及温热灌注化疗等。通常采用联合化疗,静脉给药亦即全身化疗。主要的方案有:FOLFOX4 或 mFOLFOX6(奥沙利铂＋亚叶酸钙＋氟尿嘧啶);FOLFIRI(伊立替康＋亚叶酸钙＋氟尿嘧啶);CapeOX(奥沙利铂＋卡培他滨)等。为提高疗效可根据病情采用"三明治"方案即手术前辅助放化疗＋手术＋手术后放化疗。

二、放射治疗

放疗作为手术切除的辅助疗法有提高疗效的作用。对于无法手术的患者也可单独或联合化疗使用。术前的放疗可以令癌症降期提高手术切除率,减低术后的复发率。术后放疗仅适用于晚期或手术未达到根治或术后复发的患者。

(1)放疗野应该包括肿瘤或者瘤床及 2～5 cm 的安全边缘、骶前淋巴结、髂内淋巴结。T_4 肿瘤侵犯前方结构时需照射髂外淋巴结,肿瘤侵犯远端肛管时需照射腹股沟淋巴结。

(2)应用多野照射技术(一般 3～4 个照射野)。应采取改变体位或者其他方法尽量减少照射野内的小肠。

(3)腹会阴联合切除术后患者照射野应包括会阴切口。

(4)当存在正常组织放疗相关毒性的高危因素时,应该考虑采用调强治疗(IMRT)或者断层治疗。同时也需要注意覆盖足够的瘤床。

(5)治疗剂量。盆腔剂量为 40～50 Gy,用 25～28 次。对于可切除的肿瘤,照射 45 Gy 之后应考虑瘤床和两端 2 cm 范围予加剂量。术前追加剂量为 5.4 Gy/3 次,术后放疗为 4.3～9 Gy/3～5 次。小肠剂量应限制在 45 Gy 以内。肿瘤切除后,尤其是 T_4 或者复发性肿瘤,若切缘距肿瘤太近或切缘阳性,可考虑术中放疗(IORT)作为追加剂量。如果没有 IORT 的条件,应尽快在术后、辅助化疗前,考虑予局部追加外照射 10～20 Gy。对于不可切除的肿瘤,放疗剂量应超过 54 Gy。

(6)放疗期间应同期使用以氟尿嘧啶为基础的化疗。可以每天 1 次持续灌注,也可以静脉推注。

三、生物学治疗

直肠癌的生物治疗目前主要为分子靶向治疗。分子靶向治疗是现在肿瘤治疗领域的突破性和革命性的发展,代表了肿瘤生物治疗目前的最新的发展方向。

靶向治疗分为三个层次,器官靶向、细胞靶向和分子靶向。分子靶向是靶向治疗中特异性的最高层次,它是针对肿瘤细胞里面的某一个蛋白质的分子,一个核苷酸的片段,或者一个基因产物进行治疗。肿瘤分子靶向治疗是指在肿瘤分子细胞生物学的基础上,利用肿瘤组织或细胞所具有的特异性(或相对特异的)结构分子作为靶点,使用某些能与这些靶分子特异结合的抗体、配体等达到直接治疗或导向治疗目的的一类疗法。

分子靶向治疗是以病变细胞为靶点的治疗,相对于手术、放化疗三大传统治疗手段更具有"治本"功效。分子靶向治疗具有较好的分子选择性,能高效并选择性地杀伤肿瘤细胞,减少对正常组织的损伤,而这正是传统化疗药物治疗难以实现的临床目标。

分子靶向治疗在临床治疗中地位的确立源于20世纪80年代以来的重大进展,主要是对机体免疫系统和肿瘤细胞生物学与分子生物学的深入了解;DNA重组技术的进展;杂交瘤技术的广泛应用;体外大容量细胞培养技术;计算机控制的生产工艺和纯化等。特别是2000年人类基因组计划的突破,成为分子水平上理解机体器官以及分析与操纵分子DNA的又一座新里程碑,与之相发展并衍生一系列现代生物技术前沿:基因组学技术、蛋白质组学技术、生物信息学技术和生物芯片技术。除此之外,计算机虚拟筛选、组合化学、高通量筛选都加速了分子靶向治疗新药研究进程。1997年11月美国FDA批准Rituximab用于治疗某些NHL,真正揭开了肿瘤分子靶向治疗的序幕。自1997年来,美国FDA批准已用于临床的肿瘤分子靶向制剂已有十余种,并取得了极好的社会与经济效益。

针对直肠癌的分子靶向治疗药物目前有爱必妥、贝伐单抗、西妥昔单抗。目前分子靶向治疗药物必须与化疗药物一起使用方能起效。

(梁经明)

第二十一章

肛门周围皮肤病

第一节 肛门瘙痒症

肛门瘙痒症是一种常见的局部瘙痒症,是局限性神经功能障碍性皮肤病,一般只局限于肛门周围,有时可蔓延至会阴、外阴或阴囊后方,多为阵发性,多发生在 20~40 岁的人,老年人、20 岁以下的青年人少见,并多见于习惯安静、不常运动的人。根据肛门瘙痒症的典型临床表现及病史,把肛门瘙痒分为原发性瘙痒和继发性瘙痒。

一、病因病机

(一)中医认为肛门瘙痒症的病因

祖国医学认为,肛门发痒的原因与风邪最为密切,但有外感风热、风湿与血虚生风之别。

(1)外感风邪:外感风邪或风热相聚,风湿挟热,留滞于营卫之间,腠理皮肤之中,结而不散,时发痒出疹,而成瘙痒之症。

(2)血虚生风:皮肤腠理需气血荣养,血旺则光滑润泽,血虚不能充养皮肤腠理,生风生燥则伴痒。所以前人有"血虚则生风,风聚则发痒"之说。

(二)西医认为肛门瘙痒症的病因

西医认为肛门瘙痒是由于局部炎症,使肛周皮肤充血,血液循环增加,温度上升,而肛门又不易散热,汗液排泄增多,湿润浸渍,引起不适和瘙痒,多是由于以下原因造成。

(1)全身性疾病:黄疸、糖尿病、风湿病、内分泌紊乱等疾病,可引起肛门瘙痒症。

(2)变态反应:食刺激性食物如辣椒、酒或异体蛋白质,如鱼、肉、虾等,可引起肛门瘙痒。

(3)肛门皮肤的局部刺激:肛门疾病,如肛瘘、肛裂、内痔、肛窦炎、肛周湿疹、皮炎、癣等致使黏液增多外溢以及妇女阴道分泌物的刺激均可引起本病。着装不良,穿着狭小的衣裤或材质不适的内裤,如某些化纤织物或厚实而粗糙者,均可引起肛门瘙痒。

(4)药物刺激:如激素、麻药、软膏类、抗生素刺激。

(5)精神因素:精神过度兴奋、激动、忧郁、神经衰弱等可引起。

(6)肠道寄生感染:如蛲虫感染、蛔虫、阴虱病等引起肛门瘙痒。

二、临床表现及危害

(一)临床表现

本病初起肛门瘙痒较轻,肛门皮肤无明显变化,多为阵发性,如长期不愈可皮肤出血、糜烂、刺痛,痒痛加剧,皮肤增生粗糙,肛门皱褶加深,重者病变可向会阴、阴囊及双臀皮肤扩展。

(二)危害

肛门瘙痒症因为不能自主控制的瘙痒可以严重影响工作和生活。如长期不愈,瘙痒较剧烈,持续时间较长,尤以夜间为甚,潮湿环境加剧;常因过度的搔抓或机械性刺激,可使皮肤出血、糜烂、刺痛,使痒痛加剧,以致皮肤增生粗糙,肛门皱褶加深,重者可发生感染,病变可向会阴、阴囊及双臀皮肤扩展,患者十分痛苦,长期可引起神经衰弱、精神不振、彻夜难眠等。

三、辅助检查

本病通过临床症状及体征基本可以确诊,必要时可以进行血常规的检查及变态反应检查,还可以通过检查与肛门部的真菌感染、性传播疾病进行鉴别。

肛门瘙痒症一般在确诊后都要明确发病原因,很多患者的发病原因都是肛门直肠疾病,比如痔疮可以影响归纳肛门功能,使肠液外流,直接浸润肛周皮肤而发病,因此,可以进行直肠镜检查确定病因。

四、诊断与鉴别诊断

肛门瘙痒症应与肛周神经性皮炎、肛周接触性皮炎、肛周癣、肛门周围化脓性汗腺炎、肛周皮肤结核等疾病相鉴别。

(一)肛门瘙痒症与肛门湿疹的鉴别

肛门湿疹多局限于肛周皮肤,临床以渗出、瘙痒、糜烂、反复发作为主要特征,是先有丘疹、红斑、渗出、糜烂而后继发瘙痒。

(二)肛门瘙痒症与肛周癣的鉴别

肛周癣初期肛周皮肤有小水疱和红色小丘疹,逐渐形成环形或多环形斑片状,边界清楚,周围隆起,脱屑镜检可以查到真菌。

五、中医治疗

(一)中药内服

1.风热郁结

肛门瘙痒,灼热坠胀,如火烤虫咬,瘙痒难忍。甚至皮肤抓破出血,心烦如焚,夜不能寐,口苦咽干,便秘溲赤,痛苦不堪,精神不振,焦躁易怒,舌苔薄腻,脉微数。治宜疏风清热,通便泻火。方用龙胆泻肝汤加苦参、桑叶、大黄等。

2.风湿夹热

肛门瘙痒,潮湿渗出,经摩擦活动则痛更甚,肛门下坠不适,困倦身重,腹胀食少,夜卧不安,舌苔厚腻,脉濡滑。治宜疏风清热,健脾除湿,方用消风散加土茯苓、白鲜皮、地肤子等。

3.血虚生风

肛门奇痒,皮肤干燥,失去光泽及弹性,皲裂如蛛网,累及阴囊或阴唇,伴有口舌干燥,消瘦,夜不能寐,舌红,脉细数。治宜养血熄风,滋阴润燥。方用当归饮子加减。

(二)其他疗法

1.熏洗法

将中药煎成水剂,加热后先熏后洗,然后坐浴。每次 30 min,每天 2 次。其主要功效是具有祛风止痒、收敛消肿的作用。临床常用的药物如苦参汤加减、硝矾洗剂等。

2.外敷法

肛门熏洗后,将药物直接敷于患处,具有收敛止痒的作用,临床常用药物有一效散、止痒散等,收到较好疗效。

3.针灸治疗

以肛门局部取穴为主,如会阴、长强穴,再配穴,如三阴交、血海、足三里等。每次取穴 2～3 个,得气后留针 10 min,每天 1 次,一周为 1 个疗程。或用梅花针点刺肛周皮肤,也可用维生素 B_1 注射液 200 mg,异丙嗪注射液 25 mg 混合后,长强、会阴穴封闭,具有良好止痒效果。

六、西医治疗

(一)全身治疗

瘙痒剧烈时,应口服止痒药物,如异丙嗪。更年期和老年患者还可适当应用些性激素,如己烯雌酚或维生素 B_2、维生素 C、维生素 K。

(二)局部外敷

对于肛门瘙痒部位可外用樟脑露,5％硫黄煤焦油软膏等。

(三)注射疗法

将药物点状注射到肛门周围瘙痒区的皮下和皮内,破坏皮肤浅表感觉神经,达到止痒作用。本法应用于原发性肛门瘙痒症。常用药物:①1％亚甲蓝 2 mL 加 1％普鲁卡因或 0.5％利多卡因 10 mL;②1％亚甲蓝 2 mL 加 0.5％利多卡因 2 mL 和 0.5％丁哌卡因 5 mL。

(四)手术治疗

(1)瘙痒皮肤切除缝合术。

(2)肛周皮下神经末梢离断术。

(3)皮浅层神经末梢切断术。

(4)皮下神经末梢离断术:肛周皮下神经末梢离断术是骶麻成功后,取截石位,会阴部常规消毒,铺无菌巾,在肛门前后正中,距肛缘 1.5 cm,用蚊式钳分别自前后切口进入,紧靠皮下围绕肛门做钝性分离,充分游离皮肤,离断皮下神经末梢。用 4 号丝线间断缝合前后位切口,凡士林纱条覆盖切口,外用塔形纱布压迫,丁字带外固定。

(五)辅助治疗

肛门瘙痒症在其发病初期及治疗期可以进行微波照射治疗。

七、预防

首先,应在饮食方面注意忌食辛辣食物、不饮酒,避免接触化学等刺激性物品;其次,应注意肛门局部清洁卫生;另外,在入睡前熏洗肛门病变部位,然后使局部清爽、干燥。

(王　庆)

第二节 肛周湿疹

一、流行病学

肛周湿疹是专指发生于肛门周围皮肤的一种变态反应性皮肤病，是湿疹的一种类型。病变多局限于肛门口及其周围皮肤，但也有累及臀部、会阴及阴囊等处，临床上具有多形性皮损、明显渗出倾向、反复发作、病程不定、经久不愈及易复发等特点。湿疹是根据皮损的临床特点和形态学特征来命名的疾病，它包含了一群疾病。许多有湿疹样表现的疾病，一旦查明原因，即按独立的疾病进行处理，如接触性皮炎。

二、病因病理

本病病因较为复杂，多由于外因与内因相互作用所致，其他影响因素亦较多，常常难以追寻和去除。

(一)内因

1.体质与遗传

患者具有过敏体质是本病的主要因素，个体素质及健康状况可以导致其对生活和工作环境中的许多物质过敏，有些患者改变环境，经过锻炼，体质增强后，再接受以往刺激因子，可不再发生湿疹，说明湿疹的发生与体质有密切关系。本病与遗传也有一定关系，遗传性过敏体质者对致病因子有较高的敏感性。

2.精神因素与自主神经功能紊乱

精神紧张、失眠、焦虑压抑、过度劳累等，常可诱发湿疹，或使症状加重。

3.消化系统功能障碍

胃肠功能紊乱可造成黏膜的分泌物吸收功能失常，使异性蛋白或变应原进入体内而发生湿疹。

4.内分泌紊乱

女性内分泌紊乱，月经不调，糖尿病等也易并发湿疹。

(二)外因

外因包括各种物理和化学因素，如创伤、摩擦、人造纤维、局部环境的湿热或干燥、尘螨、食物中的鱼虾蟹等。在肛肠专科疾病中，痔、直肠脱垂、肛瘘、肛管上皮缺损、肛门失禁等疾病的分泌物刺激肛门周围皮肤也可引起湿疹。

(三)发病机制

肛周湿疹的发病机制复杂，多认为是在内因和外因的作用下引起的一种迟发型变态反应，有些往往无明确的变应原，说明患者反应性的改变，常涉及多方面的因素，有些还不清楚，有待进一步研究。

(四)病理

病变部位多局限于肛门周围皮肤，少数可累及会阴部。根据湿疹发病的不同阶段，可见红斑、丘疹、水疱、脓疱、渗出、糜烂、结痂、脱屑等多形性皮损,常呈对称性分布。

三、临床表现

按发病过程和表现可分为急性湿疹、亚急性湿疹和慢性湿疹。各型湿疹的主要特点有:显著瘙痒,不同程度的红斑,水疱,苔藓样变,脱屑。

(一)急性湿疹

急性湿疹起病迅速,初起在红斑的基础上出现小丘疹、丘疱疹、小水疱并可融合成片,在皮损的周边出现散在的丘疹、水疱,边界不清,在肛门周围呈对称性分布。病程一般为 1～2 周,愈后容易复发。

(二)亚急性湿疹

亚急性湿疹皮损以小丘疹、鳞屑、结痂为主,糜烂、渗出明显减轻。

(三)慢性湿疹

慢性湿疹可由急性、亚急性湿疹反复发作迁延而来,也可以一开始即为慢性。表现为皮肤粗糙、浸润肥厚、苔藓样变、抓痕、色素沉着,皮损边缘较清楚。

(四)肛周症状

1.肛门瘙痒

肛门瘙痒是肛门湿疹的最主要表现,呈阵发性奇痒,严重者可影响睡眠。

2.肛门潮湿、溢液

水疱和脓疱破裂后,浆液或脓液流出,可引起肛门潮湿不适,甚者导致肛门皮肤磨损或糜烂。

3.肛门疼痛

若肛周皮肤继发感染发炎,可产生肛门疼痛和排便时疼痛。

四、诊断

根据病史,皮疹呈对称性分布,呈红斑、丘疹、丘疱疹、水疱等多形损害,易于渗出,瘙痒剧烈,易复发及慢性期皮肤肥厚、苔藓样变等特征易于诊断。

五、鉴别诊断

肛周湿疹主要与肛周接触性皮炎进行鉴别。肛周接触性皮炎的病因以外因为主,病因明确,而肛周湿疹以内因为主,病因不明;接触性皮炎的疹型多较单一,边界清楚,而湿疹皮疹多形性边界欠清,常对称分布;接触性皮炎的病程具有自限性,而湿疹病程较长,反复发作,容易转为慢性。

六、治疗

肛周湿疹的治疗大多以对症治疗为主,主要有如下几个方面。

(一)一般治疗

1.寻找病因

尽可能对患者的工作环境、饮食习惯、嗜好及思想情绪等方面进入深入的了解,寻找潜在的病因,并对全身情况进行全面检查,了解有无慢性病灶、内脏器官疾病及肛门直肠疾病。

2.避免刺激

避免各种可能致病的外界刺激,如过度的搔抓、洗拭,潮湿,积汗,皮毛制品,刺激性的食物等。

(二)外用疗法

(1)急性期红斑、糜烂、渗出以 1∶20 醋酸铝液湿敷,每天 2～3 次,如渗液过多可持续湿敷。

(2)亚急性期可选用油剂、霜剂、糊剂,如氧化锌糖皮质激素霜。

(3)慢性湿疹选用软膏剂、糊剂或加焦油制剂,小范围慢性湿疹可应用糖皮质激素软膏。

(三)内服治疗

(1)抗过敏:常选用组胺类药物以止痒,必要时可两种药物配合或交替使用,或配服镇静药。因湿疹多在夜间瘙痒剧烈,服药时间可在晚餐后或睡前;急性或亚急性泛发性湿疹时,可予 5％溴化钙、10％葡萄糖酸钙或 10％硫代硫酸钠溶液静脉注射,每天一次,每次 10 mL,10 次为 1 个疗程。

(2)抗生素的应用:当合并广泛感染者则应配合应用有效的抗生素治疗。

(3)慎用激素:糖皮质激素虽对消炎、止痒及减少渗出的作用较快,此药口服和注射一般不宜使用,停用后很快复发,长期应用易引起较多不良反应。老年患者滥用糖皮质激素后,易发展成继发性红皮病。

(4)此外,B 族维生素、维生素 C 以及调节神经功能的药物亦有帮助。

(四)注射治疗

有人配制蓝罗液(由亚甲蓝、甲磺酸罗哌卡因、2％利多卡因注射液、生理盐水、地塞米松注射液配合成混合液)在肛周湿疹皮损内呈扇形皮下注射,疗效可靠。

七、预防

(1)参加体育锻炼,增强体质,避免过度疲劳和精神过度紧张。

(2)避免刺激性食物,如鱼、虾、咖啡等,不抽烟、饮酒。

(3)肛门最佳清洁剂是水,冷水冲洗后再用烘干器干燥,对肛门湿疹的预防和治疗颇有益处。勿用热水或肥皂水清洗,不乱用止痒药物。

(4)治愈后应避免各种外界不良刺激,以免复发。

(王　庆)

第三节　肛门周围神经性皮炎

肛门周围神经性皮炎(perianal neurodermatitis,PN)又名肛门周围慢性单纯性苔藓(perianal lichen simplex chronicus,PLSC),是一种以阵发性剧痒及皮肤苔藓样变为特征的慢性炎症性皮肤病。相当于中医学的"牛皮癣"。本病以中、青年男性患者居多,好发于肛门骶尾部及会阴。本病的发生与大脑皮质兴奋与抑制功能失调有明显关系。其特点为病程较长,时轻时重,易复发,没有渗出倾向。

中医文献中本病属于"顽癣"范畴。

一、病因病理

(一)中医病因病机

中医学认为本病的发生主要为情志内伤使肝气郁结致肝经火热,久病耗伤阴血而致内风;外感风、热之邪。肛门周围神经性皮炎是由于内、外因素互相作用而致,肝郁化火与血虚风燥是本病的基本病机。

1.肝郁化火

发病初期,由于肝经火热与外感风热之邪相结,表现为肝郁化火之证。

2.血虚风燥

火热之邪耗伤阴血,及病久阴血不足,血虚生风生燥,表现为血虚风燥之证。

(二)西医病因病理

西医学认为肛门周围神经性皮炎的发病原因尚不十分明确,但与以下因素有关。

1.内因

(1)与神经精神因素有明显的关系。多数患者伴有头晕、失眠、烦躁易怒、焦虑不安等症状,且随前述症状的改善,肛门周围神经性皮炎的症状也可能好转。

(2)胃肠功能障碍。

(3)内分泌紊乱。

(4)感染病灶。

2.外因

(1)搔抓与摩擦。

(2)饮食辛辣食物及酒等。

肛门周围神经性皮炎的发病机制一般认为是由于大脑皮质兴奋与抑制功能失调,不能调节大脑皮质与皮肤间的关系,加之其他致病因素的刺激而发病。

二、临床表现

(一)病史

中青年男性患者多见,病程较长,时轻时重,易于复发。

(二)症状与体征

初期表现为局部皮肤阵发性瘙痒,继而出现成群粟米至米粒大小的扁平丘疹,呈红色或淡红色,上覆细薄鳞屑。随着病情发展,丘疹逐渐融合,皮肤肥厚干燥,呈皮纹加深、皮嵴隆起的苔藓样变,伴有抓痕、血痂及色素沉着。整个病程无渗出倾向。患者自觉阵发性剧烈瘙痒,夜间加剧,甚至可致失眠。

三、诊断与鉴别诊断

(一)诊断要点

(1)病程较长,易复发。

(2)皮损以苔藓样变及色素沉着为主,无渗出;多见于会阴及骶尾部。

(二)鉴别诊断

1.肛门慢性湿疹

肛门慢性湿疹患者多有肛门湿疹病史,皮损为局限性浸润肥厚,少数呈苔藓样变,且有丘疱疹、渗液及点状糜烂等,对刺激性药物敏感,反复发作。

2.肛门瘙痒症

肛门瘙痒症患者以肛门瘙痒为主,无原发性皮肤损害,搔抓后继发血痂、渗出、糜烂等。

四、治疗

(一)治疗原则

积极寻找并去除可能的致病因素,解除或控制患者的紧张情绪,药物封闭阻断局部皮下末梢神经的传导。

(二)非手术疗法

1.辨证论治

(1)肝郁化火证。①证候:皮疹色红,瘙痒剧烈;伴心烦易怒,失眠多梦,口苦咽干,小便色黄,大便干结;舌质红,苔黄,脉弦数。②治法:清热泻火,疏风止痒。③方药:当归龙荟丸合消风散加减。

(2)血虚风燥证。①证候:皮损暗褐无光,肥厚粗糙,状如牛皮;伴心悸怔忡,失眠健忘;舌质淡,苔薄,脉细濡。②治法:养血祛风,润燥止痒。③方药:四物消风饮加减。④头昏失眠多梦,舌质淡红者,可加珍珠母(先煎)、生牡蛎(先煎)、龙骨、五味子、夜交藤等。

2.西药治疗

伴有神经衰弱及瘙痒剧烈者,可口服抗组胺药物及镇静剂,配合应用谷维素、复合 B 族维生素。

3.外治疗法

肝郁化火证者用三黄洗剂外搽,每天 3～4 次;血虚风燥证者用疯油膏局部外搽,热烘 10～20 min,烘后将油膏擦去,每天 1 次,4 周为 1 个疗程;外用糖皮质激素软膏、霜剂、溶液、涂膜剂;皮损苔藓样变显著者可用糖皮质激素软膏、霜剂封包;根据皮损情况,分别外用不同浓度的黑豆馏油软膏以及煤焦油、糠馏油、松馏油软膏、酊剂或乳剂,或 1％达克罗宁、5％苯唑卡因、1％冰片乳剂等;含各种消炎、止痒成分的贴膏,如肤疾宁、丁苯羟酸等亦可选用。

(三)其他疗法

1.局部封闭疗法

(1)苯海拉明 25 mg,加 0.5％普鲁卡因溶液至 25 mL,皮疹处皮下浸润注射,隔天 1 次。

(2)泼尼松龙 25 mg,加入适量普鲁卡因,局部皮下封闭,每周 2 次。

(3)用 0.2％亚甲蓝注射液、3％盐酸普鲁卡因麻油、维生素 B_{12} 等进行局部封闭治疗本病。

2.物理疗法

物理疗法酌情选用磁疗、紫外线、氦氖激光照射、二氧化碳激光扩束照射或烧灼治疗,以及液氮冷冻治疗,放射性同位素 ^{32}P 或 ^{90}Sr 治疗,或浅层 X 线照射。

五、预防与调护

(1)保持心情舒畅,解除精神紧张。

(2)积极寻找并去除可能的致病因素。

(3)避免搔抓、摩擦、热水烫洗,忌用碱性过强的肥皂洗涤。

(4)忌食海鲜及辛辣刺激性食物。

(王 庆)

第四节 肛周接触性皮炎

一、流行病学

接触性皮炎是皮肤或黏膜接触外源性刺激物后,在接触部位甚至以外的部位发生的急性或慢性炎症性反应。本病专指发生于肛门及其周围的一种炎症反应,多数由于反复接触,而演变成慢性病程,肛门瘙痒是其突出的症状。流行病学研究显示,女性比男性更易发生接触性皮炎。

二、病因病理

肛门周围皮肤比较薄弱,缺乏强韧的角质层,而且神经末梢丰富,因此这一区域对刺激具有很强的敏感性。诱发本病的刺激因素很多,往往不是单因素致病,常见的有以下几点。

(一)粪便污染

由于粪便直接与肛门部皮肤接触,所以历来是研究者关注的焦点,几乎所有的研究都强调了粪便和渗出液作为刺激性接触因子在发病过程中的作用,而排便次数的多少与本病的发生呈正相关。在腹泻时粪便中的化学物质、生物物质都能刺激皮肤,有研究指出,腹泻时肛门皮肤的瘙痒或灼热感主要是由于强碱性稀便引起,此时患者的粪便 pH 与本人肛周皮肤 pH 持平。亦有研究显示,接触粪便后出现的皮肤瘙痒在清洗皮肤后可以消退,肛门瘙痒是粪便接触的刺激效应而不是变态反应。

(二)体液和黏液浸渍

体液和黏液浸渍被认为是发病的另一个重要原因,肥胖体型者深在的臀沟,严重的内痔、直肠脱垂或子宫脱垂合并黏液渗出,阴道炎患者白带增多,将在局部形成持续浸渍的环境,长期刺激肛周皮肤而发病。着装不良,窄小而粗糙的内裤,导致体热和汗液不易散发,也可刺激肛周皮肤发生炎症反应。

(三)肛门括约肌功能不全

肛门括约肌张力低下,因反复的粪便渗漏污染肛周皮肤而致病。在接受直肠癌低位前切除术的患者中,因为肛门括约肌功能不全,在术后早期也有较高的发病率。

(四)粪便潴留

有研究发现本病患者多伴有排便不尽、粪便潴留病史。

(五)食品因素

食品的成分可以直接发挥刺激作用,亦可以通过影响粪便的组成和排便次数,间接刺激肛周皮肤。这类食物常见的有乳酪制品、啤酒和辣椒等。

三、临床表现

接触性皮炎在急性期可表现为红斑、水疱、渗出。亚急性、慢性期可表现为红斑、粗糙、脱屑、龟裂等。

本病多起病缓慢，主要表现为肛门部的瘙痒、灼热和潮湿感，症状反复发作，于排便次数增多、便质稀溏、精神紧张、过劳或夏季时比较严重，夜间的瘙痒可影响睡眠，反复的搔抓可造成局部皮肤的擦伤，引起疼痛。部分患者瘙痒的区域可延及会阴部和阴囊、外阴或腹股沟。常合并有胃肠功能紊乱、痔病、直肠脱垂、肛门括约肌松弛、子宫脱垂、真菌性阴道炎等病史。本病的病程有自限性，一般于去除病因后，若处理得当，1～2周可痊愈。但再次接触刺激物时可再发。反复接触或处理不当，可以转为亚急性或慢性皮炎。

检查可见肛门周围皮肤以潮湿为主要表现，局部潮红、糜烂、渗出，间有残留粪便污垢，肛门皮肤皱褶加宽，有放射状皲裂或线样溃疡，可见擦伤痕迹。病程较长者可见皮肤局限性浸润肥厚，表面苍白粗糙，似皮革样，边缘清楚，呈现典型的苔藓样改变。

肛门专科检查可发现有内痔、直肠脱垂、肛门括约肌张力下降等疾病。肛门镜检查可见肛管充血，可有散在的皲裂，直肠壶腹常有湿润不成形的残留粪便附着。肛门括约肌压力测定可有助于评估肛管直肠的静息压和最大耐受容量。妇科专科检查可排除阴道的炎性疾病和子宫脱垂。

四、诊断与鉴别诊断

根据患者接触史，在肛门周围皮肤突然发生境界清晰的急性皮炎，皮疹多为单一形态，除去原因后皮损很快消退等特点，易与其他皮炎鉴别。接触史在接触性皮炎的诊断中至关重要，问诊时要有足够的耐心和细心，详细了解患者的饮食、穿衣习惯，排便习惯，用药情况，结合相关检查即可发现本病的原因。

五、治疗

治疗原则为寻找病因，脱离接触物质，积极对症处理。

(一)病因治疗

1.治疗肛门直肠和妇科原发疾病

必要时手术切除脱出的内痔、脱垂的直肠或子宫，积极处理肛门失禁和阴道炎。

2.降低排便的频率和改善大便的性状

对有稀便的患者可增加膳食纤维的摄入而改善排便，中医药疗法亦可提供更多的选择。

3.清洁灌肠

对直肠有残留稀便附着的患者、直肠癌低位前切除术后的患者以及括约肌功能不全的患者，用温生理盐水每次 100 mL 低压灌肠，使直肠壶腹部保持清洁状态，可以减少因为残便渗漏造成的污染。夜间瘙痒加重，影响睡眠的患者在睡前也可试用。建议指导患者学习、掌握该方法，居家时使用洗耳球进行灌肠。

4.隔离污染物

对患有肛门及妇科原发疾病，如内痔脱出、直肠或子宫脱垂、肛门括约肌松弛等有渗漏污染的患者，日常使用消毒棉块垫在肛门口，及时吸附漏出或渗出的污染物，并经常更换棉块。对有胃肠功能紊乱，每天多次排出稀便者，于便前在肛管和肛周皮肤涂抹氧化锌油，有助于隔离污染物。

5.改善肛周浸渍环境

每次排便后用清水冲洗肛门,用吹风筒吹干清除潮湿,局部涂上滑石粉或爽身粉,营造干燥清洁的环境。

(二)药物治疗

1.镇静剂

镇静剂有助于提高瘙痒的阈值,常用于合并失眠的患者。

2.局部治疗

急性期红肿明显选用炉甘石洗剂外搽,渗出多时用3％硼酸溶液湿敷。

3.注射疗法

注射疗法适用于瘙痒已严重影响生活质量的患者。注射的液体是10 mL 1％亚甲蓝＋5 mL生理盐水＋7.5 mL 0.25％丁哌卡因与肾上腺素(1/200 000)＋7.5 mL利多卡因。患者静脉麻醉后,取俯卧折刀位进行皮内和皮下注射,覆盖整个瘙痒区,近期疗效满意,随访2～5年,症状有实质性的改善。

六、预后

只要找出发病原因,积极进行对因治疗,症状能很快得到缓解。一旦重新接触刺激物,症状可以反复发作。刺激因素长期存在,肛周皮肤炎症反应可演变成为慢性经过,迁延不愈。

肛周接触性皮炎并不少见,给患者带来极大心理和生理上的痛苦却难以启齿,目前对该疾病仍缺乏系统的研究,需引起重视。本病诊治的关键是找出致病原因,对于大多数病例而言,致病原因总是有迹可循,对因治疗的结局令人满意。目前对部分病因,如胃肠功能紊乱、肛门括约肌功能不全的治疗还没有足够的把握,这类患者需要长期坚持对因和对症治疗。对于奇痒难忍的病例,推荐使用注射疗法,可以尽快改善生活质量。

（王　庆）

第五节　肛门周围化脓性汗腺炎

肛门周围化脓性汗腺炎是一种肛门周围顶泌汗腺慢性感染化脓的炎性疾病。可在会阴、肛门、臀部皮下造成脓肿及窦道,极易误诊为复杂性化脓性肛瘘。

肛周化脓性汗腺炎分为急性期与慢性期。急性期患者在肛门周围皮肤表面,可见与汗腺、毛囊一致的小硬结,发红、肿胀、化脓,多自然破溃,流出糊状有臭味的脓性分泌物。慢性期患者炎症时轻时重,逐渐发展成皮下窦道和瘘管,蔓延至会阴和臀部。由于炎症的发作,皮肤变硬、肥厚、呈褐色。一部分形成瘢痕,另一部分形成窦道和瘘管。

一、病因病机

(一)中医认为肛门周围化脓性汗腺炎的病因

中医认为,该病是由于正气虚弱,卫表不固,湿毒蕴结于肌肤而致热盛肉腐成脓而致。

(二)现代医学认为肛门周围化脓性汗腺炎的病因

现代医学认为汗腺有大小两种。小汗腺是单管腺,分布于全身皮内,分泌汗液,与毛囊无关。而顶泌汗腺即顶质分泌腺,有较大复杂的腺管,在真皮深部,腺管开口于毛囊,分泌物很黏稠,内有细胞成分,有臭味。凡腺管内有感染和阻塞,即可引起化脓性汗腺炎。一般多见于葡萄球菌、链球菌、类杆菌等感染,严重感染则可化脓,自然破溃或切开,可形成很多窦道及瘘管。由于在肛门周围的皮下毛囊与汗腺之间有导管相通,和淋巴管相连,炎症沿淋巴管向会阴、臀部蔓延,形成脓肿或蜂窝织炎,反复感染造成慢性化脓性汗腺炎,在皮下形成复杂性窦道和瘘管。此病好发于青壮年,尤其是有吸烟、糖尿病、痤疮和肥胖者易患此病。可能与内分泌的失调有关。此病经久不愈者有癌变倾向。

二、临床表现及危害

(一)临床表现

发病初期,在肛门周围皮肤表面,可见与汗腺、毛囊一致的小硬结,发红、肿胀、化脓,多自然破溃,流出糊状有臭味的脓性分泌物。炎症时轻时重,逐渐发展成皮下窦道和瘘管,蔓延至会阴和臀部。由于炎症的发作,皮肤变硬、肥厚、呈褐色。一部分形成瘢痕,另一部分形成窦道和瘘管。

(二)危害

本病常伴有急性化脓性炎症,反复发作急性炎症时,有发热、头痛。全身不适、平时呈慢性病容表现。若炎症侵犯肛门括约肌时,可造成括约肌纤维化,影响肛门的功能。

三、辅助检查

(一)实验室检查

一般应进行血常规的检查,在急性感染期血常规白细胞计数升高,体温升高,其他实验室检查结果可正常。

(二)局部超声检查有助于本病的确诊

化脓性炎症如果在皮下可以进行超声检查,确定病变部位、面积、深度、皮下瘘管感染的位置,确定走向。

四、诊断与鉴别诊断

(一)诊断

根据疾病的临床表现结合实验室检查不难诊断,发病初期,在肛门周围皮肤表面,可见与汗腺、毛囊一致的小硬结,发红、肿胀、化脓,多自然破溃,流出糊状有臭味的脓性分泌物。炎症时轻时重,逐渐发展成皮下窦道和瘘管,蔓延至会阴和臀部。由于炎症的发作,皮肤变硬、肥厚、呈褐色。一部分形成瘢痕,另一部分形成窦道和瘘管。血常规检查白细胞计数可以升高。可发热、疼痛等。

(二)鉴别诊断

本病根据临床表现诊断并不困难。主要注意与肛旁脓肿、复杂肛瘘相鉴别。因此病的窦道处脓液很少,切开窦道时无脓液和瘘管,亦无肛瘘的内口,即可与肛旁脓肿、复杂肛瘘相鉴别。

五、治疗

(一)全身治疗方法

全身治疗包括中医治疗和西医结合治疗。

1.中医治疗

口服清热、解毒除湿、活血化瘀的中药,如黄连、黄芩、牡丹皮、赤芍、金银花、连翘、甘草等药物。

2.西医结合治疗

给予抗生素控制感染,可用磺胺、青霉素治疗,可以控制感染或帮助炎症自行消散。

(二)局部治疗方法

对于急性皮疹,用清热解毒类中药坐浴,如苦参、百部、蛇床子、黄连等中药煎汤坐浴。如已化脓或形成窦道、瘘管的应行手术治疗。成脓者,切开排脓;有瘘管者,则切开瘘管,彻底消除病灶,以防复发。范围小的可一期缝合,范围广泛的,可行游离植皮术。但手术时勿损伤肛管括约肌。

(三)辅助治疗

进行微波等的照射治疗是治疗的主要辅助手段,它可以促进局部炎性反应的吸收,皮肤炎症的消退;另外还可以深入到皮肤表层对皮肤下的感染起到治疗的作用。

六、预防

注意饮食方面节制辛辣食物,少饮酒,多吃水果、蔬菜,注意锻炼身体,增强机体的抵抗能力,提高免疫力。另外,注意避免接触刺激性的物品,不要久坐,适当可以进行臀部的按摩。

(王　庆)

第六节　肛门皮肤癣

肛门癣(anal tines corporis,ATC)是发生于肛门周围皮肤的癣菌感染,相当于中医学的"阴癣"。一般为直接接触传染或由股癣蔓延而致,为常见的皮肤癣菌病之一,属浅部真菌病。男性患者明显多于女性。其特点为剧烈瘙痒,皮损常呈环形水肿性红斑。中医文献中属于"钱癣""圆癣"的范畴。

一、病因病理

(一)中医病因病机

中医学认为肛门癣的发生为痰湿之躯汗泄不畅而致内蕴湿热,久病耗伤阴血而致内风,以及外感湿、热之邪所致。肛门癣是由于内、外因素相互作用而致,湿热下注与血虚风燥是本病的基本病机。

1.湿热下注

发病初期,由于内蕴之湿热浸润,加之外感湿、热之邪,湿热下注,蕴于肌肤而出现红斑、丘疹、水疱、瘙痒等。

2.血虚风燥

病久耗伤阴血,阴血不足,血虚生风生燥,肌肤失于滋养而出现皮肤肥厚干燥、瘙痒等。

(二)西医病因病理

西医学认为肛门癣的发生是由红色毛癣菌、絮状表皮癣菌、须癣毛癣菌等侵犯肛周皮肤角质层,引起浅部真菌病,亦称肛门皮肤癣菌病。多数为直接接触传染,如通过衣物、用具或自身手足癣传染致病。其发病与温暖潮湿的环境、体态肥胖及肛周潮湿多汗有关。

二、临床表现

(一)病史

男性患者明显多于女性患者,常在夏季发作或加重,入冬痊愈或减轻。

(二)症状与体征

肛门部皮肤初起淡红色丘疹和小水疱,逐渐扩展成环形或多环形红斑,边界清楚,中心消退,周围呈堤状隆起,伴有丘疹及小水疱等皮疹,并有细薄鳞屑。中心可出现新的皮损,并向外扩散。伴有剧烈瘙痒,若反复搔抓可引起渗液和结痂,甚至红肿、化脓;也可引起皮肤呈苔藓样变。

三、实验室检查

(一)显微镜检

取鳞屑和分泌物,用氢氧化钾涂片镜检,阳性表示有真菌存在,但不能确定菌种,一次阴性不能完全否定。

(二)细菌培养

细菌培养常用培养基为沙堡培养基,培养阳性后可转种到特殊的培养基,根据形态、生化等特性进行菌种鉴定。

四、诊断与鉴别诊断

(一)诊断要点

(1)有传染史,夏季易发。

(2)肛周潮湿、瘙痒;多以环状水肿性红斑为主。

(3)显微镜检真菌阳性。

(二)鉴别诊断

1.肛门慢性湿疹

肛门慢性湿疹无传染史,有肛门湿疹病史,皮损以浸润肥厚为主,呈"多形损害",显微镜检真菌阴性。

2.肛门周围神经性皮炎

会阴及骶尾部瘙痒,皮损以典型苔藓样变及色素沉着为主,无渗出,镜检真菌为阴性。

五、治疗

(一)治疗原则

对本病的治疗以局部治疗为主。并发感染则应用抗生素与局部治疗相结合。

(二)外治

(1)外用抗真菌制剂,如水杨酸苯甲酸酊,复方雷锁辛搽剂,10%冰醋酸溶液,1%～2%咪唑类霜剂或溶液,1%特比萘芬软膏等。每天1～2次,疗程2周以上。

(2)对临床上表现为皮炎或湿疹,但又不能排除肛门癣者,直接镜检阴性时,应取鳞屑进行真菌培养。在确诊之前,可暂时使用含有抗真菌剂和糖皮质激素的复合制剂以控制炎症,待确诊以后再进行相应处理。

六、预防与调护

(1)注意个人清洁卫生,不与他人共用毛巾、浴盆等。

(2)避免与癣病患者及有癣病的动物密切接触。

(3)肥胖者要保持肛门部皮肤干燥。

(4)积极治疗自身所患的手足癣、甲癣等。

(王 庆)

第二十二章

其他肛肠疾病

第一节 结直肠憩室与憩室病

结肠憩室病是结肠黏膜及黏膜下层穿透肠壁肌层向外呈袋状突出,形成多个憩室。因憩室壁仅有黏膜、黏膜下层和浆膜层而无肠壁各肌层,又称为假性憩室。近年来,随着其发病率的增加,外科临床中并不少见。

一、发病情况

结肠憩室病在西方国家较为常见,与先天因素无关,40 岁前发病率较低,但随着年龄的不断增长,发病率也随之增加,40 岁人群中的发病率约为 10%,60 岁人群则占 30%,80 岁人群的发病率高达 65%。大部分患者并无症状,仅有不到 10% 的患者出现症状。女性的发病率高于男性。我国的相关研究尚少,1987 年,潘国宗等统计的结肠憩室发病率为 1.3%～1.4%。结肠憩室病的具体发病机制并不十分清楚,主要与年龄、性别、社会因素、纤维摄入减少而糖的摄入增加和地理分布等相关。

(一)年龄

憩室病的发病率与年龄相比,呈绝对数的增长趋势,大部分研究发现 60 岁或者 70 岁年龄段是发病的高峰。Parks 等人研究发现,60～69 岁患者的发病率为 32%,对无症状患者的研究也发现憩室病的流行与年龄密切相关。Manousos 等的一项研究也发现,憩室病的总体发病趋势为,40～50 岁的发病率为 18.5%;60～79 岁则为 29.2%;80 岁以后达 62.1%。应该注意到的是,青年人中发生伴有穿孔和脓毒血症的严重侵袭性憩室炎正逐渐成为一个普遍现象,而且并不局限于特定的种族和社会群体。

(二)性别

20 世纪 50 年代以前,男性的发病率明显高于女性,但现在女性发病成为主流。因憩室病的并发症需要手术治疗的女性患者平均要比男性患者晚 5 年。年轻女性多并发穿孔,老年女性多并发慢性憩室炎和肠管狭窄,而年轻男性多并发瘘管,老年男性多并发憩室出血。

(三)社会因素

低收入的人群可能更容易发生憩室病,Eastwood 等的研究发现:尽管发病率与社会阶层之间没有明显关联,但是在自有住房者较多的区域,憩室病的发病率明显低于其他区域。

(四)纤维摄入减少而糖的摄入增加

Burkitt 研究发现,西方国家憩室病的出现与面粉中的纤维成分有关。有研究发现,憩室病的发病率与精制碳水化合物,特别是糖的摄入增加有密切关系。谷类可能是重要的纤维来源,它不受结肠细菌的影响,能够增加粪便重量并缩短结肠运输过程。有报道称憩室病患者摄入较多的肉类和奶,而摄入的蔬菜、土豆、水果和粗全麦面包减少了。此外,他们摄入的不吸收淀粉也有所减少,后者正常情况下能对结肠损伤起保护性作用。

(五)地理分布

憩室病的发病主要局限在发达西方国家,在北美、北欧、澳大利亚和新西兰,超过 60 岁的人群发病率高达 30%。而在一些地区,憩室病仍然属于罕见病例。憩室病的发病率和当地的经济发展与饮食习惯有密切的关系。

二、病理

(一)病变部位

憩室病可以累及结肠的任何部位,很少累及直肠。尽管憩室可能遍布整个结肠,但肌肉增厚与肠管狭窄主要局限在乙状结肠。

(二)肉眼所见

内压性憩室包含黏膜和黏膜肌层,能深入肠壁的环形肌和纵行肌,被结肠周围脂肪和脂肪垂包裹。憩室保留了一层纵行肌,但肌层很薄。肌肉异常是憩室病最具诊断价值的特征。结肠带增厚并几乎呈软骨状。环行肌比正常者更厚且呈六角形态。在严重病变中黏膜出现小梁,提示有长期局限性梗阻,这些表现主要局限在乙状结肠。肌肉增厚的程度与疾病的大体标本有良好的相关性。严重憩室的大体形态见图 22-1。

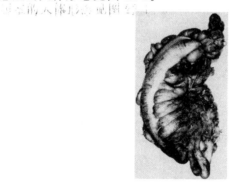

图 22-1 严重的憩室肿块伴增厚的乙状结肠系膜和明显增厚的结肠壁

(三)组织学特征

组织学检查发现结肠明显增厚,但没有发现肌细胞增生或肥大(图 22-2)。憩室病标本的环状肌被细小结缔纤维分隔成纤维束(图 22-3)。憩室病的黏膜组织病理学变化近年来也受到了关注。Goldstein 等检验了 100 例憩室病患者切除的乙状结肠标本,其中约有 90%的样本显示出隆凸的黏膜壁,15%样本的隆凸黏膜壁基底的淋巴浆细胞炎症加重,11%样本的隆凸黏膜壁表面发现下垂样黏膜异常,25%样本的憩室口周围有轻度的淋巴浆细胞炎。所有憩室病样本的周围黏膜都发现有中性粒细胞和淋巴浆细胞炎性改变。

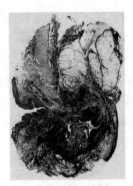

图 22-2　憩室病的组织学观察

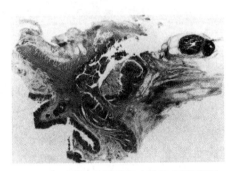

图 22-3　憩室病增厚肌肉的组织学表现

三、临床表现

单纯的憩室病一般不会引起症状,有时候可有胀气、左下腹不适和粪便习惯的改变等,但并不能肯定这些症状是憩室病引起的,因为肠痉挛、肠功能紊乱等原因也可以引起相似的症状。这些患者之所以发现有憩室病,大多数是钡灌肠检查或尸检时偶然发现的。因此,单纯的憩室病不需要治疗,只要注意调整生活习惯和饮食习惯以保持粪便通畅、预防便秘即可。憩室病出现并发症后可引起不同的症状。

(一)脓肿

如憩室发生穿孔,炎症未能局限而向周围结构侵袭,则会形成包块,如不能完全吸收,则会导致脓肿的发生。局限性脓肿使 10%～57% 的患者病情复杂化。脓肿通常始于结肠系膜,并延伸至腹膜后和直肠后部位,有时到达臀部。

(二)化脓性腹膜炎

化脓性腹膜炎可能呈扩散样或局限性特征,弥散性腹膜炎的特点是腹膜渗出液混浊;增厚水肿的肠管浆膜表面红肿,腹膜水肿,导致结肠穿孔部位时常不能识别。如穿孔呈局限性,含有穿孔的乙状结肠会被网膜、小肠、膀胱、直肠、子宫、卵巢和盆腔腹膜所覆盖隔离。化脓性腹膜炎的发生可能源自坏疽性乙状结肠炎,其死亡率很高。

(三)粪性腹膜炎

源自穿孔憩室的粪性腹膜炎没有化脓性腹膜炎常见,但其死亡率高达 75%,尤其是老年患者。可导致弥散性腹膜炎、严重循环紊乱、内毒素血症和革兰阴性细菌感染性休克。粪性腹膜炎的发生可能与憩室病并发梗死、粪便性溃疡或以乙状结肠内 NSAIDs 为代表的药物诱导形成的溃疡引起。

（四）梗阻

憩室病并发梗阻并不常见，很少出现完全性梗阻，且因为其炎性肿块经常累及小肠。患者多有明显的便秘加重、黏液便、假性腹泻发作、腹胀和粪便变细。

（五）瘘管

结肠周围脓肿或局限性腹膜炎可能因瘘管累及腹壁，形成结肠皮肤瘘，或者累及其他脏器，特别是膀胱、阴道、子宫、输尿管、结肠、小肠或者阑尾。最常见的瘘管是从乙状结肠通向膀胱。患者常有尿频、排尿困难、发热和气尿，有时可见腹部包块和带脓细胞的镜下血尿。常引起泌尿系统感染，有时输尿管也会被累及。这样的瘘管很少自行闭合，因为结肠压力比膀胱内高，且瘘管通道会上皮化。结肠膀胱瘘更多见于男性，原因可能是女性的子宫对膀胱有保护性作用。高达 20％需要手术的憩室病患者可能发生瘘管。

（六）其他

巨大的结肠憩室是罕见的憩室病并发症，1997 年英国学者报道了 81 例。这种憩室看似气囊肿，可能与肠腔相通，但也可能不相通。单个囊肿通常与乙状结肠对系膜缘发生粘连。囊壁包含有血管连接的结缔组织和纤维组织，厚度可达 1 cm，并衬有炎性黏膜。肌肉与黏膜的存在提示病变更可能是真性而非囊性囊肿。

四、诊断与鉴别诊断

（一）影像学检查

在结肠憩室病的诊断中，影像学检查有着重要意义。

1. X 线检查

X 线片检查可以发现脓肿；肠管扩张积液提示肠梗阻。钡灌肠可以发现病变范围、狭窄程度和潜在的炎症性肠病信息（图 22-4）。钡灌肠同样能够证实脓肿的存在或瘘管（图 22-5）。目前，关于急性病行钡灌肠的时机是有争议的，有学者认为，钡灌肠应该在憩室病完全消退后至少 1 周才能进行。然而，更长时间的延长检查会对病变范围的评估和共存疾病及并发症的确认造成影响。有人提议，紧急水溶液性灌肠剂可用于急性左髂窝疼痛的患者，因为使用传统的对比剂进行早期检查会增加脓肿、瘘管和穿孔的风险。

2. 超声和 CT 检查

超声检查能够帮助鉴别由脓肿形成的实体炎性包块，但是当有炎性肿块存在时，小肠通常会发生扩张，且脓肿也可能很小，因此憩室病的超声检查诊断率仍然很低。有研究报道称：CT 扫描对结肠憩室病的诊断率为 64％，检查发现了增厚的环形乙状结肠、脓肿或扩散的结肠外脓毒血症。研究者发现，钡剂灌肠检查仅对 60％的患者诊断有帮助，X 线片的作用非常有限。CT 扫描前对左半结肠应用对比剂能够提高诊断的准确性。在有 42 例患者的一项研究中，CT 扫描前应用对比剂诊断出全部 10 例脓肿患者，12 例结肠膀胱瘘中的 11 例。对可疑左半肠憩室病患者住院后进行腹部 CT 检查，目前被视为诊断的金标准。相比之下，MRI 结肠成像技术对于憩室病尚处于评估应用的早期阶段。Schreyer 等人研究发现：在早期效果上，应用 MRI 结肠成像技术进行憩室炎的评估形式上同于 CT，但它具有无放射性辐射的优点。

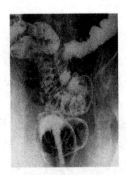

图 22-4　钡灌肠显示乙状结肠中度憩室病,伴有环状肌的明显肥大

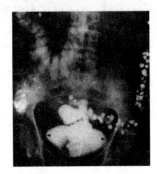

图 22-5　钡灌肠结束后 24 h 的腹部 X 线片发现结肠膀胱瘘

3.内镜检查

已有相关文献报道,放射学检查的假阴性率较高,而纤维结肠镜检查可以直接观察到结肠黏膜的病理变化,能够排除息肉与肿瘤病变。一项对 9 223 份英国结肠镜检查结果的分析显示:憩室病是仅次于结肠息肉的第 2 类常见诊断病症,占所有患者的 14.9％。Marshall 等认为,虽然对憩室病患者进行结肠镜检查比较困难,但在观察固定成角的病变肠管时,可以尝试使用儿科结肠镜。尽管结肠镜检查对憩室病的评估很重要,它还是有导致结肠穿孔的风险。

(二)鉴别诊断

1.左半结肠狭窄与肿瘤性疾病

左半结肠憩室病中的肿瘤性疾病可能会被漏诊,因为通过病史鉴别两种疾病并不容易,大约有 20％的憩室病患者同时存在息肉或肿瘤。因放射学检查的假阳性率较高,内镜检查便成为明确病变的最佳选择。

2.炎症性肠病

近年来发现一种与憩室炎有关的慢性乙状结肠局部黏膜炎。这种疾病有直肠出血的表现,且很难通过内镜检查与其他肠段的结肠炎相鉴别,包括溃疡性结肠炎和克罗恩病。组织学上,这种疾病的表现可以从中度炎性改变到典型的黏膜脱垂改变,再到最后的红肿活动的慢性炎性改变,与炎症性肠病特别是溃疡性结肠炎非常相似,结肠镜鉴别困难。因此,憩室病与溃疡性结肠炎的区分主要靠钡灌肠。鉴别老年人克罗恩病与憩室病比较困难,肛周病变多提示克罗恩病。如果影像学检查发现众多透壁裂隙和纵向黏膜内瘘管,则高度怀疑克罗恩病。小肠受累亦支持克罗恩病,但并不是一成不变的。Fabricius 认为,这些疾病之间的鉴别主要局限在 60 多岁的患者。

五、治疗

(一)保守治疗

对于非复杂性憩室病建议使用保守治疗。在英国手术治疗并不是主流选择；即使对憩室手术治疗比较积极的北美，对此类憩室病也是建议有选择性地手术。

1.高纤维膳食治疗

Painter 等的一项非随机研究报道，70 例患者中有 62 例在补充食用膳食纤维后憩室病症状得到控制。摄入膳食纤维和少量糖可以使排便习惯恢复正常，腹痛完全缓解。只有 7 例不能停用轻泻药，8 例不能耐受膳食纤维治疗。另外一项研究发现，高纤维饮食可以改变排便习惯、粪便稠度和传输时间，能够防止并发症的发生。Leahy等发现，摄入高纤维的患者今后接受手术治疗的概率降低至原来的 1/4，而症状发生率则减半。

2.其他治疗

一般治疗包括休息、禁食和输液等，其他药物对控制症状也有一定作用，特别是与肠易激综合征有关的症状，包括解痉药和止泻药。解痉药，如丙胺太林和双环维林，对末端结肠的自主神经支配有不良反应，如口干、尿潴留和视调节受损。如患者有里急后重症状，给予止泻药如洛哌丁胺比可待因有效，后者可导致严重绞痛。有学者研究发现吸收较差的广谱抗生素利福昔明能够使 68.9％患者的症状缓解。

(二)外科治疗

大多数急性憩室炎患者经过保守治疗后病情趋向好转，炎性改变减轻，炎性肿块缩小。一般不需手术治疗，但仍有部分患者需行择期手术治疗。

1.手术适应证

憩室炎急性穿孔引起急性腹膜炎；炎性肿块已形成腹腔脓肿，而且不断增大；并发大量便血；经非手术治疗后症状及体征无明显好转而怀疑有肿瘤可能等。

2.术前准备

维持水、电解质平衡，术前给予清洁灌肠、抗生素保护和预防性肝素。最好在左右髂窝处标记造口部位，以便术中遇到技术困难或意外发现时可行造口。

3.左半结肠憩室手术方式

开腹乙状结肠、直肠上段切除术：取正中切口，长度应足够游离脾曲和上段直肠。开腹后如发现小肠与炎性包块粘连，则需要广泛剥离和松解乙状结肠（图 22-6A）。乙状结肠常常增厚，缩短，与骨盆壁、膀胱、子宫或小肠粘连在一起。将乙状结肠表面松弛的黏膜粘连部分与侧面腹膜分开（图 22-6B）。脾曲应尽量分离，以便降结肠与直肠的吻合。

分离盆腔腹膜：直肠后部的部分疏松结缔组织也需要分离并松解上段直肠。（图 22-6C），同时从骶骨凹到尾骨尖完全游离直肠背面（图 22-6D），降结肠与中上 1/3 直肠行吻合术（图 22-6E、图 22-6F）。吻合方式主要包括徒手常规端端吻合术（图 22-7）和吻合器吻合（图 22-8）。

4.右半结肠憩室手术方式

(1)单纯阑尾切除术：右半结肠憩室炎（82％）比左半结肠憩室炎（25％）更可能需要外科治疗。如果行紧急手术治疗，即使憩室本身未能切除，也应该将阑尾切除，以便日后出现右髂窝疼痛时易于鉴别诊断。如果存在脓肿或急性盲肠憩室炎伴局限性腹膜炎，推荐采用单纯引流加阑尾切除术。

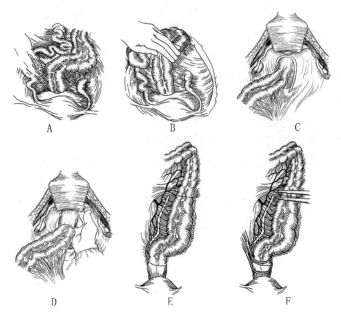

图 22-6　憩室病乙状结肠切除术

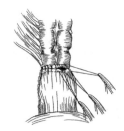

图 22-7　憩室病乙状结肠切除常规缝合与端-端吻合术

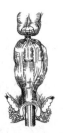

图 22-8　憩室病乙状结肠切除环钉吻合术

（2）憩室切除术/内翻术：内翻术是治疗非复杂性盲肠憩室的好方法，但是它很少用于急性憩室周围炎。严重水肿和炎性改变时内翻憩室、通过荷包缝合关闭憩室颈通常只是理论可行，但实际操作很难。Conrad 和 Bell 等研究发现，切除憩室或者局部切除周围肠壁可能会损伤回盲瓣或者盲肠血供，但这种术式复发率较低，所以过去被广泛应用。如果因水肿或纤维化导致关闭肠壁切口有困难，可以将盲肠与腹膜壁层缝合在一起后，再插入盲肠造口管。尽管如此，Mariani 等认为肠段切除术更加安全。如果盲肠非常脆弱，且存在脓肿，可以外置盲肠，而不是尝试盲肠造口术。

（3）肠段切除术：在急诊开腹术的患者中，通常会见到有邻近盲肠的炎性组织团块，合并粘连的网膜、小肠或右侧卵巢和输卵管。或者,炎性憩室可能与腰肌或侧腹膜相连,甚至出现明显的脓肿,如果破裂,会导致局限性腹膜炎。Wagner 等统计,从 1961 开始行手术治疗的 299 例右半结肠憩室病患者,最多见的手术方式为右半结肠切除术,这主要与外科医师对该疾病了解不多,不能排除肿瘤或者炎症性肠病有关。术前常常诊断为阑尾炎,术中探查发现盲肠包块,无法排除肿瘤或者克罗恩病的可能,遂扩大手术切口,行右半结肠切除术。右半结肠和左半结肠憩室病并发的患者可能需要行全结肠切除术和回肠-直肠吻合术,Wong 等在 1997 年运用这种手术方法对 78 例患者中的 19 例进行了治疗。

如对诊断存在疑虑,可以行分段切除术。手术操作一般较易:游离盲肠,切除下端 2 cm 的回肠,行回肠盲肠吻合术,当肠管口径相差较大时,则关闭回肠末端,行端-侧吻合术,恢复肠道连续性。绝大部分专家均认为,在急诊手术中,没有必要因盲肠炎型团块而游离整个右半结肠和脾曲。

分期手术有两种选择,一种是 Hartmann 式远端缝闭,近端结肠造口,二期再行吻合。在因弥漫性化脓性腹膜炎或弥散性粪性腹膜炎而行切除手术时,一般适用这一术式。另一种是一期吻合,近端结肠造口或回肠造口术,一般适用于非弥漫性化脓性腹膜炎或弥散性粪性腹膜炎手术不宜一期吻合者。近年来之所以热衷于一期吻合,主要原因在于弥漫性腹膜炎施行 Hartmann 术后,二期重建肠道连续性较为困难。对右侧结肠憩室炎的手术仍有分歧,按 Schmit 等的意见,如能排除癌肿,局限性结肠切除已足够,如癌肿不能排除或肠活力有疑问,应作右半结肠切除术。但 Fischer 和 Farkas 认为,急性憩室炎伴局限性蜂窝织炎的患者,只要能排除癌肿,不用切除,术后应用抗生素就可治愈。

六、预后

影响预后的因素主要包括年龄、早期症状复发、腹腔脓肿、泌尿系统感染症状和粪性腹膜炎,这些因素能够增加患者的术后病死率。术前应用类固醇或非类固醇类抗炎药,会增加瘘、脓肿以及腹膜炎的发病率,类固醇还可增加结肠穿孔和出血的危险,合并克罗恩病的患者预后也较差。

(董兴霞)

第二节　孤立性直肠溃疡综合征

孤立性直肠溃疡综合征是一种以直肠慢性、非特异性炎性溃疡为特征的临床综合征。1937 年,Lloy-Davis 首先将该病命名为"孤立性直肠溃疡综合征(Solitary rectal ulcer syndrome)"。Madigan 于 1969 年对本病进行了较详细的描述。该病的溃疡多位于直肠中段,如病变为高位孤立性直肠溃疡,常为多发。故孤立性直肠溃疡这一说法不很确切。该病临床表现为排粪困难,肛门下坠感,黏液便或血便。症状与溃疡性结肠炎或直肠绒毛状腺瘤等相似,少有特征性症状,容易误诊。

一、病因

孤立性直肠溃疡综合征的病因不明确,慢性便秘和粪便梗阻可能在其发病中起作用。有研究人员认为,孤立性直肠溃疡综合征本质上是与直肠脱垂或更具体的直肠脱垂前期相关的炎性表现。病因及临床表现的理论各异。概括起来,孤立性直肠溃疡综合征的病因可能与下列因素有关。

(一)损伤

如直肠脱垂或慢性便秘患者,常需用手复位脱垂的直肠,或用手指抠出粪块,不仅会造成直接的直肠损伤外,还容易导致炎症反应,形成溃疡及纤维化。

(二)缺血脱垂

黏膜顶端常嵌顿于肛管上端,加上外括约肌的强力收缩,使黏膜受压缺血,容易形成溃疡。

(三)耻骨直肠肌的痉挛收缩

使患者产生便意感,为将粪便排出,患者长期持续用力排便,直肠内压力增高,直肠黏膜血循受到影响,以及粪便对黏膜的创伤、感染也是导致孤立性直肠溃疡的原因之一。

二、临床表现

青壮年多见,男女发病率差别不大。患者常有便秘、腹泻、黏液便、里急后重、直肠出血及短暂的直肠疼痛,如长期反复便血,可出现贫血貌。并且多有黏液便及经常有黏液污染内裤。多数患者还有排粪困难,肛门有阻塞感或便排不尽感,排便时间延长及用力摒便,或用手指插入直肠以助排便。有的患者还表现为会阴部及骶尾部隐痛或坠胀不适。少数患者还有腹泻或肛门失禁。

Martin 等综合 51 例患者的症状,其中直肠出血占 98%,黏液便 96%,93%具有短暂的直肠疼痛,大约一半的患者有便秘,3 例有严重出血需要输血。在克利夫兰医疗中心,这类患者的主要症状是直肠出血(84%)和肠道功能紊乱(56%)。患者的症状常常持续很长时间,有时甚至长达 5 年以上。

三、组织病理学特点

孤立性直肠溃疡综合征,其溃疡多位于直肠前壁脱垂黏膜的顶端,溃疡多为单个,偶有多个;呈圆形或卵圆形或不规则形;溃疡大小不等,多数直径在 2 cm,大的直径可达 5 cm。镜下可以用一些特征性的征象去区分孤立性直肠溃疡和其他损伤。其炎性变化主要包括固有层被大量垂直于黏膜肌层分布的成纤维细胞替代,可突向肠腔;腺上皮细胞变性、坏死或增生反应,黏膜下可见异位腺体。隐窝缩小,黏蛋白增多;黏膜肥厚,黏膜下层有炎细胞浸润。电镜的变化可见固有层中胶原沉积物密度增大,以及大量的成纤维细胞。

四、诊断

诊断主要依靠症状、内镜表现和组织活检。由于本病表现出的临床症状常与直肠脱垂、出口处梗阻型便秘,以及直肠腺瘤和溃疡性直肠炎等相似,容易误诊。诊断本病常需与以下临床检查相结合。

(一)直肠指检

在直肠下段前壁可扪及增厚并可推动的黏膜,有触痛,有的变硬呈结节状,易误诊为息肉或癌。偶可在直肠下端扪及环形狭窄,指套可带黏液及血。

（二）内镜检查

典型表现为一个边缘充血，中间有硬结的溃疡，有时可看到外周的增生性改变。溃疡多呈圆形或卵圆形，或一线形，较表浅，边界清楚，基底部覆盖灰白色坏死物，溃疡直径多为数毫米至2 cm，大的可达3 cm×5 cm。溃疡边缘有轻度充血、水肿等炎症反应，溃疡距肛缘3～15 cm，多在7～10 cm处，高位少见；70％位于前壁，20％位于后壁。溃疡发生在脱垂黏膜瓣的顶端，70％为单个，30％为多个，高位溃疡常为多个。经直肠超声检查少数患者显示直肠壁增厚。Van Outryve等对15例患者应用直肠内线性探头进行检查，仅2例显示直肠壁肥厚，11例用力时显示耻骨直肠肌松弛障碍。他们认为肌层肥厚是直肠壁长期负荷的结果。其最终易引起直肠溃疡。耻骨直肠肌松弛障碍是引起该病发展的重要因素。St.Mark医院对20例孤立性直肠溃疡综合征的患者行经肛管超声内镜成像检查，发现13例患者的肛门内括约肌异常增厚。检查者认为，超声内镜成像阳性的患者在排便造影时更容易发现阳性的结果，故认为该检查阳性时有预示孤立性直肠溃疡综合征的作用。

（三）钡灌肠检查

可见直肠黏膜呈颗粒状，直肠瓣增厚等。

（四）排粪造影

可以明确直肠内脱垂，耻骨直肠肌反常收缩，以及溃疡的位置和大小，对诊断有较大意义。

（五）肛管直肠功能测定

肛管静息压正常，但收缩压下降。盆底肌电图测定多有耻骨直肠肌反常收缩。

（六）活检

可以证实本病，并可除外溃疡性结肠炎、克罗恩病、直肠绒毛状腺瘤及直肠癌。

五、治疗

治疗的目的是消除或者改善症状。治疗方式的选择主要取决于症状的严重程度和是否存在直肠脱垂。无症状的患者除了改变生活习惯外，不需要治疗。患者的健康教育和内科保守、分步、个体化治疗是最可能成功的。常用的治疗方法有膳食和生活方式改变、药物治疗、局部治疗、生物反馈和外科治疗。

（一）膳食和生活方式的改变

健康教育和生活方式的改变仍然是治疗的基础，一旦诊断确立，应指导患者高纤维饮食和使用容积性泻药以避免排便费力和肛门指状突出，强调排便训练，缩短排便时间。饮食和行为的改变对症状轻微、中等者及没有黏膜脱垂的患者是有效的。高纤维膳食（30～40 g/d）和避免排便费力能使70％的患者症状消失、溃疡愈合，溃疡愈合的平均时间接近11个月。

（二）生物反馈治疗

生物反馈治疗是通过改变消化道的自主神经的传输通路来改善症状。生物反馈包括鼓励患者使用腹肌产生推力以有效排便，建议患者养成正确的排便动作及排便习惯，包括：限制便意频繁患者如厕次数、提高便意稀少患者如厕次数，并设定排便时间及体位，尽量减少使用或不用缓泻剂、灌肠及栓剂等。研究表明，生物反馈对大多数患者有效，患者的临床症状也得到不同程度改善，溃疡面积不同程度缩小，部分患者溃疡可以完全愈合。

（三）药物治疗

迄今为止，尚没有特效的药物。治疗炎症性肠病中的有效药物被用来治疗孤立性直肠溃疡综合征,效果不甚理想。如柳氮磺吡啶不管是口服或者灌肠,效果都不令人满意。皮质激素灌肠治疗,多数患者没有反应。在对局部应用硫糖铝的评价中,总的缓解率为82%,65%内镜检查提示溃疡愈合,24%的患者症状明显改善,尽管溃疡愈合,但损伤的组织学没有改变。

(四)内镜下治疗

首次报道使用氩离子凝技术(APC)治疗的是 Stoppino 等,在对 1 例巨大溃疡并反复出血、继发贫血伴会阴部疼痛 3 年的老年患者治疗了 4 个疗程,1 个疗程后患者出血停止,4 个疗程后溃疡缩小、疼痛消失,9 个月后随访,内镜下溃疡愈合。Somani 等对 12 例合并出血的患者使用 APC 治疗,出血全部得到控制,并观察到 75% 的患者溃疡愈合,25% 的患者溃疡面积较前缩小 50%。

(五)手术治疗

主要治疗该病的病因,如直肠内脱垂,采用直肠固定术有较好的疗效。Ripstein 术式是传统的经腹直肠固定术,要求充分游离直肠达尾骨尖水平,提起直肠并固定于骶骨前。固定可采用直接缝合完成,或用人工条状材料,两端分别缝合于骶骨岬和下段直肠壁,提起直肠并供支持,手术中通常附加盆底腹膜整形,手术后肛门括约肌功能也能得以恢复。直肠固定术手术安全,死亡率低,术后虽有一定的复发率,仍为多数学者所倡用。结肠造口术有时会被用于治疗该综合征和并发症,如用于治疗直肠大量出血。经肛门局部单纯行溃疡切除疗效差。该病如不治疗,溃疡可达数年不愈,长者 10 年未愈,但未有癌变报道。

近年来,陆续有腹腔镜下直肠固定术治疗的报道,近期疗效令人满意。

(董兴霞)

第三节　肠白塞病

白塞病(Behcet's disease)是一种原因不明的、以细小血管炎为病理基础的系统性疾病。该病最早在 1937 年由土耳其皮肤科医师提出,其具有一定的遗传因素,病情呈反复发作和缓解的交替过程。主要临床表现为复发性口腔溃疡、生殖器溃疡、眼炎及皮肤损害,也被称为"口-眼-生殖器综合征"。除此之外,该病还可累及血管、神经系统、消化道、关节以及肺、肾、附睾等器官。大部分白塞病患者预后良好,眼、中枢神经及大血管受累者预后不佳。本病在东亚、中亚和地中海地区发病率较高,被称为丝绸之路病。白塞病合并胃肠道病变又称为肠白塞病(intestinal Behcet's disease),是白塞病的特殊类型。

一、病因和发病机制

该病的病因及发病机制尚不明确,但目前认为与感染、遗传、环境和免疫学异常等因素有关。

(一)感染因素

1.病毒

慢性病毒感染引起的自身免疫异常可能与该病的发生有关。有研究发现,患者血清中抗 HSV-1 抗体滴度升高,而 HSV-1 可通过影响 CD4 淋巴细胞导致免疫异常。

2.链球菌

患者血清中抗链球菌抗体滴度升高,特别是溶血性链球菌,以其菌体成分进行皮内试验及巨噬细胞游走抑制试验均可得到阳性结果。而链球菌的 65-KDa 热休克蛋白试验能引起皮肤超敏反应和系统性症状。这些研究主要集中在东亚地区,在国际研究领域中尚未得到统一的认识。

3.结核菌

早在 1964 年我国学者就曾提出该病的发生与结核菌感染有关,认为在白塞病初发损害前就有结核菌感染病史。白塞病患者 OT(1∶10 000)试验大多为强阳性,抗结核治疗对白塞病的相关损害有明显的治疗作用。因而认为,该病是结核菌的一种过敏性反应表现。

(二)遗传因素

该病的发病具有显著的地区分布性,在亚洲东部、中东和地中海沿岸地区发病率较高,因而该病又被称为"丝绸之路病"。从世界范围的发病率(80/10 万～370/10 万)显示:土耳其(80～370)、伊朗(16.7)、中国(14)、日本(13.5)。而欧美地区的发病率则较低,德国(4.2～5.5)、美国(1.2～3.3)、芬兰(0.27);在该病的德国患者中,也以土耳其移民居多,但低于土耳其本土发病率。同时,在美国的日本移民中该病也极为罕见。从地域发病率的差异难以得出该病的发生与种族或遗传有明确的关系。但该病具有家族聚集现象,且屡被报道。患者可见于第二、第三代,甚至四代中,且以男性居多。有研究显示本病的某些 HLA 基因频率显著升高,如Ⅰ类基因中的 B5,其阳性率可达 67%～88%。日本学者曾报告 DQ-B10303 与葡萄膜炎有关,并提示预后不良,而 DR11 和 DQ-B1 在 B5 阳性患者中出现的频率更高。因而 HLA 抗原不仅有一定诊断意义,而且在临床分型及预后评估上亦有一定价值。至于该病的遗传方式以及是否与常染色体隐性遗传相关等问题尚无明确定论,有待于进一步研究。

(三)环境因素

日本学者曾报道,患者病变组织如血管内皮细胞、巨噬细胞、腓肠神经、血清及眼房水中多种元素含量均升高,如有机磷、有机氯及铜离子。并认为这可能与农药或含铜的杀虫剂等相关。该学者于 1983 年报道 48 例本病患者采用极谱分析技术测定血清铜和铜元素含量,结果显示,铜元素和血清铜均显著高于正常人且与疾病活动度呈显著正相关。

(四)免疫因素

患者血清中存在抗口腔黏膜抗体和抗动脉壁抗体,且在疾病活动期抗口腔黏膜抗体滴度往往进一步升高。除此之外,患者血清中存在免疫复合物,其阳性率可高达 60%,并与病情活动有关。除 IgA、IgG 和 IgM 轻度升高外,部分患者血清中还可检测出 IgE 升高。免疫荧光检查可发现患者血管壁,特别是细静脉壁内存在 IgM、IgG、CIC 和 C_3。体外培养可发现患者的淋巴细胞对口腔黏膜上皮细胞具有细胞毒作用。T 淋巴细胞和 T 辅助细胞值均降低;IL-2 和 NK 细胞活性均明显低于正常人;结节性红斑样损害中的浸润细胞主要是 T 细胞和 NK 细胞,组织内的 NK 细胞和 T 细胞活化与患者血清 γ 干扰素水平高低有关;疾病活动期 NK 细胞活性降低可能是由于血清 γ 干扰素水平降低所致。本病的发生与 T 细胞及 γ 干扰素等细胞因子密切相关,但具体机制尚有待于进一步研究。

总之,该病的发病机制不甚明确,可能是多种因素相互作用的结果。易感基因人群在受到链球菌或分枝杆菌等微生物感染后,通过微生物 HSP 致敏 T 淋巴细胞,使其活化并产生 TNF、IL-8 等细胞因子,刺激中性粒细胞使其趋化性增加,游走及吞噬能力增强,并产生系统性炎性改变。

二、病理

该病的基本病变为可累及毛细血管、细小静脉及少数细动脉的血管炎。血管各层病变程度不一,一般是内皮细胞肿胀和增生,以及管壁水肿,少许嗜伊红物质沉积,肌层分离,管壁增厚,管腔狭窄,但血栓形成者少。细动脉内膜下纤维性增生而内膜层增厚。滋养血管亦可呈现上述病变。管壁及周围组织内以淋巴细胞浸润为主,伴红细胞外溢及中性粒细胞渗出,在皮肤组织中见中性粒细胞聚集。毛囊炎损害是以毛囊周围炎伴脓疱形成为特点。消化道损害主要以溃疡为主,可深达黏膜肌层,严重者可穿透消化道全层。病理上把白塞病肠溃疡分为坏死型、肉芽肿型,以及混合型。坏死型为急性、亚急性病变,肉芽肿型为慢性病变,混合型介于两者之间。镜下可见肠黏膜水肿,黏膜固有层和黏膜下组织内的肠淋巴管扩张。肠血管病变为伴随溃疡出现的血管炎性变化,主要表现为血管内膜肥厚。以黏膜下组织的血管,特别是静脉为明显。这种血管的病变与溃疡大小无关,受时间推移的影响,急性期溃疡(坏死型)的血管病变比慢性期溃疡(肉芽肿型)血管炎性病变为轻。溃疡越深,血管病变越明显。而无溃疡的肠黏膜,多见不到明显血管炎性变化。这种血管病变与肺结核、克罗恩病、溃疡性结肠炎的血管病变基本上无太大差异。

三、临床表现

发病年龄多为 16～40 岁的青壮年时期。国内一项纳入 1994－2004 年间的 1996 例患者的荟萃分析显示,我国白塞病的男女比例为 1.34∶1,发病年龄为(33.8±12.2)岁。男性患者血管、神经系统及眼受累较女性常见,且病情较重。发病有急性和慢性两型,急性者较为少见,症状较重,多在几天至几个月内多部位先后或同时发病。大多数患者为慢性起病,病程呈现缓解与复发相交替的特点,常见受累顺序为口腔→皮肤→眼(或其他器官,如胃肠道)。肠白塞病患者应有白塞病的一般性表现,除此之外合并有消化道症状。亦有少数患者以消化道症状为首发表现。

(一)一般症状

多数患者症状较为轻微或仅有乏力不适、头痛头晕、食欲缺乏或体质量减轻等。在急性型或慢性型急性加重期时,患者可有发热或以上症状加重。

(二)口腔溃疡

典型的表现为复发性口腔阿弗他溃疡,每年发作数次,发作期间在颊黏膜、舌缘和唇软腭等处出现多个痛性红色小结继以溃疡形成,溃疡直径一般为 2～3 mm,有的以疱疹起病,7～14 d后自行消退不留痕迹,亦有少数持续数周不愈,最后遗有瘢痕。有些患者溃疡此起彼伏,较为顽固。95％以上的患者会在病程中出现口腔溃疡,以此为首发症状者约占 70％。因而复发性口腔溃疡被认为是诊断本病的必需症状。

(三)皮肤损害

为本病的常见症状之一,发生率仅次于口腔溃疡,占 60％～95％。大多见于黏膜损害之后,仅少数可为初发表现。皮损可为丘疹、水泡、脓疱、毛囊炎、痤疮、疖、脓肿、结节性红斑和多形红斑等多种形式。其中结节性红斑是最多见的一种皮损。出现较早,并可见于全病程中。皮肤损害主要见于下肢,特别是小腿伸侧,偶尔在躯干和头面部。一般约为蚕豆大小,中等硬度,呈肤色、淡红色、鲜红色或紫红色。通常为几个至十余个不等,无规律地散在分布。大多数单个损害约 1 个月消退,留轻度色素沉着斑,无皮肤凹陷现象,少数可形成溃疡。新的损害又在其他部位发生,因而在同一患者身上可观察到不同大小、深浅、颜色和病期的损害。新发皮下结节周围可有 1.0～1.5 cm 宽的鲜红色晕围绕,称为红晕现象。另外值得一提的是,白塞病患者的皮肤对轻微外伤的反应性增加,因而在皮肤损伤部位可引起炎性反应。临床上常用皮肤针刺反应辅助诊断白塞病。

(四)生殖器溃疡

发病率约为 73.6％,除可见于龟头、阴道、阴唇和尿道口等黏膜外,阴囊、阴茎、肛周和会阴等处的皮肤亦可发生。一般比口腔溃疡深大,数目少,疼痛较为剧烈,愈合缓慢,但发作次数少,两次发作间隔时间较长,有时甚至几年才发作一次。少数患者可见阴囊静脉坏死破裂出血和阴道内溃疡大出血及尿道-阴道瘘等情况。

(五)消化道损害

发病率为 8.4％～27.5％,消化道症状一般在首发症状出现后 4 年左右出现,并无特异性。功能障碍表现以腹痛最为常见,可占 90％以上,其次为腹泻、消化道出血、腹部包块、不全性肠梗阻等,临床上可见以胃肠道穿孔或肛周病变为首发病者。该病可以累及自食管至肛门的消化道任何部位,以回盲部为最多见。依据病变部位的不同可引发相应的临床表现,如累及食管可导致胸骨后疼痛及吞咽困难;如回盲部受累则主要表现为右下腹痛。病程中部分患者会出现一系列并发症,如消化道出血、穿孔、腹膜炎、瘘管形成等,其中肠梗阻为肠白塞病最为常见的并发症,如不积极治疗可导致严重后果。

(六)其他系统性症状

关节疼痛较为常见,少数有关节肿,以膝关节受累多见。部分患者在疾病活动时出现发热,以低热多见,时有高热,可有乏力、肌痛、头晕等症状。部分患者因局部血管炎引起内脏病变。大动脉受累时可出现狭窄或形成动脉瘤。肺血管受累则表现为咯血、气短、肺栓塞等症状。神经系统可出现脑膜脑炎、脑干损害、良性颅内高压、脊髓损害和周围神经病变。

四、诊断

诊断肠白塞病首先应当诊断白塞病,在白塞病诊断明确的基础上,如患者合并有消化道症状且被影像学检查所证实则可获得肠白塞病的诊断。

(一)白塞病的诊断

白塞病目前较常用的诊断标准是 1990 年国际白塞病研究组所提出的标准。①复发性口腔阿弗他溃疡:包括轻型小溃疡、较重大溃疡或疱疹样溃疡,一年内至少发作 3 次。②复发性生殖器溃疡或瘢痕(尤其是男性)。③眼损害:前葡萄膜炎,后葡萄膜炎,裂隙灯检查时发现玻璃体浑浊或视网膜血管炎。④皮肤损害:结节性红斑,假性毛囊炎,脓性丘疹,青春期后出现痤疮样结节(排除药物所致)。⑤针刺反应阳性:用 20～22 号无菌针头在前臂屈面中部斜行刺入约 0.5 cm,沿纵向稍作捻转后退出,24～48 h 后局部出现直径≥2 mm 的毛囊炎样小红点或者脓疱疹样改变为阳性。患者在接受静脉穿刺、肌内注射或皮内注射后亦可产生针刺反应。针刺反应是本病目前唯一的特异性较强的试验。诊断白塞病必须具有复发性口腔溃疡,并至少伴有其余 4 项中的 2 项以上。但仍需排除其他疾病。白塞病无特异血清学检查。有时有轻度球蛋白升高,血沉轻、中度增快,C 反应蛋白升高且与疾病活动相关。约 40％抗 PPD 抗体增高。白细胞抗原HLAB5 可阳性。

(二)肠白塞病的诊断

在患者白塞病诊断明确的情况下如出现腹痛、腹泻等胃肠道症状应考虑肠白塞病,但要进一步行影像学检查以明确诊断。肠道病变的诊断主要依靠内镜和消化道造影检查。内镜检查如下。①结肠镜:白塞病的肠管溃疡好发于回盲部,结肠镜检查应为首选,溃疡多发生于肠系膜附着的对侧,呈圆形、小而深的溃疡,有多发及穿孔的倾向。②小肠镜:对发现小肠溃疡有帮助,小肠溃疡和结直肠溃疡的外观形态不同,小肠溃疡小而深,常多发,黏膜向溃疡集中,溃疡的周边隆起不明显,溃疡为边缘非常清楚的圆形凿出样的急性溃疡,在溃疡底部不附有白苔,大多在 2 cm 以下,亦有直径大到 2～3 cm者;内镜可见对向溃疡中心部的黏膜明显集中,溃疡周边形成明显隆起,为环堤状。消化道造影检查:可在回盲部发现黏膜集中的溃疡龛影;病变部肠管的黏膜可出现狭窄以及小肠和结肠的张力增加等。

对于少数患者最初以肠道溃疡起病,往往难以与溃疡性结肠炎、克罗恩病等鉴别,应当详细询问病史,努力寻找系统性病变。

五、鉴别诊断

临床出现口、眼、生殖器损害及胃肠道症状时应考虑本病,但需与其他疾病相鉴别。特别是炎症性肠病与该病具有诸多类似临床表现。炎症性肠病亦可出现复发性口腔溃疡、结节性红斑、眼葡萄膜炎及关节疼痛等表现。鉴别应注意以下要点:皮肤针刺反应是白塞病较为特异性表现,炎症性肠病患者针刺反应试验多阴性;炎症性肠病患者多无生殖器损害的表现,而白塞病的生殖器溃疡发生率约为 73.6%;炎症性肠病组织学检查多见肉芽肿样损害,而白塞病的基本病理学表现为血管炎。

六、治疗

由于该病的病因及发病机制并不明确,临床表现种类繁多,且同一疗法对不同部位损害疗效反应可能不一致,所以治疗方法选择宜个体化、多样化。治疗目的在于控制现有症状、防治重要脏器损害,减缓疾病进展。

(一)一般治疗

在活动期,应限制活动,充分休息,给予流质饮食,待病情好转后改为富营养少渣饮食。对于剧烈腹痛和便血的急性期,要绝对安静,给予肠外营养或肠内营养。注意纠正水、电解质紊乱,严重贫血者可输血,低蛋白血症者适当补充人血清蛋白。抗生素治疗对一般病例并无指征。但对重症有继发感染者,应积极抗菌治疗,给予广谱抗生素,静脉给药,合用甲硝唑对厌氧菌感染有效。

(二)药物治疗

肠白塞病没有特异性的药物治疗。

1.氨基水杨酸制剂

柳氮磺吡啶(SASP)是治疗本病的常用药物。文献报道大多数患者单用柳氮磺吡啶(SASP)可控制症状。该药口服后大部分到达结肠,经肠菌分解为美沙拉嗪(5-氨基水杨酸)与磺胺吡啶,前者是主要有效成分,滞留在结肠内与肠上皮接触而发挥抗炎作用。作用机制可能是,通过影响花生四烯酸代谢的一个或多个步骤抑制前列腺素合成,清除氧自由基和减轻炎症反应以及抑制免疫细胞的免疫反应。用药方法:4 g/d,分 4 次口服;用药 3～4 周症状缓解后可逐渐减量,然后改为维持量 2 g/d,分次口服,维持 3 个月至 1 年。不良反应为两类,一是剂量相关不良反应,如恶心、呕吐、食欲减退、头痛、可逆性男性不育等,餐后服药可减轻消化道不良反应。另一类不良反应属于过敏,有皮疹、粒细胞减少、自身免疫性溶血、再生障碍性贫血等。因此,服药期间必须定期复查血象,一旦出现此类不良反应应改用其他药物。近年来,多采用 5-ASA 的特殊制剂,如采用高分子材料膜包裹 5-ASA 微粒制成的缓释片或控释片,使能到达远端回肠和结肠发挥药效,此类制剂统称为美沙拉嗪(mesalazine),这类制剂在结肠内经细菌作用打断偶氮键释出 5-ASA。5-ASA 新型制剂疗效与柳氮磺吡啶相仿,不良反应明显减少,但价格较柳氮磺吡啶贵,适用于对柳氮磺吡啶不能耐受者。

2.糖皮质激素

皮质激素一般在炎症明显时或对氨基水杨酸制剂疗效不佳者使用。基本作用机制为非特异性抗炎和抑制免疫反应。一般在急性期给予泼尼松 40～60 mg/d,口服,炎性控制后逐渐减量到 10～15 mg/d,注意减药速度不要太快,以防反跳,减量期间加用氨基水杨酸制剂逐渐接替激素治疗。长期使用对出现眼症者会促使其恶化。

3.免疫抑制药

免疫抑制药适用于对糖皮质激素治疗效果不佳或对糖皮质激素依赖的慢性活动性病例,加用这类药物后可逐渐减少糖皮质激素用量甚至停用,可选择以下免疫抑制药中的一种:环磷酰胺每天50～100 mg,硫唑嘌呤 50～100 mg 或巯嘌呤 30～50 mg,使用时要注意其不良反应。

4.沙利度胺

用于治疗严重的口腔、生殖器溃疡。宜从小剂量开始,逐渐增加至 50 mg,每天 3 次。妊娠妇女禁用,以免引起胎儿畸形,另外有引起神经轴索变性的不良反应。

5.其他药物

眼症出现时可应用秋水仙碱每天 0.5～1.0 mg,口腔溃疡可使用激素软膏涂布,此外还可以试用左旋咪唑、转移因子等,临床评价不一。近年来,国外学者尝试采用 TNF 单抗治疗该病,取得了良好的疗效。对常规治疗效果不佳的患者可考虑采用生物制剂治疗。

(三)手术治疗

发生肠穿孔以及内科无法控制的大出血等情况应紧急手术,腹痛明显、腹部扪及包块以及溃疡较深,通过内科保守治疗无效者也主张手术切除。由于本病术后并发症较多,术后复发率亦高,因而适应证的掌握应该慎重,一般不提倡常规手术治疗。手术一般为回盲部切除或右半结肠切除,切除范围应包括病变周围较大范围的正常组织,术后复发多在回肠侧,因而有人提出回肠的切除应该充分。由于病灶可呈跳跃性分布,术中必须全面探查,特别是术中肠镜可全面观察肠道并完整切除病变,一定程度上可减少术后复发。

七、预后

本病一般呈慢性,多数预后较好。缓解与复发可持续数周或数年,甚至长达数十年。急性起病或反复肠溃疡、出血、穿孔以及合并感染等情况预后不良,病死率约 10％。

(董兴霞)

第四节 肠气囊肿

肠气囊肿又称为肠气肿,囊性淋巴积气症、肠壁囊样积气症等,其主要病理特征为小肠、结肠的黏膜或浆膜下有众多充气性囊肿,亦可见于肠系膜、肝胃韧带、大网膜及其他部位,但很少侵犯到肌肉组织。该病临床较为少见,文献统计发病率约为 0.03%,男女发病率大致相同,也无明显年龄分布特征。该病最早在 1739 年由 DuVernoi 描述,1825 年由 Mayer 命名,Hahn 于 1899 年第一次在活体上发现。

一、病因及发病机制

本病的病因及发病机制目前尚未完全明了,较为普遍接受的有如下几种学说。

(一)机械学说

即气体经过破损的胃肠道黏膜进入肠壁,沿着组织间隙扩散至小肠、结肠黏膜或浆膜下,导致肠气囊肿的发生。有学者认为胃肠道梗阻、肠道炎症、肠道肿瘤、系统硬化症、上下消化道内镜检查、消化性溃疡、哮喘、剧烈咳嗽均可能是导致肠气囊肿发生的病因。机械学说能够部分支持肠气囊肿的临床表现、实验室检查和病理结果,Keyting 也做过大量动物和人体试验证实该学说,但胃肠道黏膜破损的病变非常多,而肠气囊肿的发病率却非常低,且极少的患者伴有纵隔气肿,是该学说无法解释的。

(二)肺部学说

有学者考虑由破裂的肺泡逸出的气体进入纵隔,再沿肠系膜血管、主动脉等周围间隙进入肠系膜、肠道黏膜、浆膜、胃肠韧带等处从而致病。但很多肠气囊肿患者并未发现有肺部相关疾病。

(三)细菌学说

即感染学说,导致肠气囊肿的气体来源为肠道细菌代谢而产生。有学者从肠气囊肿模型大鼠中培养出产气荚膜梭状芽孢杆菌(C.Perfringens);而同样有报道将 C.Perfringens 注入动物体内,可以复制出肠气囊肿模型;新生儿细菌感染性疾病如伪膜性肠炎、肠道憩室病、坏死性肠炎等,均可同时并发有肠气囊肿。但目前尚缺乏直接的证据来证实细菌感染与肠气囊肿有着直接的联系。

(四)营养和化学学说

即缺乏某些营养素或化学药物导致机体肠腔内酸性物质增多,促进细菌发酵产生大量气体,并可导致肠壁的通透性增加,从而导致 CO_2 等气体增加,最终导致肠气囊肿的发生。但该学说尚未能在人体中得到证实。

(五)免疫抑制学说

肾、肝、心、肺等脏器移植术后均有出现肠气囊肿的案例报道,系统性红斑狼疮和 AIDS 等免疫系统疾病,长期糖皮质激素使用者中也发现伴有肠气囊肿。

(六)化学制品和药物

有研究发现,长期接触三氯乙烯,以及服用乳果糖也是肠气囊肿的可能病因或诱因。

以上几种学说均不能单独解释肠气囊肿的病因、发病机制及演变过程,普遍认为肠气囊肿是由多种原因共同作用所致的结果。

二、病理

(一)大体表现

肠黏膜表面可见多个半球形或结节状突起,直径为 0.5～3 cm,分布密集,表面较为光滑,呈淡粉色,病变部位肠壁增厚,肠道黏膜层、浆膜层甚至肌层均可见大小不一的气性囊腔。与病变部位相邻的正常肠道黏膜可见充血,糜烂或溃疡少见。

(二)镜下表现

黏膜下层可见多个圆形空腔,形状、大小不一,可呈裂隙状,可见单个扁平细胞或多核异物巨细胞紧贴囊壁,囊周可见淋巴、单核及嗜酸性粒细胞浸润,偶可见增生的成纤维细胞。病变黏膜炎细胞浸润较为密集,可见充血、水肿,黏膜腺体分泌增多,气体黏膜上皮结构大多较完整,但有部分可出现变性、坏死。浆膜层肠气囊肿镜下表现与黏膜下相似,但炎细胞浸润较少。

三、临床表现

该病自身常无特殊症状,常以所伴随的疾病表现出的症状为主,如幽门梗阻、胃肠道溃疡、肠道炎性疾病、胃肠道肿瘤等。

(一)腹泻

最为常见,可达 8～10 次/天,粪便稀软或呈黏液水样便,偶可伴有血便。

(二)便血

多为泡沫状血便,常由隆起的病变部位黏膜稀薄易受损而导致出血。

(三)腹痛

多见于左季肋部或下腹部,疼痛性质较为轻微。

(四)其他症状

肠气囊肿患者还可出现腹胀、便秘、里急后重及体质量下降等,若为广泛性病变,则可出现吸收不良综合征等。

四、诊断

因该病临床较为少见,且患者症状常不典型,故本病诊断较为困难。诊断主要依靠影像学检查。腹部 X 线检查辅助诊断意义较大,病变肠管边缘可见多个透亮的气囊影;胃肠造影检查更为清晰,可观察到病变部位肠管呈程度不等的僵直、狭窄,肠道黏膜紊乱变粗,可见数量不等的圆形充盈缺损。X 线特征性的改变:①气腹征。立位 X 线片可见两侧横隔下少量游离气体,膈穹隆抬高,内脏器官向中、下移位。②气泡征。上腹部可见圆形、卵圆形抑或半圆形气泡影,直径1.0～4.0 cm 不等,呈分散或成簇的沿着肠祥分布,可互相重叠。CT、MRI 可清晰地显示病变肠管黏膜、浆膜及系膜部位的气囊泡影,准确性较高,但易与脂肪瘤、肠息肉等疾病混淆。

纤维肠镜检查,尤其是结肠镜,辅助诊断价值较高,镜下典型表现:肠黏膜可见多个半球形的隆起,质地光滑,透明或半透明,形似葡萄,分布无明显规律性,有弹性,夹破可见气泡,随后隆起塌陷或消失。超声内镜辅助诊断准确性高,典型表现为肠道黏膜或浆膜下可见较强、边界清楚的气体声影。腹腔镜对于位于小肠及系膜部位的病变也有着较重要的诊断意义。

五、鉴别诊断

(一)肠源性囊肿

该病好发于儿童,最常累及部位为远端回肠,常为单发肿物。

(二)肠道息肉和肠道肿瘤

X线钡餐造影以及内镜检查有助于鉴别。息肉和肿瘤行钡剂检查的充盈缺损密度高于肠气囊肿,且充盈缺损的大小和形态并不会随钡剂的量而发生改变。内镜检查及活检可确诊。

(三)肠淋巴管瘤

手术探查时,外观上难以辨认,但淋巴管瘤囊内有液体可助鉴别。

六、治疗

(一)原发病因治疗

因该病多为继发性疾病,针对原发病因的治疗,如肠梗阻、肺气肿等,是治疗的关键。

(二)氧疗

连续高流量、高浓度的氧气或高压氧舱治疗常有效,但可复发。

(三)营养支持

给予充分的营养支持及适量 B 族维生素药物可缓解症状,疗效较好。

(四)药物治疗

甲硝唑等抗生素可抑制肠道细菌的生长和繁殖控制症状,缩短病程。

(五)内镜治疗

纤维内镜治疗具有创伤小、耐受性好、安全简便等优势,对于明确诊断和治疗均有重要的价值。

(六)手术治疗

对于严重感染导致肠气囊肿急性发作,伴有反复出血、肠梗阻、肠穿孔等并发症的患者,可考虑行外科手术治疗。

七、预后

继发性肠气囊肿的预后与原发性疾病治疗密切相关,手术治疗肠气囊肿预后良好,复发率较低。

(董兴霞)

第五节　肠道子宫内膜异位症

一、概述

肠道子宫内膜异位症是指有活性的子宫内膜组织侵犯到肠道,浸润肠壁达浆膜下脂肪组织或靠近神经血管分支(浆膜下丛),并随体内雌性激素水平的变化呈现周期性变化的一种非恶性病变。若病变仅侵及肠管浆膜层,则应称为腹膜子宫内膜异位症,而非肠道子宫内膜异位症。若浆膜下浸润深度超过 5 mm 者,则属于深部浸润型子宫内膜异位症范畴。

子宫内膜异位症常见于育龄妇女子宫内膜异位症在育龄妇女中的发病率为 10％～20％,种族之间几乎不存在差异。此外,在确诊为子宫内膜异位症的患者中,累及到肠道的概率是 3.8％～37％,其中又以侵犯直肠乙状结肠最为多见。由于异位的子宫内膜由浆膜层向肠壁内发展,甚至可以侵及肠壁全层,引起相应症状。女性在绝经前,随着年龄的增长,子宫内膜异位症的患病率逐渐增高。

二、病因

肠道子宫内膜异位症的确切病因尚未知。目前最能够解释相关病理机制的理论是经血逆行学说。Sampson 在 1940 年首次描述了子宫内膜异位症的经血逆行学说。他认为,子宫内膜异位症是由逆行的月经从输卵管进入腹膜腔引起的。在子宫内膜异位的组织中被证实存在经血流出物,Liu 和 Hitchcock 在 1986 年研究也证明经血内含有子宫内膜细胞,并且细胞培养能够存活,可以异位植入。这为 Sampson 的经血逆行学说提供了有利证据。

新近有研究支持子宫内膜异位症的经血逆行机制。子宫内膜分为致密层、海绵层和基底层3 层。内膜表面 2/3 为致密层和海绵层,统称功能层,其受卵巢性激素影响发生周期变化而脱落。基底层为靠近子宫肌层的 1/3 内膜,不受卵巢性激素影响,不发生周期性的变化。多数学者认为,子宫内膜异位病变来源于内膜基底层细胞。基底层细胞表达干细胞标志物,如 SSA-1、SOX-9 和 β-catenin。新近有学者研究子宫内膜中相关标志物的表达,并通过磁珠技术将短期培养的子宫内膜上皮细胞进行分类,观察其特征。研究表明,子宫内膜基底层表达 SSA-1 和 SOX-9,并有少量细胞表达 β-catenin。而通过磁珠技术分离 SSA-1 表达阳性的细胞和阴性的细胞进行培养,发现 SSA-1 阳性细胞具有显著更高的端粒酶活性,染色体端粒长度更长,激素受体基因表达更低,并且在 3D 培养基中形成更多的类似于子宫内膜腺体的球形物。进一步研究还发现,子宫内膜异位病变细胞也表达 SSA-1 和 SOX-9,提示经血逆流过程中异位的基底层细胞导致了子宫内膜异位病变的发生。

三、病理

肠道子宫内膜异位症可以发生在肠道的任何部位,直肠乙状结肠最易受累。在确诊为肠道子宫内膜异位症的患者中,直肠乙状结肠受累的占 70％以上,其次是阑尾。病变一般最初浸润肠道的浆膜层,有时候可以在病理上看到病变侵及肌层,但是很少发现异位组织破坏黏膜层。但也存在透壁性浸润的情况,这种情况下可以引起消化道出血和穿孔。异位的子宫内膜在雌性激素的作用下呈周期性成熟、脱落出血,就像其在子宫内一样,这一特征可以作为其重要的诊断依据。

子宫内膜异位病变的镜下表现常较为典型,可见散在的内膜腺体,由数量不一的子宫内膜样的间质组织所包绕。但是,偶尔病变的表现可能不典型,表现为不同程度的肠化生、缺乏上皮成分(间质型子宫内膜异位症)、血管内生长、胃肠道或阑尾腔内息肉样生长,这样会导致难以和其他结直肠良恶性疾病鉴别。特别是对于伴有肠化生的子宫内膜异位病变,即部分子宫内膜上皮为肠上皮所取代,其镜下表现常类似于低度恶性阑尾黏液性肿瘤(low-grade appendiceal mucinous neoplasms,LAMNs),需要注意鉴别。有学者归纳,伴有肠化生的子宫内膜异位症的诊断要点为：存在传统的子宫内膜上皮、阑尾腔无法辨认或腔内并不存在黏液性肿瘤、小型或中型黏液性腺体和子宫内膜腺体混杂并存呈丸状分布、袖带样的子宫内膜间质包绕黏液性腺体、子宫内膜腺体和黏液性腺体混杂共存。对于诊断困难的患者可以采用免疫组化技术进行染色，常可同时发现子宫内膜异位细胞和黏液性腺体。

四、临床表现

子宫内膜异位症的常见症状包括下腹痛、痛经、性交疼痛等。有学者把子宫内膜异位症的症状分为五大类：①严重的盆腔疼痛和痛经；②性交疼痛；③消化道症状；④膀胱症状；⑤其他症状，包括乏力、放射痛等。而在消化道症状中，排便疼痛感最为常见，这种疼痛感被描述为便前疼痛或肠痉挛，或者排便过程中锐性剧痛，偶尔可同时伴有肛门疼痛感，而且相关症状在月经期显著加重。其他的消化道症状包括恶心呕吐、腹泻、便秘或者腹泻便秘同时存在等。

肠道子宫内膜异位症是否出现症状以及症状的严重程度多和病变部位和侵犯范围相关。大部分患有中重度肠道子宫内膜异位症的女性表现出不同程度的肠道症状，但是也有一部分女性虽然子宫内膜异位症很严重，但是并没有表现出明显的临床症状。如前所述，直肠和乙状结肠是肠道子宫内膜异位症最常累及的部位，常表现为排便疼痛感、便秘、腹泻、粪便性状改变、里急后重等。若病变侵犯肠壁全层至黏膜层，则可以出现便血，便血多发生在月经期间，这与异位的子宫内膜随体内雌激素发生周期性变化相符。阑尾是肠道子宫内膜异位症第二容易累及的部位，主要为急性阑尾炎的表现，通常要通过术后病理才发现是子宫内膜异位引发的阑尾炎。当子宫内膜异位症累及肠管环周，病灶压迫肠管也可能引起肠梗阻表现。新近有学者统计720例因为肠道子宫内膜异位症行结直肠切除手术者，其中12例（1.7%）表现为结肠梗阻。所有患者均接受了结直肠切除手术，其中4例为腹腔镜手术，83%的患者为低位或超低位吻合。2例患者术后发生直肠阴道瘘。术后平均随访38个月，无患者病变复发，75%的患者自觉排便困难症状改善。作者认为，对于诊断肠梗阻的年轻女性，应该考虑子宫内膜异位症的诊断。尽管手术难度较大，积极手术的治疗效果还是理想的。

五、诊断

如前所述，肠道子宫内膜异位症缺乏特异性临床表现，术前明确诊断较困难，随着相关技术的发展，诊断准确率明显提高。若病变位于子宫直肠陷凹，直肠指诊可扪及直肠前壁质硬结节，较固定，轻压痛。由于病变常由浆膜层向肠壁内浸润生长，只有少数侵及肠壁全层者病变可以累及肠黏膜，所以诊断肠道疾病最常用的肠镜检查常不能发现病变，诊断价值有限。以往多数病变为剖腹探查或者因为其他腹部手术时发现，并最终通过病理检查明确诊断。新近因为腹腔镜技术的迅速进展，腹腔镜技术成为诊断子宫内膜异位症的重要手段，同时也是一种主要的治疗方法，但腹腔镜属于有创检查，而且难以确定病变累及深度。当前 MRI 和螺旋 CT 诊断子宫内膜异位症的准确率也显著提高，为术前准确诊断子宫内膜异位症带来了新的希望。但是影像学检查对于表浅的病变诊断价值不大，对深部浸润型病变的诊断准确率较高。子宫内膜异位症患者的血清 CA125 升高，具有一定的诊断价值，但是该指标的敏感性和特异性均不理想，而新的标志物研究方面并无明显的突破。

（一）肠镜检查

对于侵犯黏膜及黏膜下的肠道子宫内膜异位症在肠镜直视下可以发现肠道黏膜皱缩、充血，或呈溃疡型改变;然而对于病灶局限于浆膜层的肠道子宫内膜异位症,肠镜下仅可表现为肠道外压改变,或肠腔狭窄。因此,肠镜活检阳性率常较低,有学者报道,肠镜下病理活检阳性率为50%,对于肠镜活检阴性的患者,需依靠术后病理才能确诊。

(二)MRI 检查

MRI 诊断和全面评估盆腔子宫内膜异位症较为准确。以往研究表明,MRI 诊断结直肠深部浸润子宫内膜异位症的准确率为75%～96%,主要的表现为"蘑菇帽征"或"扇征"等。新近有学者总结分析以往文献报道的经验,设定 MRI 诊断结直肠深部浸润子宫内膜异位症诊断标准:①结节性病变和邻近脂肪层低信号斑块样病变。②肠壁半环形增厚(即放射状收缩形态)。该研究入组 33 例患者,应用该诊断标准观察 T_2 加权成像图像,诊断结果与腹腔镜探查和病理学结果对比,发现放射科医师之间有高度一致性,诊断准确率高达 97%;该研究的不足在于入组病例数较少,其价值有待进一步明确。

(三)CT 检查

以往 CT 不被认为是评估肠道子宫内膜异位症的首选影像学方法,这是因为育龄期妇女在行 CT 检查时需要接受电离辐射,而且增强 CT 检查对于诊断肠道子宫内膜异位症的敏感性和特异性较差。但是,新近有学者研究水灌肠扩张结肠后再行增强 CT 检查可显著提高诊断准确率。研究与腔镜手术结果对照。共 64 例患者入组,结果表明水灌肠增强 CT 诊断肠道子宫内膜异位症的敏感性和特异性分别达到 100% 和 97.6%,不同观察者之间具有高度一致性,且对于肠壁侵犯范围的准确性也达到 90.9%。有学者认为该检查是一种准确有效的诊断技术,但是患者接受射线较多,对老年人应慎用。另有学者比较水灌肠多层螺旋 CT 检查和磁共振水成像对直肠和乙状结肠子宫内膜异位病灶诊断的准确度,共有 260 例患者入组,均在腹腔镜手术前接受 CT 和磁共振检查。行 CT 检查的患者在水灌肠扩张肠管和静脉注射造影剂后用 64 排多层螺旋 CT 扫描。行磁共振检查的患者通过在直肠注入 250～300 mL 生理盐水稀释的超声凝胶使肠管扩张,然后用 1.5T 磁共振机器检查。将影像学检查结果和术后病理进行比较。研究发现,176 例直肠乙状结肠子宫内膜异位症患者中,水灌肠后多层螺旋 CT(98.5%)和磁共振水成像(96.9%)检查对诊断直肠乙状结肠子宫内膜异位症的准确度差异无统计学意义($P=0.248$)。灌肠后多层螺旋 CT 和磁共振水成像检查的敏感性、特异性、阳性预测值、阴性预测值、阳性似然比、阴性似然比分别为98.3%,98.8%,99.4%,96.5%,81.59,0.02 和 97.2%,96.4%,98.3%,94.1%,26.89%,0.03%。有学者认为,水灌肠后行多层螺旋 CT 检查和磁共振水成像检查对诊断直肠乙状结肠子宫内膜异位症一样准确。

(四)超声检查

在不同的影像学诊断技术中,超声检查广泛应用于诊断盆腔病变,也可被用来诊断直肠乙状结肠子宫内膜异位症。包括经阴道超声、经直肠超声和超声内镜均应用于诊断肠道子宫内膜异位症。超声检查可以动态观察到侵犯肠壁的病变,也可以在超声定位下取活检,而且费用较低。有学者对超声检查诊断子宫内膜异位症的文献进行荟萃分析,共纳入 15 篇英文文献,发现三种检查对于诊断深部浸润型子宫内膜异位症均有较好的诊断价值。但是该技术也有局限性,不但非常依靠操作者的经验,而且可以观察到的视野是十分有限的。

(五)腹腔镜探查

目前,对于很多疑似肠道子宫内膜异位症的患者,腹腔镜检查是首选方法。腹腔镜可以直视观察病变,而且可以进行病理活检从而明确诊断。相对于传统开腹探查手术,腹腔镜手术具有手术创伤小的优势。典型病变常为结节样病灶,伴有不同程度的纤维化和色素沉着,可为蓝色、棕色、黑色、灰白色或红色的结节样硬病灶。累及肠管的病变常与盆腔病变相连,形成整块的病灶。腔镜下可见肠壁失去柔韧性,较为僵硬,钳夹时感觉较为明显。

六、治疗

肠道子宫内膜异位症的治疗主要包括药物治疗和手术治疗两大类。多数肠道子宫内膜异位患者并无症状,这部分患者常在接受腹部手术时无意中发现病变获得诊断。对于无症状的患者,多数学者认为无需治疗。随着病情进展,患者逐渐出现症状,初期症状常较轻微,常通过药物治疗控制。若症状继续加重,药物治疗疗效不佳,或者出现出血、梗阻等并发症时,需要选择手术治疗,而腹腔镜手术为手术治疗首选。

(一)药物治疗

肠道子宫内膜异位症最常见的症状为腹痛,腹痛可能是由于腹腔内炎性因子释放、病灶出血或病变侵犯盆壁神经所致。而药物治疗的主要机制在于减少雌激素的合成及作用、减少炎性反应、抑制卵巢释放激素进入血液循环和减少月经来潮。药物治疗主要包括:复方口服避孕药(combined oral contraceptives,COCs)、孕激素、促性腺激素释放激素激动剂(gonadotropin-releasing hormone agonists,GnRH-a)和达拉唑。随着子宫内膜异位症的发病机制研究逐渐进入分子水平,其他新的药物也正在研究中。COCs包括雌激素和孕激素两种成分,常作为轻症患者的一线治疗药物。对于应用雌激素有禁忌的患者,也可单用孕激素。GnRH-a和内源性GnRH有相似的结构,但是和脑垂体GnRH的受体结合时间更长,使正常情况下GnRH的脉冲式刺激受到抑制,从而导致垂体-卵巢轴的下调。而低雌激素状态最终导致停经和子宫内膜萎缩。这一类药物包括亮丙瑞林、那法瑞林和戈舍瑞林等。达那唑是第一种FDA批准用于治疗子宫内膜异位症的药物,它是一种人工合成的17α-乙炔睾酮衍生物,能抑制黄体生成素峰,导致排卵停止。达拉唑也抑制类固醇生成过程中相关的酶,并增加游离睾酮。这些作用机制导致一个低雌激素和高孕激素的环境,从而抑制病变的生长。

(二)手术治疗

根据病变侵犯肠道部位和范围,肠道子宫内膜异位症的术式包括激光汽化术、病灶剥除术、盘状切除术、节段性肠切除术和阑尾切除术等。自从1988年首次报道腹腔镜肠切除术治疗肠道子宫内膜异位症以来,在过去的20年中,腹腔镜手术可安全地实施上述所有术式,已被证明对肠道子宫内膜异位症治疗有效。前瞻性的随机对照研究显示,对于需要行结直肠切除术的肠道子宫内膜异位症的妇女,腹腔镜手术是安全的。与开腹手术相比,腹腔镜手术在缓解症状和改善生活质量方面是相似的,术中出血量更少,术后并发症发生率更低,而且术后自然妊娠率更高。腹腔镜手术治疗肠道子宫内膜异位症的价值已经得到了公认,多数学者也认为腹腔镜肠切除术是可行的,在需要的时候可以安全地实施。然而,肠壁到底应当切除多大范围才能充分治愈子宫内膜异位症,目前还存在争议。肠段切除术的根治性最好,但是与相对保守的手术方式(如盘状切除术)相比,其严重并发症的发生率更高和妊娠率更低。赞成肠段切除术的学者认为,该术式的复发率更低。然而,如果要行肠段切除术就必须游离一段肠管,这样就可能无意中损伤上腹下丛和下腹下丛。这些神经丛损伤可引起术后持续性的肠道和泌尿系统的不适症状。实践证明,没有实施节段性肠切除术的患者,他们疼痛的缓解率高,长期复发率低,也没有出现严重的并发症。再加上肠道子宫内膜异位症是一种良性疾病,所以相对保守的手术方式仍然是首选。节段性肠切除术是最后的治疗手段,只适合那些累及肠管壁 1/3 周以上或者伴有不全性肠梗阻的患者。此外,必要时应当行术中直肠乙状结肠镜检查,它可以评估肠壁浸润的范围,发现可能存在的肠管损伤,检查吻合口是否完整。肠道子宫内膜异位症患者还常常合并生殖器和泌尿系统的子宫内膜异位症。因此,术中要认真系统地探查盆腔和腹腔,并处理好所有可能的病变。此外,大部分肠道子宫内膜异位症为多病灶,有学者认为多病灶也可通过腹腔镜手术治疗成功,也有学者认为需要中转开腹。此外,还有人报道,采用腹腔镜行节段性肠切除术时,可以通过肛门安全地将标本取出,从而避免了腹部做一个较长的切口来取出标本。

有学者对肠道子宫内膜异位症患者术后生活质量进行了评估,发现手术治疗有效改善了患者的生活质量。作者选择接受肠道子宫内膜异位症手术治疗的 41 例患者,对其采用自我评估的问卷调查形式,评价其手术前后症状、性生活能力以及生活质量改善的情况。研究发现,手术治疗有助于改善主要疼痛症状如痛经、排便疼痛、间歇性盆腔疼痛,以及性交痛;与此同时,12 种肠道症状、性生活能力以及生活质量也均有所改善。而在盘状切除和肠段节段切除两种术式之间比较,依据患者症状、性生活能力及生活质量评估没有差异。作者认为,肠道子宫内膜异位症手术有助于改善患者症状及生活质量。当疾病进展时,可选择肠段节段切除术。另有学者评估经腹腔镜结直肠切除手术治疗的深部浸润子宫内膜异位症患者,随访 1 年期间生活质量的改变。共 40 例患者入组,术前所有患者均接受骨盆磁共振及经直肠超声内镜检查,以明确肠道浸润范围,并接受经腹腔镜结直肠和其他子宫内膜异位病灶的手术切除,生活质量 SF-36 评估共分 3 个时间点完成(术前、术后半年、术后 1 年)。研究发现在 3 个时间点,机体功能、躯体角色功能、社会功能及角色心理评分均显示最显著地改善。疼痛、总体健康、活力及心理健康领域均显示轻微改善,但程度不及前组。整体研究期间所有 SF-36 领域均观察到差异有统计学意义的改善($P<0.05$)。作者认为经腹腔镜结直肠分段切除子宫内膜异位病灶,对患者生活质量的改善具有积极作用,而且此效应可在术后维持长达 1 年。

近 10 年来,随着腹腔镜技术的发展和广泛应用,微创越来越成为诊断和手术治疗肠道子宫内膜异位症的主要理念。对于有症状的肠道子宫内膜异位症的患者需要切除所有病变,并且恢复肠道连续性。此外,随着低位盆腔吻合装置的出现以及医师对疾病的了解程度加深,能够最大限度地减少复发率。就目前的情况来看,只有发现子宫内膜异位症的确切病因和发病机制,才能找到更为科学合理的预防措施。

(董兴霞)

第六节 结直肠血管扩张症

结直肠血管发育不良性血管扩张症是由局限于黏膜下良性非肿瘤性扩张的血管丛构成,表现为肠道黏膜和黏膜下层小血管(<10 mm)出现肉眼可见的扩张、迂曲改变,伴有自发出血倾向的疾病总称,简称为结直肠血管扩张症或结直肠血管发育不良。多常见于 60 岁以上的老年人,是引起下消化道出血的主要原因之一,约占所有下消化道出血原因的 4%。病变可以单发也可多发,约 25% 的疾病为多发,病变大小从 0.2～2 cm,大体病理检查难以发现,常需特殊的检查才能发现。文献报道,结直肠血管扩张症病变主要位于盲肠和近端升结肠(54%～81.9%),男女发

病率基本相等。

一、病因

结直肠血管扩张症的确切病因至今尚未阐明,较为公认的是 Boley 提出的退行性病变学说。通过对血管扩张症肠切除组织结合黏膜血管病变的临床机制研究,证实结直肠血管扩张症为一慢性老化过程。长期结直肠腔内压升高,结直肠黏膜肌层收缩影响通过黏膜肌层的血管使之受压,从而导致黏膜下静脉扭曲扩张、回流受阻,静脉内压力升高,随之小静脉、小动脉和毛细血管单位也代偿性扩张,最终整个毛细血管网扩张,同时由于静脉血管扩张引起毛细血管前括约肌功能不全,进而形成微小的动静脉瘘,使静脉内压力进一步升高,加重血管扩张。由于盲肠和升结肠的肠腔直径最大,肠壁静息张力也最高,以此处黏膜下静脉较结肠其他部位回流受阻的程度也最大,因此本病多见于右半结肠。

根据血管造影特点、发病年龄和家族史,临床上有学者将其分为三种亚型。

Ⅰ型:又称孤立型、获得性血管畸形,占所有结直肠血管扩张症的 90% 以上。病变多为单发,呈局限性,年龄常>55 岁,好发于右半结肠,病变多因后天获得性引起结直肠静脉回流受阻导致,血管病变不累及其他内脏。已证实结直肠血管扩张症发病与主动脉瓣狭窄、血管性血友病、慢性肾功能不全和肝硬化有关。

Ⅱ型:又称弥散型、先天性动静脉畸形,多呈广泛非浸润病变,发病年龄<50 岁,可见于肠道任何部位,病变由厚壁和薄壁血管组成,可能系先天性病变,与遗传性出血性毛细血管扩张症(Osler-Rendu-Weber 综合征)相似,但不伴有遗传出血性毛细血管扩张症的全身性表现。

Ⅲ型:又称斑点样血管瘤、遗传性毛细血管扩张症,可位于胃肠道任何部位,右半结肠及回肠最多见,伴皮肤毛细血管扩张,此型大多具有家族遗传史,较为少见,一般认为与先天性血管壁的发育缺陷有关。

二、病理

本病病理组织学诊断取材相当困难,因人体标本有时肉眼无特殊改变,常需将切下的标本重新经血管注射染色剂或造影剂,以进行病变的再定位。

结直肠血管扩张症基本病理变化是黏膜下层内成簇小静脉和毛细血管扩张、增多和淤血,有时也伴有小动脉的扩张和管壁增厚。随着病程进展,众多扩张的血管侵及黏膜层,造成压迫糜烂和出血。最常见而明显的早期异常是在黏膜下可见到明显扩张而迂曲的薄壁血管,绝大多数仅有内皮细胞层,偶尔有少量的平滑肌,在结构上相似于扩张的静脉。中晚期患者可在黏膜下层见到由局限性静脉或扩张的毛细血管组成的血管团。在更加广泛的病变,黏膜下扩张静脉数目增多、变形。病变严重时,黏膜可被迂曲扩张的血管团所代替。

三、临床表现

绝大多数结肠血管扩张症的人群没有临床症状,只有少数患者以骤发、间歇或反复发作的无痛下消化道出血为临床发病特征,出血一般为少量、反复发生的出血。仅 15% 的患者可能会出现大出血或合并休克。由于每次发作的出血量、出血速度和病变部位不同,便血的程度不同,从隐血至明显的肉眼血便,因而临床表现不同:有些是长期粪便隐血,呈慢性缺铁性贫血状;有些便血呈鲜红色、果酱色,并可含凝血块。大出血患者有血流动力学改变。90% 的患者便血可自行停止,但可反复发作。

四、诊断和鉴别诊断

本病特点是常见于老年患者,有无痛性下消化道出血。因此对反复发作下消化道出血或有慢性缺铁性贫血病史的患者,经各种检查排除了消化道肿瘤、食管静脉曲张和胃黏膜出血、结直肠憩室炎、结直肠血管瘤等引起消化道出血的常见原因后,特别是 65 岁以上的中老年患者,以及伴有肝硬化、门静脉高压症的患者,应考虑结直肠血管扩张症的诊断。

(一)实验室检查

1.血常规检查

患者因长期慢性失血,而出现缺铁性贫血。同时需做出血、凝血等试验或必要的血液学检查以排除血液病的可能。

2.血生化检查

其指标变化与原发疾病有关,合并肝硬化、门静脉高压症或慢性阻塞性肺病者,可有肝功能或肺功能的异常。动脉硬化者可有血脂代谢的异常等。

(二)结肠气钡双重造影

主要目的是除外其他结直肠病变,排除肿瘤、憩室等。

(三)电子结肠镜检查

电子结肠镜检查目前已成为诊断结直肠血管扩张症的主要手段,既可以排除结直肠其他部位或疾病引起的出血,同时又可用结肠镜进行有效的病变组织活检和治疗。由于操作者经验,或是病变部位与程度不同,对于部分病变范围较小的临床无症状患者,内镜检查可能漏诊,因此对临床怀疑患者建议重复内镜检查。当扩张改变累及结直肠黏膜层时,结直肠血管扩张症结肠镜可见典型的平坦或略为隆起的红色血管斑,斑点内可见呈蜘蛛网样或珊瑚样分布的血管网。病变黏膜表现出丛状或片状黏膜血管异常,黏膜下扩张的血管形态,病变部位有时可见黏膜糜烂、溃疡或出血点。需要指出,结肠镜进行病变组织活检可能引发出血,对临床操作者具有一定要求,应持谨慎态度。

(四)选择性血管造影

选择性肠系膜血管造影是诊断结直肠血管扩张症最主要和最可靠的方法。根据本病的好发部位,应首选肠系膜上动脉造影,尤其要注意回结肠动脉末端的结肠分支情况。此病的特征性血管造影表现:①静脉早期充盈(注射造影剂 4～5 s 内出现)。②血管聚集。③静脉排空延迟。满足以上两项即可确诊。

(五)核素扫描

与结肠镜和系膜血管造影检查相比,^{99m}Tc标记红细胞扫描在诊断结直肠血管扩张症出血方面具有更大的优越性。该检查快速、无创、不需要做任何的肠道准备,对出血速度要求较低,通过追踪核素标记的红细胞来诊断,出血量在$(0.1～0.5)$mL/min 可以发现出血部位。因核素标记的红细胞在体内停留达 24 h,所以对那些间歇性出血的病例也可进行监测。

(六)鉴别诊断

本病宜与消化道肿瘤、食管静脉曲张和胃黏膜出血、结直肠憩室炎、结直肠血管瘤等引起下消化道出血相鉴别。同时尚需排除血液病或痔病引起的便血。

五、治疗

(一)非手术治疗

主要包括药物治疗和内镜下治疗,目前认为没有出血的结直肠血管扩张症的患者无须治疗,有出血但无血流动力学改变的患者也以非手术治疗为主。

1.治疗原发病

由于大部分结肠血管扩张症多发于高龄患者,相当多患者伴有心血管、肝功能异常或其他系统疾病,常规使用抗感染、止血药物治疗同时,应积极治疗原发疾病,大部分患者出血可自行停止。

2.药物治疗

患者平时应进少渣饮食,避免辛辣等刺激性食物,戒酒,保持粪便通畅,防止干燥。出血时应适当休息,先用 2～3 种止血药物,口服或肌内注射。目前研究未发现激素在治疗结直肠血管扩张症的理想疗效。血管生成抑制剂的临床应用,被认为是毒性较低和更好的耐受性。但是其在治疗本病中的作用仍然有待评估。

3.经血管造影导管治疗

对肠系膜血管造影明确诊断并伴有活动性出血的病变,可采用局部留管,滴注加压素等血管收缩剂和止血药的治疗方法。加压素可以按 2 U/min 的剂量滴注,持续用药 12 h。但要注意有引起肠缺血的可能,留置的导管也可能发生移位。另外,导管拔除后有再次出血的可能。该方法虽可反复多次使用,但创伤较大,老年患者具有一定的风险。经肠系膜血管造影导管进行吸收性明胶海绵栓塞有引起肠梗死的可能,风险较大,不宜采用。

4.经内镜治疗

近年来内镜下止血已越来越多地被采用。其优点是安全、有效、可反复进行。治疗前要评估病变深度,是否符合内镜治疗指征。

氩离子凝固术(APC)止血在治疗结直肠血管扩张症出血中应用最为广泛。此方法使用的同步传送电流和氩气对靶病变黏膜组织进行的止血,离子化氩气止血的优点在于避免与靶组织直接接触,极大地减少对组织的热损伤。在平均随访时间为 18 个月在临床研究中对 APC 治疗结直肠血管扩张症的安全性、有效性进行了评估,止血有效率为 68%～88%,再出血率介于11%～19%,主要来自新发病灶的发现产生,无严重并发症发生。一次电凝效果不确实的部位,可多次进行电凝。对于病变范围较大,或有凝血缺陷患者,选择内镜下止血钛夹治疗也具有较好的疗效。对降结肠以下部位出血者可用肾上腺素高位灌肠。

(二)手术治疗

虽然近年来非手术治疗结直肠血管扩张症发展较快,也取得相应的疗效。但对于反复发作或有持续出血、诊断及出血部位明确的患者,应建议在纠正贫血后选择手术治疗。适用于手术治疗的结肠血管扩张症的标准为反复下消化道出血或有慢性贫血,肠系膜血管造影检查确诊系结肠血管扩张症引起的出血且病变部位明确,非手术治疗无效或反复出血者。对于下消化道出血有休克表现时,无论诊断是否明确均应纠正休克的同时行急诊剖腹探查。

手术的基本原则是彻底切除病变肠段,防止遗漏,否则会发生再次出血。手术切除的范围可依据术前血管造影和结肠镜检查所发现的病变范围决定。充分切除是彻底治愈本病的关键。手术探查肠管外观正常不等于排除了病变存在。切除的肠段范围应该包括结肠镜、小肠镜、肠系膜血管造影、手术探查所发现的病变部位范围的相加,防止术后再次出血。结肠血管扩张症手术后再次出血的发生率约 4%,主要原因是遗漏病变,尤其是位于末端回肠或结肠其他部位的病变。所有手术患者术前均应进行充分的肠道准备,手术采用截石位,术中要全面仔细地检查肠系膜血管的形态,对怀疑有多发病变或术中病变部位难以确定的患者,应考虑行术中联合结肠镜检查,对伴有系膜血管迂曲或扩张的肠段通过透光方法重点检查是否存在肠壁内血管畸形或血管扩张团,可有效提高手术的成功率。

发现病变予以缝扎止血或手术切除。单纯剖腹探查,盲目切除右半结肠不可取,因为病变位于黏膜下,不借助术中结肠镜是不能发现病变部位的,且有时病变或出血部位并不在右半结肠范围内。若同时合并广泛性左侧结肠憩室病的患者,如身体能耐受,最好行全结肠切除、回肠、直肠吻合术。

(董兴霞)

第七节 门静脉高压性结直肠病

肝硬化门静脉高压可引起包括胃、小肠和结肠整个胃肠道的病变,门静脉高压性结直肠病(portal hypertensive colopathy,PHC)系指在门静脉高压基础上发生的肠黏膜下毛细血管扩张、淤血、血流量增加,动静脉短路,引起以结直肠黏膜血管改变为特征。1991 年由 Kozarek 等首次提出,本病与门静脉高压性胃病(PHG)、门静脉高压性小肠病(PHE)合称门静脉高压性胃肠病(portal hypertentive gastroenteropathy,PHGE)。有关肝硬化门静脉高压结肠黏膜病变的发病率报道不一,作为一种特殊类型的肠道黏膜病变,近年来有关门静脉高压性结肠病的报道逐渐增多。

一、病因

PHC 的发病机制目前仍不清楚,大多数研究认为其与门静脉高压所致的肠道血流动力学改变及炎性介质的影响密切相关。

(一)肠道血流动力学改变

门静脉高压所致高动力循环,使得结直肠血流量增加 40%～60%;门静脉血流受阻,肠道黏膜毛细血管扩张、淤血、动静脉短路,肠道黏膜血循环灌注减少,微循环障碍,从而导致肠血管血容量增加,血流淤滞,使肠黏膜及黏膜下毛细血管和小静脉扩张,通透性增加,最终导致肠黏膜发生充血、水肿与糜烂等病理改变。

(二)血管活性递质的变化

包括一氧化氮(NO)、神经肽、前列腺素及一系列炎性介质参与了门静脉高压性结肠病的发生和进展。尤其抑制性神经递质一氧化氮通过介导黏膜血管扩张及肠黏膜微循环障碍直接参与PHC 的发病过程。

(三)内毒素血症

门静脉压力异常改变,肠道黏膜屏障功能减弱,易出现肠道菌群异位,导致内毒素血症的发生,使得全身特异性与非特异性免疫功能降低,进一步加重细菌移位、血浆内毒素水平升高的恶性循环。

二、临床表现

本病一般无特异的临床表现,通常 PHC 多是无明显临床症状,或仅表现为肠运动功能紊乱和消化吸收不良,PHC 直接导致的下消化道大出血较为少见,约占 4%。

(一)肠道功能紊乱

PHC 患者结直肠黏膜充血水肿,肠道运动功能减弱,导致消化吸收功能障碍,肠道菌群失调,从而出现相应的临床症状:腹胀、腹泻、厌食、便秘及营养不良等。

(二)消化道出血

可表现为黏膜出血、黑便,是引起下消化道出血的原因之一。PHC 引起的下消化道出血一般不会引起类似食管胃底曲张静脉破裂的急性大出血,而是缓慢而持久的隐性出血,粪便潜血试验可持续阳性,引起缺铁性贫血。

(三)感染

PHC 患者细菌移位发生率增高,尤其是在合并有严重肝功能不全、消化道出血、休克、大量腹水时更易发生感染,并进一步导致原发性腹膜炎、胆系感染、败血症等。

(四)低蛋白血症

肠道黏膜屏障减弱,肠黏膜毛细血管通透性增加,大量蛋白渗漏丢失,是 PHC 患者低蛋白血症的一个重要原因。

三、诊断

目前 PHC 的诊断标准尚缺乏统一,需结合病史及内镜检查获取诊断。

(一)病史

PHC 患者有门静脉高压以及引起门静脉高压的原发疾病,85%~90%门静脉高压都是由肝硬化引起。

(二)辅助检查

1.内镜检查

门静脉高压性结肠病的内镜特征主要包括血管病变和结肠黏膜炎性样改变。血管病变表现为樱桃红点征、蜘蛛痣样毛细血管扩张、静脉曲张等。直肠静脉曲张和血管发育异常是否属于 PHC 的内镜下表现目前仍有争论。研究发现,血管发育异常在试验组和对照组的发病率相似,门静脉高压组痔的发病率明显增高。结肠黏膜炎症样改变主要表现为结肠黏膜充血、水肿、糜烂、弥散分布的暗红色改变、颗粒样改变或自发性出血等。

根据内镜下结直肠黏膜表现,有学者提出 PHC 三级分类:Ⅰ级,结直肠黏膜红斑改变;Ⅱ级,黏膜红斑伴有黏膜马赛克样改变;Ⅲ级,结直肠黏膜樱桃红点征、毛细血管扩张或血管发育异常改变。

2.组织病理学检查

门静脉高压患者的结直肠血管扩张,中间层血管迂曲明显,但未见任何慢性结肠炎类似的黏膜弥散性改变。结肠镜下 PHC 病灶活检提示结直肠黏膜组织学改变主要是黏膜毛细血管数目及直径增加,基底层增厚,且无明显炎细胞大量浸润。因此,组织病理学如发现黏膜水肿、黏膜及黏膜下血管扩张或固有层淋巴细胞和浆细胞轻度浸润支持 PHC 的诊断。

3.影像学检查

包括内镜超声、钡灌肠、CT、MRI 等多用于 PHC 鉴别诊断。

四、鉴别诊断

(一)缺血性肠炎

常见于老年患者,因肠道血管病变或血液灌注不良导致结直肠黏膜急性缺血性坏死溃疡而出现便血,临床常见腹痛、腹泻和便血三联征表现,结肠镜检查可见肠黏膜充血、水肿及浅溃疡及出血灶。结合病史及肠镜检查加以鉴别。

(二)结直肠血管发育不良性血管扩张症

无痛性下消化道出血的临床表现,常见于 60 岁以上的老年人,出血自限性,肠系膜动脉造影及内镜检查具有诊断价值。

五、治疗

(一)非手术治疗

1.积极治疗基础病

对症支持治疗包括纠正贫血、抗感染及营养支持改善低蛋白血症同时,应针对形成门静脉高压的原因积极治疗基础疾病。

2.治疗下消化道出血

目前认为生长抑素(如奥曲肽)可作为急性期止血首选药物,止血后应使用普萘洛尔或其他药物以防复发出血。

3.降低门静脉高压

β 受体阻滞剂药物(普萘洛尔等)可减慢心率,降低心排血量,继而降低门静脉压力,改善PHC 患者结直肠黏膜的淤血状态。

4.改善肠黏膜屏障功能

谷氨酰胺作为肠黏膜细胞蛋白、核酸合成的重要底物,是肠道修复最重要的营养物质,对机体肠黏膜屏障功能的维持具有不可替代的作用。同时,充分重视肠道益生菌的补充,促进肠黏膜修复,维护屏障完整性,减少毒素和代谢产物的吸收。

(二)颈静脉肝内门体分流术(TIPS)

可明显降低门静脉压力,TIPS 可作为对 β 受体阻滞剂不耐受或者无效的 PHC 患者消化道出血的二线治疗方案。

(三)手术治疗

对于临床上较为少见的经过严格内科治疗 48 h 仍无法控制的下消化道出血,可采用手术治疗,及时有效地降低门静脉高压,如各种门-体分流术或断流手术。

局部切除出血病变的肠段仅用于暂时止血,术后仍可能再发,不属于根治治疗,手术疗效还有待进一步研究。

(董兴霞)

第八节　肛门直肠神经症

一、概述

　　肛门直肠神经症指患者由于自主经功能紊乱、肛门直肠神经失调而发生的一组症候群。本病多见于平时精神较紧张多疑，情志不畅、心情急躁或性格内向的人群。主要症状是经常觉得有肛内疼痛、灼热、坠胀、肛周放射痛，便意频频，有的感到肛内有异物阻塞感和直肠蠕动感，严重时肛门疼痛难忍，症状多呈阵发性发作，时好时差、情绪抑郁或急躁多语，甚者几欲轻生，严重影响个人及家庭生活、工作与学习。本病属中医的"肠郁"范围。

二、病因病机

中医认为与以下因素有关。

（1）郁怒不畅、肝失调达，气失疏泄，而致肝气郁结，甚则化火。

（2）由于情感不遂，肝部抑脾，营血渐耗，心脉失养，神失所藏，即所谓忧郁伤神，耗伤心气，而致心神不安。

（3）久郁伤脾，饮食减少，生化无源，则气血不足；或郁久化火或大病久病之后耗伤阴血，心脾两虚，累及于肾，心肾亏虚，阴虚火旺。

三、病因

　　现代医学对本病的认识尚不十分明了，认为本病的发生主要与精神因素、个体素质、躯体因素有关。

（一）精神因素

　　生活中的突发事件、工作压力、复杂的人事纠葛等，均可引起精神紧张。研究表明，长期精神紧张可使体力与脑力耗损，造成中枢神经的功能活动障碍，导致中枢神经的调节与内抑制过程弱化，兴奋过程相对亢进，可表现为机体某局部的感觉或功能异常。如集中反应于肛门、直肠，则可发生本症。

（二）个体素质

　　研究表明，本症与个体素质有关。个体素质的形成与遗传及后天因素有关。后天的作用，包括童年的经历，家庭环境以及社会关系等，如这些因素不良，均可使患者形成有缺陷的性格特征。在某些诱因的作用下，即易发生本症。如具有善疑敏感素质者，平时读医学书籍而似懂非懂，或耳闻目睹亲友中息肛肠病重症的痛苦，先恐后疑，继而感觉自己也有类似症状。

（三）躯体因素

　　躯体疾思及机体衰弱，生理状态改变常常是本症发病的先导。身体患病时，过分忧虑和焦急，疑病恐癌，体质虚衰，耐受能力下降；或曾受到肛门、直肠疾病的折磨，局部疼痛刺激及更年期等，均可引起大脑功能暂时失去平衡，自主神经功能紊乱，周围种经反射障碍，肛门、直肠神经活动失调而发病。

总之,肛门直肠神经症的形成,往往是多种因素综合作用的结果。

四、临床病理分期

(一)中医根据辨证分期

湿热下注、肝郁燥火、阴虚脏燥。

(二)西医根据病程、病史、症情分类

见表 22-1。

表 22-1 肛门直肠神经分类

分类	分型	表现
按病程	间断性	肛门直肠疼痛,无规律的间歇性发作
	持续性	肛门直肠疼痛,持续或频繁发作
按病史	原发性	肛门直肠疼痛,找不到任何原因
	继发性	有肛肠或盆腔手术史,但无阳性发现
按症情	抑郁症	自诉肛肠有病,情绪抑郁,少言寡语
	恐惧症	描述肛肠症状离奇、严重,但无阳性发现
	焦虑症	极力描述肛肠症情或追问诊治,急躁多语
按症情	疲劳症	肛肠疼痛不适日久,出现神经衰弱症状
	疑虑症	过度关心肛肠感受,怀疑有大病但无体征

五、临床表现

本症以肛门、直肠局部的感觉异常及精神症状为特征,临床症状不一,轻重悬殊,病程多经年累月,反复发作,或持续为病。但无论症状如何,均无阳性体征。

(一)感觉异常

肛门局部感觉异常是本病患者求治的主诉症状。其特点是叙述详尽,描述逼真,内容离奇。多是主观、幻想的症状。较多的有疼痛、坠胀、放射痛。如诉肛内有异物感者,常能描述出异物的大小、形状、质地甚至异物在肛内活动的具体位置变化,此外还有直肠蠕动感,特殊气味,小虫爬行,麻木奇痒,肛门烧灼感等,都是常见的肛门直肠神经症表现。

(二)精神症状

精神症状是本病常伴有的全身症状。常见的表现如不自主的、没有现实威胁或与现实不相称的焦虑;情绪波动大,意识水平低,精神恍惚,失眠多梦,整日忧心忡忡,注意力不集中;适应能力较差,常过分要求别人和以自我为中心,给人以生硬、固执的印象,可伴见食欲减退、消化不良、头晕、疲倦无力等。

对疑似本症的患者仍应进行系统、全面的检查。但无论体格检查、专科检查及实验室检查等,均无与自述症状相应的器质性病理改变存在。

六、诊断及鉴别诊断

(一)诊断

1.症状

患者的主诉多离奇、主观、幻想的症状,以肛门直肠为中心,较多的有疼痛、坠胀、放射痛等。

此外还有特殊臭味、怪声异响、小虫爬行、麻木奇痒等。

2.体征

肛门直肠检查无器质性改变。

3.其他症状

已排除引起上述症状的躯体疾病,但其病程较长,缠绵不愈,短者亦超过半年以上。如患病3个月以内,可称神经症性反应。

(二)鉴别诊断

见表 22-2。

表 22-2　肛门直肠神经症的鉴别诊断

项目	肛门直肠神经症	肛门瘙痒症	阴部神经综合征	肛门直肠痛	尾骨病
精神症状	有	无	无	无	无
阳性体征	无	无	可有	有	有
外伤史	无	无	无	可有	多有
排便时疼痛	可有可无	无	可以缓解	一般加重	可加重

(三)中医诊断

肠郁。

七、治疗

(一)治疗原则

针对引起肛门失禁的原因采取适当的治疗。

(二)保守治疗

1.辨证论治

(1)湿热下注证。①证候:肛门直肠坠胀、灼痛或瘙痒、心烦易怒、口苦、便秘、小便短赤、舌苔黄腻、脉弦滑。②治法:治宜清热利湿。③方药:龙胆泻肝汤加减。

(2)肝郁燥火证。①证候:肛门灼热,为针刺样、便秘、尿少、性情急躁、胸闷腹痛、舌苔黄燥、脉弦数。②治法:治宜清热润燥、疏肝解郁。③方药:玉女煎合金铃子散加减。

(3)阴虚脏燥证。①治法:治宜滋养阴血、安神定志。②方药:甘麦大枣汤加减。

2.针灸治疗

根据患者病症不同而选穴。多用神门、三阴交、内关、四神聪、太冲、阳陵泉、期门、长强、上巨虚、腰俞等穴;耳针选穴如:皮质下、神门、神经衰弱刺激点、肛点等。也可使用电针,以神门、内关为一组,三阴交、足三里为一组(均为双侧),每天 1 次,每次使用 1 组。

3.穴位注射法

取长强穴,用 5 号齿科针头抽药后,平行能骨方向刺入 3 cm 左右,待有酸胀感后缓慢推药。药物用当归或维生素 B_1 注射液,机制是通过穴位的刺激以及药物的作用,调整自主神经恢复正常生理功能;选用异丙嗪注射液能抑制肛门部神经的传导,从而阻断病变对中枢神经的不良刺激,同时因其对中枢神经有抑制作用,能减轻局部变态反应,使病症消失或缓解。

4.西药对症治疗

兴奋性增高者,可口服地西泮等;失眠甚者,可服用阿普唑仑或艾司唑仑等;虚衰者,可选用溴化钠咖啡因合剂或五味子合剂等。

5.心理治疗

心理治疗是利用心理学原理和技术,有目的、有计划并按一定程序针对患者所患疾病的规律,采用相应的方式、方法而缓解或解除引起本病的病理基础——异常心理状态,是治疗本病的一种重要方法。常用的心理疗法有精神支持疗法,暗示疗法等。

(1)精神支持疗法:基本方法是认真倾听患者的陈述,对患者的痛苦和挫折,要充分表示同情和关怀,并给予解释、安慰和劝导。通过支持和鼓励。增强患者的信心,通过说明和保证,消除患者的疑虑,使患者正确认识和对待病情,增强信心,给中枢神经系统以良性反应从而使机体的功能恢复正常。

(2)暗示疗法:本疗法主要是通过言语诱导等方法,使患者进入催眠状态,然后医师借助语言暗示,用以消除患者的病态心理和肛门、直肠异常感觉,即施行催眠术。由于患者在催眠状态下,处于明显受支配的地位,医师用暗示性及针对性语言,使遗忘的经验可能再现,压抑的情感得以解释,此时,患者流露的思想较真实,医师的语言刺激、安慰、劝导可给予强有力的作用,产生良好的效果。

在心理治疗的基础上配合药物治疗及其他疗法,常能取得较好效果。但对大多数有明显精神、心理症状的患者,医师的同情心和高度的责任感是至关重要的。

6.气功疗法

气功对本病有独特的治疗效果,除药物及精神治疗外,可根据不同证型选练某种功法或练太极拳以配合治疗,可收显效。

八、疗效判断

(一)痊愈

自觉症状全部消除,追踪 1 年以上无复发。

(二)好转

自觉症状部分消除。

(三)未愈

自觉症状无变化。

九、预防与调护

(1)避免外界刺激,消除精神紧张,保持乐观态度。

(2)对于体质衰弱或久卧病床,深受病痛折磨者,以及更年期与妇女月经期、围产期等都要予以关心、理解、照顾,以防诱发本病.

(3)保持排便通畅,忌辛辣刺激饮食。

(董兴霞)

第九节 藏 毛 窦

藏毛窦是指骶尾部臀裂处软组织内的一种慢性窦道,大多数内含毛发。急性发作时也可表现为骶尾部急性脓肿,破溃后形成慢性窦道,常反复发作,经久不愈。

一、病因学

藏毛窦的病因目前尚未肯定。大多在青春期后发病,其发病年龄平均 21 岁,男性多见,常见于肥胖且毛发浓密者。有关该病的病因目前仍有争议,主要有以下两种观点。

一种观点是后天获得性疾病,认为窦和囊肿是由于损伤、手术、异物刺激和慢性感染引起的肉芽肿疾病,窦道不易愈合。

另一种观点则认为是先天性疾病,由于髓管残留或骶尾缝发育畸形导致该处皮肤先天性缺损,使表皮向内折叠引起。

目前大部分学者倾向于支持前者,认为藏毛窦是因为走路时臀部的扭动摩擦,使臀中裂之间的毛发刺入附近的皮肤,形成短管道,而毛发仍与其根本相连,短管道随即上皮化,当毛发有原来的毛囊脱落后,被上皮化的短管道产生引力吸入。当前绝大多数骶尾部藏毛窦疾病的治疗方法也是基于前者提出的。

二、病理学

在骶尾部的正中线上有一个或数个覆盖有皮肤的窦或陷凹。窦的颈部有毛发,但无完整的毛囊。窦壁由肉芽组织所覆盖,其深层无皮脂腺及汗腺。存在感染时形成脓肿,引流后在原窦口附近又出现脓肿。病原菌以金黄色葡萄球菌和溶血性链球菌为常见。少数病例伴有厌氧菌感染。

藏毛窦病程很长者甚至可发生癌变,以鳞状细胞癌为主。因此目前主张藏毛窦持续在 10 年以上者必须进行手术切除。

三、临床表现与诊断

骶尾部藏毛窦患者静止期可无任何症状,或仅表现为局部轻微胀痛、不适,在骶尾部中线可见皮肤凹陷,有不规则小孔,直径为 1～3 mm。一般有反复感染化脓自行破溃或手术切开排脓的病史。早期表现为骶尾部反复发作的肿胀、疼痛及异物感染伴局限性囊肿形成,晚期表现为囊肿感染、形成浅表性脓肿自行破溃。典型症状为骶尾部急性脓肿或慢性分泌性窦道,有急性感染者,局部有发热、疼痛,挤压痛等急性症状,并伴有发热寒战等急性感染的全身临床表现。

体格检查在窦道口附近可摸到长椭圆形或不规则硬结区,按压硬结时可有脓液流出。其窦口多在臀沟处(中线位),窦道的走行方向多向头颅侧,很少向下朝向肛管。探针可探 3～4 cm,有的可深入 10 cm,挤压时可排出稀、淡、臭液体。可在骶尾部正中发现一个或几个藏毛凹陷或窦,有一小束毛发由外口伸出。内藏毛发是其特点,但不是唯一标准。临床上有许多病例窦道内找不到毛发。

四、鉴别诊断

藏毛窦应注意与骶前畸胎瘤感染破溃以及肛瘘相鉴别。

(一)骶前畸胎瘤感染破溃

窦道口较大,其中充满肉芽组织,窦道深,骶尾部畸胎瘤或囊性肿物感染破溃的窦道走向不规则,虽可见有毛发存在,但数量多且与皮脂混成一团,X 线检查可见骶前有占位性病变,直肠前移,有骨骼钙化点阴影。尾部皮肤凹入,生后就有,实在先天性发育过程中形成的。

(二)肛瘘

藏毛窦所在的瘘口多在臀沟处,窦道走向多向头颅侧,很少行下朝向肛管,在后中线尾骨尖处可触及质地柔软或稍硬的肿物,肛管内也没有内口,常不能触及肛瘘典型的条索样的肿块。肛瘘的外口一般距肛门较近,瘘管行向肛门,肛管内有内口,常有肛周脓肿病史,肛周可触及条索样肿块。

(三)其他

藏毛窦有时也需要和疖、痈、肉芽肿等相鉴别。

五、治疗

(一)非手术疗法

1.抗感染治疗

单独应用只能控制症状,复发率极高,只作为手术的辅助治疗。因病原菌常为厌氧菌与需氧菌混合感染,以厌氧菌为主,故建议用可抗厌氧菌的广谱抗生素。

2.硬化疗法

向窦道内注射腐蚀性药物,破坏窦内上皮,使窦腔闭合。但是,此法疼痛剧烈、耗时长、复发率高,故应用者不多。

3.纤维蛋白胶黏堵术

在刮匀彻底清除窦腔内感染组织,异物及窦道壁处肉芽组织的基础上,通过窦道外口向窦道内注入纤维蛋白胶以达到黏堵窦道、促进术区愈合的目的。纤维蛋白胶是用人类纤维蛋白原及其复合物制成,通过刺激成纤维细胞增生及促进胶原纤维的大量形成以加速创口愈合。优点是创伤小、易操作、可多次重复。但失败率较高,远期疗效不确切。

(二)手术疗法

藏毛窦的治疗方法主要是外科手术。在小儿或青年中常规体检时发现者可不予处理。选择治疗的方法和时机很重要,这取决于窦道的数量、分布及有无并发感染,如果骶尾部藏毛疾病并发感染,应先行抗感染治疗,待炎症后再行手术治疗。如出现脓肿,应先行切开引流,切口要够大,尽量将腔内的肉芽组织和毛发完全清除,争取治愈,若脓肿较小,感染病灶局限,也可以完整切除病灶,切口行一期缝合。

1.切除和一期缝合术

此法在治疗藏毛窦上具有重要意义。围绕窦口作椭圆形切口,切除范应包括窦口、窦道在内的全部炎性组织并深达骶骨筋膜浅面。电刀充分止血后,放置引流,间断缝合,避免残留无效腔,术后常规换药。如病变范围较小,局部无急性炎症,保守治疗失败者应采用此法。切除后,缝合创口的方法有分层缝合加用皮肤减张缝合。切除后缺损范围大者,须用全层皮瓣转移缝合术或用"Z"字形皮瓣缝合术。

2.Bascom 慢性脓肿切除和中线凹陷切除

Bascom 提出该方法的主要目的是为了改善藏毛窦臀裂处的皮肤环境。在臀裂旁 1 cm 处的脓肿表面做一纵向切口,去除全部病变组织及毛发等异物,保留纤维条索,找到窦道和中线凹陷处之间的纤维组织,破坏两者之间的皮肤,从而更好地为切口引流。采用钻石形切口切除中线处的凹陷,最后用缝线固定切口和中线之间被破坏的皮瓣。

Senapati 等在一项前瞻性研究中采用该方法治疗了 218 名患者,复发率为 10%,主要存在的并发症为切口下方形成的皮下脓肿。

3.菱形皮瓣术

菱形皮瓣术也称为 Limberg 皮瓣术,主要手术策略是通过旋转皮瓣填补软组织的缺陷,皮瓣不但可以带来新鲜的皮下组织,填充伤口而且可以将臀裂自中线处移开(图 22-9)。术区采用菱形切口,延长切口至 e 点,使 $d \rightarrow e$ 的距离等于 $b \rightarrow d$ 的距离。做 $e \rightarrow f$ 使之与 $d \rightarrow c$ 平行,皮瓣向下切至筋膜层旋转,然后间断缝合。

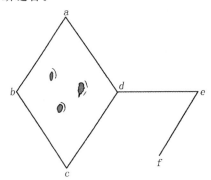

图 22-9　菱形皮瓣示意图

Daphan 等报道利用该术式治疗了 147 名患者,术后复发率为 4.1%。Darwish 等报道利用菱形皮瓣术治疗了 25 名男性患者,其中,22 名患者完全愈合;3 名患者出现并发症,其中,2 名患者出现无菌性血肿,1 名患者形成皮下感染。优点:该术式术后的主要优势是恢复时间短,术后并发症少,还能做到无张力修补创面,并且皮瓣血供良好。缺点:由于切除了大量的正常组织,留下了较大的瘢痕。另外,如果病变组织多位于中线较远处,或者朝向头侧的方向,皮瓣较大,移植过去的皮瓣可能会不健康,从而导致皮瓣不能成活。

4.Karydakis 推进皮瓣术

该术式于 1965 年由 Karydakis 首创。手术方式如(图 22-10)所示,在术区臀裂侧方至少 1 cm 处作椭圆形切口,使椭圆形切口长轴与臀裂平行。清除术区感染坏死物及毛发等异物,游离近臀裂处的皮瓣,去除皮瓣内的皮下组织,将皮瓣牵拉至对侧进行缝合。这种手术的主要优势为:使切口缝合线远离臀裂,从而利于切口愈合。

Karydakis 报道了利用该方法治疗 7471 名患者的情况,95% 的患者得到随访,随访的时间为 2～20 年,总的并发症发病率为 8.5%,主要是感染和积液。2008 年,Ersoy 等进行了一项前瞻性研究,分别采用 Karydakis 推进皮瓣术和菱形皮瓣术各治疗 50 名患者,平均随访时间为 30 d,总体的治疗效果及复发率两种术式无明显差异,但 Karydakis 推进皮瓣术的术后感染率要高于菱形皮瓣术,达到 26%。

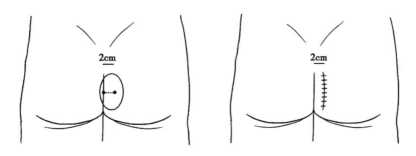

图 22-10　Karydakis **推进皮瓣术示意图**

5.V-Y 形皮瓣术

这种皮瓣成形术主要适用于病灶切除后皮肤缺损比较大的患者。手术方式如（图 22-11）所示：将藏毛窦完整切除后，于侧方做 V 形皮瓣，延着皮瓣纵轴牵拉，利用健康的组织来填充术区，将皮瓣前移缝合成 Y 形。皮瓣的大小应该根据手术区域的血运情况决定而不是长宽比例决定，同时应尽量避免距离肛门太近。该术式的主要优点是可以有效降低术区缝合口的张力，对于缺损范围比较大，多次皮瓣手术后失败的患者，可以考虑用这种方法来进行重建。

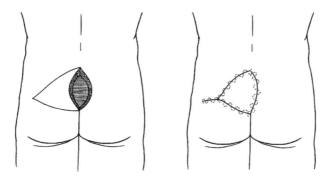

图 22-11　V-Y **形皮瓣术**

6."Z"形成形术

Z 形成形术主要用于治疗复杂性藏毛窦，在病变组织被切除后，利用 Z 成形法进行重建。手术方法如（图 22-12、图 22-13、图 22-14）所示，在手术区域做弧形切口，完整切除病变组织，于切口上下端各做一个与弧形切口纵轴呈 30°～45°的直线切口，将全层皮肤及皮下组织形成的皮瓣分别向对侧牵拉，从而翻转缝合呈 Z 形。

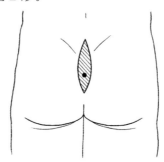

图 22-12　**手术区域做弧形切口，完整切除病变组织**

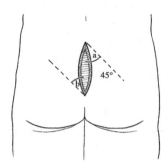

图 22-13　切口上下端各做一个与弧形切口纵轴呈约 30°～45°的直线切口

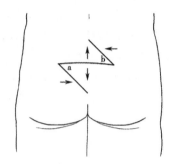

图 22-14　将形成的皮瓣分别向对侧牵拉,从而翻转缝合呈 Z 形

1986 年,Toubanakis 首次报道了利用该术式治疗了 110 名患者,没有一例出现复发现象。Sharma 在 Z 形成形术基础上提出多 Z 形皮瓣成形术,治愈率高达 93%,此术式可进一步降低缝合处张力。总的来说,Z 形成形术的主要优势是缝合处张力小,术后愈合时间短,术区所形成的瘢痕远离臀裂,患者无明显术后不适感。

六、总结

藏毛窦治疗方法多种多样,各种治疗方法均有其优缺点。藏毛窦可以有不同的表现方式,如急性脓肿、慢性窦道、复杂性瘘管和复发性脓肿。所以没有一种治疗方法可以治疗所有类型的疾病。一个合理治疗方案的选择需要临床医师在治疗前详细评估每一个患者具体的病变范围、特点以及患者所处的社会环境和经济条件。

对于有脓腔形成的急性感染者,应该及时做切开引流并清除脓腔内的坏死物,最好能使切口的走向方向与臀裂平行,等到感染得到有效控制后再行二期缝合。慢性感染者的手术方式主要取决于慢性窦道的数量和复杂程度,对于单个窦道且窦道位置较表浅的患者,可行单纯的切除或者直接切开刮除,该术式简单易行,可做为首选方案。对于窦道数量较多且走行比较复杂的患者,往往术区皮肤缺损面积比较大,可以采用 Bascom 手术、Karydakis 皮瓣术、菱形皮瓣术、Z 形成形术、V-Y 形皮瓣术等方法进行重建,从而可以有效地减小缝合处张力,防止出现术后切口裂开。

(刘红霞)

参考文献

[1] 郑雪平.肛肠病诊疗的理论与实践[M].南京:东南大学出版社,2022.

[2] 王真权.中医谈肛肠保健[M].北京:科学技术文献出版社,2021.

[3] 贾小强.中医肛肠专科诊疗手册[M].北京:人民卫生出版社,2020.

[4] 韩明宏.肛肠疾病诊疗学[M].长春:吉林科学技术出版社,2022.

[5] 马青原,贺潇月.常见肛肠疾病中医临床诊治策略[M].北京:科学技术文献出版社,2021.

[6] 杨巍,陆宏.肛肠病临床问题与策略[M].北京:科学出版社,2020.

[7] 李春雨,聂敏.痔疮就医指南[M].北京:中国中医药出版社,2022.

[8] 潘红.临床肛肠疾病诊疗[M].长春:吉林科学技术出版社,2019.

[9] 顾尽晖,彭卫红.中华肛肠病学诊疗进展[M].贵阳:贵州科技出版社,2021.

[10] 李海青.肛肠病现代治疗进展[M].哈尔滨:黑龙江科学技术出版社,2020.

[11] 赵秀瑶,付强,张景坤,等.现代外科常见病与微创手术[M].哈尔滨:黑龙江科学技术出版
社,2022.

[12] 安阿玥.现代中医肛肠病学[M].北京:中国医药科技出版社,2019.

[13] 陈少明,于永铎,陈鹏,等.现代中西医结合肛肠瘘治疗学[M].天津:天津科学技术出版
社,2021.

[14] 李国利.肛肠外科诊疗技术与临床[M].北京:科学技术文献出版社,2020.

[15] 张健,张波,侯利涛,等.普通外科常见病诊治思维与实践[M].上海:上海科学普及出版
社,2022.

[16] 陈瑜,张卫刚,袁志强.肛肠良性疾病的中医特色防治[M].上海:上海大学出版社,2021.

[17] 范明峰.新编肛肠外科疾病手术实践[M].沈阳:沈阳出版社,2020.

[18] 司有磊,宋均鼎,叶海波,等.新编外科疾病临床诊断与治疗[M].北京/西安:世界图书出版
公司,2022.

[19] 辛涛.实用临床肛肠疾病学[M].上海:上海交通大学出版社,2019.

[20] 苏思新.肛肠疾病临床诊断与治疗思维[M].长春:吉林科学技术出版社,2019.

[21] 张全辉.肛肠外科常见病诊治与微创技术应用[M].北京:科学技术文献出版社,2021.

[22] 柳晓东.实用肛肠科疾病诊断与防治[M].福州:福建科学技术出版社,2020.

[23] 李春雨.现代肛肠外科学[M].北京:科学出版社,2023.

［24］孙尚锋.临床肛肠疾病诊疗［M］.天津：天津科学技术出版社,2020.

［25］吴作友.肛肠外科疾病手术治疗策略［M］.开封：河南大学出版社,2019.

［26］彭文.现代肛肠外科疾病手术治疗［M］.哈尔滨：黑龙江科学技术出版社,2020.

［27］田军红.肛肠外科基础与临床［M］.上海：上海交通大学出版社,2023.

［28］于边芳.肛肠疾病诊疗学［M］.天津：天津科学技术出版社,2020.

［29］沙静涛.肛肠外科疾病基本知识与技术［M］.天津：天津科学技术出版社,2020.

［30］张义,苗挺,郭元鹏,等.现代外科临床治疗学［M］.上海：上海科学技术文献出版社,2023.

［31］卞瑞祺.肛肠疾病中西医治疗进展与实践［M］.昆明市：云南科学技术出版社,2020.

［32］李国峰.肛肠疾病中西医结合诊治精要［M］.长春：吉林科学技术出版社,2020.

［33］刘佃温,杨会举,颜帅.便秘防与治［M］.郑州：河南科学技术出版社,2023.

［34］徐万鹏.肛肠外科疾病诊疗［M］.北京：科学技术文献出版社,2020.

［35］汪少华.现代肛肠病的中西医结合诊疗学［M］.哈尔滨：黑龙江科学技术出版社,2020.

［36］丁晓红,范从畈,汤景杰.清热利湿方坐浴联合手术治疗混合痔伴肛周湿疹的疗效观察［J］.中国中医基础医学杂志,2022,28(8):1300-1303.

［37］袁和学,潘春来,刘宗剑,等.经括约肌间入路联合松弛挂线治疗复杂性肛瘘的临床疗效［J］.实用医学杂志,2023,39(9):1123-1126,1131.

［38］黄海进,焦峰,仲艳阳,等.高位肛周脓肿切开术后不同引流方式的临床对照研究［J］.实用医学杂志,2018,34(13):2275-2276,2279.

［39］曾志刚,郑仕敏,陈晓芬,等.化痔栓联合透明帽辅助内镜下硬化术在内痔治疗中的短期和长期疗效评价研究［J］.中国全科医学,2022,25(35):4412-4417.

［40］李含璐,吕琳.克罗恩病肛瘘研究进展［J］.胃肠病学,2022,27(5):305-310.